Rapid Recovery in Total Joint Arthroplasty Contemporary Strategies

关节置换术加速康复策略

原著　[美] Giles R. Scuderi

　　　[美] Alfred J. Tria

　　　[美] Fred D. Cushner

主审　李无阴　曹向阳

主译　孙永强　张志杰　吴松梅　叶　晔

中国科学技术出版社

·北京·

图书在版编目（CIP）数据

关节置换术加速康复策略 / (美) 贾尔斯·R. 斯库德里 (Giles R. Scuderi), (美) 阿尔弗雷德·J. 特里亚 (Alfred J. Tria), (美) 弗莱德·D. 库什纳 (Fred D. Cushner) 原著 ; 孙永强等主译 . — 北京 : 中国科学技术出版社 , 2022.1

书名原文 : Rapid Recovery in Total Joint Arthroplasty: Contemporary Strategies

ISBN 978-7-5046-9066-1

Ⅰ . ①关… Ⅱ . ①贾… ②阿… ③弗… ④孙… Ⅲ . ①髋关节置换术—康复②膝关节—移植术 (医学) —康复 Ⅳ . ① R687.4

中国版本图书馆 CIP 数据核字（2021）第 098781 号

著作权合同登记号：01-2021-5813

First published in English under the title
Rapid Recovery in Total Joint Arthroplasty: Contemporary Strategies
edited by Giles R. Scuderi, Alfred J. Tria, Fred D. Cushner
Copyright © Springer International Publishing Switzerland, 2020
This edition has been translated and published under licence from Springer Nature Switzerland AG.
All rights reserved.

策划编辑	焦健姿　丁亚红	
责任编辑	方金林	
文字编辑	张　龙	
装帧设计	佳木水轩	
责任印制	李晓霖	

出　　版	中国科学技术出版社	
发　　行	中国科学技术出版社有限公司发行部	
地　　址	北京市海淀区中关村南大街 16 号	
邮　　编	100081	
发行电话	010-62173865	
传　　真	010-62179148	
网　　址	http://www.cspbooks.com.cn	

开　　本	889mm×1194mm　1/16	
字　　数	427 千字	
印　　张	20	
版　　次	2022 年 1 月第 1 版	
印　　次	2022 年 1 月第 1 次印刷	
印　　刷	天津翔远印刷有限公司	
书　　号	ISBN 978-7-5046-9066-1/R·2713	
定　　价	228.00 元	

译者名单

主审　李无阴　曹向阳

主译　孙永强　张志杰　吴松梅　叶　晔

审校　朱卉敏　滕军燕

译者　（以姓氏笔画为序）

叶　晔　孙永强　孙雪洋　李　萍

李丹妹　吴松梅　张志杰　陈　睿

内容提要

本书引进自世界知名的 Springer 出版社，由美国 Giles R. Scuderi 博士等知名专家联合编写，由国内关节置换领域的知名专家孙永强团队联袂翻译而成，是一部有关关节置换加速康复的经典学术著作。全书共 22 章，全方位介绍了关节置换术加速康复现况、费用支付模式、策略及进展，医院对关节置换术加速康复的支持及流程优化，关节置换患者加速康复领域的质量管控及改进措施等方面的内容；详细论述了加速康复背景下患者的风险评估及筛选、关节置换术加速康复临床路径及提高效率的有效措施、患者术后康复措施及效果提升等内容；涵盖了该领域临床研究的最新进展，同时解答了医师及患者关注较多的问题，如现阶段医院如何为加速康复背景下的关节置换手术提供应有的流程、后勤支持，医护人员应如何提升自己对加速康复患者的照护能力，哪类关节置换患者适合加速康复，如何确保康复背景下关节置换患者的安全，如何持续开展关节置换患者加速康复领域的质量改进，如何在加速康复背景下将关节置换与医疗保险有机结合等。本书编写思路清晰、图文并茂、内容丰富、实用性强，非常适合骨科医生、护士、医院管理者阅读参考，是一部不可多得的骨科必备工具书。

中文版序一

骨科手术加速康复　任重道远

加速康复外科是近 10 年来外科学进展的重要标志，主要以精湛的外科手术技术为基础，采用一系列有循证医学证据的围术期优化措施，减轻机体的应激反应，减少患者围术期并发症，促进患者加速康复，缩短患者住院时间。

加速康复概念是由丹麦外科医生 Kehlet 教授于 1997 年提出，在此之前，以快速通道应用较多。快速通道体现的是患者术前和术后的管理流程优化，临床关注的是优化患者的诊治流程，如缩短患者的检查和麻醉气管插管时间等，这期间微创外科有所发展。1997 年之后随着加速康复应用越来越多，微创技术在加速康复外科中的作用凸显。加速康复外科主要围绕微创技术与围术期管理的优化进行大量的研究并取得了长足的发展。

我国骨科手术加速康复始于 2012 年，在进行国家卫生计生委行业科研专项研究"关节置换术安全性与效果评价"时，进行加速康复的探索与实践，分别于 2015 年 8 月发表了《中国髋、膝关节置换术围术期抗纤溶药序贯抗凝血药应用方案的专家共识》，于 2016 年 2 月发表了《中国髋、膝关节置换术加速康复：围术期管理策略专家共识》，于 2017 年 3 月出版了《现代关节置换术加速康复与围术期处理》（裴福兴主编），自此我国骨科手术加速康复的发展进入了快车道。近几年来，骨科手术加速康复发展迅速，成绩斐然。特别是国家卫生健康委于 2019 年 11 月 15 日发布的《国家卫生健康委办公厅关于开展加速康复外科试点工作的通知》（国卫办医函 [2019]833 号文）明确选择骨科作为试点，并成立了以邱贵兴院士为组长、裴福兴教授为副组长的国家卫生健康委加速康复专家委员会骨科专家组，骨科专家组办公室设在华西医院，推荐了首批骨科加速康复试点病种（手术）12 个，制订了骨科加速康复试点病种（手术）临床路径，建立了数据库。骨科加速康复试点医院竞相开展，交叉学科融合良好。在加速康复理念的推动下，医院医疗管理流程不断改进。围术期关键技术如微创化操作、血液管理、疼痛管理、感染预防与血栓预防的不断深化与应用，使骨科加速康复试点医院工作得到了全面提升，共同朝向骨科加速康复的无血、无痛、无感、无栓、无应激、无风险目标努力，达到减少并发症，提高医疗质量与安全，缩短住院时间，提高患者满意度的目标。

我国骨科手术加速康复工作仍处于试点阶段，实施过程中也存在许多问题，原创性、有突破性的研究较少，缺乏相关专业著作。*Rapid Recovery in Total Joint Arthroplasty：Contemporary Strategies* 一书介绍了美国关节置换术加速康复模式，其中文版由孙永强教授团队翻译。该书内容丰富，实践性强，是推广应用加速康复必备的工具书。该书不仅为我们讲述了关节置换术加速康复的医疗管理流程改进和围术期关键技术的优化内容，还介绍了医疗保险管理对加速康复的推进，为我们打开了观察美国医疗体系改革的一扇窗，是一部各级医院骨科医护人员及管理人员必读的专著。

孙永强教授团队近年来在关节置换术加速康复方面做了大量工作，积累了一定经验。感谢孙永强教授团队在翻译本书过程中付出的辛勤劳动。我相信本书的出版必将助推我国骨科手术加速康复事业的发展。乐为序。

四川大学华西医院终身教授　裴福兴

中文版序二

他山之石 可以攻玉

秋实冬藏日，博学明思时。孙永强教授团队着手翻译 *Rapid Recovery in Total Joint Arthroplasty: Contemporary Strategies* 一书，历时半年，终于圆满完成。

对于骨伤患者来说，手术仅解决了骨与软组织复位和固定问题，康复才是治疗的终极目标，是每个骨科患者回归社会的必由之路。由于种种原因，康复时间或长或短，莫衷一是。加快患者康复，促进其早日回归家庭、回归社会，既是患者的需求，也是社会对医务人员的要求。

加速康复外科在我国发展已有 10 年有余。2019 年，国家卫健委发布了《国家卫生健康委办公厅关于开展加速康复外科试点工作的通知》，要求试点医院将加速康复理念融入有关疾病的诊疗，建立加速康复外科诊疗流程和制度规范，加强对医务人员和患者的宣教，提高诊疗水平和效率。我们思考如何能使方案在骨科落地，使骨科患者在快速、加速康复的同时得到优质、舒适的康复。孙永强教授团队多年来一直在为骨科加速康复鼓与呼，是国内较早在关节置换领域开展加速康复的团队之一，他们秉承"快速、加速、优质、舒适"的理念，一方面精炼手术技术，另一方面与其他学科合作，率先在院内成立 MDT 快速康复团队，在评估分类患者、在手术方式选择、麻醉方式选择、疼痛管理、VTE 防控、饮食管理、早期下床活动方面形成了独具特色的加速康复路径。

然而，加速康复不仅仅是医生自己的事情，也是整个医疗团队乃至流程、财务、医保配合的事情，是患者和家属都需要参与的事情，是整个社会特别是社区医疗、医保局和医政管理部门都需要支持的事情。*Rapid Recovery in Total Joint Arthroplasty: Contemporary Strategies* 一书，以一个崭新的视角来看待关节置换加速康复，将关节置换术转移至门诊日间手术室，建立当日手术当日出院、借助信息化平台居家康复的加速康复模式，给我们打开了一扇新的窗户，提供了新的视角和借鉴。

本书对医疗团队的协作配合、临床路径、费用支付模式、医院收入管理、门诊手术的开展、患者结局报告、保险制度保障等方面进行了详细阐述，是医疗从业人员加深对关节置换快速康复理解的必备书籍，也是医院管理人士及保险从业者今后开展相关工作的蓝本，更是行全关节置换患者了解围术期环节的重要参考。

　　他山之石，可以攻玉。相信这部中文翻译版可以让更多的从业者了解关节置换加速康复的精髓，并举一反三，借助本书已有的成果进行进一步研究，并在日常工作中加以运用，从而丰富我国快速康复的内涵，真正惠及广大患者。

　　鉴于此，乐以为序！

河南省洛阳正骨医院（河南省骨科医院）　李无阴

译者前言

理念的改变是实施加速康复的关键

仲夏时节，朋友推荐给我一本书——Giles R. Scuderi 博士主编的这部 *Rapid Recovery in Total Joint Arthroplasty: Contemporary Strategies*。书中详细介绍了美国医疗同行如何开展加速康复，以及惠及髋、膝关节置换患者的过程和做法，经过评估筛选的关节置换患者，可在门诊日间手术室接受手术，在门诊综合护理套房观察稳定后，可当天出院回家。在家属辅助参与下，专业医护团队借助信息化平台指导患者在家中进行后续康复。书中提供了多组数据、多张图片，显示了加速康复策略给患者、医院、医保局、商保公司及国家财政带来的良好效果和时间费用的巨额节约。

从医近 40 年的我不禁被其内容深深吸引，这不就是万千医者、万千患者想要达到的理想境地吗？

回想 20 年前，为缩短关节置换患者术后康复的时间，我们团队建立了国内首家"人工关节康复俱乐部"，并编写了《人工关节俱乐部康复手册》一书。2002 年，戴克戎院士为康复俱乐部亲切题词"医患结合，增加主观努力；加速康复，重建关节功能"。从此，如何加速患者康复成了我工作的重点之一，那时主要聚焦于患者术后尽快恢复。

在国内，长期以来关节置换术的康复流程，基本是在医院住院治疗数天，或出院后居家康复，或者再转至康复科或专门的康复医院接受专科康复。2012 年，在裴福兴教授倡导下，我们才将围术期的加速康复引入临床。

而本书详细介绍了手术当天出院、借助信息化平台居家康复的做法。看完本书，我萌生了翻译本书的想法，希望借此向国内关节置换同行详细介绍国外加速康复的做法，进一步推动我国骨科患者加速康复进程，惠及广大民生。

本书作者 Giles R. Scuderi 博士是美国 Northwell 骨科机构的副主席。他在成人膝关节重建和运动医学方面经验丰富，尤其擅长半月板撕裂、韧带撕裂、软骨损伤、髌股关节紊乱、退行性关节炎、单髁置换术、全膝关节置换术、全膝关节翻

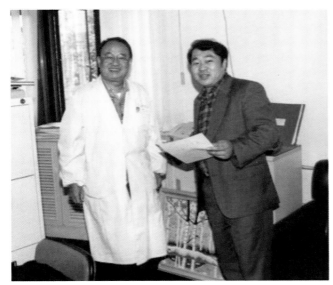
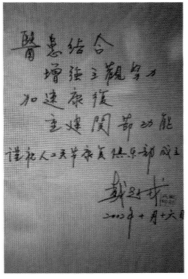

修置换术等。Scuderi 博士团队还研发了基于女性解剖的女性专用膝关节置换假体，发表了骨科论文 300 余篇，出版了部有关全膝关节置换、运动医学和膝关节手术的著作，并在全球范围内进行学术讲座，对骨科学术贡献卓著。

本书为所有关节置换的利益相关者提供了适合的知识点。为医师，介绍了如何选择合适患者在门诊骨科手术室行关节置换术，术中如何减少失血、手术技巧、先进仪器的操作，术后如何管理并发症等。为护士，描述了如何高效管理消毒手术器械、如何开展居家护理等。为麻醉师，讲解了最佳疼痛控制和精准麻醉。为康复师，展示了专项评估、康复指导及健康教育等方面的内容。为医院管理者，解答了如何选址建立或改建日间手术中心（ambulatery surgery center，ASC）/门诊骨科手术室，如何建立门诊骨科综合护理套房、优化流程，如何限制供应商的数量来减少植入物的种类、减少库存、提高消毒供应中心效率，如何激励医师提高效率、提高医疗团队整体服务质量和能力、推进加速康复可能面临的问题、改善患者预后具体操作步骤，如何通过绩效分配共享等内容。为患者和家属，介绍了术前准备、术后居家康复和评估求助事项。为政府卫生监督部门、医保中心、商业保险公司，深入讲解了相应规章制度的变化与调整。

变则通，通则行。我仿佛看到了不久的将来，在祖国大地上可能发生的关于关节置换加速康复的桑田巨变，不仅涉及医师、护士、医辅人员、医院管理者、医保管理者、卫生机构管理者，还涉及医院服务流程、门诊就医流程、结算报销流程、医院门诊建筑布局更新、日间手术患者筛查诊治、出院转诊、家庭病房或社区医疗服务、患者求助平台即时服务等一系列改变。我与团队成员夜以继日，用了半年时间完成了本书的翻译工作。

如切如磋，如琢如磨。为了尽善尽美地完成这本书的翻译，团队成员查经阅典，字斟句酌，在基于原著本意的基础上，通语序、顺语意，言简意赅，以便读者阅读时流畅易懂。

本书涉及面广，指导性强，是加速康复项目成员的实用手册，无论是从事关节置换的医师、相关治疗师、麻醉科医师、护士、医院管理者、医政管理者，还是渴望了解自己病情的患者和家属，本书都能给予最好的指引。唯盼开卷有益，唯盼读者在细酌浅尝之余，体会"快之做法、速之要义"，体会本书之博大精深。

裴福兴教授对本书编译给予了极大支持和热情指导，还亲自修改了其中的关键内容，并提笔欣然作序，实为译者和读者之幸事，亦为对骨科同道的极大勉励与鞭策。在此，向为本书出版做出巨大努力和辛勤付出的裴福兴教授及各位同道致以诚挚感谢。

河南省洛阳正骨医院（河南省骨科医院） 孙永强

原书前言

    长期以来，关节置换术均需住院治疗，然后转到康复机构和社区进行康复，患者在院时间长达数天。近年来随着外科技术、麻醉和疼痛管理的进步，特别是加速康复项目的实施，许多单一的关节置换病例在院时间已被缩减至 2 天。而且，关节置换已有在门诊进行的趋势。目前，那些年轻和身体素质良好的患者，已可在门诊接受关节置换术治疗。

    时代呼唤变革，变革要求适应。外科医师和医院管理者在患者诊治的过程中也要闻风而动、随之而变，并借鉴他人成功做法，避免不必要的并发症和再入院。

    另外，患者和费用支付方也在推波助澜，推动关节置换术的门诊治疗、加速康复，从而降低成本、增加便利和满意度、降低术后并发症。特别值得一提的是，美国医疗保险和医疗救助服务中心（Centers for Medicare and Medicaid Services，CMS）已从住院手术名单中删除了膝关节和髋关节置换术。商业保险公司也在实施类似的变化。因此越来越多的医院正将关节置换术转移至门诊，与既往的门诊手术形成竞争；相应的，医院也在将整套支付系统转移至门诊。所有这些变化给医疗系统和医院财务带来了新压力、新挑战。医师需要与医院合作，管理者更需要灵活执政将程序全面更改。

    本书是一部实践指南，著者团队中有美国医院的管理者，有执行加速康复和门诊日间手术的临床医师。在向门诊日间手术迈进的过程中，尽管部分关节置换患者仍需住院治疗，但著者团队对关节置换门诊治疗做出了尝试，对加速康复的实施做出了反应。他们凭借良好的团队精神和敏锐的洞察力著书于此。他山之石，可以攻玉。祈愿同行、读者能开卷有益，择己所用。

Giles R. Scuderi
New York，NY，USA

Alfred J. Tria
Somerset，NJ，USA

Fred D. Cushner
New York，NY，USA

目　录

第 1 章　关节置换术的流程变革
The Changing World of Total Joint Arthroplasty

Giles R. Scuderi　著

一、概述

过去的几十年，初次全髋关节置换术（total hip arthroplasty，THA）和全膝置换术（total knee arthroplasty，TKA）的手术量逐年增加，美国每年进行的 THA 和 TKA 手术 > 100 万台次。随着"婴儿潮"那代人的老龄化，大众对改善活动能力和改善生活质量需求的日益增长，骨关节炎（osteoarthritis，OA）的诊治率将会进一步增高，THA 和 TKA 的手术量也随之持续上升，未来几年有望成为最常见的择期手术[1-3]。据观察，2012—2015 年[4]，美国接受 TKA 的人数增加了 143%。预计未来 THA 和 TKA 会在住院部和门诊部增长，且大多数增长预计会发生在门诊部，住院部增长较少[5, 6]。将手术由住院部转移到门诊部的做法得到了医疗保险和医疗救助服务中心（CMS）的大力支持，在 2017 年，CMS 发布的《2018 年门诊前瞻性支付系统规则》，其中 TKA 从"仅允许住院手术"的名单中删除。鉴于这些变化，骨科领域的关节置换医师做出了快速反应，创建了以价值为导向的安全增效节支门诊项目，用以在系列照护中全面优化患者管理。

THA 和 TKA 是目前最常见的择期手术，它能显著改变人们的健康，提高生活质量[7]。但如果不加甄别滥予手术，势必造成医疗费用成倍增加。遏制医疗费用持续增长、成本控制的呼声层出不穷，其中收费支付模式被公认为是医疗支出只升不降的罪魁祸首，因为它鼓励患者使用更多而不是更好的照护。2013 年，CMS 发起了"改善照护的绑定支付"（BPCI）倡议，创新地提出将支付模式从基于数量转变为基于价值，奖励那些高价值、高品质的全人全程整体照护模式。作为独立的以价值为导向的支付模式，CMS 引入了关节置换整体照护项目（CJR）。此外，根据绑定支付的成功经验和优点，部分州最大的保险雇主们正在与性价比最好的医护中心保持一致，这种价值驱动模式使患者受益。现在，随着患者能得到更多信息和数据，他们能对自己的健康做出最有益的决定。新模式的发展，促使患者至上、价值为尊的 THA 和 TKA 照护体系向多学科团队协作转变。正是这种全新的支付方式以价值为导向，仅需较少的照护内容。该项目以患者至上为目标，尽力减少非必要的手术和医院服务，减少住院时间、降低非必须再入院和出院后转入康复机构的数量；最终能更好地协调住院和门诊服务，因此也给医院带来了更大压力，使其对患者的健康照护结果更加负责。"平价医疗法"（ACA）引入了"减少院内获得性疾病方案"（HACRP），要求医院对患者住院期间获得性并发症负责。这是医保"据表现给报销"项目的一部分，该项目支持 CMS 将住院期间的报销支付与医护终末质量挂钩，努力减少医院获得性并发症的发生。

这些基于价值的做法带来了一系列影响，也带来了可以预见的后果。CMS 原绑定支付策略既没有按照风险级别进行分层，也没有按照风险级别进行校正。事实上，和健康人相比，患有多种慢性病或并发症的患者需要更多服务和更广泛的照护。在 CMS 绑定支付政策下，一些外科医师或医院对患有多种常见病的患者有可能像摘樱桃一样挑选，只选择对自己有利的治疗项目[7]。换言之，他们只选择健康的低风险患者实施全膝置换术（TKA），却限制对高风险患者进行手术。这种做法增加了医疗保健的差距，是我们需摒弃的。医院要在财务上区别对待患者，将比较健康的患者引导到门诊治疗，而将患有慢性病或多种并发症的高风险患者留在住院部接受手术治疗，因为这些患者住院时间长，费用高。

解决上述问题需要具有临床洞察力和行政领导力。解决办法能否生效需要循证实践和临床医师的支持。关节置换医师在诊治过程中全程需要保持高度的责任心，从术前准备到手术、术后照护（包括住院、康复、家庭照护和随访），对患者可能出现的不良结果需术前提前进行预测和干预。以上措施的实施均需要对关节置换术流程管理重新设计，建立以手术医师为主导，包括麻醉科医师、内科顾问、疼痛管理师、护士、物理治疗师、急重症顾问、个案管理师、医院管理者等多学科团队参与的管理流程。在传统诊疗模式中患者凭"住院许可"获准住院手术。新流程住院患者的获准权由多学科团队共同决策。多学科协同模式将整个照护康复集中在一起，从而优化手术、管理、纠正高危因素、提早活动、充分镇痛、缩短住院、减少并发症、降低再入院率，增加出院直接返家率。通常情况下医护人员的注意力多集中在术前那些可纠正的危险因素上，如吸烟、营养不良和肥胖。但最近一项研究表明，常见顽疾如充血性心力衰竭、肺循环障碍、肾脏疾病、心律不齐、慢性肺部疾病和神经疾病对术后效果影响更大，也是增加相关成本的主要原因[8]。随着多学科模式的开展，患者院前或住院期间的照护被进一步优化，"快速康复"或"绿色通道"模式已逐渐推开，符合纳入标准的患者在术后第一天或手术当天即可出院[9, 10]，这显著缩短了住院时间。在这种快速康复模式下，患者诊治也从住院自然演变为门诊[11-15]。关节置换术（total joint arthroplasty，TJA）不是一个新概念，也不是一蹴而就的，它是一个渐行渐变、逐渐接受的过程。目前尚没有一种方法能够有效识别出安全接受门诊TJA 的患者。2018 年，美国髋膝关节外科医师协会（AAHKS）发布了一份"关于门诊关节置换的立场声明"，该声明建议，在实践过程中质量考核指标包括住院时间、再入院率、并发症发生率和患者一般健康情况等，可影响自住院到门诊模式的改变，影响医师的定夺思虑，因此外科医师和医院管理部门要对质量指标进行深入分析。从实践角度来看，如果患者 THA 或 TKA术后，住院时间 ≥ 2 天，该外科医师或医院就不宜开展门诊 TJA，除非他们将住院时间压缩到2 天以下。要想获得压缩至 2 天以下的管理经验，基础做法是审查机构数据、改进相关指标、优化临床协议来维护患者安全。所以一个成功的手术必然包括患者选择、患者教育、患者期望管理、社会支持和环境因素、临床和外科团队的专业知识，以及医院或外科中心情况等基本要素。

二、选择患者

随着 TJA 诊治由住院向门诊转变，建立选择患者的标准至关重要。我们追求可持续可管理的安全照护体系的唯一方法是要求每个患者在手术前接受详细的风险评估。这有助于我们甄别、确定患者更适合门诊或住院行 TJA。目前在适合门诊 TJA 患者方面，业界虽有建议，但没有普遍认可的风险评估指南。之前建立的评分系统被医学界替代作为风评工具。美国麻醉医师协会身体状况分类系统（ASA-PS）和 Charlson 共病指数（CCI）已被尝试应用到患者风险评估分层中，但在选择门诊 TJA 患者时以上两种方法的适用性不能被证实。换言之，在评估 TJA 患者时，它们的预测价值较低。为安全选择患者、优化结果、减少风险，我们需要一个显示门诊关节置换特异性的风险预测和评估工具，需要开发"门诊关节置换风险评估"（OARA）评分[11]，以便能比 ASA-PS 或 CCI 更准确地预测 TJA 后的安全性。同样，再入院风评评估工具（RRAT）是TJA 患者的另一种风险分级方法，是基于风险因素变量和并发症[16, 17]建立的指标，但与 TJA 后的再入院有关，与确定患者是否会发生围术期并发症无关。无论是否使用风险评估评分，围术期不良事件预测要素均包含有慢性阻塞性肺疾病、脑血管意外或短暂性脑缺血发作史、既往心肌梗死或心脏手术史、高血压、超体质指数、吸烟、焦虑和手术时间延长。因此术前进行精准风险评估是选择安全的行门诊 TJA 和 TJA 早出院的重要基础，我们必须在术前干预风险变量，优化患者手术方案，确定最佳临床照护路径。

三、患者教育与管理

临床路径中，患者教育是一个基本的要素，它有助于医患双方对彼此的期望值有更好的了解并达成一致。教育的第一步往往始于讨论，双方就住院时间、出院后部署、门诊和早出院 TJA 的纳入标准进行深入、清晰的探讨。患者教育比较实用的方法是"术前多学科 TJA 教育课"。它将患者纳入到既定路径中，由 TJA 项目联合协调员或个案管理员对其进行健康教育。这样既保证患者接触到必要的员工和服务，又便于相互协调。此外，家庭的支持同样重要，家属教育或"教练项目"同样必不可少。医护人员应该对家属清楚描述期望的状况，并对家庭康复环境做出要求，协助患者出院后获得理想康复。在合适的时候，TJA 协调员还应登门做一次家庭评估，以确保患者家属或家庭照护员能满足术后 48～72h 的照护需求。另一重要事项是识别并避免 TJA 后围术期潜在风险，这对提高患者满意度、减少并发症、最终获得高价值系列照护至关重要。

鉴于术后早期观察已开始转移到家庭，当天或第二天出院的 THA 和 TKA 患者出院后均应给予严密监测。在家中，要使患者接受足够的身体照护和社会支持，并可随时接受到医疗和外科团队的服务，直到康复。快速康复项目已将患者支持性照护和健康指导从医院工作人员转移到外科医师团队。在传统诊疗中，长期住院的患者身边有许多医院工作人员与其互动、为其服务，其中包括内科医师、主任医师、楼层护士、助理护士、社工、理疗师、职业治疗师和营养师等。现在，这种帮助术后患者康复的集中照护模式发生了变化。当患者在手术当天或第二天离开医院时，术后的照护任务落在了外科医师、办公室员工、护理指导员、家政照护员和家庭成员身上[18, 19]。大多数术后管理流程是基于现有资源构建的，可能会遇到更多人参与照护、人们对术后资源需求增加、成本增加、价值降低等挑战。但通过网络导航和患者教育、远程健康和非同步通信等新流程的设计，可以更高效地提供术后照护服务。随着出院后系列早管机制的出台，出院后早期行政访问或远程医疗访问、护士家访评估或密切电话交谈等做法被进一步加强。护理指导员使用数码服务如基于网络的智能手机、平板电脑或计算机访问患者服务平台，或进行虚拟患者查房。这些家庭护理指导员为患者提供了一个协同服务路径，指导患者出院后的部署，满足家庭照护需求[20]。有研究表明，通过以上手段可降低患者访问急诊、再入院率、再手术率[18]。家庭护理指导员有助于建立一个 TJA 数码服务程序，无论在上班时间还是下班之后均可给患者提供沟通服务[21]。行政办公人员包括医师助理、秘书和家庭护理指导员，他们接受过适当的照护培训，可以在白天接听电话，但 TJA 外科医师或中等水平外科专业人员，如专业护士或医师助理，应在工作时间外接听电话。这样可以通过安慰或建议来解决大多数非工作时间的电话求助，减少患者急诊到访的访问次数。总而言之，围绕加速康复和患者即时交流，基于网络平台的服务在引导患者度过围术期方面有很强的实用性。

数字化技术的引入加强了患者照护。网络服务平台可提供精准教育、交流工具、收集患者报告结果（PRO），鼓励患者参与自己的照护。平台依托个性化项目指导患者，并参与实时患者监测，协助结果收集。在 TJA 人群中，网络服务平台可以提供线上物理治疗指导，协助 TJA 患者达到功能恢复，降低现实生活中理疗师介入成本。线上医 – 患交流还可以使患方和服务方敞开心扉、坦诚沟通，使那些伤口异常的患者得到快速诊治，使正常伤口的患者不被非必要随访打扰[22]。实际工作中信息化平台仍需完善，我们力争使之更加有效、更加优化，生成能被移动端投送、能在电子病历中被跟踪随访的以患者为中心的个性化项目。

四、多学科团队的专业性

在门诊 TJA 或早期出院 TJA 中，无论在院内还是在日间手术中心（ASC），最关键是有个能力强、经验丰富的医疗外科团队。麻醉团队、外科团队和康复照护人员必须在围术期镇痛、液体限量、患者早期活动和管理患者就医方面具有丰富的经验。在快速恢复项目中外科加速康复（ERAS）异军突起，它是一项多学科协同力作，旨在缓解手术压力[23]。该项目主要包括术前健康教育以舒缓焦虑和情绪压力、多模式充分镇痛、术后早期活动。值得一提的是，对于患有抑郁、焦虑、非现实期望和社会支持有限的患者来说，术前教育作用非凡。

患者术后恢复还受术前禁食、近期糖类荷载能力变化的影响。ERAS 指南允许患者在麻醉诱导前 2h 摄入清饮，但固体食物需禁食 6h[24]。指南还建议患者在手术前 2～3h 饮用糖类饮料以助其处于代谢合成状态。尽管术前荷载糖类有助于改善 TJA 结果的说法尚有争议，但比较其风险与应用后的好处，宽松禁食和荷载糖类的概念可以安全地应用在 TJA。

多模式疼痛管理已成为 TJA 的照护准则[25, 26]。疼痛管理和麻醉方案往往需要麻醉科医师和外科医师通力合作，来达到有效镇痛、减少不良麻醉反应（如恶心等）、促进术后早期活动的目的。局麻、周围神经阻滞和关节周围注射均是行之有效的麻醉方法。与全麻相比，住院时间的缩短始终与椎管内麻醉相关。多模式镇痛技术是针对每个患者的，它允许多种止痛方式联合应用。鉴于阿片类药物有成瘾危机，外科医师们重新评估了术后麻药应用延长情况，在接受 TJA 的患者中，阿片类药物应用量正在减少，这也许得益于多模式镇痛的推广和非麻醉药物的使用。另外改进开方行为、严格执行政府政策、严格使用后登记等做法，均减少了术后阿片药物的用量。

手术室的效率体现在运筹帷幄上、体现在精心安排上，每个团队成员都需要知道自己的岗位责任。在手术室，时间是最宝贵的，手术开台时间的延迟、冗长的接台时间、动辄找寻器械等都会影响手术室效率。个人问责制、简化程序、跨学科团队合作、准确数据收集均会发生由量变到质变的改善。事实证明，提高效率可减少手术时间，最终缩短患者的住院时间[27]。

五、医院和日间外科中心

随着专用 ASC 的建立，快速康复方案已将一些 TJA 患者从住院转移到门诊。要想在日间手术室进行门诊 TJA，高效简练至关重要，手术室管理、围术期流程均要简而有效，经验证确认后再将手术病例转移到 ASC。

研究表明，与患者、流程和制度相关的危险因素确实会影响 TKA 的住院时间[28]。优选患者、优化制度、标准化工作内容和坚持既定的临床路径对限定住院时间或进行门诊 TJA 是非常必要的。除了术者技术、麻醉方案，对手术相关人员的培训也至关重要。这些人必须接受培训，才能更好胜任工作，更好配合术者的手术步骤、手术技术和术中器械使用。手术室高效运转需要"好马配良鞍"，聚焦术者偏好、流程要求、降低消毒供应室负担。同时，也要求及时周转手术患者，最大限度利用手术空间，增加手术患者量。当以上环节运转流畅时，术者信心、团队信心倍增。标准化手术方案减少了准备时间、手术时间，也降低了消毒灭菌和中间处理的相关成本。

有了合适的基础设施，选择了合适的患者，门诊 TJA 可以成为医院和日间手术中心安全高效、节约成本的手术。涉及的花费被直接间接的节省下来，最终使费用减少。近报显示，门诊 TJA 患者的人均报销费用在减少，并发症发生率或再入院率没有显著增加[6, 29, 30]。

随着 TJA 向门诊转移，连接医院和 ASC 之间的合资企业预计将增加。由于住院人数减少，医院将审视补充门诊设施以弥补收入损失。私立企业意识到扩大门诊市场有机可乘，也开始向 ASC 投资。监管机构如联合委员会和 CMS 已经开始审查 ASC 的认证程序，最近 CMS 已经准许 TKA 在 ASC 进行。

六、创新技术

多年来，TJA 领域深受新技术、新设计、新型植入物的影响，其中包括新的摩擦界面、个体定制器械、计算机手术导航系统、术中传感器、机器人等。这些创新的安全性、有效性和成本效益都受到了严格审查。由于创新总是带来成本的大幅上升，新型假体所谓的好处可能几十年无法得到承认，外科医师、医院管理者和整个行业必须综合分析门诊经营计划，重新审视上述新技术引入的必要性。这一点至关重要，因为支付系统启动了短期储蓄绑定支付集中用于阶段性照护，这些创新和昂贵的技术正在挑战支付系统。在目前的绑定支付报销中，技术创新先锋们只有证明使用价值增加，才可以报销增加的费用。在激烈竞争的 TJA 市场中，或应患者要求，或因厂商代表介绍，外科医师选用新技术时可能会有选择压力。任何创新都需要证明预期优势，只有医疗结果让外科医师满意且有专业记录，这种预期优势才被证明。尽管一代一代的新技术在继续影响 TJA，但外科医师们不会过分依赖这些新兴技术。

七、供应链管理

作为基于价值的照护体系的一部分，外科医师和医院或日间手术中心之间需要建立亲密合作伙伴关系。这样做是为了达成照护标准，并依据标准确定植入物，确定新技术应用，确定医疗辅助物和药品应用等的更换时机。成功的伙伴关系有助于手术医师独立完成手术，有助于鼓励使用成本效益产品。一个标准化项目一旦启动实施，临床反馈、财务反馈、操作要素反馈和数据分析是必不可少的，以此确保项目有效和运行成功。

常规指标涵盖财务和运营要素，管理者应持续检查、改进创新。改进活动可以通过规划企业资源来组织完成，如提供业务活动包括植入物成本、药品成本、用量、销售与回款过程等的交互联系图，提供手术成本与 DRG 报销一致性完整图，提供校准一致的成本数据与临床产出数据。

八、用工趋势

用工管理应确保正确的人在正确的时间和岗位上工作。关节炎患者日益增长，其治疗照护复杂多变。目前的骨科专科培训，一个医学生完成从院校到骨科住院医培训项目至少需要漫长的 10 年时间。另外，住院医规范化培训也增加了 1～2 年的专科培训项目。因此，未来规划必须兼顾时间成本和不断变化的患者群体。已有证据充分表明，骨关节炎患者正在增加[31]。基于人口老龄化、技术进步、需要翻修手术等原因，人们还须考虑未来 TJA 的变化。

综上所述，TJA 病例数量近年来持续增长，如果上升趋势持续不止，必须有熟练的手术医师以满足初次手术和翻修手术量的要求。现实却是 TJA 患者在增加，成熟的关节手术医师数量却在减少[32]。尽管这可以通过某些手段来逆转，如提高术者的手术效率、推迟技能型关节置换手术医师退休、增加 TJA 住院医培训的毕业生人数等，然而管理层一直没有具体明确的方案来缓解这一劳动力供给困境。政府、卫生经济学者、患者都需要认识到关节置换手术医师数量将无法满足日益增长的骨关节炎人群 TJA 需求[33]，认识到这些问题目前仍没有明确的解决办法。以下方案有待考证：①限量患者寻诊医师，但这将造成 TJA 配给减少和患者的漫长等待，类似于早年社会化医疗系统中的限号；②培训更多的关节成形医师，但这意味着骨科实习生和住院医培训生数量增加，远超过现有补充；③增加 TJA 补贴以激励外科医师高效手术，但这与目前减少手术花费和补偿的做法背道而驰；④随着医保患者增加，允许参保医师与非参保医师平衡账单，但这需要政府改变现有政策，这招虽颇有吸引力却不太可能实现；⑤改变有关资质证明和专科医院规定，允许发展大容量、高效率的 TJA 中心[30]，尽管该方案最终仍未确定，但变革已在发生。最近毕业生对成人继教奖学金的兴趣有所增加，因为就业机会和市场活力在增加[34]，这将有助于在供给侧补充更多熟练的关节置换医师。另外，虽然大多数 TJA 仍然在住院部进行，但 ASC 的数量却在急剧增加。那些先知先觉的院长们敏锐捕捉到这一变化，已开始收购或与 ASC 组建了合资企业。建立在医院、外科医师和 ASC 管理组织的三方伙伴关系已被获准。某些专科医院和 ASC 也补助资金，激励医师将体格健康的 TJA 患者转诊到门诊日间手术中心。鉴于 ASC 有高质量的照护、较低的照护成本、高比例的医保报销，外科医师已开始将患者转诊到 ASC。对于他们来说，在财务中立之前，在 ASC 进行 TJA 手术对医患双方可能更有利。然而，另一困境随之而来，医院病区内留下的多是在围术期有更多照护需求的"重病"患者，产生的花费也会更高。这些参保医院尽管遵从 TJA 强制性和自愿绑定支付计划，但他们不确定 CMS 最终是否会调整支付比例，以适应这一变化（病情重、花费高的患者以高占比留在住院部，而体格健康的人转到门诊部诊治）。

九、结论

在未来几年，TJA 手术实施会有进一步的变化。一方面 CMS 已经将 TKA 从仅住院才报销的列表中移除，另一方面它有计划将 THA 也从仅住院才报销的列表中移除，从而使关节置换术在医院门诊和住院中均有资格获得医保报销。CMS 还提议将 TKA 加入到 ASC 覆盖的手术列表中，以便外科医师扩大患者适用照护选择范围。CMS 的这些行动反映了医院或 ASC 对门诊患者进行 TJA 时，在患者选择标准和临床路径方面取得的进步。接下来预计商业保险公司也将效仿 CMS 进行改革。门诊 TJA 的实施需要合适的患者选择、全面的教育、高超的手术技巧、个性化的麻醉、良好的医护合作和协调的术后照护。外科医师、医院和 ASC 也需要引入第三方考核指标来关注患者体验。然而重中之重的是，整个医疗界、政府，以及保险公司均需认识到，THA 和 TKA 是复杂手术，是针对形形色色社会人口学患者、针对不同年龄组相关并发症的人群进行的。改进手术技术和围术期照护虽减少了住院时间，但住院 TJA 和门诊 TJA 其出院标准并无差异。医师在为患者确定最安全和最适合的诊治环境时，必须考虑医疗合并病、社会支持和环境因素。

参 考 文 献

[1] Kremers HM, Larson DR, Crowson CS, Kremers WK, Washington RE, Steiner CA, Jiranek WA, Berry DJ. Prevalence of total hip and knee replacement in the United States. J Bone Joint Surg. 2015;97:1386–97.

[2] Kurtz SM, Lau E, Ong K, Zhao K, Kelly M, Bozic KJ. Future young patient demand for primary and revision joint replacement: national projections from 2010 to 2030. Clin Orthop Relat Res. 2009;467(10):2606–12.

[3] Cram P, Lu X, Kates SL, Singh JA, Li Y, Wolf BR. Total knee arthroplasty volume, utilization, and outcomes among total knee beneficiaries, 1991–2010. JAMA. 2012;308(12):22–8.

[4] Inacio MCS, Paxton EN, Graves SE, Namba RS, Nemes S. Projected increase in total knee arthroplasty in the United States–an alternative projection model. Osteoarthr Cartil. 2017;25(11):1797–803.

[5] Gogineni HC, Gray CF, Prieto HA, Deen JT, Boezaart AP, Parvataneni HK. Transition to outpatient total hip and knee arthroplasty: experience at an academic tertiary care center. Arthroplast Today. 2019;5:100–5.

[6] Bert JM, Hooper J, Moen S. Outpatient total joint arthroplasty. Curr Rev Musculoskelet Med. 2017; 10:567–74.

[7] Humbyrd CJ. The ethics of bundle payments in total joint replacement: "cherry picking" and "lemon dropping". J Clin Ethics. 2018;28(1):62–8.

[8] Wodowski AJ, Pelt CE, Erikson JA, Anderson MB, Gililland JM. Peters. Bundle busters. Who is at risk of exceeding the target payment and can they be optimized. Bone Joint J. 2019;101B(7):64–9.

[9] Courtney PM, Rozell JC, Melnic CM, Lee GC. Who should not undergo short stay hip and knee arthroplasty? Risk factors associated with major medical complications following primary total joint arthroplasty. J Arthroplast. 2015;30(Suppl 1):1–4.

[10] Memtsoudis SG, Della Valle AG, Besculides MC, Garber L, Laskin R. Trends in demographics, comorbidity profiles, in–hospital complications and mortality associated with primary knee arthroplasty. 3,830,420 hospital discharges in the United States between 1990 and 2004. J Arthroplast. 2009;24(4):518–27.

[11] Meneghini RM, Ziemba–Davis M, Ishmael MK, Kuzma AL, Caccavallo P. Safe selection of outpatient joint arthroplasty patients with medical risk stratification: the "outpatient arthroplasty risk assessment score". J Arthroplast. 2017;32:2325–31.

[12] Berger RA. A comprehensive approach to outpatient total hip arthroplasty. Am J Orthop. 2007;36(9Suppl): 4–5.

[13] Berger RA, Sanders S, Gerlinger T, Della Valle C, Jacobs JJ. Outpatient total knee arthroplasty with a minimally invasive approach. J Arthroplast. 2005;20(7 Suppl):33–8.

[14] Dorr LD, Thomas DJ, Zhu J, Dastane M, Chao L, Long WT. Outpatient total hip arthroplasty. J Arthroplast. 2010;25:501–6.

[15] Stambough JB, Nunley RM, Curry MC, Steger–May L, Clohisy JC. Rapid recovery protocols for primary total hip arthroplasty can safely reduce length of stay without increasing readmissions. J Arthroplast. 2015;30:521–6.

[16] Kingery MT, Cuff GE, Hutzler LH, Popovic J, Davidovitch RI, Bosco JA. Total joint arthroplasty

in ambulatory centers: analysis of disqualifying conditions and frequency at which they occur. J Arthroplast. 2018;33:6–9.

[17] Boraiah S, Joo L, Inneh IA, Rathod P, Meftah M, Band P, et al. Management of modifiable risk factors prior to primary hip and knee arthroplasty: a readmission risk assessment tool. J Bone Joint Surg Am. 2015;97:1921–8.

[18] Shah RP, Karas V, Berger RA. Rapid discharge and outpatient total joint arthroplasty introduce a burden of care to the surgeon. J Arthroplast. 2019;34: 1307–11.

[19] Manohar A, Cheung K, Wu CL, Stierer TS. Burden incurred by patients and their caregivers after outpatient surgery: a prospective observational study. Clin Orthop Relat Res. 2014;472:1416–26.

[20] Phillips JLH, Rondon AJ, Vannello C, Filligham YA, Austin MS, Courtney PM. A nurse navigator program is effective in reducing episode of care costs following primary hip and knee arthroplasty. J Arthroplast. 2019;34:1557–62.

[21] Kee JR, Edwards PK, Barnes L, Foster SE, Mears SC. After-hours calls in a joint practice. J Arthroplast. 2019;34:1303–6.

[22] Zhang J, Dushaj K, Rasquinha VJ, Scuderi GR, Hepinstall M. Monitoring surgical incision site in orthopedic patients using an online physician–patient messaging platform. J Arthroplast. 2019; https://doi. org/10.1016/j.arth.2019.05.003.

[23] Soffin EM, YaDeau JT. Enhanced recovery after surgery for primary hip and knee arthroplasty: a review of evidence. Br J Anaesth. 2016;117(S3): iii62–72.

[24] Ljungqvist O, SØreide E. Preoperative fasting. Br J Surg. 2003;90:400–6.

[25] Berend ME, Berend KR, Lombardi AV. Advances in pain management. Bone Joint J. 2014;96(11):7–9.

[26] Parvizi J, Miller AG, Gandhi K. Multimodal pain management after total joint arthroplasty. J Bone Joint Surg. 2011;93(11):1075–84.

[27] Sodhi N, Anis HK, Gold PA, Garbarino LJ, Scuderi GR, Cushner FD, Higuera CA, Mont MA. Operative times can predict and are correlated with lengths-f-stay in primary knee arthroplasty: a nationwide database study. J Arthroplast. 2019;34:1328–32.

[28] Cleveland Clinic Orthopaedic Arthroplasty Group. The main predictors of length of stay after total knee arthroplasty: patient–related or procedure–related risk factors. J Bone Joint Surg. 2019;101:1093–101.

[29] Aynardi M, Post Z, Ong A, Orozco F, Sukin DC. Outpatient surgery as a means of cost reduction in total hip arthroplasty: a case control study. HSS J. 2014;10(3):252–5.

[30] Huang A, Ryu JJ, Dervin G. Cost savings of outpatient versus standard inpatient total knee arthroplasty. Can J Surg. 2017;60(1):57–62.

[31] Khan S, Johnston L, Faimali M, Gikas P, Briggs TW. Matching residency numbers to the workforce needs. Curr Rev Musculoskelet Med. 2014;7:168–71.

[32] Iorio R, Robb WJ, Healy WL, Berry DJ, Hozack WJ, Kyle RF, Lewallen DG, Trousdale RT, Jiranek WA, Stamos VP, Parsley BS. Orthopedic surgeon workforce and volume assessment for total hip and knee replacement in the United States – preparing for an epidemic. J Arthroplast. 2008;23(2):315–9.

[33] Fehring TK, Odum SM, Troyer JL, Iorio R, Kurtz SM, Lau EC. Joint replacement access in 2016. A supply side crisis. J Arthroplast. 2010;25(8):1175–81.

[34] Almansoori KA, Clark M. Increasing trends in orthopedic fellowships are not due to inadequate resident training. Educ Res Int. 2015; https://doi. org/10.1155/2015/191470.

第 2 章　认识不同的支付模式
Understanding Alternative Payment Models

Adam J. Schwartz　Kevin Bozic　著

一、概述

亘古以来，人们对以何种方式向医师支付诊费更合适的话题争论不休。公元前 2000 年的《汉谟拉比法典》被公认为是提及医师报酬的古老著作，其典条规定特定的外科治疗需支付 10 谢克尔银币[1]。希波克拉底提倡在某些情况下应无报酬行医，而在其他情况下需对特定服务适当付酬。他的著作反映了当时关于医师报酬的冲突。希波克拉底誓言以身作则将医学实践看作是一门艺术也是一门科学，这意味着在纯粹正义的行为和有偿工作之间存在着微妙平衡[2]。

在美国，支付医疗保健费用的主要方式是按服务项目收费（FFS），换言之，每项服务都是按个人和单项需要付费的[3]。在这一制度下，费用要么由患者直接自掏腰包，要么由 20 世纪初私人保险公司医保作为第三方支付。1965 年 7 月，美国国会颁布的"社会保障法"第 18 章设立了医疗保险制度。在此之前，65 岁以上的患者中几乎有一半没有私人医疗保险。在此之后，医疗保险覆盖范围逐步扩大，甚至扩大到最初不打算覆盖的患者群体，如患有肌萎缩侧索硬化（amyotrophic lateral sclerosis，ALS）、终末期肾病和其他慢性病的年轻患者。正因如此现在最大的第三方支付诞生在美国。

相比之下美国的医疗体系较其他经济部门增长迅速。决策者已经意识到医保支付中与 FFS 系统有关的多个问题[4-6]。FFS 模式的反对者高调指出，该系统是基于服务的数量和强度，而没有基于服务的价值，对于服务提供者来说，该系统没有激励减少或消除浪费，没有站在患者角度争取最佳结果。另外，如果发生意料之外的不良照护事件或并发症，服务提供者会继续单独收费这些意外医治项目，FFS 系统会为上述不良结果买单。而且，医疗费用单项结算制度助长了医疗服务分解收费，单项服务提供者很少考虑向其他服务提供者支付相关或不相关的多余或额外费用。最终结果是，这个国家的医疗费用正在不受控制的盘旋上涨。

鉴于人们对医疗费用的日益关注，美国基于 2007—2010 年的政治经济状况，颁布了自医保政策实施以来最广泛的医改[7]。2010 年 3 月 23 日，奥巴马总统签署了《患者保护和平价医疗法案》（ACA），其目的是增加医疗服务内涵、降低医疗成本、提高服务质量[8]。ACA 第 3021 条设立了医保和医补服务创新中心（CMMI），负责开发和研究用于医疗报销的替代支付模式（APM）[9, 10]。

替代传统按服务项目收费（FFS）的办法有许多，最常用的和常被研究的替代支付模式（APM）是按人计费（即卫生保健组织收取覆盖用户固定费用，不考虑提供的照护数量或成本）和绑定支付（即医务人员为单一照护事件的整个周期付费，而不是为每个单项服务付费）。20 世纪 90 年代，随着健康维护组织（HMO）迅速发展，"按人计费"模式开始流行起来。如今，这种模式的例子比比皆是，如可问责照护组织（ACO）、共享储蓄计划，以及其他与特定质量指标挂钩的机构等。然而，反对按人计费模式的专家们则认为，虽然按人计费模式可能在人口层面上降低成本，但与个人健康结果相比，患者对结局指标不太感兴趣，服务提供者对来诊患者的人口基线健康也无法控制，按人收费有可能激励医师叫停正在实施的照护[4]。相比之下，绑定支付系统的支持者认为，该系统需要服务提供者共同努力，要求任何治疗的提供者必须提供高价值照护，因为绑定支付与照护结果挂钩。支持者还认为，成功实施绑定支付计划需要对服务涉及的成本有具体的了解，这将鼓励医疗机构改进核算方法。

绑定支付不是一个新概念。它首次使用是在 1984 年，得克萨斯州心脏研究所完成了一个综合的全球心血管手术费用项目，这个项目成功降低了成本、改善了照护获取途径、并使患者维持了先期设定的治疗结果[11]。与此同时，美国联邦医保局（Medicare）意识到住院服务中存在按"惯例和习惯收费"的不统一，为了改变这些，住院费用前瞻性支付系统（IPPS）应运而生，并开始以特定的诊断相关群体（DRG）为特定条件支付医院费用。虽然有些人认为新的绑定支付模式与目前使用的 DRG 系统类似，但仍存在一些重要差异：① DRG 不包括全周期照护付款（含医师、急性发作后照护）；② DRG 不与患者结局挂钩；③许多重要的住院服务不包括在 DRG 支付中，如患者教育和照护协调[4]。在向现代绑定支付进一步迈进的步伐中，医疗保险和医疗救助服务中心（CMS）（2001 年 6 月 14 日由医疗保健融资管理局改为医补服务中心）不断改进，2009 年开始了一项为期 3 年的试点项目，名为"医保紧急照护节段示范"（ACE）[12]。在概念上，ACE 支付和 DRG 支付更接近于现代绑定支付要求，其本质区别在于，ACE 支付包括了整个住院期间的医师支付和医院支付。

目前，CMS 是美国最大的医保服务购买商，它为逐年增加的 65 岁以上的患者提供全民医保。随着"患者保护和平价医疗法案"（ACA）的通过，以及医保和医补服务创新中心（CMMI）的推出，人们对绑定支付的兴趣日益浓厚，将其作为了 FFS 支付系统的替代方案。目前，CMMI 列出了 40 多种可供选择的支付模式，用于不同的疾病组合、患者群体和照护节段实施。越来越多的证据表明，此类项目有效降低了成本，提高了质量。未来几年，无论政治气候如何变化，这些项目都有可能继续扩大。在本章中，我们将探讨最适于 TJA 实践的替代支付模式（APM），为这些模式的成功实施提供建议，并回顾分析目前模式下参与机构收集来的证据。

二、了解常见的替代支付模式（APM）

（一）绑定支付模式：为改善照护的绑定支付（BPCI）和为关节置换的综合照护（CJR）

Porter 认为，能帮助患者实现价值最大化的绑定支付模式需包括 5 个条件：①付款应涵盖治疗疾病所需的整体照护；②付款取决于是否提供良好结果；③付款金额根据风险级别进行调整；④付款能为有效和高效的照护提供公平利润；⑤支付方不负责无关照护或灾难性案件费用[4]。上述指标提供了一个概念性框架，可被用来评估任何单项绑定支付系统的优点，并为审查每个 CMMIC 替代模式提供有用背景介绍。近年来出现了许多新的替代支付模式，虽然每个模式都可以包含上述列表的各个元素，但真正能使价值最大化的综合模式尚未成形，我们仍需仔细审核这些模式，为评估拟议的新模式提供背景介绍，如斯益处多多。

"改善照护的绑定支付"（BPCI）计划最初是由 ACA 批准的一个 3 年期试点项目，2011 年由 CMMI 引入。该项目在当年下半年和次年上半年开始接受申请，模式 1 的第一批获奖者诞生于 2013 年 4 月[13]。包括从糖尿病照护到心脏起搏器放置照护，涉及 48 种不同节段照护，都有资格参与 BPCI。其中在与下肢关节置换有关的 BPCI 项目定义中，符合条件的是下肢关节置换（DRG469 或 470）、双下肢同时关节置换（DRG461 或 462）、髋关节或膝关节翻修（DRG466、467 或 468）和其他膝关节手术（DRG485、486、487、488 或 489）。虽然参与其中的病例很少，但该项目绝大多数应用都与单纯初次全髋关节置换术（THA）和全膝置换术（TKA）有关（DRG 469 或 470）。参加 BPCI 是自愿的，供应商可以从 4 种报销模式中选择。模式 1、模式 2、模式 3 为回顾性支付模式（CMS 的付款发生在照护后），模式 4 为前瞻性支付模式（CMS 的付款是在给予照护之前支付的）。模式 1 将全局周期内医师付款与医院付款分开，模式 2 和模式 3 规定了一种追溯性绑定支付方式。在这种情况下，一次处置实际发生的费用与某一照护节段的目标价格相一致。模式 2 和模式 3 均由急症发作造成住院的照护情景触发启动，模式 2 涵盖整个住院时间和术后 90 天。模式 3 只涵盖术后 90 天，两者均由专业照护机构（SNF）、住院康复机构、长期照护病院或家庭照护中介提供急症发作照护服务后开始。在这一系统下，支付的款项与按 FFS 制度支付的款项相同；但按季度计算，这类事件的总支出会与绑定支付金额预算（也称为目标价格）进行比较。如果事件项目花费（反映在 FFS 报销中）超过了目标价格，CMS 就需要额外支付多出款额；但是，假如花费低于目标价格，美国联邦医保局（Medicare）会发放一笔付款来覆盖逆差。

BPCI 分两个阶段实施，包括第一阶段（准备期）和第二阶段（风险承担期）。负责承担财务风险的实体被称为"BPCI 照护事件启动器"。它可能是一家急症照护医院、医师实践集团、家庭健康机构、专业照护机构、住院康复机构或长期照护病院。在准备期，CMS 为照护事件发起者提供自己的历史费用，以便准备过渡到绑定偿还模式。在此数据收集期后，CMS 与发起组织一起制定质量考核措施，并制定目标价格，以改善某一特定照护处置的成本。该做法的主要争议是高成本的局外组织有参与倾向，到手的奖金很大程度上仅是基于过去业绩的改进，以及专业机构是否有选择自己质量考核标准的能力[5]。对于那些本已花费低、业绩高的供应商来说，参与 BPCI 相对没有吸引力，因为节省成本、发放奖金的机会微乎其微。BPCI 的其他相关质疑还包括医疗机构可能对某些高风险群体不予照护（所谓的摘樱桃心理）[14]，将高风险患者转移到其他三级照护中心（所谓的落柠檬心理）[9]，以及根据 BPCI 照护定义[15, 16] 纳入与更高风险和成本相关的髋关节骨折。

鉴于上述问题，2016 年 4 月 CMS 在 BPCI 前期成功的基础上，推出了一种单病种绑定支付模式，称为"关节置换术综合照护"（CJR）[17]。BPCI 和 CJR 之间虽然相关，但彼此仍存在重大差异：①参加 CJR 是强制性的（截至本章编写时，67 个城市不同地区的 400 多家医院参加了 CJR）；②参与期限为 5 年（CJR 目前项目持续到 2020 年 12 月 31 日）；③该模式仅适用于全髋关节和全膝置换术（DRG 469 和 470，有一个单独的髋部骨折路径）；④发起机构只能是急症照护医院；⑤根据供应商数据和地区信息确定目标价格；⑥ CMS 报销比例基于患者质量指标[9, 17]。这些用于计算 CMS 报销比例的质量指标代表一个综合得分，其数据来源于风险调整后的并发症发生率和医疗服务消费者评估系统（HCAHPS）的院后调查问卷。

（二）MACRA 和 QPP

一边 CMMI 在开发和评估替代性支付模式（ELS），另一边 CMS 也在花费大量精力来控制美国的医疗支出，并保持预算平衡[18]。随着 1997 年"平衡预算法"的颁布，美国国会通过了对

"社会保障法"的一项修正案，制订了可持续增长公式（SGR）[19]。SGR 的提出有效地将美国医疗保健费用增长并与美国国内生产总值挂钩。在年度基础上，该公式要求调整 FFS 付款，以保持预算平衡。但临床医师们并未关注到这个年度惯例，直到 2002 年发生了第一次负向调整[20]。自此，医师们就一直忧心忡忡的等待美国国会决议，以决定是否会提供一个临时解决方案避免报销减少。2015 年"医疗保健准入和再授权法"有效废除了 SGR，并建立了依据质量支付方案（QPP），这是一个保持预算平衡的新系统，允许供应商择二选一加入，基于业绩的奖励支付系统（MIPS）和高级替代支付方法（APMS）[18]。QPP 目前适用于所有照顾人数＞ 200 名医保受益人的医师，每年收费＞ 9 万美元。该做法在医疗保险制度中并不新鲜，其目的是奖优罚劣，通过向高质量照护提供奖金、同时减少对未达标医师的付款来实现预算平衡。需要注意的是，只有当支付给高绩效供应商的增加费用被支付给其他供应商的损失抵消时，该系统才能实现预算平衡。在这一体系中损失通常是固定的，但收益将与"预算平衡要素"相结合，该要素会考虑受处罚和受奖励供应商之间的预期不平等[21]。虽然对 MIPS 的充分讨论超出了本章范围，但必须提醒的是，除非符合 QPP 资格的供应商参与了高级 APM，否则他们将自动被默认为参与 MIPS。

QPP 的高级 APM 追踪为供应商提供了获得高达 6 年（2019—2024 年）的一次性 5% 奖励的机会（在医疗保险费用计划之外）[21]。目前，TJA 外科医师使用高级 APM 是被限制的。有资格使用 APM 必须满足 3 个条件：①至少 75% 的参与者使用认证的电子健康记录（EHR）；②为专业服务提供付款，其质量措施需与 MIPS 质量绩效类别中使用的质量措施相当；③根据 CMS 创新授权扩展的医疗家庭模式或参与者承担重大的财务风险。至少 50% 的医疗保险 B 部分支付或至少 35% 的医疗保险患者必须来自高级 APM。大部分高级 APM 责任实体是医疗照护机构[22]。

（三）私营保险和雇主提供者合同

目前，CMS 正在部署大众化绑定支付方案以受益投保人。其实，任何第三方付款人，包括寻求医疗费用减少的私营保险公司或大公司[23]，都可以采用绑定支付模式。2010 年，卫生保健研究与质量机构（AHRQ）向一个领导小组（综合卫生保健协会，IHA）和兰德公司（独立项目评估者）发放了 290 万美元的研究赠款，以便他们为加州 65 岁以下的患者创建一个骨科手术绑定模式[24]。该项目被称为 IHA 绑定支付和增益共享的示范，它同样也遇到了以前绑定支付面临的相似问题。尽管有 8 家医院和 6 个健康机构开始执行该项目，最终仅有 3 个健康机构提供了合同，仅有 2 家医院签署了这些合同。回顾审查该项目时，Ridely 及其同事指出，该项目实施中有诸多障碍，如照护节段难以确认、医护人员偏爱收治低风险患者、监管机制延迟、理赔缺陷等。作者鼓励持续努力、简化定义、实施适用标准、制定各方都能接受的风险管理办法，在私营单位实施绑定支付模式。

绑定支付模式多由政府和商保公司发起，除此之外，还有对替代支付不感兴趣的第三方管理者。大型自我保险雇主也会频繁寻求与供应商集团签订绑定式协议。这种方法对雇主是有潜在好处的，如减少医疗保健支出、向雇员提供竞争性福利、提高福利供给能力等[25]。在这一领域，雇主们最引人注目的两项尝试来自太平洋健康商业集团（PBGH）和波音公司，该集团包括 Lowe、沃尔玛等多家公司。在项目安排中，他们预先确定好自费部分并支付给供应商，以换取类似 VIP 服务的好处如提供次日预约、扩大决策共享工具、减少或完全取消共同付费等。

2014 年 1 月，PBGH 成立了雇主英才网络中心（ECEN），前瞻性使用基于 DRG 和照护节段绑定费率为员工提供服务，包括在一定绑定期内支付医疗和差旅费用等。2 年间，ECEN 项目下实施了 1400 多台 TJA 手术，最终扩展到脊柱照护和其他手术。与接受 FFS 模式的 TJA 患者相比，ECEN 模式下的患者显示出较短的出院时间（9% vs. 0%），较低的 30 天再入院率（5.9% vs. 0.4%）和较低的手术翻修率（1.1% vs. 0%）。在 ECEN 项目中，15% 的患者被认为手术风险太高，但在传统的福利方案下这些患者中仅有 8% 选择继续接受手术[25]。

（四）现金支付实践

另一种不常用的支付模式是 TJA 现金支付。在此模式下，第三方支付被完全排除在外，患者直接自掏腰包支付医师专业费用。在这一制度下，医院费用和急症发作后照护费用其覆盖范围是可变的，支付额很大程度上取决于预先商定的费率和照护团队的财务结构。在某些安排中医师的专业费用是可以直接支付的，但急诊部分仍由协商好的私人保险费率支付。其他情况中，患者自付费用涵盖包括住院和植入手术的费用等整个照护过程。需要注意的是，在这种模式下外科医师不能继续向 CMS 收取提供给医保的照护费用，因为除了允准 B 部分付款外，医疗机构单项收费是违法的。相反，外科医师需要"选择退出"医保，这并不意味着他们会中断诊治医保患者，而是他们不会向医保提交 B 部分理赔。自 1998 年 1 月 1 日起，"社会保障法修正案"允许外科医师和他们的医保患者签订私人财务合同。每一种现金支付方案背后连接一个法律小组，通常会生成自己的合同版本以允许服务费用直接支付。

近年来，高免赔额保险项目日益普及，与第三方支付相关的行政负担日益加重，现金支付和医疗旅游倍受欢迎[26]。支持者认为，现金支付鼓励价值最大化，因为患者作为被服务者和为支付方，其双重角色鼓励他们按照市场贸易方式来购买医保。实践中，现金支付模式下患者报告的高质量照护甚至奢华照护屡见不鲜[26]。从医护角度来看，现金支付减少行政负担，增加补偿，大大降低手术量，并减少医师疲劳[27]。但是，虽然理论上全现金支付让外科医师可以提供慈善服务，但只有富有患者才能接触到高绩效高品质的医者，系统并不能从整体上解决医疗保健体系问题。在一次圆桌讨论中，Alan Morris 博士提到了 1999 年美国骨科医师学会（AAOS）公共关系工作组的调查，该调查显示骨科医师的关爱和同情心方面得了超低分。Morris 博士认为，只收现金的做法与最近美国骨科医师学会（AAOS）努力改善人们对骨科医师的看法是背道而驰的[28]。虽然有人将牙科作为有效实施现金支付的例子，但髋关节和膝关节退化性关节炎会使人彻底衰弱，而先前必做的牙科治疗可能仅会导致患者从一边到另一边咀嚼[27, 29]。正如本章开头所述，医师报酬的伦理问题已使数代人争论不休，尽管褒贬不一，现金支付的 TJA 实践在未来仍是可行的，只不过替代支付模式相对少见些。

对于那些在美国无法负担手术费用也没有保险的患者，或者那些希望为员工降低医疗费用的私营企业，加州医疗旅游提供了一个潜在的低成本选择。据估计，目前每年将有 1400 万～1600 万患者离开美国到国外就医[30]。在最近一系列调查中，患者最常去的国家是哥斯达黎加、印度、马来西亚和墨西哥，TJA 花费估计不到美国的 1/3[31]。美国医学协会在出国就医人数增长趋势下，出版了一份医师伦理道德指南，指导医师对医疗旅游[32] 感兴趣的患者进行照护。指南富含同情和理解，建议医护人员要指出医疗旅游潜在的风险和术后照护的重要性。患者要了解是否需要后续照护，在哪里可以获得后续照护；反之，当医疗游客返回并寻求非紧急的后续照护时，医务人员应同情地作出反应。如果医务人员不能或不愿意提供照护，将患者转诊到适当地方接受治疗也是合乎道德的。虽然目前在国外求医的 TJA 患者并没有较高并发症发生率，但其他专业报道了大量在他国家手术后出现并发症病例[33]。美国疾病控制与预防中心（CDC）为那些意在寻医而出国旅游的美国公民提供了有力建议[34]。

三、APM 成功实施的关键

现今海量的医学继续教育（CME）课程、网络研讨会、行业和社会赞助项目和论文等，可以帮助临床医师、咨客以及卫生合作伙伴们实施各种替代支付模式（表 2-1）。Bosco 及其同事认为，成功实施绑定支付模式包括 6 项关键原则：①降低患者风险；②采用循证临床途径；③建立数据收集和有效信息传播基础设施；④控制出院后照护成本；⑤品质最优化和示范化；⑥识别和调整利益攸关方[35]。作者认为，坚持在 TJA 之前解决潜在的能纠正的危险因素是很有必要的，也是医德要求的，如戒烟、减肥和调整难以控制的糖尿病[36]。而静脉血栓栓塞症管理

表 2-1　在关节置换术中成功实施绑定支付的各种方法

作　者	战略框架	评　价
Bozic 等 [44]	1. 确定临床状况 (1) 容积 (2) 变动的成本和质量 (3) 相关案例的同质性 (4) 强有力的检测工具	每个工作日平均出现 1 个病例（每年 200～250 例）是实现绑定支付的理想做法
	2. 确定临床和行政管理中有领导作用的"项目管理者"	项目管理者应该有适当的权威和远见
	3. 定义照护节段 (1) 起点或触发点 (2) 照护节段的持续时间 (3) 纳入 / 排除标准	纳入 / 排除标准至关重要。明确支付者类型、转移状态、年龄、手术指征等，这些都是确定目标人群的重要因素
	4. 定义业绩指标和收益分享方式	恰如其分的质量和安全标准对于弥补照护上的不足或缺陷很重要
	5. 绘制照护节段和费用示意图	流程示意图和 TDABC 可以帮助找到流程中的瓶颈，提高效率
	6. 识别改进机会	基于循证和基于共识（专家意见）有助于缩小机构自己的做法和最佳实践之间的差距
	7. 重新设计照护流程，提高质量，降低成本	使用管理系统，灵活响应利益相关者对流程改进的想法
	8. 制定价格、市场化收费照护节段	识别异常值并动态调价，可降低固定绑定价格下行的风险
	9. 评估结果并不断重复	定期召开多学科委员会会议，监测执行情况，必要时作出调整
Bosco 等 [35]	1. 干预患者风险	作者认为，对具有可变危险因素的患者，拒绝给予 TJA 既理性又符合伦理
	2. 采用循证途径	可以优化照护路径以减少医护服务差异，如 VTE 管理和血液管理
	3. 建立数据收集和信息传播基础设施	数据管理需要实时进行，以便照护团队能够快速对相关趋势做出反应
	4. 出院后照护和费用控制	大部分的费用节省可能发生在出院后阶段。风险评估有助于减少再入院
	5. 品质最优化和示范化	医护人员需要了解 CMS 的 3 个质量指标（标准化并发症发生率、HCAHPS 问卷和 PRO）
	6. 识别和协调利益相关者	利益共享取决于利益相关者（外科医师、麻醉科医师、物理治疗师、护士、社会工作者等）之间适当沟通
Van Citters 等 [43]	各期建议 (1) 提供安全、有效、高效、以患者和家庭为中心的照护 (2) 减少浪费 (3) 避免沟通陷阱	每个类别的建议都是为流程改进目标提出的。作者梳理出了 132 条建议，以建立一个精简的 TJA 临床路径

（续表）

作　者	战略框架	评　价
Van Citters 等[43]	1. 贯穿整个照护过程	17 项建议
	2. 第 1 期：术前办公室访视	24 项建议
	3. 第 2 期：术前准备及项目	22 项建议
	4. 第 3a 期：住院体验，准备、手术和 PACU	22 项建议
	5. 第 3b 期：住院体验，住院和出院过程	27 项建议
	6. 第 4 期：出院后康复及随访	20 项建议

TDABC. 时间依赖的活动成本计算；VTE. 静脉血栓栓塞；TJA. 关节置换术；HCAHPS. 医院消费者对医疗保健提供者和系统进行的评估；PRO. 患者报告结果；PT. 物理治疗；CMS. 医疗保险和医疗救助服务中心；PACU. 麻醉复苏照护单元

（VTE）[37]、血液管理[38, 39]和疼痛管理[40, 41]都是循证临床指南标准化的范本，特别对容量较小的医疗机构建议使用。实时数据跟踪静脉血栓栓塞率、外科感染、再入院、急性和急性后照护费用对于理解成本 – 质量方程以及绑定支付至关重要。除了了解推动住院费用的因素外，一个健全的机制来跟踪急症后照护设施使用情况、再入院和并发症发生情况是必要的。管理急性期后用药的重要部分是开发和使用预测风险评估工具。

目前，CMS 将医院并发症风险优化率、HCAHPS 调查的数据和患者报告的结果这 3 个指标组合成一个综合评分，以确保绑定模式下的照护质量[35]。对于参与绑定模式的机构来说，如何利用指标控制绩效至关重要。绑定模式成功的关键，在于确保所有照护团队成员目标和步调一致。Bosco 及其同事提出了分享收益（照护提供者可以分享到照护中节约的成本），是因为收益分享行之有效地平衡了医护人员的利益和努力。CMS 已经批准并鼓励分享收益，发生的前提包括：①与患者讨论了协议；②付款为绑定中实际发生的服务付费；③付款与质量挂钩；④付款上限为标准医疗保险报销费率的 50%[35, 42]。

Van Citters 和同事混合分析、评估了一个 14 个月的照护路径，它包含术前办公室访问至术后 1 年整个照护周期[43]。该路径包括 40 种流程改进、37 种减少废物的技术，以及 55 种团队建设沟通方法改进。作者承认路径代表一个提案，研究并没有尝试或分析路径对成本或照护质量的影响。但许多建议可能对实施替代支付模式的医护人员和医疗机构有用。

在评论文章中，Bozic 和 Ward 详细介绍了他们在机构[44]中采用替代支付的经验。文章概述了绑定支付系统成功应用的 9 大步骤和主要挑战。FFS 与绑定式支付之间相互竞争相互激励，使得医疗机构向替代支付过渡时面临更大的挑战。同样，行政工作人员增加的额外工作和数据处理可能会造成结果评估错误或患者选择不当。作者指出，尽管大多数机构在过渡期将面临巨大压力，但压力可以通过实施绑定支付结构的优惠政策和改进基础设施来缓解。

四、目前的证据

关于 TJA 中绑定支付情况，现有证据表明绑定支付系统降低了 THA 和 TKA 成本、改善或保持了质量。由于其在实践中持续时间较长，目前 BPCI 模式比 CJR 模式有更多的数据可用。Dummit 及其同事使用 2011 年 3 月—2015 年 12 月的医保报销数据进行了差异化分析，结果发现，与非 BPCI 参保医院相比，医保付款下降幅度更大，在 30 天和 90 天的再入院率、30 天和 90 天内的急诊访问率或 30 天或 90 天出院后死亡率[45]方面两者没有差异。

同样，在对一家大型低机型后期患者的机构中，Dundon 和合作者比较了 BPCI 模式 2 下第 1 年 721 例医保 TJA 和第 3 年的 785 例医保 TJA 数据[46]。他们发现除了每个照护节段 90 天费用减少 20% 外，平均住院日从 3.58 天减少到 2.96 天；出院后转院到急症照护单位的转诊率从 44% 下降到 28%；60 天内任何原因再入院率从 11% 下降到 6%。大量文献支持 BPCI 模式下质量可以保持，甚至可以随着成本降低而有所提高这种观点[47-52]，但再入院可能给财务主体单位带来灾难性后果。Clair 和同事回顾了一家三级学术型骨科医院在 BPCI 模式[53]下治疗 600 多名患者的经验，他们发现，在 90 天内 10% 的患者经历了再入院，其中一半入院是由于手术并发症引起的。作者还展示了惊人的再入院平均费用，为 4790～10 万美元。此外，在 BPCI 下，医院必要的基础设施建设成本可能大大增加（一家机构报告启动费＞20 万美元），这有利于医疗机构拥有更多的财政资源[54]。

在 CJR 分析中，Barnett 及其同事对 2015—2017 年的医保赔付数据差异分析后发现，在绑定支付实施的前两年成本显著降低（主要得益于降低了急性后照护应用率），但并发症发生率或高危病例百分比并没有变化[55]。类似的研究中，Finkelstein 及其合作者比较了 67 个大都市统计区（MSA）数据和 121 个对照组数据，发现在 CJR 模式下，大都市统计区（MSA）组呈现较低的急症下肢关节置换后照护出院率，几乎低 3%，但两者花费却较相同[56]。Gray 研究了某单一医学中心应用 CJR 模式的情况，结果证明住院时间减少（从 3.6 天减至 2.1 天）、再入院率降低（从 15% 降至 6%）、并发症降低（从 2.3% 降至 1.9%）和费用降低（近 20%）[56]。有意思的是，Ryan 和同事还对比了 CJR 模式医院 1564 例 TKA 手术和 FFS 模式医院 744 例 TKA 手术，发现两者在患者人口学数据和 90 天急诊再入院率方面没有差异，但前者花费降低，作者再次强调，这主要与减少出院处理、减少住院停留有关 [57]。

　　总而言之，基于手术节段照护的绑定支付在很大程度上改善了照护协作、降低了成本、提高了 TJA 手术质量。目前，尚无证据表明骨关节炎诊治率会随着 TJA 绑定支付而下降。相反，随着绑定支付模式下外科医师效率的提高，未来几年若不加控制，外科手术量可能会持续攀升。据估计，目前 30% 的 TKA 手术在医学上是不必要的 [58]，只有实施特定诊断下的绑定支付（如髋关节或膝关节骨关节炎绑定支付）才有可能适当和有意义地降低手术率 [59]。已有证明将骨关节炎的治疗从评估开始即实施绑定支付，所有符合纳入条件的患者中，手术率降低了 25%，患者功能状态改善了 20% 以上 [60]。

五、结论

　　美国目前在医疗保健上的支出占其国民生产总值的 17.8%，为其他高收入国家的 2 倍，但美国多项质量指标排名却最低 [61]。关节置换术（TJA）是医疗保险受益人最大的住院单病种，未来几十年，全髋和全膝置换术（THA 和 TKA）手术率可能节节攀升。因此，为减轻医疗费用上涨给国家带来的沉重经济负担，医保支付者和决策者将 TJA 作为了实验的首要靶向目标。

　　传统 FFS 模式反对者认为，该付费方式导致了分解收费、多余浪费的医疗环境，鼓励了医疗服务数量和强度，却没有鼓励为患者提供的价值。2010 年 ACA 发布的报销方法与各种质量指标挂钩，从而引起了人们的浓厚兴趣，以价值为导向提供医疗保健和支付费用的模式日益受到追捧。尽管有多种替代支付模式，但 CMMI 及其利益相关者主要关注绑定支付，认为这是下肢关节置换术最合适的支付方式。尽管美国政治环境近期远期均发生了变化，绑定支付模式仍可能持续下去，我们需要透彻了解每种模式的优缺点，了解其成功实施的关键因素。

参 考 文 献

[1] Tom W. A brief history of physician remuneration. Univ West Ont Med J. 2008;78(2):38.
[2] Askitopoulou H, Vgontzas AN. The relevance of the Hippocratic oath to the ethical and moral values of contemporary medicine. Part I: the Hippocratic oath from antiquity to modern times. Eur Spine J. 2018;27(7):1481.
[3] Wynne B. For medicare's new approach to physician payment, big questions remain. Health Aff (Millwood). 2016;35(9):1643.
[4] Porter ME, Kaplan RS. How to pay for health care. Harv Bus Rev. 2016;94(7–8):88–100.
[5] McLawhorn AS, Buller LT. Bundled payments in total joint replacement: keeping our care affordable

and high in quality. Curr Rev Musculoskelet Med. 2017;10(3):370.

[6] James BaP, G. The case for capitation. Harvard Business Review. 2016.

[7] Chambers MC, El-Othmani MM, Saleh KJ. Health care reform: impact on total joint replacement. Orthop Clin North Am. 2016;47(4):645.

[8] Gwam CU, Mohamed NS, Etcheson JI, Davila Castrodad IM, Mistry JB, Recai TM, Delanois RE. Changes in total knee arthroplasty utilization since the implementation of ACA: an analysis of patient-hospital demographics, costs, and charges. J Knee Surg. 2019;25:25.

[9] Siddiqi A, White PB, Mistry JB, Gwam CU, Nace J, Mont MA, Delanois RE. Effect of bundled payments and health care reform as alternative payment models in total joint arthroplasty: a clinical review. J Arthroplast. 2017;32(8):2590-7.

[10] Lee KJ, Min BW, Bae KC, Cho CH, Kwon DH. Efficacy of multimodal pain control protocol in the setting of total hip arthroplasty. Clin Orthop Surg. 2009;1(3):155.

[11] Froimson MI, Rana A, White RE Jr, Marshall A, Schutzer SF, Healy WL, Naas P, Daubert G, Iorio R, Parsley B. Bundled payments for care improvement initiative: the next evolution of payment formulations: AAHKS Bundled Payment Task Force. J Arthroplast. 2013;28(8 Suppl):157.

[12] Busch CA, Whitehouse MR, Shore BJ, MacDonald SJ, McCalden RW, Bourne RB. The efficacy of periarticular multimodal drug infiltration in total hip arthroplasty. Clin Orthop Relat Res. 2010;468(8):2152.

[13] Parvataneni HK, Shah VP, Howard H, Cole N, Ranawat AS, Ranawat CS. Controlling pain after total hip and knee arthroplasty using a multimodal protocol with local periarticular injections: a prospective randomized study. J Arthroplast. 2007;22(6 Suppl 2):33.

[14] Courtney PM, Huddleston JI, Iorio R, Markel DC. Socioeconomic risk adjustment models for reimbursement are necessary in primary total joint arthroplasty. J Arthroplast. 2017;32(1):1.

[15] Voskuijl T, Neuhaus V, Kinaci A, Vrahas M, Ring D. In-hospital outcomes after hemiarthroplasty versus total hip arthroplasty for isolated femoral neck fractures. Arch Bone Joint Surg. 2014;2(3):151.

[16] Le Manach Y, Collins G, Bhandari M, Bessissow A, Boddaert J, Khiami F, Chaudhry H, De Beer J, Riou B, Landais P, Winemaker M, Boudemaghe T, Devereaux PJ. Outcomes after hip fracture surgery compared with elective total hip replacement. JAMA. 2015;314(11):1159.

[17] Kurtz SM, Ong KL, Lau E, Bozic KJ. Impact of the economic downturn on total joint replacement demand in the United States: updated projections to 2021. J Bone Joint Surg Am. 2014;96(8):624.

[18] https://www.cms.gov/research-statistics-data-and-systems/statistics-trends-and-reports/nationalhealthexpenddata/nhe-fact-sheet.html. In: CMS national health expenditure data sheet.

[19] House of Representatives. H.R. 2015 Balanced Budget Act of 1997. 1997.

[20] Hirsch JA, Rosenkrantz AB, Ansari SA, Manchikanti L, Nicola GN. MACRA 2.0: are you ready for MIPS? J Neurointerv Surg. 2017;9(7):714.

[21] Saleh KJ, Sayeed Z, Anoushiravani AA, Darwiche HF, Little B, Frush TJ, El-Othmani MM. Reimbursement based on value in knee surgery: what you need to know about the medicare access and children's health insurance program reauthorization act of 2015. J Knee Surg. 2017;30(1):12.

[22] Martin DP, Diehr P, Cheadle A, Madden CW, Patrick DL, Skillman SM. Health care utilization for the "newly insured": results from the Washington basic health plan. Inquiry. 1997;34(2):129.

[23] LaPointe J. Private sector to drive bundled payments after CMS cancellations. Revcycle intelligence. 2017.

[24] Ridgely MS, de Vries D, Bozic KJ, Hussey PS. Bundled payment fails to gain a foothold in California: the experience of the IHA bundled payment demonstration. Health Aff (Millwood). 2014;33(8):1345.

[25] Slotkin JR, Ross OA, Newman ED, Comrey JL, Watson V, Lee RV, Brosious MM, Gerrity G, Davis SM, Paul J, Miller EL, Feinberg DT, Toms SA. Episode-based payment and direct employer purchasing of healthcare services: recent bundled payment innovations and the Geisinger health system experience. Neurosurgery. 2017;80(4s):S50.

[26] Edwards H. What happens when doctors only take cash. Time. 2017.

[27] Pollock M, Somerville L, Firth A, Lanting B. Outpatient total hip arthroplasty, total knee arthroplasty, and unicompartmental knee arthroplasty: a systematic review of the literature. JBJS Rev. 2016;4(12).

[28] Why public doesn't use orthopaedists: surveys disclose views of physicians, patients, consumers. In. http://www2.aaos.org/bulletin/apr99/fline3.htm. 1999.

[29] Jackson D. Third-party free and cash-only practices: changing times call for extreme measures. Orthopaedics Today. 2008.

[30] Dalen JE, Alpert JS. Medical tourists: incoming and

outgoing. Am J Med. 2019;132(1):9.

[31] The pros and cons of medical tourism. In. http://www. kneereplacementcosts.com/medicaltourism. html.

[32] Your patient wants to be a medical tourist: 6 things you should do. In. https://www.ama–assn. org/ delivering–care/ethics/your–patient–wants–be– medical–tourist–6–things–you–should–do.

[33] Ross KM, Moscoso AV, Bayer LR, Rosselli–Risal L, Orgill DP. Plastic surgery complications from medical tourism treated in a U.S. Academic Medical Center. Plast Reconstr Surg. 2018;141(4):517e.

[34] Medical Tourism. In. https://www.cdc.gov/features/ medicaltourism/index.html.

[35] Bosco JA, Harty JH, Iorio R. Bundled payment arrangements: keys to success. J Am Acad Orthop Surg. 2018;26(23):817.

[36] Bronson WH, Fewer M, Godlewski K, Slover JD, Caplan A, Iorio R, Bosco J. The ethics of patient risk modification prior to elective joint replacement surgery. J Bone Joint Surg Am. 2014;96(13):e113.

[37] Odeh K, Doran J, Yu S, Bolz N, Bosco J, Iorio R. Risk–stratified venous thromboembolism prophylaxis after total joint arthroplasty: aspirin and sequential pneumatic compression devices vs aggressive chemoprophylaxis. J Arthroplast. 2016;31(9 Suppl): 78.

[38] Demos HA, Lin ZX, Barfield WR, Wilson SH, Robertson DC, Pellegrini VD Jr. Process improvement project using tranexamic acid is cost– effective in reducing blood loss and transfusions after total hip and total knee arthroplasty. J Arthroplast. 2017;32(8):2375.

[39] Slover J, Bosco J. Cost analysis of use of tranexamic acid to prevent major bleeding complications in hip and knee arthroplasty surgery. Am J Orthop (Belle Mead NJ). 2014;43(10):E217.

[40] Spangehl MJ, Clarke HD, Hentz JG, Misra L, Blocher JL, Seamans DP. The Chitranjan Ranawat Award: periarticular injections and femoral & sciatic blocks provide similar pain relief after TKA: a randomized clinical trial. Clin Orthop Relat Res. 2015;473(1):45.

[41] Elmallah RK, Chughtai M, Khlopas A, Newman JM, Stearns KL, Roche M, Kelly MA, Harwin SF, Mont MA. Pain control in total knee arthroplasty. J Knee Surg. 2018;31(6):504.

[42] Medicare's bundled payment initiatives: considerations for providers www.ashe.org/guidesreports/2016.01.19.

[43] Van Citters AD, Fahlman C, Goldmann DA, Lieberman JR, Koenig KM, DiGioia AM 3rd, O'Donnell B, Martin J, Federico FA, Bankowitz RA, Nelson EC, Bozic KJ. Developing a pathway for high–value, patient–centered total joint arthroplasty. Clin Orthop Relat Res. 2014;472(5):1619.

[44] Bozic KJ, Ward L. A strategy for successful implementation of bundled payments in orthopaedic surgery. JBJS Rev. 2014;2(10):e2.

[45] Dummit LA, Kahvecioglu D, Marrufo G, Rajkumar R, Marshall J, Tan E, Press MJ, Flood S, Muldoon LD, Gu Q, Hassol A, Bott DM, Bassano A, Conway PH. Association between hospital participation in a medicare bundled payment initiative and payments and quality outcomes for lower extremity joint replacement episodes. JAMA. 2016;316(12):1267.

[46] Dundon JM, Bosco J, Slover J, Yu S, Sayeed Y, Iorio R. Improvement in total joint replacement quality metrics: year one versus year three of the bundled payments for care improvement initiative. J Bone Joint Surg Am. 1949;98(23):2016.

[47] Edwards PK, Hadden KB, Connelly JO, Barnes CL. Effect of total joint arthroplasty surgical day of the week on length of stay and readmissions: a clinical pathway approach. J Arthroplast. 2016;31(12):2726.

[48] Iorio R, Clair AJ, Inneh IA, Slover JD, Bosco JA, Zuckerman JD. Early results of medicare's bundled payment initiative for a 90–day total joint arthroplasty episode of care. J Arthroplast. 2016;31(2):343.

[49] Kee JR, Edwards PK, Barnes CL. Effect of risk acceptance for bundled care payments on clinical outcomes in a high–volume total joint arthroplasty practice after implementation of a standardized clinical pathway. J Arthroplast. 2017;32(8):2332.

[50] Navathe AS, Troxel AB, Liao JM, Nan N, Zhu J, Zhong W, Emanuel EJ. Cost of joint replacement using bundled payment models. JAMA Intern Med. 2017;177(2):214.

[51] Preston JS, Caccavale D, Smith A, Stull LE, Harwood DA, Kayiaros S. Bundled payments for care improvement in the private sector: a win for everyone. J Arthroplast. 2018;33(8):2362.

[52] Rondon AJ, Phillips JLH, Fillingham YA, Gorica Z, Austin MS, Courtney PM. Bundled payments are effective in reducing costs following bilateral total joint arthroplasty. J Arthroplast. 2019;28:28.

[53] Clair AJ, Evangelista PJ, Lajam CM, Slover JD, Bosco JA, Iorio R. Cost analysis of total joint arthroplasty readmissions in a bundled payment care improvement initiative. J Arthroplast. 1862;31(9):2016.

[54] Althausen PL, Mead L. Bundled payments for care improvement: lessons learned in the first year. J Orthop Trauma. 2016;30(Suppl 5):S50.

[55] Barnett ML, Wilcock A, McWilliams JM, Epstein AM, Joynt Maddox KE, Orav EJ, Grabowski DC, Mehrotra A. Two–year evaluation of mandatory bundled payments for joint replacement. N Engl J Med. 2019;380(3):252.

[56] Finkelstein A, Ji Y, Mahoney N, Skinner J.

Mandatory medicare bundled payment program for lower extremity joint replacement and discharge to institutional postacute care: interim analysis of the first year of a 5-year randomized trial. JAMA. 2018;320(9):892.

[57] Ryan SP, Howell CB, Wellman SS, Attarian DE, Bolognesi MP, Jiranek WA, Aronson S, Seyler TM. Preoperative optimization checklists within the comprehensive care for joint replacement bundle have not decreased hospital returns for total knee arthroplasty. J Arthroplast. 2018;17:17.

[58] Riddle DL, Jiranek WA, Hayes CW. Use of a validated algorithm to judge the appropriateness of total knee arthroplasty in the United States: a multicenter longitudinal cohort study. Arthritis Rheumatol (Hoboken, NJ). 2014;66(8):2134.

[59] O'Donnell J SR, Japinga M, Higgins A, Mather C, Jiranek B, McClellan M, Bozic K. Expanding payment reforms to better incentivize chronic care for degenerative joint disease. Health Aff (Millwood). 2018.

[60] Andrawis J MM, Bozic K. Bundled payments are moving upstream. NEJM Catalyst. 2019;5(1).

[61] Papanicolas I, Woskie LR, Jha AK. Health care spending in the United States and other high-income countries. JAMA. 2018;319(10):1024.

第3章 门诊关节置换项目的保险合同

Insurance Contracting for Outpatient Arthroplasty Programs

Adam E. Roy　Owen R. O'Neill　Richard Iorio　著

一、概述

关节置换术（TJA）是美国最常见和最昂贵的择期手术[1]。目前，预测系统显示手术量将继续增长。预计到 2060 年，初次全髋关节置换（THA）和全膝关节置换（TKA）的手术量将分别增长 330% 和 382%[2]。医疗保险和医疗救助服务中心（以下简称医保中心）（CMS）最近为 40 万 TJA 患者报销 70 多亿美元住院费用。根据对未来 TJA 数量的预测，如果没有实施替代支付模式（APM）[3]，这一花费可能还会成倍增加。TJA 是 CMS 手术中最大的单笔支出[4]。目前 CMS 已经将 TKA 从住院报销名单（IPO）中移出，紧接着 THA 也被删除。2019 年 7 月，CMS 发布了其报销年（CY）"2020 年参保医院门诊前瞻性支付（OPPS）和日间手术中心（ASC）支付系统建议"，拟议修改将 THA 从 IPO 中删除，将 TKA 添加到 ASC 覆盖的手术项目列表（CPL）中，并将 TKA 支付率设定为 8639.97 美元[5]。门诊 TJA 绑定支付将是 CMS 下一轮 APM 计划的一部分。

为了控制医保成本，当局成功启动了"效益导向付费模式"APM 来逐渐代替"服务发生付费模式"（FFS）。2011 年，CMS 实施了"改善照护绑定支付（BPCI）"计划，从而改善了公共部门的财务和业绩[6]。此外，保险公司在私营单位实施了绑定支付方案，期间也进行了类似的改进。尽管当前仅有部分人参与绑定支付项目，但未来可能几乎所有的 TJA 供应商都会陆续参与，这一点毫无疑问。绑定支付方案不仅降低医疗成本，而且提高医疗质量，对总体目标完成关系重大。商保绑定支付项目要想成功，需布局巧妙地实施门诊关节置换术（OTJA）或在非住院情况下的关节置换术（TJA）。实施方案涵盖多个方面，简单地说，它包括 24h 或更短时间的住院、促进早期出院、快速康复和增强复原等分支内容。改良后的 TJA 患者可以在手术当天或次日出院，避免了将住院部作为主要诊治场所而产生的高昂费用。日间手术后照护的区域，可以是日间手术中心（ASC）、门诊照护单元或 ASC 手术后过夜的宾客休息室，或能满足 TJA 患者加速康复需求的指定留观区域。

商业保险公司已在尝试建立 OTJA 绑定支付程序，该计划涉及创建愿景、制定策略、确定合适患者群体、将 OTJA 列为单病种照护节段等多个方面[6]。本章我们仅讨论保险合同、概述创建绑定支付项目所要考虑的因素和步骤、讨论如何能降低照护总成本、提高患者照护质量，并使外科医师和照护机构从中获益。

二、愿景和战略

为成功建立 OTJA 项目愿景和战略，要了解绑定支付涉及的众多利益相关者。其中最重要的是患者，还有照护提供者、付款人、机构、保险公司和制造商[6]。后者的作用是共同努力为患者提供优化、低成本、高质量的康复医疗。创建一个绑定支付项目，至关重要的是早期发现和研究你所在地区的付款人，如医疗保险、商业运营商和（或）自我保险的雇主[6]。绑定支付必要数据包括市面上个人照护花费和接受照护的真实花费。医疗费用数据可以从患者福利释义表（EOB）、雇主和保险公司处获得。依据这些付款人市场数据，我们可以测算和汇编成本，从而实际指导医疗服务给付。

关键点是要计算出这些照护节段的真实成本，如植入物、麻醉费、药房费用、人工成本、材料费、物理治疗费、耐用器材损耗费，以及患者出院后照护节段花费等都需要考虑。收费标准会因医院不尽相同，会因地域而有差异。离开实价成本核算，供应商定价项目时蕴含着巨大风险，因为保险公司知道现行成本，他们只愿意让照护价格低于发生的照护成本。然后，双方进行谈判，围绕着提供照护质量的好坏、围绕着供应商所能承受的风险数量、围绕着保险公司将拿到多少折扣等。

只有团队作战才可提高照护质量，降低运行成本，才能为整个 OTJA 照护过程增加价值，也为每位利益相关者增加后续价值。在本章后半部分，我们将进一步探讨团队协作的重要性，探讨如何让合作伙伴朝着共同的目标迈进。此外，建立专门的骨科照护机构是成功实施绑定支付项目的核心策略。"骨科综合照护套房"对交付 OTJA 很有吸引力。这些综合套房可以是独立机构的一部分，也可以与较大的住院机构相关联[6, 7]。

虽然 OTJA 当日出院项目日渐火爆，但部分患者仍愿接受短期有监护职能的医疗照护。我们有责任有义务为这些患者建立一个临时的门诊之家。"骨科综合照护套房"在同一地点可提供所有基本医疗服务，包括现场物理治疗、初级保健医师管理、饮食服务、药物治疗、24h 照护和实验室检测等，从而提高了效率。此外，这些套房在地理位置上靠近日间手术中心（ASC），间接节约了成本。

骨科综合照护套房的设计是为了给患者提供一个舒适安全的术后恢复环境，与传统住院方式形成竞争，她没有挑战当前完整的门诊经历。患者可根据自身病情入住照护室，通常仅是过夜。这点与 ASC "23h 停留规则"不同，该规则要求患者必须在第二天早上病例开始之前离开医院（通常是在早上 6:00），相反的照护套房没有这一要求，患者可以在接受其他辅助服务（如物理治疗）后的第二天出院。骨科综合照护套房已被证实在既定系统内被适当应用时，可以降低 30% 的总成本，同时可以提高患者满意度和疗效 [6, 7]。

三、绑定支付的界定

在单个绑定支付项目中，OTJA 被看作一次照护节段。其过程复杂，涉及患者选择、流程优化、照护节段开始结束时间的界定等 [7]，其中，至关重要的是确定利益相关者中的事件发起人和事件风险承担人。

在绑定支付项目中，非利益相关者会面临经济损失风险，因为通常绑定费用涵盖整个康复期间患者单人接受的全部照护，包括档期内的再入院花费。个人单次报销标准是以固定比例确定的，而非依据患者的危险因素 [8] 而有所不同。因此，选择合适的 OTJA 患者群体对于确保其他参与者利益至关重要。利益相关者可以是医院、照护机构、外科医师或是两者的结合。报销项目可以仅限医院某项花费，或设计为减少高风险患者而进行的某项花费，因为风险越小，给予的赔偿越少。

（一）患者选择

风险分级理念提倡识别高风险患者，提倡向医疗优化自然过渡。医疗优化后，患者被重新评估手术风险，根据评估结果判定患者适合门诊手术还是住院手术；若风险过大，弊大于利，则不进行手术。OTJA 减少了高风险患者。从根本来看，医院对将低风险患者从住院转移到 OTJA 站点非常敏感，因为它增加了医院诊治高风险患者的比例，但这也是一个与医院极好的合作机会，彼此共担风险、共同经营，开发其他替代性 OTJA 站点、纳入更多合作的外科医师。

如果没有正确风险分级，势必引起以患者为中心的住院价值损失，特别是那些高风险患者，如果管理不善可能会造成住院费用连续不断[9]。此外，在既定的照护节段中，后续的再入院也会造成价值损失。

TJA 实施后 90 天内，再入院率为 6%～15%，致使 CMS 绑定支付损失高达 19%[10]。研究表明，某些特定患者其危险因素与再入院之间存在关联，而在寻求 TJA 的患者人群中，有危险因素者非常普遍[6]。纽约大学朗格尼医学中心（NYULMC）建立了"骨科手术之家"（POSH），来评估确定重新入院的高风险患者。他们在外科医师的领导下，通过"再入院风险评估工具"（RRAT）对 8 个可变危险因素进行评分（表 3-1）[7, 11]。危险因素包括：①金黄色葡萄球菌定植；②吸烟；③肥胖；④心血管疾病；⑤静脉血栓栓塞性疾病；⑥神经认知、心理和行为问题；⑦身体功能退化；⑧糖尿病。RRAT 评分≥ 3 分，预示着该患者有 2 倍的再入院风险，并自动提示需要对其进行医疗优化讨论，将其转诊到有医疗专家和医疗专项的医院。研究者比较了接受优化治疗和未接受优化治疗的患者数据，发现 POSH 的使用显著降低了 30 天和 90 天再入院率，分别为 1.5% vs. 4.1% 和 4.6% vs. 5.7%[7]。

表 3-1　再入院风险筛查表（R RAT）[12]

危险因素	赋 值	危险因素	赋 值
1. 金黄色葡萄球菌定植	3	6. 行为、认知和（或）心理疾病	
2. 吸烟	1	• 酗酒或吸毒 / 依赖	2
3. 肥胖		• 神经认知疾病（即脑损伤、痴呆、精神疾病）	1
• BMI > 40kg/m²	3	• 患者 PHQ-9（患者健康问卷 -9）评分≥ 7 分	1
• BMI 35～39.9kg/m²	2	7. 身体功能	
• BMI 30～34.9kg/m²	1	• 无法移动或需要帮助	2
4. 血管疾病（即心脏、脑）	1	• 功能，移动受到医疗条件的限制	1
5. 深静脉血栓形成（DVT）		8. 糖尿病	
• 肺栓塞史（PE）或 DVT	2	• 血糖（空腹）> 180mg/dl	3
• DVT 危险因素	1	• 糖化血红蛋白（HbA1c）> 8	2
		• 充分的控制	1

经许可转载，引自 Boraiah 等[12]

理想情况下，OTJA 的患者将是充分优化后的最低风险患者，因此首次入院并发症最少、再入院发生率低，成本降低，照护质量提高。经过风险分级评估，能准确将那些需要更多照护的患者从 OTJA 拟定者中排除。

除了风险分级评估外，OTJA 机构必须建立严格的手术排除标准，特别是在早期试行阶段。双城骨科已经成功建立了一个绑定支付的 OTJA 实践项目，它严格执行以下排除标准：
① BMI ＞ 39kg/m²；② HbA1c ＞ 7.5 的糖尿病；③血红蛋白＜ 12；④美国麻醉师学会评分≥ 4
分；⑤有肺栓塞、心肌梗死或脑血管意外史；⑥心脏支架放置时间＜ 1 年；⑦活动性、不受控
制的心房颤动；⑧吸烟。此外，在 TJA 之前，它对 8 项排除标准中未提及的其他医疗条件进行
了优化，进一步降低了术后并发症和再入院的风险[6, 7]。

（二）照护节段界定

仔细确定照护节段是绑定支付中建立 OTJA 的首要任务。典型的 TJA 照护节段从手术当天
开始至术后 90 天。手术之前的临床访问不包含在这 90 天的打包费用中。因此，术前访问时，
医护人员有时间对患者进行医学优化，或向上级专家咨询。一旦患者得到充分优化，并决定进
行手术，就要启动所有 TJA 围术期照护全过程。术前教育对 OTJA 成功至关重要，医者必须对
患者期望值进行管理，针对患者目标设定进行健康教育，方可获手术成功。健康教育由术者一
对一、分组、个性化线上进行健康教育。患者参与、健康优化缺一不可。所有影响成功的潜在
障碍均需被确定、被讨论、被解决。此外，术前术后的过程，包括出院标准，都需预先设计完
好，这样患者或团队其他成员都不会质疑照护过程。这一类别的重要照护项目包括鼻胃管植入、
术前镇痛、深静脉血栓（DVT）预防治疗、血液管理、疼痛管理，以及为实现安全出院必须满
足的特定项目[7]。

（三）标准化

如上所述，对患者进行术前教育是手术成功的必由之路。我们必须制定并严格遵守一个涵
盖治疗全程的标准化协议以达到教育目的。标准化既要消除不必要的成本，增加价值，又要确
保重要细节不被遗漏，个性化协议也是如此。

围术期优化是 POSH 过程的一部分，第一步是降低可能发生并发症的患者风险[9]。我们需
要在术前阶段，规范鼻导管植入以消除 MRSA、给予阿片类药物预先镇痛（与术后方案一致）、
使用氨甲环酸（TXA）进行血液管理、DVT 预防性治疗、尽量减少侵袭性抗凝药物、简化整个
照护过程、减少并发症。在麻醉方面我们需要规范所有照护节段，从超前镇痛、神经阻滞到术
中照护再到术后监测和评估。短效脊髓麻醉药对减少阿片类药物用量、减少 DVT 风险、减少失
血量效用明显。

术中照护也可以根据假体的种类进行标准化作业。首先，必须限制植入物供应商数目，以
保证更有效的库存和消毒。在双城骨科，为了避免个别外科医师不依从，髋、膝关节植入物供

应商仅限 2 家，但外科医师的依从率考核指标被设定为 90%[6]，这就允许个别医师在特殊情况下可以使用其他替代植入物而不受惩罚。尽管如此，当标准化方法失效时，持续、简明地向相关医师讲解标准化是很重要的[7]，例如，必须收集关于数量、选定成果和节省费用的详尽数据，并定期（每季度）提交一次。有关增益共享程序的数据收集将在本章后面更详细地讨论。双子城骨科还允许外科医师使用所需的药品和额外的外科设备（即 aquamantys、导航、机器人、个性化器械），但这些非标准化的成本是风险分担项目的一部分，对外科医师绩效有影响。

四、潜在的合作伙伴

到目前为止，我们已经讨论了患者选择和照护节段设计要求，如果允许其他利益相关者参与进来，将会进一步产生价值。患者、照护提供者、支付者和供应商面对面坐下来，彼此协商沟通，可以兼顾各方利益，给单纯的照护节段带来更多价值。之前我们已详述了患者，关注了患者选择、患者教育和参与，以确保患者和绑定支付商业模式的整体成功。在本节中，我们将探讨合作伙伴等非患者利益相关者［包括医院、骨科照护机构和（或）ASC］之间的细微差别。

（一）建筑

创建骨科综合照护套房是在绑定支付模式下成功运营 OTJA 的核心策略。因此，本节我们开始讨论合作或建立骨科综合照护套房和（或）ASC 相关事宜。

创建新的医疗机构价格昂贵，需要专业知识。而研究、考虑、改建现有区域机构，最好在那些靠近医院或 ASC 的区域。医院或 ASC 可能有改建成骨科综合照护套房的房间和区域，或者新机构需能重新开发改建。骨科综合照护套房实际上是一个中介，一个门诊之家，一个承担所有医疗服务但增加了门诊就医舒适和便利的机构。在某些地区，甚至可以与辅助生活单位合作建立骨科综合照护套房。监管和许可证办理通常因州而异，在某些情况下可能由属地市镇来管理。需要强调的是，从一开始就必须确立具体监管职责和营业范围，以免未来运营中遇到潜在障碍。

与 ASC 和（或）照护综合套房的合作直接关系 OTJA 的成功。从监管的角度来看，在某些骨科照护机构，建立一个新的 ASC 是困难的，所以要深入研究，仔细对比论证，选择合适区域和机构。选址上 ASC 必须尽可能贴近骨科综合照护套房或附属医院，以便为患者（如未能启动照护项目的患者、延长住院时间的患者、患有并发症或重新入院的患者）提供过渡期照护。在沟通谈判运营定价时，应采用与 ASC 其他病种一致的统一费率。所有植入物和设备费用应从整体绑定成本中扣除，而不是从 ASC 机构费用中扣除。为了确定真实成本，所有利益相关方都需要提供透明的会计核算和数据。

（二）医护人员

团队作战对成功运行绑定支付项目非常关键。从外科医师、照护人员到事件涉及的所有照护提供者和工作人员，都应遵守协议，实施协调一致的照护，从而降低整体医疗成本、提高照护质量的共同目标，项目实施应由外科医师主导，主要行政和其他临床工作人员支持，包括但不限于项目主任、照护部主任、项目实施 CEO 或机构 /ASC 的首席执行官（CEO）。

对于医师团队而言，必须遵守既定的协议，才能被纳入参与该项目。这些协议应包括标准化的风险分级筛查、门诊手术患者排除标准、患者教育、围术期治疗方案（例如，鼻导管吸氧、预防性阿片类药物保留镇痛、神经阻滞、依据筛查进行干预的 DVT 预防治疗、血液管理、加速康复方案）和植入物选择 [6]。在个人计划允许的情况下，可根据特定的外科医师的要求留出可分配费用，包括使用外科设备（如 aquamantys、exparel）、特殊的植入物选择、额外的物理治疗或延长住院时间等请求。

为了获得外科医师的认可和支持，我们需要通过数据收集、分析和演示来显明方案的价值 [6, 7]。在绑定支付项目中遵守固定的、标准化的协议会使个别外科医师承担风险，但在同一系统内他们也能共享收益。我们将在本章后半部分讨论共享收益。

患者麻醉方法包括 CRNA 和 MD 麻醉，麻醉提供者应协商统一的价格，麻醉照护的所有阶段包括超前镇痛和神经阻滞都应包括在协商范围内。理想情况下，绑定支付项目中 CRNA 和 MD 麻醉提供者应熟悉骨科患者，并能有效地实施神经阻滞。这些提供者需致力于提供个性化的复苏和骨科照护，并遵循标准化协议。

骨科综合照护套房中，医务人员对术后患者的照护至关重要。管理者应与初级保健提供者或 OTJA 医师协商一致，保持服务项目统一费率，其中包括随叫随到服务和床边看护服务。医护人员需熟悉骨科患者。所有照护中仅有急症医疗照护是必要的，因为所有慢性疾病在未急性发作之前已被遏制。如果 OTJA 照护中预计会产生异常多的额外费用，我们应考虑将该患者安置在住院情况下行 TJA。

骨科综合照护套房应 24h 提供照护。运行初期服务外包会比较可行，因为外包降低了财务风险。然而，服务外包会使照护缺乏一致性、服务能力缺乏可变性。运行逐步正常和财务稳定后，需要考虑内部招聘，聘用骨科专科护士和骨科团队成员，这样能带来更稳定的照护，也促使机构提升整体能力。

重中之重的是患者能否在 TJA 术后的第一时间获得高质量的物理治疗。理疗服务应协商为统一价格进行，理疗服务外包在财务上可行性更大，这一点和照护相似。但后期过渡到并保持内部人员提供理疗服务是我们的目标，因为内部人员能熟悉配合，更容易遵守标准化协议。另外消除不必要的门诊物理治疗服务和转到数字平台的线上物理治疗服务也是节省成本的方法。

（三）费用支付者

我们应允许保险公司到骨科综合照护套房和 ASC 现场参观，以便评估自己购买的产品质量和服务深度。我们千万不可低估实地访问的重要性，因为它能左右谈判走向，增加谈判能力，我们应努力做好参访介绍准备。目前付款方已开始客观考察 ASC 是否具有 OTJA 能力。例如，某些保险公司与日间手术医疗认证协会（AAAHC）签订了联合认证合同。OTJA 照护节段的付款人应该得到折扣价，但这个折扣不是一场底价竞价。项目定价需以提供高质量的照护为出发点，而不是仅提供了服务但患者的满意度或照护质量降低。这一限定明确了基于价值的照护导向。

（四）制造商

在绑定支付中建立 OTJA 项目时，供应商是重要的合作伙伴。一个拥有无数个供应商的系统，虽然满足了外科医师自主选择的需求，但对购买力杠杆作用不是很好。通常情况下，增加选择会导致每件产品价格增加，库存增加，灭菌过程成本增加，致使价格上涨。限制供应商的数量往往能带来更简易的库存和灭菌，同时每个产品的谈判费率较低[7]。在确定和选择供应商过程中，让外科医师有限度的参与是关键。这一选择过程不可能满足所有人，我们允许和接受不同能力医师的不同选择，鼓励限定选择。就像双城骨科的成功经验，它建立的限定模式增加了 90% 的外科医师个体依从性。激励供应商限定模式可以增加价值交付。

五、执行情况

OTJA 的成功运行需要考虑实施过程，其中重中之重是医师教育[6, 7]。除少数医师可能熟悉绑定支付方案外，大部分医师几乎没有经验。医师教育不仅要介绍绑定支付制度，而且要彻底讨论方案具体执行细节。很有必要建立论坛，就财务和临床决定等问题使医师随时能公开发表意见。如果教育正确，绑定支付项目可激励医师提高医疗服务质量，这种一致步调必须在医师团队中成为常态。我们需要对所有协议进行透明表述，并说明费用节省和费用产生的原因，解释其影响。校准一致是项目成功的关键。

但是，实施绑定支付计划的主要挑战可能来自外科医师，因为他们认为脱离 FFS 模式会威胁到自主权和补偿。还有人认为，单个外科患者风险更高，在绑定系统范围内可能会花费更高。我们应考虑到潜在的负面影响，如医师因顾虑诊疗高风险患者而失去收入等。因此，很有必要建立一个透明的、由外科医师主导的项目，它可以打消上述顾虑，重新构建一个机会，重新调整照护，努力通过优化改善患者的结果。

六、收益分成

在医师教育过程中，我们应全面讨论收益分享策略和医师机会公式。为了促使所有参与者积极参与，积极响应，管理者必须采取措施和持续给予激励。一般来说，促进医师积极响应的关键是通过图表清晰传达所有相关质量指标和成本指标，并且这些指标实时更新。

收益分成以奖励质量和改进成本为主，通过绩效进行奖励，将节省下来的成本分配给医师等相关参与者。之前，分红的做法被认为是非法的；然而 2005 年，美国卫生和公众服务部监察长办公室（OIG）批准了收益分成，并举办活动以表坚决支持的决心（表 3-2）。因此，医院管理者需实施收益分成项目，解决实施中的基本问题，使其执行过程标准化（表 3-3 和表 3-4）。创新收益分成必不可少的 10 大规则包括制定投资回报的战略计划；披露、激励、惩罚和优化质量管理（表 3-5）[7, 12]。

表 3-2　OIG 批准的收益分成 [11]

行　为	释　义
1. 有限的财政奖励	建议仅用于每年节省费用医师，支付的收益分成 ≤ 50% 的 CMS 支付
2. 成本节约细节概述	为每项提案明确列出了节省费用的战略
3. 患者照护没有受到不利影响	循证数据支持患者没有不良影响
4. 广泛适用	支付不限于医疗补偿程序
5. 确定基线限度	以避免服务的不当减少
6. 产品选择不受限制	以避免对患者照护产生不良影响
7. 完整的患者信息	向患者提供书面文件、概述协议
8. 没有不适当的患者路径	监测患者的人口统计和付费数据
9. 无不当的成本节约配置	确认产生的节余没有错误地分配给医师

经许可转载，引自 Anoushiravani 和 Nunley[11]

表 3-3 高管的收益分成要点[7]

1. 了解货币激励是否会刺激变化

2. 激发医师的参与

3. 鼓励高效、全面的数据收集

4. 提名表扬 1 名合格的"医师标兵"

经许可转载，引自 Cizmic 等[7]

表 3-4 在启动增益共享之前需完成的任务清单[7]

1. 安排在提供者和医院之间公平分配增益方案

2. 建立适当的"风险"分担

3. 建立标准化治疗方案

4. 获取年度基准数据

5. 高效、全面的前瞻性数据收集，用于年度基准比较

经许可转载，引自 Cizmic 等[7]

表 3-5 创新收益分成必要规则[11]

1. 通过健全的基础设施和附条件的预定目标协议鼓励参与

2. 了解医院的财务状况，使之与收益分成目标保持一致

3. 有针对高成本设备的应用分摊条目

4. 通过"医师标兵"的帮助，要"号准服务提供者和医院的脉搏"，防止懵懂无知

5. 邀请所有可能符合条件的供应商参与收益分成的安排

6. 研究医疗市场以确定谈判策略

7. 获取基线数据（即成本、结果），以确定绩效目标

8. 确保单位有能力承担额外风险

9. 通过建立长远布局来阻止系统"游戏"

10. 不是为了节省费用而分享收益，而是为了要改善改变照护

经许可转载，引自 Anoushiravani 和 Nunley[11]

从 FFS 模式向绑定支付模式转变，涉及从基于案例的思维方式到注重资源、精简高效的思维方式的彻底转变。标准化消除了浪费和不必要的资源应用，使其重复增值。骨科（特别是

TJA）由于绑定项目在标准化、高容量、高资源利用率和提高设备潜力的情况下应用，通常会取得成功，因此是实现收益共享的理想项目。

成功的收益分成项目必须向所有选定的医师开放。事实上并不是所有的医师都会选择参与利益分成，究其原因无外乎医师自身哲学认知、伦理或实际原因，或与制造商/其他第三方的竞争关系或联盟原因。在绑定支付范围内，外科医师合作伙伴同意参与并使用标准化协议和选定的供应商，这一过程是简化的。

要使收益共享项目顺畅运行，关键在于准确收集数据、分析数据。我们提倡数据持续跟踪，并实时评估显性变化[7]。在绑定支付方案内，应建立数据收集和分析系统，以跟踪项目实施进展，对医师遵守标准化的行为进行鼓励。标准化、有效利用资源是绑定支付项目和收益共享项目成功的重要保证。

每个医师的数据和手术的数据必须被收集和分析，以衡量医师的具体贡献，证明收益红利分配的合理性。这些数据还需共享给所有参与者，最好是单独识别，而不是匿名。此外，这些内部数据还需与相关国家规范进行比较，因为它们涉及资源利用和最佳实践指标。我们如果能树立一个完成任务的"统计标兵"，收益分配会得到更好的执行，准确的数据评估会得到最好的结果。统计标兵的重要性不可低估，因为准确、最新的业绩数据会受到内部和外部审计师及监管机构的高强度审查。

与绑定支付项目的长期目标相一致的收益分成条目需要每年更新，并根据市场和医师行为进行调整。质量指标和成本控制也可以每年更新。

七、医师标兵

从 FFS 模式过渡到绑定支付模式，人们很难一下子达成共识。必须优先任命 1 名合格的"医师标兵"，他是医师们的领袖，负责管理成本和质量指标，督导绑定项目的完成[7, 12]。作为医护人员和医疗机构之间的缓冲，当他或她自身利益受到威胁时，能阐明工作愿景。当医师们被医疗服务点纳入后，"医师标兵"可以作为 OJTA 照护者之间的媒介。为使全体照护者支持工作，需设一个医师领导。理想的医师人选须对项目有敏锐的洞察力，他（她）能够根据支持性数据，依据一般理解和知识，强调利益、缓解阻力。一般来说，"医师标兵"是一个受尊敬的临床医师，具有良好的循证原则、领导能力，以及对基于价值的照护和 TJA 结果有敏锐感觉的人。

八、结论

FFS 模式虽然没有完全结束，但也正在走向没落。很快，我们都将被迫遵守绑定支付制度。显而易见的是，医疗系统为了改革成功，必须实施 OTJA。CMS 已经将 TKA 从住院患者列表中（IPO）删除，并提议将 THA 也从 IPO 中删除，将 TKA 添加到日间手术中心（ASC）覆盖的手术列表中（CPL），2020 财政年度将 TKA 支付费率限定为 8639.97 美元[5]。虽然过渡到新系统会引发焦虑，但管理改良整个照护节段潜在巨大好处，多方可从价值中获益。

绑定支付项目提供了重塑骨科实践的机会。医师通过风险分级和围术期优化进一步密切关注患者，从而减少并发症和再入院率。此外，标准化使风险分级过程进一步简化，当患者围术期所有照护节段结束时，已显示减少了浪费、降低了医疗成本，同时提高了患者满意度和疗效。事实上，创建捆绑支付模式和 OTJA 实践之间存在较大差别。必须仔细选择患者，明确治疗情节，建立非患者合作伙伴，并考虑增益分享。变革是不可避免的。在不断变化的医疗领域，本章为成功第一步，转变理念打下了坚实的基础。

参 考 文 献

[1] Centers for Medicare & Medicaid Services [Internet]. Baltimore: CMS; 2014. Medicare & Medicaid Statistical Supplement 2013 Edition. [cited 2019 Apr 22]. Available from https://www.cms.gov/Research–Statistics–Data–and–Systems/Statistics–Trends–andReports/MedicareMedicaidStatSupp/2013.html.

[2] American Academy of Orthopaedic Surgeons [Internet]. New Orleans: AAOS; 2018. Projected volume of primary and revision total joint replacement in the U.S. 2030 to 2060; 2018 March 6 [cited 2019 Apr 22]. Available from https://aaos–annualmeeting–presskit.org/2018/research–news/sloan_tjr/.

[3] Centers for Medicare & Medicaid Services [Internet]. Baltimore: CMS; 2019. Comprehensive Care for Joint Replacement Model. [cited 2019 May 31]. Available from https://innovation. cms.gov/initiatives/CJR.

[4] Agency for Healthcare Research and Quality [Internet]. Rockville: AHRQ; 2019. Healthcare Cost and Utilization Project. [cited 2019 May 31]. Available from https://www.ahrq.gov/data/hcup/index.html.

[5] American Association of Hip and Knee Surgeons [Internet]. Rosemont: AAHKS; 2019. Summary of the CY 2020 Medicare Hospital Outpatient Prospective Payment System Proposed Rule; 2019 Aug 01 [cited 2019 Sep 10]. Available from http://www.aahks.org/wp-content/uploads/2019/08/AAHKS-Summary-Medicare-2020-OPPSProposed-Rule.pdf?_cldee=bXphcnNNraUBhYWhrcy5vcmc%3d&recipientid=cont act-1044ce55ee30e611b9ad00155da80b47-cf18fb5a40bc4eca8ba7c93661a7ef6d & utm_source=ClickDimensions&utm_medium=email&utm_campaign=AAHKS%20 Advocacy&esid=157a3b34-5eb5-e911-80f7-000d3a01cfd3.

[6] Elbuluk AM, O'Neill RR. Private bundles: the nuances of contracting and managing total joint arthroplasty episodes. JOA. 2017;32(6):1720–2.

[7] Cizmic Z, Nunley RM, O'Neill O, Bosco JA, Iorio R. It's a brave new world: alternative payment models and value creation in total joint arthroplasty. In: Huddleston JI, Lieberman JR, editors. International course lectures. 68th ed. United States: Wolters Kluwer; 2019. p. 659–74.

[8] Doran JP, Zabinski SJ. Bundled payment initiatives for medicare and non–medicare total joint arthroplasty

patients at a community hospital: bundles in the real world. JOA. 2015;3(3):353–5.

[9] Bert JM, Hooper J, Moen S. Outpatient total joint arthroplasty. Curr Rev Musculoskelet Med. 2017; 10(4):567–74.

[10] Kiridly DN, Karkenny AJ, Hutzler LH, Slover JD, Iorio R, Bosco JA 3rd. The effect of severity of disease on cost burden of 30–day readmission following total joint arthroplasty (TJA). JOA. 2014;29(8):1545–7.

[11] Anoushiravani AA, Nunley RM. Gainsharing strategies, physician champions, getting physician buy. JOA. 2016;32(6):1723–7.

[12] Boraiah S, Joo L, Inneh IA, Rathod P, Meftah M, Band P, et al. Management of modifiable risk factors prior to primary hip and knee arthroplasty: a readmission risk assessment tool. JBJS. 2015;97(23):1921–8.

第 4 章　制订关节置换术工作项目

Creating a Limited Stay Total Joint Program

Craig McAllister　Vinod Dasa　Brandon Kent　Michael Langley　著

一、概述

关节置换术是终末期髋、膝关节骨关节炎患者的最佳治疗方法。它可以缓解疼痛、改善关节功能，促进健康生活。2014 年，美国实施了 370 700 台全髋关节置换术（THA）和 680 150 台全膝置换术（TKA），共计 1050 000 台关节置换术（TJA）。2000—2014 年，初次 THA 和 TKA 的患者分别增长 171% 和 189%，每年接近 200 万台 TJA 手术[1]。医保中心平均费用为 31 124 美元（TKA）和 30 124 美元（THA）[2]。美国的医疗保险和医疗救助服务中心（CMS）和商业保险公司每年要为 TJA 支付 320 亿美元。到 2030 年，每年的费用可能增加近 200%。人们日益增长的 TJA 手术需求将给现有的医疗系统带来沉重压力，并进一步加剧医保负担。

缩短 TJA 住院时间（LOS）既能提高照护质量和住院体验，又能降低成本，是最有效的方法之一。截至目前，关节置换术仍因遗留较大切口、明显失血、出现麻醉并发症和阿片类药物相关不良反应，使得该类手术必须住院进行[3]。经历多日的住院、每日抽血化验、住院放射拍片、医院咨询、照护团队服务、社工服务、重症监护、住院物理治疗、药物治疗和其他大量昂贵的服务之后，患者经常被转到专业照护机构。纸制交班表是照护团队间沟通的主要手段，效率低下且弊端较多，相应增加了时间成本和人力成本。实施 TJA 的医院包括大型骨科专科中心、社区医院和重症监护医院——每家医院都提供广泛的医疗服务和患者人口统计。无须惊讶，在这些机构中，结果和成本仍然存在很大差异[4]。

微创手术技术和多模式镇痛方案降低了 TJA 后的住院时间（LOS）和花费[5-7]。越来越多的付费者、外科医师和患者已经意识到，其并发症和花费与在医院环境中进行择期手术，特别是与医院获得性、医源性并发症导致患者再入院有关[8]。目前尽管 TKA 的住院时间已下降，围术期并发症没有任何增加[9-15]，但外科技术和镇痛方法的发展，快速康复协议的引入，使得 TJA 可以在门诊环境中安全进行，这一趋势后续将进一步增加（图 4-1）。

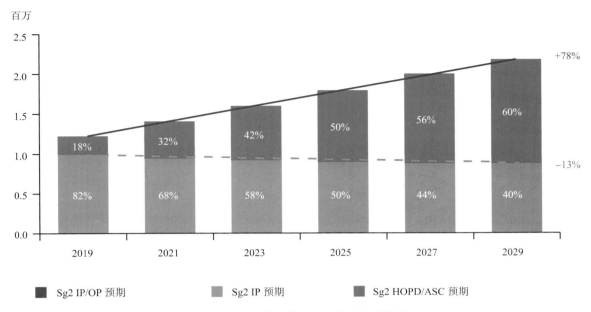

▲ 图 4-1　关节置换：未来是动态变化的

本图是对美国在 2019—2029 年住院和门诊髋关节和膝关节置换择期手术量的预测。根据这些预测，未来数十年内，门诊患者占全部择期手术患者的比例在增长，到 2026 年，大部分 TJA 患者将成为门诊患者。随着住院患者 TJA 量的减少，医院将关注那些病情更加复杂、更严重的患者。与此同时，绑定支付照护改进和商业绑定项目将挑战传统照护模式，助推照护流程和照护内容重新设计

注：分析不包括 0—17 岁年龄组。髋、膝关节置换择期手术仅包括初次全髋 / 膝关节置换术和部分膝关节置换术
ASC. 日间手术中心；HOPD. 医院门诊部；OP. 门诊患者；IP. 住院患者［经许可转载，引自 Impact of Change®，2019；HCUP National Inpatient Sample（NIS）. Healthcare Cost and Utilization Project（HCUP）2016. Agency for Healthcare Research and Quality，Rockville，MD；OptumInsight，2017；The following 2017 CMS Limited Data Sets（LDS）：Carrier，Denominator，Home Health Agency，Hospice，Outpatient，Skilled Nursing Facility；Claritas Pop Facts®，2019；Sg2 Analysis，2019］

　　显而易见，门诊关节置换术（OTJR）在照护成本和质量方面均比住院 TJA 有明显优势[16, 17]。据悉，一个初次门诊 TKA 可以节省 8500 美元，每个病例节省 30%。CMS 已经将 TKA 从住院报销列表中删除，目前正在考虑将 THA 也一并删除，并在着手发布日间手术中心（ASC）代码[17]。2015 年之前，只有 < 1% 的 TJA 在门诊手术，而今天 25% 的 TJA 在门诊日间手术室进行。未来 TJA 门诊手术比例有望 > 60%。与此同时，住院患者的 TJA 手术量相应会减少，因为医院系统整合，会将医疗资源集中在病情更复杂的患者身上。

　　有需求就有市场，对 OTJA 的需求迫使医院和医疗服务提供者重新设计关键照护程序，她们需直面挑战，将严重手术患者从熟悉和舒适的住院环境中移除[18]。未来的短时停留关节置换项目将与住院为主的关节置换项目[19]完全不同。门诊部（OPD）将以更好更专业的沟通团队、以标准化协议来精简并标准化照护程序。我们需要新的书面协议来支持微创技术，支持现代镇

痛和血液存留技术。当务之急是门诊部（OPD）必须开发出确保安全的非住院服务项目，并为术后照护、监测、康复和质量审核开发出新的解决方案。有了这些方案措施，门诊部（OPD）应能比住院更有效和更经济地执行 TJA。

为实现这些改变，门诊部（OPD）必须优先选择有意义和可衡量的患者参与。成功的患者参与会对医疗机构、基础设施、工作流程、外科团队、家庭照护、康复和报销产生多方面影响。本章确定了综合的、整合多方因素的"门诊关节置换项目要素"来支持患者当天出院。

二、患者参与是关键

为了 OJR 后安全有效的康复，在照护过程中我们需采取综合照护方法（图 4-2），给予严格的患者教育，邀请患者及其家庭参与。患者家属参与意味着他们和照护者凭借获得的知识、技能和信心，在整个照护过程中扮演积极配合、对己负责的角色。研究表明，那些爱咨询提问、积极参与、受过良好教育的患者治疗效果更好、对医疗服务满意度更高、相应花费也更低[20, 21]。

医师们总是在最基础层面帮助患者。大多数临床诊治（其实时间有限）集中在病情评估和病例管理、研究回顾、解释选择植入物和治疗计划上，留给患者参与的时间很少。许多患者似懂非懂，遇到健康问题，即使在最理想的情况下，他们可能也只记住了医师讲述的一小部分[22-26]。很少有医师能完全让患者了解清楚预期结果、手术经历和手术效率。事实表明，大量患者特别是关节置换患者，感到没有达到预期效果，感到自己懵懂无知，缺乏术前信息、缺乏教育和参与[27]。

三、决策共享和现代关节阵营

我们需要认识到外科手术决策之复杂，也需要明白它不可能仅凭一次门诊就医就能完成。患者参与因费时显得不切实际。这在那些资源少、负担重、压力山大的诊所尤为普遍，我们需要给出创新的解决方案。

传统的关节治疗提供有关手术、麻醉等风险和好处的信息。为了使 OTJR 更有效，现代关节阵营需要走得更远，需要为患者和他们的家庭成员提供所需信息，并将之整合到一个更全面的平台中，以便患者对自己的重要照护决定。决策共享（SDM）是基于价值照护的重要组成部

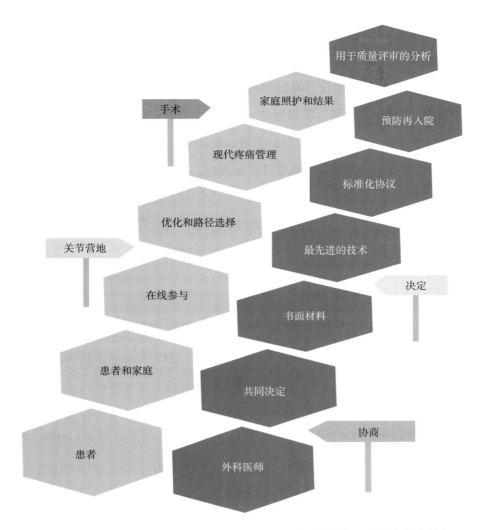

▲ 图 4-2　一切都始于患者参与。重新设计门诊关节置换流程，整合流程中的每一步，从最初会诊到最后的康复。除了准确确定合适的照护地点外，还需要提供数据、分析数据，用于审查照护质量和以价值为导向的照护计划
经许可转载，引自 The Swift Path Program, LLC, 2018；McAllister 等[38]

分，是一个非常正式的过程，医师、照护提供者和患者共同做出尊重患者信仰和价值观的决定。研究证实，参与 SDM 的患者选择侵入性更小的治疗方法，用药更少，总体效果更好[28, 29]。

　　由该平台支持的现代关节阵营必须专注决策共享、专注手术治疗方法、患者和家庭信仰，以及文化价值观。平台应让提供者获得经过审查的、对文化敏感的信息，以促进医护人员的文化竞争力和患者参与[30, 31]。除了口头陈述外，决策方法纳入了危险因素评估、患者和家庭价值观描述、对疼痛的态度和阿片类药物的使用情况，以及其他特征，使手术决策更加有效和更具包容性。这项关键医疗改革从一个关节阵营开始，使患者参与决策共享，能够在整个照护过程中被测量、被验证和实施。

四、择患择术，恰当第一

大部分关节置换患者平素健康，可以接受门诊治疗，但少部分患有明显的常见病，可能需要在 24h 接诊的多专科照护机构住院来接受 TJA[19, 32, 33]。为降低风险和优化结果，许多研究回顾了人口统计学和医学多发病，包括性别、年龄、美国麻醉师协会评分和心脏危险因素，以创建一个骨科全膝关节置换患者选择查检表[34, 35]。为了防止在 OTJR 机构报销启动失败（FTL），我们选择患者时必须超越此类查检表；能可靠预测出患者是否能在手术当天回家的工具受到广泛欢迎[36-38]。

除了确定适当的照护地点外，上述工具可以通过评估患者家庭支持程度、手术动机和对疼痛的态度来促进出院和家庭照护干预。心理问题、焦虑和身体能力也应纳入测量[19, 39, 40]。为了避免项目启动失败（FTL），我们需常规使用患者选择工具，并与患者参与平台相结合。我们还须提供可用于出院标准的风险分级和患者具体信息[19, 36-38]。手术室和康复室的工作人员能使用该平台来定制麻醉、疼痛管理和出院计划，以确保当天成功出院，无再入院指征。在基于价值的照护机构中，患者选择工具和患者参与平台均需要评估和证明手术的适宜性，并接受质量检查[39]。CMS 和商保支付者正竭力推广替代支付模式（APM）来提高质量和降低成本。APM 力图减少不必要的手术室和住院服务、减少不良事件、压缩住院时间和尽早转到康复单位，他还鼓励关节置换从住院过渡到门诊[18]。在华盛顿州，Bree 和合作者创建了一个理想的关节置换全程标准和期望列表，为付款人制定了标准，以用于开发 APMS[41]。

他们展示了卓越的外科，并且呼吁实施决策共享 SDM，以确认手术是否适宜；他们要求提供可衡量的患者参与，强调建立一套标准的质量指标和患者报告结果（HOOS、KOOS、PROMIS）。支付者正在参考 Bree 和合作者的上述内容实施远程健康和出院项目，其中包括目标患者的服务选择。为了满足列表中的期望，从照护质量和经济角度来看，OTJR 项目需要一个综合和全面的方法，它既涵盖整个照护节段，又能依据分析显示照护质量的提高。

五、出院标准和居家照护监测

OTJR 项目以患者手术当天能够出院为前提，只有在出院标准和居家照护监测、术前患者参与和患者选择相互关联时才有可能实现。患者参与平台共享疼痛管理、再入院预防、伤口照护，以及活动和锻炼方案。随着患者参与进术前教育平台，他们重要信息如再入院的预测因子可以被识别，并成为出院标准的一部分[38]。常见的术后并发症（如尿潴留、便秘、恶心、呕吐和睡眠呼吸暂停综合征等）是可以预测的，也可以通过强大的教育平台和实时居家照护监测给予预防。并发症的数据可以在整个照护过程中被收集和维护，这些数据应该提供给照护团队，为质量改进提供基础依据。

（一）居家照护监测

生活中会有关于门诊项目的争议，也会有术后监测的关注。既往术后监测均发生在医院内。4% 的初次关节置换术后会发生并发症，多发生在术后的前 3～4 天[3]。预防早期并发症对于住院 3～5 天、常规每日化验的 TJA 后住院照护来说过去是、将来仍是经典方法。2010 年之前，大多数 TJA 伴随较大创伤、麻醉药物不良反应明显、较高的输血率和较多天数的住院治疗。随着现代微创技术的广泛应用，选择合适的患者并积极配合治疗，住院 3～5 天已经很少了。现代的关节成形术速度更快、麻醉药量更少、不需要延长住院监测、并发症发生率较低，但在 OTJR 项目中仍然需要替代方法完成监测和预防并发症。

其实，这些监测很大程度上可以通过数字技术和护士导航仪模式来完成。远程医疗、可穿戴传感器、云报告，以及更容易访问的照护平台已经被证明可极大减少诊疗启动和再入院[38]。根据有效风险分级模式和患者的特殊情况，术后远程随访照护可以很容易地与实验室、临床评估和居家服务协调一致，所有这些都可以在门诊基础上安全完成。术前和术后信息收集分析能精准、个性化地确定何时、为谁实施何种程度的监测和居家照护。

那些通过疼痛评估和阿片类药物跟踪软件收集到的指标，可以被实时发送到临床工作人员，从而实现术后早期管理，有效预防再入院。离开患者的参与，质量数据是不可能成功收集的。当患者注册并真正参与到自己医师和医院的云平台时，他们才会愿意提供重要的实时信息输入。基于云端的术后评估、阿片类药物应用追踪工具和患者满意度调查已经在线上取得了成功，并为改善术后恢复、减少疼痛和在关节置换手术中麻醉使用提供了有力支撑[38]。此外，患者报告结果和相关患者满意度数据将进一步支持反馈基于价值的照护和相关激励。只有当患者真正参与进来、照护过程可以重复、平台能够集成整个照护节段，这些努力才有可能达到提升质量的目的。

（二）将患者参与平台转化为效率

患者参与的信息平台需要服务临床，需要切实简化医护人员的工作量，实现可持续发展。

然而现实并非如此，就外科医师而言，当涉及数字化应用时，医疗领域改变慢如蜗牛。医师们整天被要求参与或提供无数不相干的审核和数据库变化报告。医疗行业数字化进程落后于其他行业。随着诊所和医疗机构纷纷改用脱机的电子病历，数据收集形同虚设，对改善医疗服务作用甚微，也从未提高效率。多数医师反而认为电子病历增加了工作量，缩短了医患相处时间，导致了患者的倦怠和不满[42]。所以医疗行业迟迟不愿接受真正可互联互通的医疗保健平台。

其他行业变化惊人[43]。旅游、食品、教育和银行等行业都开发了新的互联互通模式，利用技术提供定制化、即时高效的服务方案。这些技术使客户有更好的体验、更高的效率，更具安全性。如今，云平台精心策划，内容引人入胜，其客户注册量决定其是否取得行业成功。依据人与平台互动信息，可以引导客户在正确的时间到正确的地方接受正确的服务。云平台数据还可分析质量改进。

卫生与公众服务部敏锐意识到这一点，它提出了新的信息交互标准，目的是"增加民众选择、引导行业竞争、促进创新"。这些交互操作标准通常称为 FHIR（快速医疗保健交互操作性资源）。他们鼓励开发和采用程序接口（API），允许机构和竞争对手 EMR 之间交换电子记录。标准专门为现代基于网络的应用程序和平台[44]编写，将促进竞争，降低成本，并提供有效的解决患者参与和门诊关节置换数字化方案。

为安全扩大门诊关节置换规模，我们需要积极引导患者参与，远非仅提供健康信息、健康小册子和术前咨询。传统的信息系统"患者端"可以让患者查看自己的病历、预约和向医师发送信息，这是正确方向的第一步，但远没有达到变革性患者参与的程度。为在整个过程中发挥作用，该平台应该在患者置换关节的过程中适时提供引人入胜的经过策划的内容，按需给予个性化的信息，来促使患者对手术结果承担更大的角色和责任。平台可以利用决策共享和患者选择性输入功能，给出分析并改变整个照护节段。

结合良好的临床判断，分析能准确引导患者到理想的照护地点，避免无效启动照护节段。分析还针对特定风险定制出个性化的出院管理，帮助患者避免尿潴留、恶心和睡眠呼吸暂停综合征等问题发生。分析还可以更有效地帮助患者确定实验室、远程健康跟踪、家庭服务选择和满足其他事后照护资源需求。这些分析可以与家庭照护监测设备、基于云端的服务、患者结局和实时通知发布相结合，助力护士导航员，助力质量审查，降低成本[18]。真正的互联互通可提高患者安全性、改善就医体验、丰富医护人员经验。在这种情况下，信息技术和云工具功能强大顺畅，可以将复杂的碎片化事件按照序列转换为协调连接的照护事件。

六、门诊部：一个专注于改善的地方

随着关节置换术从传统的住院转移到 OPD，这些科室有望成为关节置换术的集中地[45, 46]。扩大术后当日出院量，期间所需协调的问题远超想象，设计医院环境时要特别兼顾最困难患者的治疗，如此种种具有很大的挑战性，而目前，外科手术和医院之间的关键通信发生了越来越多的隐私风险。从患者决定接受手术起到进入手术室，期间多个利益相关者需要留存患者、外科医师和手术的信息。即使针对同一患者，医护人员、医院、供应商和其他机构之间的信息交流也常常是不协调的。了解到患者可以术后入院使医师有一种安全感，但也可能导致在术前计划时自满疏忽。为防止不良沟通和不良数据获取，医院开发了安全系统。然而，这些密集和昂贵的服务会导致冗余和错误，并非必要，且有自身风险[8]。

医院由服务各种手术的转运公司、复杂清洗消毒供应中心提供支持。单一的关节置换术器械数量上在增加，复杂性上在扩展，衍生大量的器械托盘和商家代表，带来巨大挑战和成本加大。这种情况更是因植入管理系统而恶化，在此系统管理中，大小不一形状各异的器械、植入物统统被装进塑料手袋送到医院，堆在走廊，产生的额外费用数目惊人，造成了生物膜屏障和污染的风险，引发器械相关性恢复延迟和并发症[18]。

在整个案例中，术前和术中对供应商代表的依赖增加了成本，降低了效率。手术室工作人员必须记住数千件器械，这些器械在多个手术中为多位外科医师使用。消毒供应中心和手术室员工要接受交叉培训，内容涵盖许多专业，还面临着记忆无数外科手术步骤的艰巨任务。医院必须为不同经验水平的各类医师提供宽泛的服务。这一点随着外科技术和系统（如计算机导航和机器人技术）的发展，变得尤为重要[47]。

随着关节置换手术转移到门诊，对原照护模式进行改革的呼声愈加强烈，患者和医保购买者强烈呼吁对原流程改头换面再设计，以实现全面、综合、安全和耐得起分析验证为目标。事实上，这些追求价值的准患者正在依据手术最终结果、安全性、总花费和总体患者体验等指标，来选择能提供优秀卓越服务的医疗中心。转变照护模式、重新优化流程需要减少对重症监护的依赖，降低非必要服务的供给[18]。这些变革需要整个单位层面的创新，需要管理者、照护和（或）工作人员、麻醉科医师、设备制造商、家庭成员、术后照护提供者的郑重允诺和有力支持。

报销制度的变革、对质量的更加重视，以及门诊物理布局的要求，将鼓励门诊部 OPD 成为一个"创新集散地"，即创新出一种可复制、注重体验、同质化、同时剔除非必要元素的工作模式[48]。要重视创新能力和创新愿望培养，它能让门诊部（OPD）在规模上将关节置换手术安全地转移到门诊。目前，美国有＞5100个医学认证的日间手术中心（ASC），可以提供越来越多的OJR[49]。这些门诊机构展示出更好的便利特性、更短的等待时间、更容易访问、给患者带来更好的就医体验。对于骨科医生来说，ASC是高效的、可定制的，并且允许更大的能力来开发、培训、奖励和维护专门的关节置换团队。医师有能力主导所有活动，使患者的利益最大化，使成本最小化。医院门诊部（OPD）连接医院内部服务，方便患者入院[36]，它是建立卓越关节置换中心的理想位置。在那里，医患互动参与的好处可以贯穿整个机构、外科团队和术后照护过程实现[45]。

将关节置换术分散到更小的、更专业化的门诊中心，可以同时做好简化器械、简化包装和运输工作。该模式可以避免过量复杂的夹具、器械和托盘，取而代之的是能力更强的通用器具系统，可以提高效率，为员工提供更加一致的体验。简化的通用器械也将根据质控要求和成本来选择植入物[18, 50]。与非通用系统相比，通用系统只需要一小部分的托盘，更容易终末处理，减少了生物污染机会，培训起来也更容易，学员能够熟悉各个案例。新技术下传统模式正在转变为自动化的植入物输送模式，这种模式减少浪费、便于培训，便于收集关于尺寸、手术技术的数据分析，降低成本。

云端平台使用后使得术前计划超越简单的手术模板和手术记录，便于收集分析手术相关各种数据。依据数据来鼓励患者参与、协助患者选择，还可以帮助标准化手术步骤和术中过程，减少术中错误和延误的可能性。患者因素、物流计划、模式推广和其他验证技术将需要更简单的流程、更少的器械盘和库存。这些数据来自于对多名患者、外科医师和植入物的分析，可以为外科团队提供信息，促进标准化和流程简化，最终为OR员工、外科医师和植入物供应商提供指导[18]。

OPD位置理想，它将术前患者参与与术中方案、康复和出院计划的好处完美结合起来。微创手术、关节周围注射、局部阻滞、无止血带膝关节置换和其他新技术均要求一个新的高水平协同麻醉团队。门诊患者优先考虑的事项[14-16]包括通过麻醉处理减少术后疼痛；尽量减少阿片类药物使用；避免失血、缺氧、恶心/呕吐、尿潴留、镇静和谵妄等。同样，由于大多数门诊没有血库，故保留血液的外科技术也至关重要。患者参与平台可以结合实验室检测和其他信息来准确识别患者是否有术后输血的风险[51]。强调多模式镇痛、超前镇痛和控制血压的麻醉技术和协议，极大地减少了失血和健康患者输血的概率。同样超前干预也可用于预防睡眠呼吸暂停综合征、术后尿潴留和其他常见的术后并发症。

七、专门的外科团队

专门的外科团队和外科医师的工作量与改进结果密切相关[4, 52]。OPD 是建立和支持专用团队的理想选择[18]。那些分散管理的医疗中心专注于小范围病例，允许专科化、不断重复、有更大的自主权，从而确保每个患者体验到最佳的全程照护。作为回报，这种模式使员工和外科医师的满意度留职率增高，接受培训的积极性和岗位胜任力更强。与此同时，成为供应商非依赖性的需要，以及对高质量病例的重视，更需要有工具和资源来支持工作人员、外科医师和培训师。现代技术和在培训、术中支持方面的新方法新应用可以促进流程改进、减少差异。

同样地，过渡到门诊手术、过渡到以价值为基础的照护将要求医师给予更多主导。主导者理想的人选就是专门从事关节置换手术的外科医师，由他们引领门诊手术的变革和应用，在社区中也被称为主导专家。他们可以在外科团队的教育和支持中、在成本控制和收益共享方面提供帮助。外科医师对手术的各个方面都有潜在影响，包括占植入物成本 40% 的销售、植入物库存、物流和术中技术援助[53]。这一领域是降低成本最重要的领域。数据分析平台将支持这种做法，特别是在平台被机构锚定的情况下。

（一）结果

门诊关节置换术已被证明取得成功。多位作者证实，在采用患者选择、风险分级、患者参与，以及家庭参与和患者优化综合方法后，可成功地进行门诊关节置换术[14-17, 36, 38, 54-57]。这些研究在并发症、二次手术、输血和再入院率方面显示了良好的结果。

Meneghini 等的研究结果表明，在预测门诊 TKA[37] 的合适人选时，OARA（PPV 81.6%，次日出院）优于 CCI（PPV 70.3%）和 ASA-PS（PPV 56.4%）。患者 OARA 评分越低，术后当天回家的可能性越大。一项对 2051 名 THA 患者（266 名患者因混杂因素而排除）的回顾性研究发现，患者 OARA 评分在 0~79 分，当天出院比例占所有手术患者的 98.8%。0~79 分的患者，PPV 为 98.8，当天出院的特异性为 99.3。值得注意的是，年龄并不能作为并发症因素计入 OARA 评分。

在一项前瞻性对照研究中，McAllister 等比较了传统住院组和快速出院组[38]。研究评估了预测算法在全膝置换术（TKA）后当天出院的风险分级和决策应用。该算法通过在线的网络安全平台，通过患者自愿填写信息，收集患者报告结局和患者满意度。其中 53%（42 名患者）被分配到门诊接受治疗后出院，23%（18 名患者）被分配到 23h 住院，24%（20 名患者）被分配到住院部住院。医护人员通过网络安全居家照护监测系统跟踪患者，评估管理疼痛、指导功能康复、指导止痛药使用和调查患者总体满意度。病例中没有照护节段"启动失败"，因为所有分配到门诊治疗的患者在手术后< 2h 就顺利出院回家了，无探视服务、无化验、无居家物理治疗，也无再入院。其中 90% 的患者对术后前 4 天的疼痛控制感到满意；93% 的患者感觉自己的膝关节功能在术后 6 周内达到了期望效果；有 98% 门诊患者报告"可能会再推荐给家人或朋友"。

随着门诊 TJA 的普及，在 OPD 中进行 TJA 的比例将会越来越高（图 4-1）。尽管门诊 TJA 对适宜的患者显示出经济有效和安全性，但其过程仍需格外谨慎[9, 18, 58]。事实上，一些专家已对日间关节置换术的安全性和成功表示出担忧。Arshi 等反映接受日间膝关节置换术的患者预后较差，且翻修风险、假体感染风险、关节僵硬和 DVT 风险增加[59]。此研究和其他研究共同强调了患者选择的重要性，强调了获得以门诊关节置换为重点的综合方案的重要性[60]。无论照护地点在何地，都应依据部署一致的方案和临床照护路径来减少并发症。门诊关节置换术实施方案将包括可测量的患者参与度、患者选择、及时出院和适当的抗生素治疗时间、早期康复、现代疼痛管理和家庭照护监测策略。

2018 年，Berend 等评估分析了在外科中心进行的门诊全髋关节置换术（THA）并发症发生率。研究发现，在 1472 例全髋关节置换术 THA 患者中，有 87 名需要夜间观察，其中 39 人出于便利原因，另外 48 人出于医疗原因（包括尿潴留、恶心和呕吐、睡眠呼吸暂停综合征和疼痛管理）被留了下来。5 名患者（占 0.3%）在出院 48h 内出现严重并发症[61]。在最近对医保患者和非医保患者门诊髋关节置换 THA 的评估中，Feder 等[36] 检查了启动失败率（FTL）、并发症和90 天内的再入院发生率。总的来说，93% 的患者在手术当天可成功出院。患者无法当日出院的主要原因是物理治疗时行走疼痛、恶心、头晕、未能排泄和术中失血。根据自己管理住院患者的经验，对门诊关节置换表示担忧，因为在上述情况下，患者术后可能无法获得夜间照护。

（二）结论

当门诊关节置换在一个全面的项目中实施时，它是安全可靠的，也是经济的。然而，有人指出，"门诊进行关节置换时，一切均须完美执行"[62]。这涉及术前准备和居家照护监测。它也适用于外科、外科医师、外科团队、麻醉科医师和康复人员。整个照护过程需要有统一的、可测量的综合计划，该计划整合了术前、术中和术后的所有因素，它优先考虑那些更高效更精简的方法，重点放在标准化、沟通、员工培训和基础设施。为确保成功，该计划必须从可测量的患者参与度开始，患者积极参与需要贯穿在整个照护节段中。

重要信息来源于患者的参与和共享决策。这些信息对于确定适当的照护地点至关重要，对确定麻醉、手术技术和术后镇痛方面的理想管理同样重要。我们需将那些从患者参与中获得的信息和分析放在一个集成的平台上，以便在整个照护节段中全面实施，有效使用。该平台上的信息还将被个性化，也能帮助到患者的出院计划。当整合干预如尿潴留、恶心之类问题时，这将有助于避免"照护启动失败"。此外，线上居家照护监测工具将帮助照护团队快速应对实时通知、每日疼痛评估和止痛药使用指导。

该平台还可用于 OPD 节省成本。标准化的循证协议可以在兼顾外科医师偏好和技术的情况下得以部署。现代美学技术、减少失血方法和多模式镇痛均可以纳入进来，综合应用。OPD 能激励医师在手术室和管理层的领导。在这种情况下，利用数据来开发通用、改进型的器械和植入物变得可行。完善的术前规划会大大减少植入物库存。最终，平台和通用系统将简化员工培训，减少机构对行业代表的依赖。

最终，整个照护节段收集到的信息可以被模式化并用于有意义的质量审核和改进。所有这些都有助于 OTJR 的成功，有助于降低成本、改善患者的就医体验。它还允许医院将重症监护的资源集中在最需要的患者身上。

当然，患者参与、患者登记和共同决策的原则有助于更好的照护。然而在以价值为基础的照护领域中，它们正成为绑定支付和其他替代支付的重要组成部分。手术捆绑、风险分担、替代支付模式和基于价值的签约只有在我们的照护设计能够纳入高性能质量标准、具有适宜性和安全性、共享决策和市场相关质量标准（可向医疗保健购买者报告）的情况下才成为可能。

参 考 文 献

[1] Sloan M, Premkumar A, Sheth NP. Projected volume of primary total joint arthroplasty in the US, 2014 to 2030. JBJS. 2018;100(17):1455–60. https://doi.org/10.2106/JBJS.17.01617.

[2] A study of cost variations for knee and hip replacement surgeries in the U.S. In: BCBS Health of America. 2019. https://www.bcbs.com/the–health–of–america/reports/study–of–cost–variations– knee–and–hip–replacement–surgeries–the–us. Accessed 28 Sept 2019.

[3] Pulido L, Parvizi J, Macgibeny M, Sharkey PF, Purtill JJ, Rothman RH, Hozack WJ. hospital complications after total joint arthroplasty. J Arthroplasty. 2008; 23(6):139–45. https://doi.org/10.1016/j.arth.2008. 05.011.

[4] Tomek IM, Sabel AL, Froimson MI, Muschler G, Jevsevar DS, Koenig KM, Lewallen DG, Naessens JM, Savitz LA, Westrich JL, Weeks WB. A collaborative of leading health systems finds wide variations in total knee replacement delivery and takes steps to improve value. Health Aff. 2012;31(6):1329–38. https://doi.org/10.1377/hlthaff.2011.0935.

[5] McAllister CM, Stepanian JD. The impact of minimally invasive surgical techniques on early range of motion after primary total knee arthroplasty. J Arthroplasty. 2008;23(1):10–8. https://doi.org/10.1016/j.arth.2007.01.011.

[6] Molloy IB, Martin BI, Moschetti WE, Jevsevar DS. Effects of the length of stay on the cost of total knee and total hip arthroplasty from 2002 to 2013. J Bone Joint Surgery. American volume. 2017;99(5):402. https://doi.org/10.2106/JBJS.16.00019.

[7] Kolisek FR, McGrath MS, Jessup NM, Monesmith EA, Mont MA. Comparison of outpatient versus inpatient total knee arthroplasty. Clin Orthop Relat Res®.

2009;467(6):1438–42.

[8] Raines BT, Ponce BA, Reed RD, Richman JS, Hawn MT. Hospital acquired conditions are the strongest predictor for early readmission: an analysis of 26,710 arthroplasties. J Arthroplast. 2015;30(8):1299–307. https://doi.org/10.1016/j.arth.2015.02.024.

[9] Berger RA, Kusuma SK, Sanders SA, Thill ES, Sporer SM. The feasibility and perioperative complications of outpatient knee arthroplasty. Clin Orthop Relat Res. 2009;467(6):1443–9. https://doi.org/10.1007/s11999-009-0736-7.

[10] Teeny SM, York SC, Benson C, Perdue ST. Does shortened length of hospital stay affect total knee arthroplasty rehabilitation outcomes? J Arthroplasty. 2005;20:39–45. https://doi.org/10.1016/j.arth.2005.04.025.

[11] Isaac D, Falode T, Liu P, I'Anson H, Dillow K, Gill P. Accelerated rehabilitation after total knee replacement. Knee. 2005;12(5):346–50. https://doi.org/10.1016/j.knee.2004.11.007.

[12] Cleary PD, Greenfield S, Mulley AG, Pauker SG, Schroeder SA, Wexler L, BJ MN. Variations in length of stay and outcomes for six medical and surgical conditions in Massachusetts and California. JAMA. 1991;266(1):73–9. https://doi.org/10.1001/jama.1991.03470010077034.

[13] Kim S, Losina E, Solomon DH, Wright J, Katz JN. Effectiveness of clinical pathways for total knee and total hip arthroplasty literature review. J Arthroplast. 2003;18(1):69–74. https://doi.org/10.1054/arth.2003.50030.

[14] Mabrey JD, Toohey JS, Armstrong DA, Lavery L, Wammack LA. Clinical pathway management of total knee arthroplasty. Clin Orthop Relat Res. 1997;345:125–33.

[15] Edwards PK, Milles JL, Stambough JB, Barnes CL, Mears SC. Inpatient versus outpatient total knee arthroplasty. J Knee Surg. 2019;32:730. https://doi.org/10.1055/s-0039-1683935.

[16] Husted H, Kristensen BB, Andreasen SE, Skovgaard Nielsen C, Troelsen A, Gromov K. Time-driven activity-based cost of outpatient total hip and knee arthroplasty in different set-ups. Acta orthopaedica. 2018;89(5):515–21. https://doi.org/10.1080/17453674.2018.1496309.

[17] CY 2020 Medicare Hospital Outpatient Prospective Payment System and Ambulatory Surgical Center Payment System Proposed Rule (CMS-1717-P) In: Centers for Medicare & Medicaid Services. 2019. https://www.cms.gov/newsroom/fact-sheets/cy-2020-medicare-hospital-outpatient-prospective-payment-system-and-ambulatory-surgical-center. Accessed 27 Sept 2019.

[18] Bert JM, Hooper J, Moen S. Outpatient total joint arthroplasty. Curr Rev Musculoskelet Med. 2017;10(4):567–74.

[19] Pearson S, Moraw I, Maddern GJ. Clinical pathway management of total knee arthroplasty: a retrospective comparative study. Aust N Z J Surg. 2000;70(5):351–4. https://doi.org/10.1046/j.1440-1622.2000.01819.x.

[20] Bradshaw PL. Service user involvement in the NHS in England: genuine user participation or a dogma-driven folly? J Nurs Manag. 2008;16(6):673–81. https://doi.org/10.1111/j.1365-2834.2008.00910.x.

[21] Say RE, Thomson R. The importance of patient preferences in treatment decisions—challenges for doctors. BMJ. 2003;327(7414):542–5. https://doi.org/10.1136/bmj.327.7414.542.

[22] Laws MB, Lee Y, Taubin T, Rogers WH, Wilson IB. Factors associated with patient recall of key information in ambulatory specialty care visits: results of an innovative methodology. PLoS One. 2018;13(2):e0191940. https://doi.org/10.1371/journal.pone.0191940.

[23] Bravo BN, Postigo JM, Segura LR, Selva JP, Trives JJ, Córcoles MJ, López MN, Hidalgo JL. Effect of the evaluation of recall on the rate of information recalled by patients in primary care. Patient Educ Couns. 2010;81(2):272–4. https://doi.org/10.1016/j.pec.2010.01.022.

[24] Jenkins V, Solis-Trapala I, Langridge C, Catt S, Talbot DC, Fallowfield LJ. What oncologists believe they said and what patients believe they heard: an analysis of phase I trial discussions. J Clin Oncol. 2011;29(1):61–8. https://doi.org/10.1200/JCO.2010.30.0814.

[25] Ley P. Memory for medical information. Br J Soc Clin Psychol. 1979;18(2):245–55. https://doi.org/10.1111/j.2044-8260.1979.tb00333.x.

[26] Kessels RP. Patients' memory for medical information. J R Soc Med. 2003;96(5):219–22.https://doi.org/10.1177/014107680309600504.

[27] Tilbury C, Haanstra TM, Leichtenberg CS, Verdegaal SH, Ostelo RW, de Vet HC, Nelissen RG, Vlieland TP. Unfulfilled expectations after total hip and knee arthroplasty surgery: there is a need for better preoperative patient information and education. J Arthroplast. 2016;31(10):2139–45. https://doi.org/10.1016/j.arth.2016.02.061.

[28] Marinker M. Shaw J, Not to be taken as directed: putting concordance for taking medicines into practice. 326:348. https://doi.org/10.1136/bmj.326.7385.348.

[29] Elwyn G, Frosch D, Thomson R, Joseph-Williams N, Lloyd A, Kinnersley P, Cording E, Tomson D, Dodd C, Rollnick S, Edwards A. Shared decision making:

a model for clinical practice. J Gen Intern Med. 2012;27(10):1361–7. https://doi.org/10.1007/s11606–012–2077–6.

[30] Zikmund–Fisher BJ, Couper MP, Singer E, Ubel PA, Ziniel S, Fowler FJ Jr, Levin CA, Fagerlin A. Deficits and variations in patients' experience with making 9 common medical decisions: the DECISIONS survey. Med Decis Making. 2010;30(5_suppl):85–95. https://doi.org/10.1177/0272989X10380466.

[31] Hoffman RM, Lewis CL, Pignone MP, Couper MP, Barry MJ, Elmore JG, Levin CA, Van Hoewyk J, Zikmund–Fisher BJ. Decision–making processes for breast, colorectal, and prostate cancer screening: the DECISIONS survey. Med Decis Making. 2010;30(5_suppl):53–64. https://doi.org/10.1177/0272989X10378701.

[32] Courtney PM, Rozell JC, Melnic CM, Lee GC. Who should not undergo short stay hip and knee arthroplasty? Risk factors associated with major medical complications following primary total joint arthroplasty. J Arthroplasty. 2015;30(9):1–4. https://doi.org/10.1016/j.arth.2015.01.056.

[33] Meding JB, Klay M, Healy A, Ritter MA, Keating EM, Berend ME. The prescreening history and physical in elective total joint arthroplasty. J Arthroplast. 2007;22(6):21–3. https://doi.org/10.1016/j.arth.2007.03.035.

[34] Sibia US, King PJ, MacDonald JH. Who is not a candidate for a 1–day hospital–based total knee arthroplasty? J Arthroplasty. 2017;32(1):16–9. https://doi.org/10.1016/j.arth.2016.06.055.

[35] Berger RA, Cross MB, Sanders S. Outpatient hip and knee replacement: the experience from the first 15 years. Instr Course Lect. 2016;65:547–51.

[36] Feder OI, Lygrisse K, Hultzer L, Schwarzkopf R, Bosco J, Davidovitch RI. Outcomes of same day discharge after total hip arthroplasty in the medicare population. J Arthroplast. 2019;35:638. https://doi.org/10.1016/j.arth.2019.09.040.

[37] Meneghini RM, Ziemba–Davis M, Ishmael MK, Kuzma AL, Caccavallo P. Safe selection of outpatient joint arthroplasty patients with medical risk stratification: the "outpatient arthroplasty risk assessment score". J Arthroplast. 2017;32(8):2325–31. https://doi.org/10.1016/j.arth.2017.03.004.

[38] McAllister, CM, Kirschenbaum, IH, Stepanian, JD, Burks, GF. Rapid discharge versus traditional pathways after knee replacement: clinical and patient reported outcomes, AAHKS, annual meeting, November, 2015.

[39] Riddle DL, Jiranek WA, Hayes CW. Use of a validated algorithm to judge the appropriateness of total knee arthroplasty in the United States: a multicenter longitudinal cohort study. Arthritis Rheumatol. 2014;66(8):2134–43. https://doi.org/10.1002/art.38685.

[40] Tristaino V, Lantieri F, Tornago S, Gramazio M, Carriere E, Camera A. Effectiveness of psychological support in patients undergoing primary total hip or knee arthroplasty: a controlled cohort study. J Orthop Traumatol. 2016;17(2):137–47. https://doi.org/10.1007/s10195–015–0368–5.

[41] Collaborative RB. Total knee and total hip replacement bundle and warranty. 2017.

[42] Shanafelt TD, Dyrbye LN, Sinsky C, Hasan O, Satele D, Sloan J, West CP. Relationship between clerical burden and characteristics of the electronic environment with physician burnout and professional satisfaction. Mayo Clin Proc. 2016;91(7):836–48. https://doi.org/10.1016/j.mayocp.2016.05.007. Elsevier.

[43] Siggelkow N, Terwiesch C. The age of continuous connection. Harvard Business Review. https://hbr.org/2019/05/the–age–of–continuous–connection.

[44] Interoperability and Patient Access– Proposed Rule (CMS–9115–P). In: Center for Medicare & Medicaid Services. 2019. https://www.cms.gov/Center/Special–Topic/Interoperability/CMS–9115–P.pdf. Accessed 30 Sept 2019.

[45] Leung GM. Hospitals must become focused factories. Br Med J. 2000;320:942.

[46] Casalino LP, Devers KJ, Brewster LR. Focused factories? Physician–owned specialty facilities. Health Aff. 2003;22(6):56–67. https://doi.org/10.1377/hlthaff.22.6.56.

[47] Blakeney WG, Khan RJ, Wall SJ. Computer–assisted techniques versus conventional guides for component alignment in total knee arthroplasty: a randomized controlled trial. JBJS. 2011;93(15):1377–84. https://doi.org/10.2106/JBJS.I.01321.

[48] Skinner W. The focused factory, Harvard Business Review, May–June; 1974. p. 113–21.

[49] MedPAC report to congress, medicare payment policy March 2010, p. 105.2. IBID, p. 100.

[50] Hensell MG, Pins J. Virtual back table. Reducing cost of on–boarding. AORN Surg Conf Expo. 2015; 2.

[51] Hatzidakis AM, Mendlick RM, McKillip T, Reddy RL, Garvin KL. Preoperative autologous donation for total joint arthroplasty. An analysis of risk factors for allogenic transfusion. J Bone Joint Surg Am. 2000;82(1):89–100. 10653088.

[52] Liddle AD, Pandit H, Judge A, Murray DW. Effect of surgical caseload on revision rate following total and unicompartmental knee replacement. JBJS. 2016;98(1):1–8. https://doi.org/10.2106/JBJS.N.00487.

[53] Robinson JC, Pozen A, Tseng S, Bozic KJ. Variability in costs associated with total hip and knee replacement implants. JBJS. 2012;94(18):1693–8. https://doi.org/10.2106/JBJS.K.00355.

[54] Sanders S, Buchheit K, Deirmengian C, Berger RA. Perioperative protocols for minimally invasive total knee arthroplasty. J Knee Surg. 2006;19(02):129–32.

[55] GAO. Payment for Ambulatory Surgical Centers Should Be Based on the Hospital Outpatient Payment System. In: Report to Congressional Committees. 2006. https://www.gao.gov/new. items/d0786.pdf. Accessed 1 Oct 2019.

[56] Bovonratwet P, Ondeck NT, Nelson SJ, Cui JJ, Webb ML, Grauer JN. Comparison of outpatient vs inpatient total knee arthroplasty: an ACS–NSQIP analysis. J Arthroplast. 2017;32(6):1773–8. https://doi.org/10.1016/j.arth.2017.01.043.

[57] Edwards PK, Milles JL, Stambough JB, Barnes CL, Mears SC. Inpatient versus outpatient total knee arthroplasty. J Knee Surg. 2019;32:730. https://doi.org/10.1055/s-0039-1683935.

[58] Courtney PM, Boniello AJ, Berger RA. Complications following outpatient total joint arthroplasty: an analysis of a national database. J Arthroplast. 2017; 32(5):1426–30. https://doi.org/10.1016/j.arth. 2016.11.055.

[59] Arshi A, Leong NL, D'oro A, Wang C, Buser Z, Wang JC, Jones KJ, Petrigliano FA, SooHoo NF. Outpatient total knee arthroplasty is associated with higher risk of perioperative complications. JBJS. 2017;99(23):1978–86. https://doi.org/10.2106/JBJS.16.01332.

[60] Moskal JT, Coobs BR. Outpatient total joint arthroplasty: an evolving concept: commentary on an article by Armin Arshi, MD, et al.:"Outpatient total knee arthroplasty is associated with higher risk of perioperative complications". JBJS. 2017; 99(23):e129. https://doi.org/10.2106/JBJS.17.01003.

[61] Berend KR, Lombardi AV Jr, Berend ME, Adams JB, Morris MJ. The outpatient total hip arthroplasty: a paradigm change. Bone Joint J. 2018;100(1_Supple_A):31–5. https://doi.org/10.1302/0301-620X.100B1.

[62] Berger RA, Sanders SA, Thill ES, Sporer SM, Della VC. Newer anesthesia and rehabilitation protocols enable outpatient hip replacement in selected patients. Clin Orthop Relat Res®. 2009;467(6):1424–30. https://doi.org/10.1007/s11999-009-0741-x.

第5章 日间手术中心关节置换工作流程

Preparing your Your ASC for Same-Day Joint Replacement

David A. Crawford　Keith R. Berend　著

一、概述

当日关节置换术向门诊转移已行至今日。随着多模式镇痛[1, 2]、应用氨甲环酸减少失血[3]和微创技术的推广[4]，许多患者在术后当日即可出院[2, 5-7]。

当日关节置换术会使患者、外科医师和医疗系统都受益良多。对于患者来说，最具影响的变革是他们能够在自己家中舒适地康复，不必在夜间多次被唤醒，不必长时间暴露在医院传播的病原体中[8]，不必接受非必要的化验穿刺[9]，患者可以安静地睡在自己的床上，与"熟知自己的小虫子们"生活在一起，和家人一起康复。对于医师来说，他们得益于没有住院患者需要转诊，对患者的照护有更直接的收获，门诊患者的满意度也较高[10]，这反过来也改善了医患关系。当日关节置换可以为医疗系统节约大量资金[11-13]。研究表明，门诊单膝关节置换术的费用[13]比住院患者每人少 20 500 美元。许多文献表明门诊关节置换术是安全的[5, 6, 14]。部分人将注意力集中在严苛的患者选择上[15]，而另一部分人在宽松的患者纳入标准中显示了成功[5, 6, 16, 17]。医疗优化和患者选择将在第 7 章和第 9 章讨论。

当日关节置换术可在医院或日间手术中心（ASC）进行，这两种设施类型各有利弊。本章着重介绍 ASC 为当日门诊关节置换做准备。

二、为什么是 ASC（日间手术中心）

任何在 ASC 做过手术的人会很快发现它与医院不同。最值得注意的是，ASC 通常没有层层的行政机构。特别是在医师主导的 ASC 中，改善照护的优化方案无须经过一个个委员会审议，可以很快完成。直接照顾患者的人也会作出某些决定。这种能在患者康复经历中做出实时改变的能力，助推外科医师站在最前沿，尽己所能提供最好的照护。

在整个手术过程中，患者与多名医护人员互动，每一位医护人员均须围绕共同目标努力。在小型 ASC 中，制定这些目标、保持员工绩效比在大型医院系统中容易得多。医师可以直接监督 ASC 的工作人员。表现最好的可以迅速升职，与任务不匹配的，纠错无效会被辞退。

ASC 通常提供比医院更有效的患者照护[18]。ASC 团队成员不必都进手术间工作，而是可以交叉工作，如帮助患者手术间转换、运送患者或者做与自己认证级别相匹配的工作，来协同完成共同任务。ASC 员工在当天手术结束后可以立即回家，而不是等着自己的"班次"结束后才可回家，这也极大提高了工作效率。

关节置换计划引进到您的 ASC 时，一定要克服一些障碍。不同于医院，数百套器械是不能存放在 ASC 的，无菌处理也必须精简。本章其余部分将介绍帮助 ASC 成功实施当日关节置换计划的策略。

三、患者和病例选择

患者是否适合手术，以及在哪里接受手术，最终是由医师决定的。并不是所有的患者或手术都应在 ASC 进行。无论选择何种路径进行门诊关节置换术，在 ASC 手术前必须对患者医疗状况进行评估和优化。标准化的医疗优化路径将改善患者预后，降低成本[19, 20]。所有择期手术的患者都应进行医学优化，在 ASC 更应如此，因为 ICU 干预资源有限。理想情况下，术前评估应由同一个医疗团队进行，这样 ASC 和麻醉团队就能清楚地了解报告内容，并能有效地与医疗团队进行沟通。第 7 章将详细介绍患者风险评估和医疗优化。

在 ASC 门诊 TJA 中，选择正确的患者与选择正确的手术同等重要。初次部分膝关节置换、全膝关节和全髋关节置换都能在 ASC 轻而易举地完成[5, 6, 21]。但复杂的翻修病例更适合在住院部进行。首先是这些翻修病例会给 ASC 带来沉重的后勤物流负担，大型翻修病例通常需要大量器械和植入物库存，其手术持续时间也比首次关节置换更难预测，由此会破坏 ASC 为数不多的手术间患者流动。其次，接受翻修手术的患者，其医疗照护更加复杂；失血量通常较高[22]，输血更常见[23]，患者的移动也更困难。因此对于 ASC，选择翻修病例时必须认真考虑[5, 24]。在膝关节，这些情况可以从 UKA 翻修为 TKA 或更换 PE 垫片。也可以考虑采用聚乙烯垫片更换或部分髋关节翻修。当外科医师决定是否在 ASC 进行翻修手术时，需要考虑 ASC 的舒适度和机构资源情况。

四、麻醉

第 11 章详细介绍了门诊关节置换术的麻醉技术和注意事项。不过，有一些特殊的麻醉策略可以用来改善 ASC 中关节置换术的照护。

在 ASC，手术当天的医疗咨询通常不易获取。麻醉团队必须在术前认真回顾患者病史，提前数天完成（不是数周）。麻醉团队需确保患者的医疗状况得到干预和优化，以保证手术当天安全出院。

至于患者手术当天能否成功出院，围术期疼痛管理非常关键。如果患者计划当天出院但手术后疼痛无法控制，可简单将他们办理入院。在没有 23h 观察项目的 ASC，这种情况都不是问题，容易解决。我们在镇痛的同时必须尽量减少麻醉药的使用。过量的麻醉药会使患者术后出现嗜睡、恶心、难以走动等症状[25, 26]。有效的止痛可以通过多模式镇痛来完成，这种方式可同时减少药物不良反应[27, 28]，重要的是麻醉科医师要有周围神经阻滞经验，这已经在多项研究中被证明可以减轻术后疼痛，减少麻醉药用量[29, 30]。为提高效率，周围神经阻滞和脊髓麻醉应在手术间外进行。

五、患者流动

ASC 的空间通常有限，尽管它有 2 个或 8 个手术间。与关节镜小手术相比，关节置换术的患者在 ASC 接受照护所需时间较长，作为门诊流程效益的一部分，患者并不希望在里停留 12h。

有效的患者流动首先始于外科医师们有一致的手术时间。这并不是说每个外科医师都必须在 30min 内完成一个全膝置换术。为手术时间在 30～120min 的外科医师做计划是很困难的，要知道正常计划进行的日间门诊关节置换术过程中会遇到意外及挑战，而延迟时间，一般是个案，不是常规。

效率的基础是要并联交叉而不是串联排序完成任务。麻醉组可以在麻醉设备开机同时将患者带到手术室。外科医师应在洗手前让下一个患者签名，这样上个患者手术时下个患者的神经阻滞就可以开始了。一旦最后的部件植入患者体内，台上不需要的器械就可以从手术间拿出来，以便下一台翻转使用。当患者处于康复第一阶段时，护士可以与家属会面，提供处方，并进行出院指导和随访。最终，提高患者流动效率；提升患者、外科医师和医院工作人员体验。

六、灭菌处理部（SPD）

在 ASC 开始实施关节置换日间手术时，对器械的无菌消毒处理可能是 ASC 最大的负担。对于可能每天进行 10～12 台置换的大手术量外科医生来说尤其如此。因此可以采用一些策略来将无菌消毒过程最小化。第一个，可能也是最困难的，是让所有的关节外科医生都使用一个（或几个）品牌的植入假体。如果 10 位外科医生各自都使用不同公司的假体，那么器械和植入物库存的数量将是无法克服的困难。植入物的一致性不仅可以减轻 SPD 的压力，还有助于所有员工熟悉手术技术。

外科医生之间在手术技术上的一致性也有助于减少器械种类和数量。如果外科医生可以就相同的拉钩、锉、动力等达成一致，这将消除不同医生所需的不同"专用器械包"。这种一致性使大家每次都以相同的方式进行手术，可极大提高手术室效率。

另一种策略是浓缩器械托盘（图 5-1）。例如，在 TKA 中，大多数患者不需要最小或最大的假体。这些很少使用的试模和截骨模块可以放在"辅助"器械包中，仅在需要时打开。特定尺寸和左右侧的器械和试模可以单独消毒，并且仅在需要时打开（图 5-2）。我们中心采用单锉髋臼磨锉技术进行全髋关节置换术。如果术前 X 线测量模板确定了 52mm 的臼杯，则仅打开 51mm 髋臼锉（图 5-3）。这不仅减少了手术区域的混乱，而且显著降低了消毒和包装髋臼锉的成本。此外，未使用的器械不会被重复清洗，从而延长了它们的使用寿命。

模板测量还将帮助围术期工作人员确定要打开哪些器械[31]。以牛津单髁膝关节为例，大多数情况下，患者的性别和身高可以预测股骨假体的大小，我们只需打开相应那套器械即可[32, 33]。患者个体化定制截骨导板是减少器械消毒和预测假体尺寸的另一种策略（图 5-4）。研究表明，通过实施定制截骨模块，显著减少了手术时间和设施成本[34]。

七、术后照护和随访

如前所述，ASC 的术后镇痛是当日关节置换术成功的关键。对于大多数门诊关节置换术患

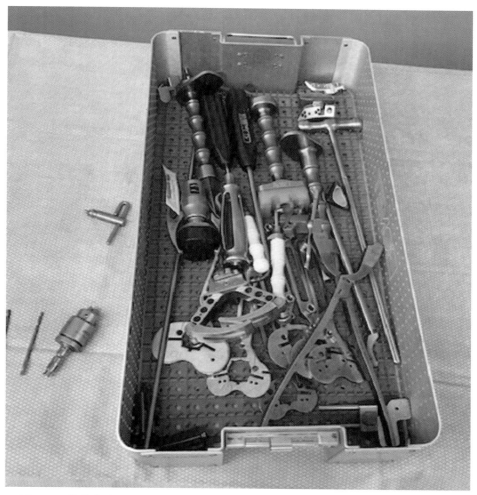

▲ 图 5-1　将特定的全膝关节器械压缩放进一个托盘内，这样方便对股骨和胫骨大小进行尺寸调整，然后可以打开单个大小的截骨模块和试模

者和家属来说，恐惧术后疼痛是其焦虑的主要原因[35]。然而现实中无法控制的疼痛很少，很少导致手术后 48h 内仍在住院或计划外照护[5, 6]。患者疼痛之所以能成功控制，部分原因是设定了现实期望。这些设定术前要同患者和家属进行讨论，术后同样需要讨论。患者事先要预料到有一定疼痛。我们的目标不是让疼痛评分降至 0 分，而是降到可控的 3～5 分。如可能，应尽量避免静脉麻醉，允许患者口服药物治疗，并在家里继续服用。采用非阿片类药物（如非甾体抗炎药、对乙酰氨基酚）和物理疗法（如冰敷、患肢抬高）。我们要告知患者神经阻滞作用会逐渐消失，可能什么时候会发生。我们还需要对药疗计划和镇痛期望进行清晰的回顾，这会有效减少患者电话求助、看急诊和再入院的发生次数。患者的另一个担忧是自己如何使用新膝关节或髋关节站立和行走。最初的迈步需要帮助，一些患者需要进行转移训练和上下楼梯训练。某些ASC 可以进行现场物理治疗。对于那些不能进行的机构，术后照护人员需要接受相关培训，以

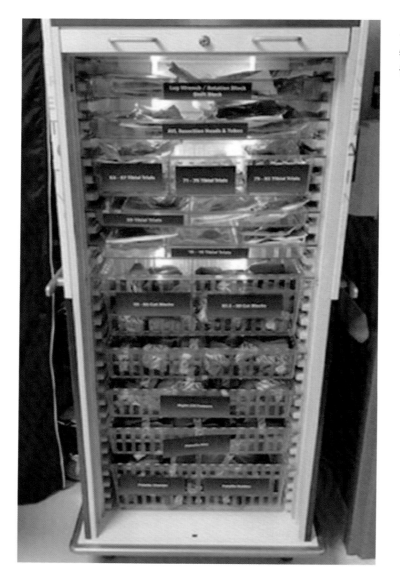

◀ 图 5-2 按菜单点菜样式依据植入物尺寸和横向特异性摆放切割块和测试品

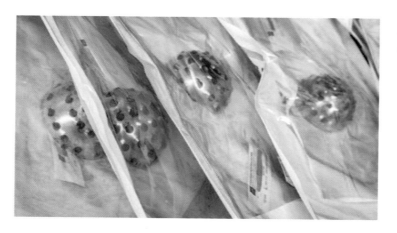

◀ 图 5-3 用于髋关节置换术的单独包装的髋臼锉，可根据模板尺寸打开

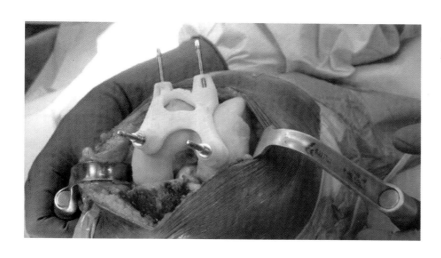

◀ 图 5-4　膝关节置换术中减少器械和库存的患者专用导航照片

帮助患者正确使用助行器、正确转移，以及指导患者正确使用洗手间和淋浴。术前对这些技能的教育也将有助于提高患者术后康复信心。

我们不应该让患者觉得自己还没准备好就被"赶出来"了。这会使患者和家属体验非常不好，还可能引发更多电话求助和（或）急诊访问。患者觉得自己还没有准备好，常见原因有3方面：疼痛、恶心和镇静。其实所有这些问题都可以通过适当的多模式镇痛来缓解。无论如何如果这些问题真的出现了，患者应该在医院允许的时间内继续住院。

随访电话也有助于减少不必要的急诊/急诊照护。回访疼痛处理情况、讨论如淤青和肿胀等常见症状，可以使患者安心。ASC 和（或）医师办公室应该至少在术后第一天与患者联系。部分中心选择在术后最初几周多次接触患者。

八、转诊协议和 23h 观察

虽然每个到 ASC 的患者都计划按时出院回家，但确实会出现需要留宿或转到其他医院的情况。在最近有关门诊 THA 的出版物中，留院过夜率为 5.9%，其中近一半的人仅仅为了方便而停留过夜。尿潴留是患者留宿最常见的医学原因[5]。在同一中心的全膝置换术患者中，因医学原因住院过夜的发生率为 7.6%[6]。不是每个州都允许 23h 的观察，您的 ASC 需要为这些超计划停留的患者制订措施。

将患者转到另一个机构，对于患者和家属来说均不方便。准备好预案将缓解参与者的焦虑。幸运的是，关节置换后从 ASC 转诊到医院的情况少之又少[5, 6]。当转诊发生时，ASC 工作人员应确保患者的出院资料、处方和耐用医疗设备随患者或家属一起送达。此外，这些转诊通常是由于医疗原因，患者可能被送进某专业医疗机构，而这些机构可能不太熟悉关节置换术后照护方案。遇到这种情况，手术医师需要与住院医师沟通，并确保外科团队的人对患者进行查房。患者永远不希望自己被手术医师"遗忘"。

九、结论

对于患者、家属和外科医师来说，在 ASC 进行当日关节置换是一种安全、有效和伟大的体验。团队成员一起认真规划将确保关节成形术在 ASC 的成功实施。

参 考 文 献

[1] Berend ME, Berend KR, Lombardi AV Jr. Advances in pain management: game changers in knee arthroplasty. Bone Joint J. 2014;96–B(11 Supple A):7–9.

[2] Berger RA, Sanders SA, Thill ES, et al. Newer anesthesia and rehabilitation protocols enable outpatient hip replacement in selected patients. Clin Orthop Relat Res. 2009;467(6):1424–30.

[3] Krauss ES, Cronin M, Suratwala SJ, et al. Use of intravenous tranexamic acid improves early ambulation after total knee arthroplasty and anterior and posterior total hip arthroplasty. Am J Orthop (Belle Mead NJ). 2017;46(5):E314–9.

[4] Richter DL, Diduch DR. Cost comparison of outpatient versus inpatient unicompartmental knee arthroplasty. Orthop J Sports Med. 2017;5(3):2325967117694352.

[5] Berend KR, Lombardi AV Jr, Berend ME, et al. The outpatient total hip arthroplasty: a paradigm change. Bone Joint J. 2018;100–B(1 Supple A):31–5.

[6] Crawford DA, Adams JB, Berend KR, et al. Low complication rates in outpatient total knee arthroplasty. Knee Surg Sports Traumatol Arthrosc. 2019; https://doi.org/10.1007/s00167–019–05538–8. [Epub ahead of print].

[7] Hoffmann JD, Kusnezov NA, Dunn JC, et al. The shift to same–day outpatient joint arthroplasty: a systematic review. J Arthroplast. 2018;33(4):1265–74.

[8] Giuliano KK, Baker D, Quinn B. The epidemiology of nonventilator hospital–acquired pneumonia in the United States. Am J Infect Control. 2018;46(3):322–7.

[9] Greco NJ, Manocchio AG, Lombardi AV, et al. Should postoperative hemoglobin and potassium levels be checked routinely following blood–conserving primary total joint arthroplasty? Bone Joint J. 2019;101–B(1_Supple_A):25–31.

[10] Kelly MP, Calkins TE, Culvern C, et al. Inpatient versus outpatient hip and knee arthroplasty: which has higher patient satisfaction? J Arthroplast. 2018;33(11):3402–6.

[11] Lovald ST, Ong KL, Malkani AL, et al. Complications, mortality, and costs for outpatient and short–stay total knee arthroplasty patients in comparison to standard–stay patients. J Arthroplast. 2014;29(3):510–5.

[12] Huang A, Ryu JJ, Dervin G. Cost savings of outpatient versus standard inpatient total knee arthroplasty. Can J Surg. 2017;60(1):57–62.

[13] Reichert JC, von Rottkay E, Roth F, et al. A prospective randomized comparison of the minimally invasive direct anterior and the transgluteal approach for primary total hip arthroplasty. BMC Musculoskelet Disord. 2018;19(1):241.

[14] Courtney PM, Boniello AJ, Berger RA. Complications following outpatient total joint arthroplasty: an analysis of a national database. J Arthroplast. 2017;32(5):1426–30.

[15] Meneghini RM, Ziemba–Davis M, Ishmael MK, et al. Safe selection of outpatient joint arthroplasty patients with medical risk stratification: the "outpatient arthroplasty risk assessment score". J Arthroplast. 2017;32(8):2325–31.

[16] Gromov K, Jørgensen CC, Petersen PB, et al. Complications and readmissions following outpatient total hip and knee arthroplasty: a prospective 2–center study with matched controls. Acta Orthop. 2019;90(3):281–5.

[17]　Berger RA, Kusuma SK, Sanders SA, et al. The feasibility and perioperative complications of outpatient knee arthroplasty. Clin Orthop Relat Res. 2009;467(6):1443–9.

[18]　Imran JB, Madni TD, Taveras LR, et al. Analysis of operating room efficiency between a hospital–owned ambulatory surgical center and hospital outpatient department. Am J Surg. 2019; https://doi.org/10.1016/j.amjsurg.2019.04.017. pii: S0002–9610(18)31528–9. [Epub ahead of print].

[19]　Bernstein DN, Liu TC, Winegar AL, et al. Evaluation of a preoperative optimization protocol for primary hip and knee arthroplasty patients. J Arthroplast. 2018;33(12):3642–8.

[20]　Garson L, Schwarzkopf R, Vakharia S, et al. Implementation of a total joint replacement–focused perioperative surgical home: a management case report. Anesth Analg. 2014;118:1081e9.

[21]　Darrith B, Frisch NB, Tetreault MW, et al. Inpatient versus outpatient arthroplasty: a single–surgeon, matched cohort analysis of 90–day complications. J Arthroplast. 2019;34(2):221–7.

[22]　Bozic KJ, Katz P, Cisternas M, et al. Hospital resource utilization for primary and revision total hip arthroplasty. J Bone Joint Surg Am. 2005;87(3):570–6.

[23]　Shon OJ, Lee DC, Ryu SM, et al. Comparison of difference in hematologic and hemodynamic outcomes between primary total knee arthroplasty and revision of infected total knee arthroplasty. Knee Surg Relat Res. 2016;28(2):130–6.

[24]　Berend ME, Lackey WG, Carter JL. Outpatient–focused joint arthroplasty is the future: the Midwest Center for Joint Replacement experience. J Arthroplast. 2018;33(6):1647–8.

[25]　Iwakiri K, Minami Y, Ohta Y, et al. Effect of periarticular morphine injection for total knee arthroplasty: a randomized, double–blind trial. J Arthroplasty. 2017;32(6):1839–44.

[26]　Rajpal S, Gordon DB, Pellino TA, et al. Comparison of perioperative oral multimodal analgesia versus IV PCA for spine surgery. J Spinal Disord Tech. 2010;23(2):139–45.

[27]　Gaffney CJ, Pelt CE, Gililland JM, et al. Perioperative pain management in hip and knee arthroplasty. Orthop Clin North Am. 2017;48(4):407–19.

[28]　Berend ME, Berend KR, Lombardi AV Jr. Advances in pain management: game changers in knee arthroplasty. Bone Joint J. 2014;96–B(11 Supple A):7–9.

[29]　Liu Q, Chelly JE, Williams JP, et al. Impact of peripheral nerve block with low dose local anesthetics on analgesia and functional outcomes following total knee arthroplasty: a retrospective study. Pain Med. 2015;16(5):998–1006.

[30]　Tong QJ, Lim YC, Tham HM. Comparing adductor canal block with local infiltration analgesia in total knee arthroplasty: a prospective, blinded and randomized clinical trial. J Clin Anesth. 2018;46:39–43.

[31]　McLawhorn AS, Carroll KM, Blevins JL, et al. Template–directed instrumentation reduces cost and improves efficiency for total knee arthroplasty: an economic decision analysis and pilot study. J Arthroplast. 2015;30(10):1699–704.

[32]　Fawzy E, Pandit H, Jenkins C, et al. Determination of femoral component size in unicompartmental knee replacement. Knee. 2008;15(5):403–6.

[33]　Crawford DA, Hurst JM, Morris MJ, et al. Validation of gender and height predicting femoral size of the Oxford® Unicondylar knee arthroplasty: a simplified method. Surg Technol Int. 2019;35. pii: sti35/1163. [Epub ahead of print].

[34]　DeHaan AM, Adams JR, DeHart ML, et al. Patient–specific versus conventional instrumentation for total knee arthroplasty: peri–operative and cost differences. J Arthroplast. 2014;29(11):2065–9.

[35]　Adelani MA, Barrack RL. Patient perceptions of the safety of outpatient total knee arthroplasty. J Arthroplast. 2019;34(3):462–4.

第 6 章　医院关节置换工作流程

Preparing Your Hospital for Same-Day Joints

David A. Crawford　Adolph V. Lombardi Jr.　著

一、概述

今天，医疗保健行业一方面被成本控制所驱动，一方面被要求改善患者的预后和减少并发症。为了实现这一目标，医生、医院管理者和保险公司正在努力安全有效地缩短住院时间、降低成本、降低医源性感染、降低并发症和再入院的风险[1-5]。

门诊关节置换应运而生，在不断完善的加速康复方案和日新月异的微创手术技术之间，它是彼此协同作用的自然结果。如今在全球范围内，在门诊进行关节置换手术的趋势愈发明显，手术量在过去的十多年中一直在稳步增长[6]。门诊关节置换的首次报道可追溯到2000年初[7]。此后，有关当天手术当天出院的可行性和安全性的文献越来越多[8-11]。上一章重点介绍了日间手术中心（ASC）实施门诊关节置换的方法。本章，我们将重点介绍在医院中进行关节置换当天成功出院的特定策略。

二、为什么要在医院中进行日间关节置换手术

关节置换作为住院手术已进行了50多年。数十年来随着时代的变化，关节置换不再像20世纪70年代那样需要住院14天[12]。目前，通过多模式疼痛方案、早期活动和血液保存技术，全国范围内（美国）的全膝置换术后平均住院时间为3天[13]。许多医疗机构发现他们患者住院时间下降到1天，并开始提出一个问题，为什么患者需要住院？

如果能直接进入到日间手术中心（ASC）进行关节置换术是很有诱惑力的，但在住院环境下进行日间关节置换术仍具有优势。首先，大家更熟悉医院环境，相关的护理团队、麻醉团队、

器械护士、无菌处理供应部门等可能都已参与关节置换手术多年。医院可以储存和消毒所有术中可能需要的配套器械，并且经常备有多种假体，包括翻修假体。其次，如果患者出现任何并发症，医院可以立刻提供完善安全的协作通路。此外，医院还可以提供高级影像检查、实验室检查和内科学会诊，许多医疗机构还配备有 ICU。尽管在关节置换术后的 48h，内科并发症很少见[8, 9]，但在医院手术仍可以很大程度上减轻外科医生和患者的焦虑。

然而，医院体系也在面临着独特的挑战，外科医生必须与行政部门合作，或者与其他手术科室竞争手术间的使用，且外科医生通常缺乏对围术期护理人员的直接监管。在大型的综合性医院，围术期的医护人员需要照顾众多不同的手术患者。在医院成功完成日间关节置换术需要每个人都具有共同的愿景和使命。

三、文化的变迁

外科医生只是日间关节置换术医疗团队的一部分，在整个过程中指导和治疗患者。但是，与患者接触的每个团队成员，包括办公室工作人员、医疗助手、医师助手、围术期护士和物理治疗师都必须承担起日间关节置换术流程中的相应职责。团队中每个人的教育和计划与日间关节置换术的成功息息相关，而不取决于医师的手术技术和切口大小。与私人医生集团的情况相反，想在医院中行日间关节置换术必须通过改变一些人员的行为来完成；通常这些人员是外科医生无法直接管理的。

强大的内在惯性力量，是实施院内当日手术当日出院的最大障碍。关节置换的相关流程和文化已经存在了数十年，要改变这种惯性思维需要决心，需要一致的信息，也需要基于循证医学证据信息的传播。当日出院有可能影响医院的收入，因为门诊手术的报销比例可能少于住院患者的报销比例。要想革新首先要获得医院管理部门的支持，因为医院无论性质是否是非营利，都不愿做亏本买卖。

门诊关节置换必须以突出的患者满意度、较低的医疗机构成本，以及不高于住院置换的并发症发生率为重点[14-16]，改善患者体验，增加设备引进，减少再入院率[17]。当前，转向门诊置换的大潮已经到来，如果医院拒绝改变，将会被抛在后面。

患者获得门诊关节置换的信息需要从在医生办公室遇到的第一个员工就开始，要保证信息的一致性、同质性。医院有数百名员工，其中许多彼此可能从未见过，这一点与私立医院相反。患者进入医院后，前台登记人员告诉他们，他们将像"既往一样"在医院待 ≥ 3 天，然后医生又要重新开始艰苦的"战斗"，重新调整患者的期望。围术期护理人员、保洁人员、营养服务提供者和出院协调员传达出来的信息要一致。患者遇到的每个人获得的信息都必须与"日间关节置换术"的实际情况相一致。

医院员工要积极接受变革，改换到当天手术当天出院流程将需要医务人员额外工作。变革的动力不应是金钱或恐惧，而应是看到门诊关节置换术给患者体验带来的巨大改善，从而获得卓越的成就感和社会福祉。每个人都希望成为一流企业的一流员工，灌输这种可能性将减轻员工焦虑和对变革的抵制。

四、医院效率

尽管患者的入院状态不同，但手术过程都是相同的，提高效率可以帮助患者成功当天出院。要想在手术当天将患者送回家，需要我们保持警惕，使用口服药物进行疼痛控制并能够安全地活动。这些可能在手术后几个小时就要实现。评估医院日间关节置换术可行性的初步研究仅包括中午之前完成的手术[11]。理论上当天出院可以在下午晚些时候完成，但如果手术晚上 7 点结束，想及时完成所有出院目标会很困难。在大多数医院，围术期员工数量减少，并且经常没有物理治疗师。因此，改善手术室周转率，提高手术效率可以大大增加当天出院的概率。

效率是用最少的时间、精力、金钱和材料产生理想结果的能力。提高效率不仅需要快速行动，需要更改部分围术期流程，更是需要重新调整医疗体系的整体文化。与 ASC 一样，手术室各流程必须并行运行以提高效率，并且必须有行之有效的团队合作方法，应将术前等候时间用于尽可能多的非手术任务，例如静脉通道的建立、备皮、预刷洗，以及局部阻滞和脊髓阻滞麻醉[18]。

手术室时间是医院中最昂贵的商品，所有工作应围绕最大限度地减少手术翻台时间和手术"停摆"时间而进行。

设置完善、随手清理都可以增加手术室的翻台率。手术室中具有多个备用器械，可以同时将患者带入手术间进行麻醉，并在打开器械托盘时进行完整的手术准备。当手术开始缝合时，无须使用的手术器械可以下台，护士开始填写手术文书；一旦患者离开手术间，就可以清洁手术间，然后准备下一台手术。通常，所有医院都有这样的心态，那就是必须按顺序执行任务，但按部就班只会浪费时间，导致效率低下。我们还需要计划好员工轮班的时间和间歇休息时间点，例如，在全膝置换术进行骨水泥步骤之前，立即更换器械护士或器械技术员可能会导致手术延误。保持稳定如一的关节置换团队，采用标准化的手术程序，对于提高效率来说至关重要。

手术间跳台是极大提高医院效率的另一种方法。当手术在 A 手术间结束时，下一位患者可以被带到 B 手术间开始准备。我们为第 2 位患者进行麻醉、备皮和手术铺巾、打开所有器械准备就绪，此时，医师助理、住院医师 / 同事或熟练的一助可以缝合 A 房间手术的切口并覆盖敷料，而此时主刀医生出来与家人谈话并为下一位患者签字。这种做法可以最大限度地提高手术室的生产力，使外科医生在手术之间基本没有"停摆时间"。外科医生必须具有合理稳定的手术时间，以使手术跳台正常运转。多项研究表明，在关节置换术中使用交替手术室已被证明是安全的，并且不会有围术期并发症的风险[19, 20]。

压缩器械数量在医院手术中不像在 ASC 中那样重要，但是此做法可以提高医院的效率，减少器械数量将减少打开、分解摆放的时间，也减少器械的灭菌和处理时间，将最终降低医院成本。要想高效摆放器械，还要使不同外科医生使用的植入物种类尽可能保持一致。这一点非常具有挑战性，特别是在大型医院系统中，可能有 20 名以上的医生，他们可能来自多种培训体系，植入物厂家也可能千差万别，保持一致非常困难，但如果医师们也希望改变医院系统，希望提高效率，尽管他们会偏爱某种特定的植入假体，但必须接受一致性的改变。

五、清晰的路径

减少患者焦虑，同时获得可重复临床结果的最佳方法是用多学科方法开发标准化的临床路径。加速康复临床路径将减少错误和浪费，改善患者的体验。在一项随机研究中，Dowsey 等将163 名患者分为临床路径组和对照组。通过术前教育，临床路径明显减少了住院时间，获得更早的活动能力恢复，同时降低了再入院率，并更精确地匹配了出院目的地[21]。通过多学科计划小组，也可以减少患者对手术的焦虑[22]。当患者意识到术后即刻可能达到期望的功能时，其恐惧和焦虑的程度会大大降低[23-25]。

明确的员工期望值和可重复的路径会为员工赋能，同时赋予团结力和自驱力。编写医学教育材料有助于向各种手术人员传递新规程信息；用手术器械的照片，以及每个手术步骤的说明来制作"手术步骤活页夹"，这些书籍既能用来作日常复习，也能帮助新员工培训。利用有效的手术视频还可以教授新员工最佳手术步骤。这些教育材料将确保每个团队成员对手术过程都有清晰的了解。

需要每月或每季度召开包括手术医生、围术期医护人员和管理者的例会，它可以检查当前方案是否可行，可以确定哪些是有效的方法，而哪些则是需要改进的地方。创造变化的过程是一个渐进性的演变，不会一蹴而就。方案清晰、效率提高最终将导致医院手术量的大幅增加。该数量对于医院创造安全可重复的门诊置换术至关重要。大量研究表明，手术量大的医院和手术量大的手术医师降低了并发症、住院时间、再入院率和翻修比例[26-28]。

六、从 ASC（日间手术中心）汲取经验

关节置换术正迅速向 ASC 转移，究其原因，除了节省成本和潜在的金钱利益外，它改善了医生和患者的体验。在 ASC 中，不仅患者满意度更高[15]，外科医生也被赋予了可以影响医院做出变化的权力。由于医疗保险和医疗救助服务中心允许 UKA、TKA，以及可能很快在 ASC 进行 THA，医院需要寻找合适的方法来鼓励外科医生进行手术，并让患者在医院进行关节置换。

医疗保健是一个客户服务行业（customer service industry），因此，医院需要创建礼宾式（concierge-type）患者体验。患者不应觉得自己只是流水线上的一道工序。医院员工需要友好、热情和乐于助人；应尽可能提供单人病房；入院和出院流程需要简化便利；患者应该感觉到，他们遇到的每个人都确切地知道自己在做什么，并在哪里为患者提供最佳的体验。因此必须在整个医护过程中始终对患者提供一致的信息。

外科医生与医院之间的关系有多种模式，从纯粹的私人执业到受雇的学术性关系等不一而足。医院与外科医生的关系没有完全一样的。无论采用哪种形式，外科医生都需要表达自己的声音，表达自己影响变化的能力，以及分享自己的工作给医院带来经济利益的方法。外科医生竭尽全力减少并发症、提高效率并节省成本，目的是让医院加快周转并可以有更多的患者。

在医生的参与下创建共同管理小组是一种途径，不仅可以分享利润，还可以让外科医生参与到决策中以做出改变。共同管理小组还将帮助外科医生制订标准化流程、患者信息并精简植入物的使用。

七、结论

对于许多外科医生而言，医院将是进行日间关节置换的最简单、最熟悉的环境。推行日间关节置换必须有医院管理部门的支持，并向患者传递一致的信息。明确的方案和提高效率将确保日间关节置换计划的成功实施。

参 考 文 献

[1] Mason JB. The new demands by patients in the modern era of total joint arthroplasty: a point of view. Clin Orthop Relat Res. 2008;466(1):146–52.

[2] Booth RE Jr. Truth in advertising: the ethical limits of direct–to–consumer marketing. Orthopedics. 2006;29:780–1.

[3] Bozic KJ, Smith AR, Hariri S, et al. The impact of direct–to–consumer advertising in orthopaedics. Clin Orthop Relat Res. 2007;458:202–19.

[4] Healy WL, Iorio R, Ko J, et al. Impact of cost reduction programs on short–term patient outcome and hospital cost of total knee arthroplasty. J Bone Joint Surg Am. 2002;84–A(3):348–53.

[5] Hayes JH, Cleary R, Gillespie WJ, et al. Are clinical and patient assessed outcomes affected by reducing length of hospital stay for total hip arthroplasty? J Arthroplast. 2000;15(4):448–52.

[6] Tingle C, Berger RA, Bolognesi MP, et al. Same–day outpatient TJR gains popularity, but careful considerations must be made. Orthopedics Today. 2015;35(8):1, 10–1.

[7] Berger RA. Total hip arthroplasty using the minimally invasive two–incision approach. Clin Orthop Relat Res. 2003;417:232–41.

[8] Berend KR, Lombardi AV Jr, Berend ME, et al. The outpatient total hip arthroplasty: a paradigm change. Bone Joint J. 2018;100–B(1 Supple A):31–5.

[9] Crawford DA, Adams JB, Berend KR, et al. Low complication rates in outpatient total knee arthroplasty. Knee Surg Sports Traumatol Arthrosc. 2019; https://doi.org/10.1007/s00167–019–05538–8. [Epub ahead of print].

[10] Courtney PM, Boniello AJ, Berger RA. Complications following outpatient total joint arthroplasty: an analysis of a national database. J Arthroplast. 2017;32(5):1426–30.

[11] Berger RA, Kusuma SK, Sanders SA, et al. The feasibility and perioperative complications of outpatient knee arthroplasty. Clin Orthop Relat Res. 2009;467(6):1443–9.

[12] Roberts JM, Fu FH, McClain EJ, et al. A comparison of the posterolateral and anterolateral approaches to total hip arthroplasty. Clin Orthop Relat Res. 1984;187:205–10.

[13] Sarpong NO, Boddapati V, Herndon CL, et al. Trends in length of stay and 30–day complications after total knee arthroplasty: an analysis from 2006 to 2016. J Arthroplast. 2019;34(8):1575–80.

[14] Richter DL, Diduch DR. Cost comparison of outpatient versus inpatient unicompartmental knee arthroplasty. Orthop J Sports Med. 2017; 5(3):2325967117694352.

[15] Kelly MP, Calkins TE, Culvern C, et al. Inpatient versus outpatient hip and knee arthroplasty: which has higher patient satisfaction? J Arthroplast. 2018;33(11):3402–6.

[16] Goyal N, Chen AF, Padgett SE, et al. Otto Aufranc Award: a multicenter, randomized study of outpatient versus inpatient total hip arthroplasty. Clin Orthop Relat Res. 2017;475(2):364–72.

[17] Gogineni HC, Gray CF, Prieto HA, et al. Transition to outpatient total hip and knee arthroplasty: experience at an academic tertiary care center. Arthroplast Today. 2018;5(1):100–5.

[18] Wallis CB, Berend KR, Doucette DL, et al. Operating room efficiencies during total joint arthroplasty: be all they can be. Semin Arthroplast. 2018;29:129–33.

[19] Murphy WS, Harris S, Pahalyants V, et al. Alternating operating theatre utilization is not associated with differences in clinical or economic outcome measures in primary elective knee arthroplasty. Bone Joint J. 2019;101–B(9):1081–6.

[20] Sun E, Mello MM, Rishel CA, et al. Association of overlapping surgery with perioperative outcomes. JAMA. 2019;321(8):762–72.

[21] Dowsey MM, Kilgour ML, Santamaria NM, et al.

Clinical pathways in hip and knee arthroplasty: a prospective randomized controlled study. Med J Aust. 1999;170(2):59–62.

[22] Lee A, Gin T. Educating patients about anaesthesia: effect of various modes on patients' knowledge, anxiety and satisfaction. Curr Opin Anaesthesiol. 2005;18(2):205–8.

[23] Berend KR, Lombardi AV Jr, Mallory TH. Rapid recovery protocol for peri–operative care of total hip and total knee arthroplasty patients. Surg Tech Int. 2004;13:239–47.

[24] Lombardi AV Jr, Viacava AJ, Berend KR. Rapid recovery protocols and minimally invasive surgery help achieve high knee flexion. Clin Orthop Relat Res. 2006;452:117–22.

[25] Lombardi AV, Berend KR, Adams JB. A rapid recovery program: early home and pain free. Orthopedics. 2010;33(9):656.

[26] Courtney PM, Frisch NB, Bohl DD, et al. Improving value in total hip and knee arthroplasty: the role of high volume hospitals. J Arthroplast. 2018;33(1):1–5.

[27] Laucis NC, Chowdhury M, Dasgupta A, et al. Trend toward high–volume hospitals and the influence on complications in knee and hip arthroplasty. J Bone Joint Surg Am. 2016;98(9):707–12.

[28] Koltsov JCB, Marx RG, Bachner E, et al. Risk–based hospital and surgeon–volume categories for total hip arthroplasty. J Bone Joint Surg Am. 2018;100(14):1203–8.

第 7 章　患者风险评估和优化

Patient Risk Assessment and Optimization

R. Michael Meneghini　Leonard T. Buller　著

一、概述

关节置换术（TJA）是一种有效治疗关节疾病的方法，它可以帮助患者减轻疼痛、恢复功能、改善生活质量，并最大限度减少并发症[1]。传统习惯上，在 TJA 术后患者需要住院数天。住院期间，治疗通常涉及各种昂贵的医护干预措施，如留置导尿管、自体血回输、持续被动运动（CPM）和患者自控镇痛等。在过去的 15 年中，关节置换术已经从"疾病患者模式"转变为"健康患者模式"，在这种模式中，术前患者已经过优化，术后不再需要长期的住院治疗。同时，随着微创手术的推广，医生对多模式疼痛管理、血液管理和术后早期活动的方法有了更深入的了解，也在着重缩短术后恢复时间。经济方面的考虑也激发了骨科学界对快速恢复 TJA 的兴趣，如在门诊手术中心也可以拥有外科医生[2]。最后，医疗保险和医疗救助服务中心（CMS）从仅住院患者可行的手术清单中删除了全膝置换术（TKA），这也无意中鼓励了 TJA 向门诊的转变[3]。这些因素都为加速康复方案或开发临床照护路径铺平了道路。这些方案运用多学科医护团队的合作，使得患者从术前、术中到术后的体验标准化。

标准化 TJA 治疗路径提高了治疗效率，使大多数患者在手术后可以按照预期的方式和速度恢复[4-9]。加速康复 TJA 已在不同的患者群体中成功进行，且术后并发症和再入院率较低，即便在老年患者[8, 10-14] 中也是如此。

在当前情况下，加速康复 TJA 策略是安全的[15-17]、成本效率高的[2, 18, 19]、对患者友好的[20]。随着 TJA 术后住院时间的持续减少，建立基于证据的保障措施以确保工作重心放在患者安全上（而不是经济利益上）至关重要，这样可以确保围术期并发症不会增加[21-23]。所有医护人员（外科医生、麻醉科医师、内科会诊医师、治疗师、护理人员和临床人员）之间的协调照护关乎加速康复计划成功落地。此外，安全且成功的加速康复 TJA 取决于诸多重要因素，包括患者选择、多学科协调、标准化的围术期规程和术后管理。本章描述了潜在的适合门诊手术的患者评估和治疗，以确保其特定疾病模式，使他们从加速康复 TJA 的方式中受益。

二、患者选择与风险评估

加速康复计划的成功始于患者进入手术室之前。第一步是咨询骨科医师并确定 TJA 的必要性。成功源于选择适当的手术适应证，对错误的患者即使进行最佳手术也会带来弊大于利的后果。所有接受择期 TJA 的患者均应接受医师的术前医学评估，并进行适当的风险分级。这应包括内科、牙科和心脏问题的排除；药物调整；以及静脉血栓栓塞预防计划。在医学预筛查期间会得出许多新的诊断，高达 2.5% 的患者会被认为进行择期的 TJA 的手术风险过高 [24]。医疗团队的作用是识别、纠正或解决任何可逆的风险因素。只有少数患者缺乏并发症［13% 的 TKA 和 17% 的全髋关节置换术（THA）］，这更凸显了风险分级和术前优化的重要性 [25]。应建立特定的流程来优化常见的全身情况。例如，应建议吸烟者术前戒烟，以利伤口愈合并减少与麻醉有关的风险；应当对肥胖者进行与肥胖相关的风险教育，并建议患者减肥；应当指导患有阻塞性睡眠呼吸暂停（OSA）的患者在手术当天携带其个人设备，并告知他们将在住院期间进行连续血氧饱和度监测。此外，不符合治疗要求的 OSA 患者不应作为门诊髋膝置换术的候选人。糖尿病患者血糖控制不佳，同样是术后并发症增加的危险因素 [26]，应该推迟手术直到血糖严格控制。深静脉血栓形成（DVT）的风险分级也应包括在术前筛查中 [27]，并应尽早制定预防计划，以免术后出现延误和混乱。

在经过术前优化后，传统上仅用有限的非特异性评估标准来选择那些适合加速康复 TJA 的患者，如美国麻醉医师协会身体状况分类系统（ASA-PS）或 Charlson 共病指数（CCI），但这些标准都不是为日间关节置换患者专门设计的。医护人员经常将这些指标和某些共病（慢性阻塞性肺疾病、充血性心力衰竭、冠状动脉疾病和肝硬化）与 [28] 住院时间延长结合起来，并选择没有这些疾病的患者进入加速康复关节置换的临床路径 [29]。然而，使用这种患者选择策略并不是基于循证医学证据的，而且已经发现它们在识别那些能够进行加速康复的患者时，可靠性很差。例如，Goyal 等将未选择的 THA 患者随机分为门诊或住院（过夜）手术，排除了 75 岁以上、无助行器不能行走、服用慢性阿片类药物或 BMI > 40kg/m^2 的患者 [30]。作者发现，由于头晕 / 低血压、疼痛、患者不配合、恶心、自理能力障碍或尿潴留，随机门诊手术的患者中有 24% 在手术当天无法出院。同样，Gromov 等对 550 名髋关节和膝关节置换患者进行了筛查研究[31]，发现在手术当天未出院的最常见原因，包括未能达到出院标准（自主排尿）、缺乏当日出院的意愿，以及无法安全地进行物理治疗。这两项研究都强调了准确风险分级对于加速康复 TJA 中选择安全患者的价值和重要性。在美国，根据《2018 年门诊患者预付费系统》规则，将 TKA 过渡到加速康复的压力进一步加大，该规则将 TKA 从"仅住院患者"列表中删除。作为回应，美国髋膝关节医师学会发表了关于门诊 TJA 的立场声明，特别强调了患者筛选过程中患者安全的重要性[32]。

门诊关节置换术风险评估（OARA）是专门为识别在医学上适合于 TJA 后当天和次日出院的患者而设计的。OARA 评分是唯一的风险评估工具，专门用来确定患者是否可以安全地接受门诊 TJA，该评分由 1 名围术期内科专家和 1 名大手术量的医生合作开发，该医生在加速康复和早期出院流程方面有数十年经验，并且关节置换手术量＞ 20 000 例。该分数评估了 9 个方面的并发症，每个方面都包含特定内容（如身体质量指数、长期使用镇痛药物等），具体取决于其存在和严重程度，以及对其进行控制和医学优化的程度[33]。在每个并发症区域中，与安全早期出院相关的计算分数权重并不相同。意识到加速康复 TJA 手术患者的脆弱性，OARA 评分是专门为提高患者安全而设计的，并且多项研究均评估了其有效性[33, 34]。

最近，有研究在一组 1785 名 TJA 患者中评估了 OARA 评分的参数[34]。对于术后当日出院的患者而言，作者发现 OARA 平均评分提供了优于 ASA-PS 的区分度。

此外，使用 79 分的术前临界值，OARA 评分接近所需的 100% 阳性预测值（PPV）100% 特异性和 0% 假阳性率（FPR）。阳性预测值（PPV）较高，即分数较低的患者当天出院的可能性高，特异性较高；分数较高的患者在同一天不回家的概率高，假阳性率（FPR）较低；当天回家的患者中分数较高患者比例较低，表明 OARA 评分对识别是否可以安全接受门诊 TJA 的患者非常有效的。此外，研究发现 OARA 评分的阴性预测值（NPV）较低，即评分较高的患者未在同一天出院的可能性低敏感性较低；评分较低的患者当日出院比例较低同时假阴性率很高；当天未出院患者中分数较低患者比例较高，这反映了在医疗安全方向分数设计的错误。

OARA 评分也由 Kim 等在 332 个连续 THA 中进行了外部评估[35]。他们评估了 OARA 评分的应用效果，将评分应用在接受当日出院（SDD）和第二天出院（NDD）临床路径的初次 THA 两个独立系统的患者队列中。值得注意的是，当日出院（SDD）临床路径利用了风险分级、术前教育和围术期优化。作者发现，当日出院队列的临界值 59 分具有较高的阳性预测值（86.1%）和阴性预测值（23.1%），但这些值与次日出院队列有显著差异（分别为 35.5% 和 86.1%）。他们认为次日出院患者中有较高的阴性预测值，表明对在术后第 1 天无法出院的患者进行术前评估的有效性，并表明这是术前有用的知识，可用于进一步优化任何可改善的危险因素。他们还发现，与 OARA 分数较低的次日出院队列相比，OARA 分数 < 59 的同日出院队列具有更低的 30 天再入院率，更低的 90 天再入院率，以及出院回家概率更高。总之，笔者得出的结论是 OARA 评分对 THA 后可以安全进行当天出院的患者进行了有效区分，并且该评分可高度预测在术后第一天有出院失败风险的患者。

与 ASA-PS 和 CCI 评分不同，OARA 评分不是衡量身体状况、医学复杂性或死亡率的指标，但仍与 TJA 相关的并发症有关。这很有帮助，因为一些不适合早期出院的患者可能具有较低的 ASA-PS 和 CCI 评分。例如，原本是健康的，但合并纤维肌痛而疼痛控制不佳病史的患者，其 ASA-PS 评分为 1，CCI 较低，但 OARA 评分较高，这使他们不适合早期出院。相反，患有多种病情稳定的医学问题的患者可能具有较高的 ASA-PS 和 CCI 评分，但具有较低的 OARA 评分。

上述风险评估方法适用于评估医疗病症和相关风险，以确定能否成功安全地进行门诊髋和膝关节置换术，但目前人们广泛接受的是，心理社会问题和地理障碍（地域差异）同样可能会影响外科医生成功在门诊进行髋膝关节置换术。

实践中，阻碍术后当天出院的是患者和家属的恐惧或焦虑。这一点是可以理解的，患者和（或）其家人对进行全髋或膝关节置换术后仅数小时出院，可能会担心出院后护理的负担、意外并发症、身体活动受限，以及担心医院将相关责任转移到家庭和家中看护人身上等。对于那些在医学上、身体方面和外科手术适应证上适合门诊关节置换的患者，如果完成全面严格的术前教育后，患者和家属仍然感到忧虑，我们通常将这些患者作为医院内的患者进行手术，并确定他们在手术后当日出院的可行性，同时进行物理治疗，并由骨科医生和内科专家进行评估。最终，在这个时间点上，如果患者或家人仍然犹豫、恐惧或不愿出院，我们允许这些患者留在医院过夜，第二天出院。显然，这种情况会给门诊手术中心带来问题，这就是为什么在选择患者过程中必须考虑患者的忧虑。另一种还要考虑心理社会方面的因素包括无法控制的抑郁、焦虑或精神障碍。患者及其照顾者必须在精神和情感上能够承担起术后的即时护理，包括适当的用药、监测患者的医疗和身体状况以防可能的并发症，并执行身体模式和指令以控制肿胀和疼痛。最后，门诊手术患者选择标准的关键社会心理因素还包括确保每个患者都有足够的家庭支持。如果患者独自生活且没有人能够在手术之夜照顾他们，或者患者的家庭状况无法给患者提供充分的照护责任（如患有慢性病、丧偶或无伴侣等），患者最好在手术当天不要出院。

使用基于循证医学证据的选择标准，以及适当的社会心理标准来进行准确的医学风险分级，是制定加速康复计划、确保患者安全并消除早期出院潜在障碍的关键第一步。有了数据化的患者选择，使用加速康复方案安全地进行手术的百分比将继续增加。

三、多学科协同照护

选择适当患者之后，需要采取多学科加速康复的方法，以确保该过程安全且并发症风险低。由骨科医生、内科医生和多学科住院护理团队组成的多学科方法已被证明可显著减少住院时间和再入院率，同时能够提早患者术后活动[36]。但是，与标准住院患者 TJA 相比，TJA 术后加速康复患者有其独特的影响，其中最直接、最明显的是时间更少；诊断和治疗潜在并发症（药物反应、麻醉不良反应等）的时间更少，解决术后焦虑症或出院指导的时间也更少。

加速康复 TJA 还使患者在术后恢复中具有较早的变异性，而标准的住院 TJA 方案没有足够的手段来解决既定时间内的潜在问题。因此，支持手术前后患者加速康复的增强型医护规程与手术本身一样重要。成功过渡到加速康复 TJA 需要进行准备，这给手术团队明显增加了时间负担。标准 TJA 住院患者的流程需要增加包括如前所述的医疗优化、术前教育、出院计划、人员配备，以及建立安全网络，并在手术后与护理团队进行可靠且有效的沟通[37]。

四、结论

关节置换术是最常见和最成功的骨科手术之一。随着提高效率和降低成本的压力增加，我们对术后恢复理解逐步提高，康复可以转向基于循证医学证据的加速康复方案。在门诊进行的 TJA 手术将显著上升，预计到 2026 年[38]，所有初次 TJA 中有一半以上将在门诊中进行。为了避免并发症的增加，必须通过合适的患者选择和患者教育、多学科协作和优化围术期照护，确保向加速恢复 TJA 的安全过渡。随着快速恢复 TJA 的发展，仍需要基于循证医学证据寻找最佳的医疗流程。医疗的标准化将提高效率，并使患者对外科手术干预的反应变得高度可预测。

参 考 文 献

[1] Charnley J. Arthroplasty of the hip: a new operation. Lancet. 1961;277:1129–32.

[2] Aynardi M, Post Z, Ong A, Orozco F, Sukin DC. Outpatient surgery as a means of cost reduction in total hip arthroplasty: a case–control study. HSS J. 2014;10:252–5.

[3] Yates AJ, Kerr JM, Froimson MI, Della Valle CJ, Huddleston JI. The unintended impact of the removal of total knee arthroplasty from the center for Medicare and Medicaid services inpatient–only list. J Arthroplast. 2018;33:3602–6.

[4] Berger RA, Sanders SA, Thill ES, Sporer SM, Della Valle C. Newer anesthesia and rehabilitation protocols enable outpatient hip replacement in selected patients. Clin Orthop Relat Res. 2009;467:1424–30.

[5] Berger RA, Jacobs JJ, Meneghini RM, Della Valle C, Paprosky W, Rosenberg AG. Rapid rehabilitation and recovery with minimally invasive total hip arthroplasty. Clin Orthop Relat Res. 2004;429:239–47.

[6] Berger RA, Sanders S, Gerlinger T, Della Valle C, Jacobs JJ, Rosenberg AG. Outpatient total knee arthroplasty with a minimally invasive technique. J Arthroplast. 2005;20:33–8.

[7] Dorr LD, Thomas DJ, Zhu J, Dastane M, Chao L, Long WT. Outpatient total hip arthroplasty. J Arthroplast. 2010;25:501–6.

[8] Kolisek FR, McGrath MS, Jessup NM, Monesmith EA, Mont MA. Comparison of outpatient versus inpatient total knee arthroplasty. Clin Orthop Relat Res. 2009;467:1438–42.

[9] Berend KR, Lombardi AV, Mallory TH. Rapid recovery protocol for peri–operative care of total hip and total knee arthroplasty patients. Surg Technol Int. 2004;13:239–47.

[10] Berger RA, Kusuma SK, Sanders SA, Thill ES, Sporer SM. The feasibility and perioperative complications of outpatient knee arthroplasty. Clin Orthop Relat Res. 2009;467:1443–9.

[11] Stambough JB, Nunley RM, Curry MC, Steger–May K, Clohisy JC. Rapid recovery protocols for primary total hip arthroplasty can safely reduce length of stay without increasing readmissions. J Arthroplast. 2015;30:521–6.

[12] Toy PC, Fournier MN, Throckmorton TW, Mihalko WM. Low rates of adverse events following ambulatory outpatient total hip arthroplasty at a free–standing surgery center. J Arthroplast. 2018;33:46–50.

[13] Basques BA, Tetreault MW, Della Valle CJ. Same–day discharge compared with inpatient hospitalization following hip and knee arthroplasty. J Bone Joint Surg. 2017;99:1969–77.

[14] Starks I, Wainwright TW, Lewis J, Lloyd J, Middleton RG. Older patients have the most to gain from orthopaedic enhanced recovery programmes. Age Ageing. 2014;43:642–8.

[15] Richards M, Alyousif H, Kim J–K, Poitras S, Penning J, Beaulé PE. An evaluation of the safety and effectiveness of total hip arthroplasty as an outpatient procedure: a matched–cohort analysis. J Arthroplast. 2018;33:3206–10.

[16] Courtney PM, Froimson MI, Meneghini RM, Lee G–C, Della Valle CJ. Can total knee arthroplasty be performed safely as an outpatient in the medicare population? J Arthroplast. 2018;33:S28–31.

[17] Nelson SJ, Webb ML, Lukasiewicz AM, Varthi AG, Samuel AM, Grauer JN. Is outpatient total hip arthroplasty safe? J Arthroplast. 2017;32:1439–42.

[18] Bertin KC. Minimally invasive outpatient total hip arthroplasty. Clin Orthop Relat Res NA. 2005;435:154–63.

[19] Lavernia CJ, Villa JM. Rapid recovery programs in arthroplasty. J Arthroplast. 2015;30:533–4.

[20] Kelly MP, Calkins TE, Culvern C, Kogan M, Della Valle CJ. Inpatient versus outpatient hip and knee arthroplasty: which has higher patient satisfaction? J Arthroplast. 2018;33:3402–6.

[21] Teeny SM, York SC, Benson C, Perdue ST. Does shortened length of hospital stay affect total knee arthroplasty rehabilitation outcomes? J Arthroplast. 2005;20:39–45.

[22] Kim S, Losina E, Solomon DH, Wright J, Katz JN. Effectiveness of clinical pathways for total knee and total hip arthroplastyLiterature review. J Arthroplast. 2003;18:69–74.

[23] Weiser MC, Kim KY, Anoushiravani AA, Iorio R, Davidovitch RI. Outpatient total hip arthroplasty has minimal short–term complications with the use of institutional protocols. J Arthroplast. 2018;33:3502–7.

[24] Meding JB, Klay M, Healy A, Ritter MA, Keating EM, Berend ME. The prescreening history and physical in elective total joint arthroplasty. J Arthroplast. 2007;22:21–3.

[25] Callaghan JJ, Pugely A, Liu S, Noiseux N, Willenborg M, Peck D. Measuring rapid recovery program outcomes: are all patients candidates for rapid recovery. J Arthroplast. 2015;30:531–2.

[26] Goldstein DT, Durinka JB, Martino N, Shilling JW. Effect of preoperative hemoglobin A(1c) level on acute postoperative complications of total joint arthroplasty. Am J Orthop (Belle Mead NJ).

2013;42:E88–90.

[27] Lieberman JR, Heckmann N. Venous thromboembolism prophylaxis in total hip arthroplasty and total knee arthroplasty patients. J Am Acad Orthop Surg. 2017;25:789–98.

[28] Courtney PM, Rozell JC, Melnic CM, Lee G–C. Who should not undergo short stay hip and knee arthroplasty? Risk factors associated with major medical complications following primary total joint arthroplasty. J Arthroplast. 2015;30:1–4.

[29] Lovald S, Ong K, Lau E, Joshi G, Kurtz S, Malkani A. Patient selection in outpatient and short–stay total knee arthroplasty. J Surg Orthop Adv. 2014;23:2–8.

[30] Goyal N, Chen AF, Padgett SE, Tan TL, Kheir MM, Hopper RH, Hamilton WG, Hozack WJ. Otto Aufranc Award: a multicenter, randomized study of outpatient versus inpatient total hip arthroplasty. Clin Orthop Relat Res. 2017;475:364–72.

[31] Gromov K, Kjærsgaard–Andersen P, Revald P, Kehlet H, Husted H. Feasibility of outpatient total hip and knee arthroplasty in unselected patients. Acta Orthop. 2017;88:516–21.

[32] Meneghini R, Gibson W, Halsey D, Padgett D, Berend K, Della Valle CJ. The American Association of Hip and Knee Surgeons, Hip Society, Knee Society, and American Academy of Orthopaedic Surgeons position statement on outpatient joint replacement. J Arthroplast. 2018;33:3599–601.

[33] Meneghini RM, Ziemba–Davis M, Ishmael MK, Kuzma AL, Caccavallo P. Safe selection of outpatient joint arthroplasty patients with medical risk stratification: the "outpatient arthroplasty risk assessment score". J Arthroplast. 2017;32:2325–31.

[34] Ziemba–Davis M, Caccavallo P, Meneghini RM. Outpatient joint arthroplasty—patient selection: update on the outpatient arthroplasty risk assessment score. J Arthroplast. 2019;34:S40–3.

[35] Kim KY, Feng JE, Anoushiravani AA, Dranoff E, Davidovitch RI, Schwarzkopf R. Rapid discharge in total hip arthroplasty: utility of the outpatient arthroplasty risk assessment tool in predicting same–day and next–day discharge. J Arthroplast. 2018;33:2412–6.

[36] Dowsey MM, Kilgour ML, Santamaria NM, Choong PF. Clinical pathways in hip and knee arthroplasty: a prospective randomised controlled study. Med J Aust. 1999;170:59–62.

[37] Sah A. Considerations for office and staff protocols for outpatient joint replacement. J Arthroplast. 2019;34:S44–5.

[38] DeCook CA. Outpatient joint arthroplasty: transitioning to the ambulatory surgery center. J Arthroplast. 2019;34:S48–50.

第 8 章　加速康复外科 (ERAS)：不断优化的实践应用

Enhanced Recovery After Surgery (ERAS): The Changing Practice

Christopher Campese　Jeremy Asnis　Ezra Kassin　著

缩略语

ACB	adductor canal block	内收肌管阻滞
BMI	body mass index	身体质量指数
BPH	benign prostatic hypertrophy	良性前列腺增生
CNS	central nervous system	中枢神经系统
COX-2	cyclooxygenase isoform 2	环氧合酶亚型 2
DVT	deep venous thrombosis	深静脉血栓
ERAS	early recovery after surgery	加速康复外科
FNB	femoral nerve block	股神经阻滞
GDFT	goal-directed fluid therapy	目标导向液体疗法
IPACK	infiltration between popliteal artery and capsule of the knee	腘动脉与膝关节囊之间的浸润
MI	myocardial infarction	心肌梗死
NPO	nil per os	禁食禁饮
NSAID	nonsteroidal anti-inflammatory drug	非甾体抗炎药
OIH	opioid-induced hyperalgesia	阿片类药物致痛过敏
PACU	postanesthesia care unit	麻醉复苏室
PAI	periarticular injection	关节周围注射

PNB	peripheral nerve block	周围神经阻滞
POD	postoperative day	术后当天
PONV	postoperative nausea and vomiting	术后恶心呕吐
PT	physical therapy	物理治疗
SNB	sciatic nerve block	坐骨神经阻滞
SNF	skilled nursing facility	专业护理机构
TIVA	total intravenous anesthesia	全静脉麻醉
TJA	total joint arthroplasty	关节置换术
TKR	total knee replacement	全膝关节置换
TXA	Tranexamic Acid	氨甲环酸
UTI	urinary tract infection	尿路感染

随着关节置换术（TJA）手术技术的进步，以及早期活动和康复趋势的发展，麻醉护理领域也出现了类似于加速康复和功能恢复的创新[1, 2]。数十年来，多个外科专家对手术应激、长时间制动和术后器官功能障碍后果进行了研究，结果显示多种因素对康复均有影响[3]。这些复杂的因素，如术后疼痛控制、恶心、肌肉萎缩和疲劳、肠梗阻和认知功能障碍，推动了麻醉实践的发展，体现了应用多模式的方法来显著减少关节置换后出现的问题[4, 5]。麻醉学的加速康复（ERAS）方案始创于 20 世纪 90 年代，此后经历了快速发展，从根本上改变了手术患者的围术期管理方法，当前正在成为关节置换患者手术实践的关键支柱[6, 7]。

临床上的进步并不是这些改进的唯一驱动力。关节置换术目前是美国最常见的手术之一，有 100 多万例手术，预计到 2030 年将增加近 1 倍[8, 9]。ERAS 方案在围术期护理的许多方面都表现出显著的改善，包括住院相关费用降低、术后住院时间显著减少、通过改善随访护理而缩短住院时间[10]，减少并发症和 30～90 天内的再入院[3, 11]。这些成就将继续发挥核心作用，努力推动总体成本控制、推进高质量和基于价值的 TJA 护理理念[9, 12]。

一个成功的 ERAS 计划，其主要目标应创建一个全面的、可复制的过程，该过程涵盖整个围术期，并且需要不断审查和完善。多模式方法涉及多个医学专业，包括对临床实践和结果进行严格评估和修改[10]，ERAS 平台寻求在当前临床路径成功应用的基础上进行扩展，以开发出全膝置换术更加标准化的实践方法[6]（图 8-1）。

研究表明，与早期的临床路径模式相比，ERAS 方案的开发和实施显著改善了术后输血的需求率、90 天的死亡率和住院时间，但再入院率没有变化[13]。

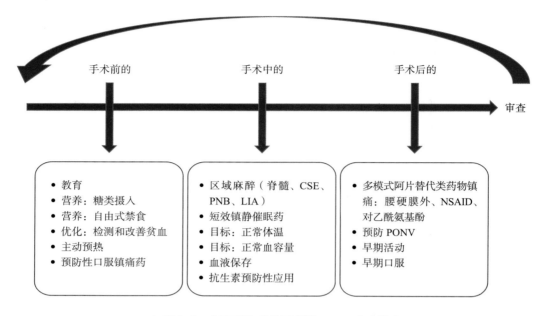

▲ 图 8-1　全膝置换术的围术期 ERAS 方案样本

CSE. 腰硬联合；PNB. 周围神经阻滞；LIA. 局部浸润麻醉；NSAID. 非甾体抗炎药；PONV. 术后恶心呕吐
［经许可转载，引自 *British Journal of Anaesthesia* 117 (S3): iii63 (2016) Fig. 1. ©2016 Elsevier 版权所有］

一、术前注意事项

开始患者准备工作后，成功最重要的驱动力之一就是进行全面宣教并提供相关早期康复方案，这需要改善外科医生及其团队之间的沟通，以更好地管理住院患者的期望值如疼痛控制、住院治疗、使用康复服务，以及术后功能恢复等[14-16]。通过适当地投入时间和资源，可以减少偏离公认治疗途径，并提高患者的满意度，树立早日康复出院的信心[6]。宣教从外科医生办公室对话开始，可以采取多种形式，通常是在多个地点进行的，从而决定是否进行全膝置换术。在这里，手术团队可以解释 ERAS 体验中涉及的步骤，并回答患者可能提出的任何问题[7, 17]。

某些中心通过为患者开设正规的术前 TJA 教育班获得了积极的收益，这些课程为术前患者在家中学习提供了大量资料。这类资料还涉及有关术前准备和术后管理的具体内容，包括疼痛控制技术及对术后早期下床活动的期望[18]。了解患者手术后的出院计划和手术偏好［即出院回家庭或去专业护理机构（SNF）或康复治疗］对实现这些预期目标有重要影响[19]。机构的支持，医护人员包括护理协调员、术后护士、理疗师、医师助手和麻醉科医师的积极参与，对于确保这些宣教效果至关重要[16]。目前，支持努力宣教可减少不良后果、改善疼痛或促进功能恢复的证据有限。然而，宣教能减少患者围术期焦虑，特别是那些不经常使用网络或对 TJA 有不切实际期望的患者效果良好[6, 20]。

　　患者对于经历关节置换术也应有充分的心理准备，包括对焦虑和抑郁潜在状况的管理，这些潜在状况在普通人群中越来越普遍 [21, 22]。心理健康管理包括术后康复和随访，无论是面谈还是通过电子访问进行，心理健康管理将贯穿整个围术期。骨科文献中越来越多的证据表明，精神和情感障碍与较差的手术结果和较高的住院支出互为相关 [23, 24]，通过药物使用或加强术前咨询宣教，术前心理支持和干预可以安全有效地改善围术期的心理问题，为 TJA 患者增加潜在价值和益处 [24]。

　　这种术前教育可以在麻醉科的术前评估访视中进一步补充。作为 ERAS 方案的一部分，在访视中，患者可以更详细得知麻醉方案，麻醉师也可以针对患者存在的多种并发症，与患者讨论和推荐风险等级适当的麻醉技术。

　　正确选择和纠正、优化可识别的危险因素是术前准备的一个重要环节，危险因素包括贫血、肥胖、药物使用、药物滥用、糖尿病、营养不良，甚至慢性疼痛。已有研究表明，不良的患者愈后（如手术部位感染）与这些风险息息相关 [25]。如果建立一个目标来纠正这些和其他一些可逆转的危险因素，那么推迟关节置换术直到达到这些术前指标正常可能是有好处的。然而，对于某些患者来说，实现术前目标可能是不可行的，实施严格的截止值将影响他们进行 TJA 治疗 [26]，这一点需要注意。

　　如果没有适当的术前评估，TJA 的 ERAS 路径很可能不会成功。术前评估最常见的情况是护理人员与医学专科医生一起进行医学评估和优化。如果对患者先前存在的并发症进行了彻底的个案评估，患者又接受了术前优化，该患者是否继续手术是可以适当决定的。可以进行预先的康复锻炼，包括腘绳肌拉伸和股四头肌锻炼，这些措施能减少术后住院时间，提供潜在的价值 [27]。但是，尚未发现运动疗法和预先康复对疼痛评分、住院费用或功能恢复有任何显著益处 [28–31]。

　　高价值的策略还包括在 TJA 之前的前几周筛查和纠正术前贫血。适当的围术期贫血管理（在大多数研究中定义为女性血红蛋白水平 < 12g/dl，男性 < 13g/dl）可以减少围术期输血、感染、住院时间延长和死亡的发生风险 [32, 33]。一项针对 5000 多名全髋或全膝置换术患者的前瞻性研究发现，术前贫血导致围术期输血需求增加了 4 倍，同时伴有与输血有关的并发症增加、住院时间延长、再住院率增加 [34]。对于 75 岁以上的患者和其他伴有多种并发症的患者，贫血的负面影响也许会更大。

　　如果发现术前贫血，应尽力将患者的血红蛋白水平校正至正常水平（图 8-2）。如果时间充足，通常仅口服铁剂即可完成。如果对口服铁补充剂没有足够的反应，或对该疗法缺乏耐受性或在有限的时间内难以校正血红蛋白水平，则可以采用静脉补充铁剂或促红细胞生成素治

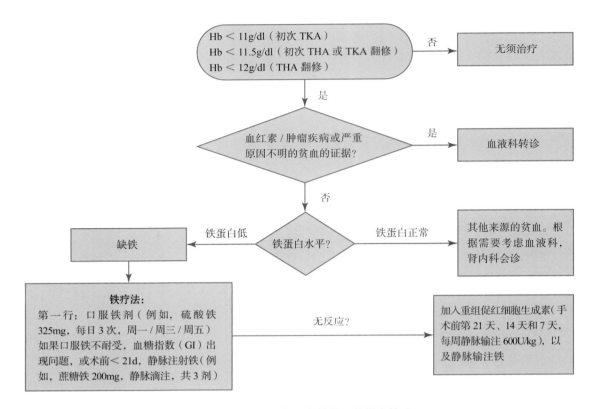

▲ 图 8-2　ERAS 贫血术前处理的样本算法
经许可引自 *Anesthesiology Clinics* 36:376（2018）Fig. 1. ©2018Elsevier 版权所有

疗[35]。尽管这些疗法确实需要足够的时间进行评估和执行，但它们强调需要更加关注 TJA 贫血患者的补救途径，以改善护理，减少并发症并控制成本[36]。

TJA 患者应考虑术前增强身体状态，包括积极减肥和降低身体质量指数（BMI）。早期研究表明肥胖对 TJA 影响尚无定论。一些研究人员发现对结果没有影响，而另一些研究人员开始证明肥胖患者的预后较差[37, 38]。随着肥胖患者比例的增加，数据更加清楚地显示围术期并发症与体重过重之间的直接联系[39, 40]。对于 BMI > 30kg/m² 的患者，住院时间延长和出院后需要到专业康复机构的发生率更高。然而，病态肥胖症（定义为 BMI > 40kg/m²）患者的总体术后并发症明显增加，包括感染率增加高达 7 倍、TJA 过早失败，以及死亡率增加[41]。

由于这种关系，许多外科医生在进行择期关节置换术之前，已将身体质量指数设定在40kg/m²以下[42]，美国髋膝关节外科医生协会等全国性组织已围绕病态肥胖人群中 TJA 患者发表声明[43]。在这个医疗护理重点向价值和质量转变的时代，鼓励降低并发症发生率和减少再手术，这些态度得到了进一步强化。对于需要进行全膝置换术的病态肥胖患者（BMI > 40kg/m²），这里有一个强烈的建议，即术前减肥，以最大限度地减少并发症。鉴于许多人在进行 TJA 之前或之后难以实现减肥目标，目前围绕与减肥医生合作途径的研究正在进行，并在检验关节置换之前减肥手术和最佳护理实践的可能益处[44, 45]。

在手术前至少 4～6 周停止吸烟、停止滥用药物，益处显而易见。吸烟会延长患者术后使用呼吸机时间，增加肺部并发症，有伤口愈合问题和感染、骨愈合不良、假关节和疼痛控制不佳的风险[46]。指导戒烟成本低，效益大，好处多多，会使大多数患者在手术后保持无烟状态[47]。

目前糖尿病是最普遍和影响最大的疾病之一，仅美国就有 3000 多万人患病[48]，它是严重骨关节炎的重要危险因素。据报道糖尿病在需要关节置换术的患者中更为普遍[49]。研究表明，糖尿病患者术后并发症的发生率显著增加，如脑卒中、肺炎、术后输血、感染和假体植入失败等[50, 51]。在受影响的患者群体中糖尿病发病率高，通过适当的管理和护理对手术益处良多，鉴于此研究人员主张对所有择期行关节置换术的患者进行积极的糖尿病筛查[52]。虽然对于作为指导 TJA 进行的临床标志物的有效性还存在一些争议[53]，美国糖尿病协会建议严格控制血糖和糖尿病管理，术前目标是糖化血红蛋白水平 < 7.0%，围术期空腹血糖水平在 90～130g/dl，否则可能推迟 TKA 手术，直到血糖平衡令人满意，以最大限度地减少潜在的术后并发症[54, 55]。

我们在改善患者营养不良方面也存在类似好处，包括 TJA 在内的所有外科学科都表明，营养不良是一个可纠正的危险因素，它与伤口并发症和感染增加呈正相关[56]。文献显示营养不良状态的特异性标志物，包括淋巴细胞总数 < 1500/mm³，白蛋白 < 3.5gm/dl，前白蛋白 < 15gm/dl，转铁蛋白水平 < 200mg/dl[57]。这些已经被用来评估和筛查 TJA 患者的术前营养状况。

没有单一的检测方法可用来预测营养不良，但白蛋白水平 < 3.5gm/dl 关乎术后感染和手术并发症，是一个显著相关的标志物[58-60]。白蛋白是一种运输脂肪酸、类固醇和激素的关键血清蛋白，对伤口的正常愈合和免疫功能维护至关重要。低蛋白血症患者更有可能经历全面营养不良和缺乏细胞最佳活动所需的基本维生素和矿物质[61]，而后者是细胞最佳活动所必需的。此外，白蛋白低的患者通常更有可能出现严重的心脏、肝脏和肾脏并发症，导致较高的术后并发症发生率[59]。基于这一证据，术前通过白蛋白水平测量和评估营养状况的做法在 ERAS 方案中发挥重要作用，如果在关节置换术前纠正低蛋白血症，术后感染和并发症发生率会较低。

有慢性疼痛问题的患者应该在进行 TJA 前与疼痛专家会面，以便更好地理解和管理术后疼痛，并适当地给予术前止痛方案[62]。那些接受慢性阿片类药物治疗的患者报告显示，与没有慢性疼痛症状的患者相比，进行 TJA 后疼痛强度更强，术后阿片类药物需求更多，并发症水平更高。这可能是多种因素引起的，包括疼痛受体敏感性增强引起的阿片类药物诱导下的痛觉过敏（OIH）[63, 64]，以及阿片类药物的耐受性，这通常会引起急性疼痛治疗不足。研究表明，对于接受慢性疼痛治疗的患者来说，在关节置换手术前协助他们摆脱阿片类药物基线剂量的做法是有好处的[65]。此外，那些正在经历焦虑等情感障碍或表现出"疼痛灾难"（一种以疼痛症状得到更多关注而放大疼痛的行为模式）的患者，可以受益于术前疼痛应对疗法和适应性行为疗法[2, 66, 67]。

受 ERAS 方案影响的麻醉护理中，更重要的进步是对 NPO 指南的挑战。诸多研究发现，几十年前开发的为了预防肺部误吸的禁食要求其实对患者的安全没有影响[68, 69]。ERAS 为结直肠手术制定的共识指南允许全身麻醉诱导前 2h 内喝下清澈液体，固体的 NPO 限制为 6h[70]，而其他中心将这一限制扩大到 8h，因为这可能会延长胃排空时间（图 8-3）[71]。这些修订的 NPO 指南已被证明适用于无并发症的糖尿病患者、肥胖和非肥胖人群，而对于有胃排空延迟病史的糖尿病患者则建议要求更严格[72-74]。

NPO 指南	
嚼口香糖	尽快移除
清饮	2h
糖果 / 溶解糖	2h
固体 / 脱脂轻餐	6h
脂肪餐 / 牛奶	8h

▲ 图 8-3　用于 ERAS 方案的 NPO 指南示例
改编自当前的 Northwell Health System Guidelines

ERAS 方案在其他外科专科，特别是结直肠手术中，也有相应的情况，允许患者在手术前 2～3h 喝下高达 300ml 糖类清饮，目的是让患者在围术期处于高代谢活跃状态，以最大限度地减少术后蛋白质和氮的缺乏，从而获得更快的恢复时间，减少住院时间[75, 76]。我们明确建议 TJA 患者可从类似的糖类摄入中获益。目前尽管数据有限，关于代谢活动状态对促进手术人群恢复的可能影响研究仍在继续[77]。

二、术中注意事项

（一）麻醉管理

在关节置换术中，选择椎管内麻醉或全身麻醉一直有争议[78]。越来越多的研究支持使用神经 / 区域麻醉而不是全身麻醉来改善术后结果，因为前者有较低的深静脉血栓形成（DVT）概率[79]、较少的短期认知功能障碍[80]、肺栓塞、肾损伤、感染、输液要求、较短的住院时间和较低的 30 天内再入住院率[81]。支持神经麻醉的血栓保护作用的文献大多是在常规和基于方案的围术期抗凝之前产生的。认知优势同样不能在术后即刻持续记录下来[82]。一项针对 2006—2010 年接受初次髋关节或膝关节置换术的 50 万名患者的大型数据库研究发现，TJA 的全身麻醉率仍 > 75%[83]。

最近，几位作者提出，椎管内麻醉可改善关节置换术的综合结果，包括发病率和死亡率、住院时间和总成本[84-86]。关于 TJA 的 ERAS 方案中最佳方法是区域 / 神经麻醉，因为它能提供出色的麻醉效果和交感神经阻滞，并显著减少术后胰岛素和应激激素的释放[87]。与全身麻醉相比，神经麻醉还可以减少住院时间，这是关节置换早期恢复方案的重要目标[88]。大型且"高容量"的中心越来越多地首选神经麻醉[89]。当选择全身麻醉时，无论是由于神经的禁忌证还是患者 / 医生的偏好，与传统的吸入剂相比，支持使用"现代"麻醉药（如 TIVA）的文献有限[90]。

鉴于 ERAS 概念的广泛目标：最大限度地减少并发症以改善结果，同时降低总体服务成本，神经麻醉目前似乎是关节置换术最有效的麻醉选择。这一结论得到进一步支持，研究已经将全麻在 TJA 中的使用与中度到重度术后疼痛增加 8 倍以上的情况联系起来[91]。尽管类似证据在增加，仍需要以大型随机试验来确定这种改善的结果与神经麻醉之间的直接联系，由此可能会引出最佳实践的结论性建议[92]。

在接受全膝关节置换术的患者中，周围神经阻滞（PNB）作为 TJA 术后疼痛模式是麻醉管理的重要组成部分。正如美国整形外科学会循证临床实践指南所指出的那样，"强有力的证据支持全膝置换术（TKA）周围神经阻滞可以减少术后疼痛和阿片类药物需求"，是 ERAS 方案的关键目标[93]。阿片类药物虽然在围术期经常需要用于镇痛，但与"不良药物事件"（如恶心 / 呕吐、皮疹和瘙痒），以及住院时间和住院费用的显著增加有关。这些发现在许多外科亚专科中都是一致的[94] 全膝置换术使用全身麻醉并结合术后静脉内阿片类药物应用作为单一疗法被发现可以为患者提供最佳的镇痛效果[95]。

全膝置换术后提供长期镇痛的一种流行方法是连续使用周围神经导管泵[96]。神经阻滞也被发现与关节置换术后住院时间和再住院率的减少有关[97]。PNB 已被证明，在实现足够的术后镇痛和最大限度地减少阿片类药物的消耗方面、在允许更早和更有效的活动 / 康复方面、在限制与麻醉药物相关的有害不良药物事件方面，以及在独立地减少住院时间方面发挥着关键作用。

周围神经阻滞的选择方式随着时间的发展而演变，从最初放在更有效术后镇痛的单一重点到更全面的观点，力求在最佳缓解疼痛与其他 ERAS 目标之间取得平衡，例如，既要早期活动，又要避免并发症（如跌倒）[98]。到目前为止，一项大型 Meta 分析比较了近 200 项试验中的 10 种 PNB 类型和组合，发现股神经阻滞（FNB）和坐骨神经阻滞（SNB）的组合在所有选项中均提供了近乎最佳的镇痛评分，他们结论道，FNB 和 SNB 组合是全膝置换术最有效的方法[99]。

FNB 为膝前内侧提供镇痛作用，而 SNB 提供膝后侧镇痛。这些研究人员还发现，FNB 和 SNB 的结合提供了改善的术后运动范围和更有效的早期康复。

　　然而，这些发现与越来越多的麻醉从业者相矛盾，他们避免股骨和坐骨神经阻滞，因为这些神经为股四头肌和小腿的大部分肌肉提供运动神经。残余的运动无力通常被怀疑是延迟康复和患者跌倒的原因；因此，短暂损害术后运动强度的 PNB 可能会放大这一现象[100]。特别是跌倒，一项大型 Meta 分析的作者发现总体跌倒率非常低（0.18%）；然而，以跌倒和接近跌倒为研究目标的其他试验和综述显示，当内收肌管阻滞（ACB）代替 FNB 使用时，这些并发症的发生率明显较低，内收肌管阻滞是股神经阻滞用于前内侧镇痛的非保守运动替代方案[101, 102]。在同一项研究中，接受 FNB 和 ACB 治疗的患者报告了相似的疼痛评分，并在术后服用了相似水平的阿片类药物。考虑到 ACB 没有明显的劣势，从 FNB 向 ACB 迁移用于前内侧镇痛似乎是一个合理的临床选择。

　　替代 SNB 进行膝后侧镇痛但保留运动的方法包括关节周围注射（PAI），以及最近的胭动脉和膝关节囊间渗透，即 IPACK 阻滞。PAI 是一种手术浸润性的局部麻醉药和其他佐剂（如吗啡、酮咯酸）的混合物，其疗效似乎与其他单次注射神经阻滞相似[101, 103]，可在膝关节置换术后缓解 6～12h 的疼痛[104]。一些研究者发现 PAI 可以减少术后 48h 的疼痛和阿片类药物需求[105]，而另一些研究者认为这些效果并不显著，甚至可能不如硬膜外镇痛联合单针 FNB 的效果[106]。虽然避免运动阻滞，但当局部麻醉浸润太过靠近胭神经时，仍可导致足下垂。研究表明，在 PAI 的情况下，假体感染率会升高，但目前证据仍不足[107]。IPACK 阻滞是一种简单而有效的机制，在胭动脉和膝关节后囊之间注射局部麻醉，目标是阻滞胭窝的坐骨神经分支和闭孔神经[108]（图 8-4）。这种技术基本上可以复制到坐骨神经阻滞和 PAI 的后侧镇痛，在直接超声视野下进

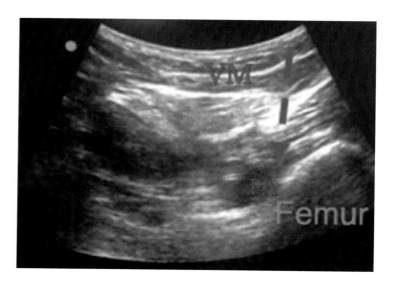

◀ 图 8-4　IPACK 阻滞的超声解剖结构显示胭动脉（PA）、股骨（Femur）和股内侧肌（VM）
虚箭所示为进针方向

行麻醉时没有深度运动阻滞的风险。支持这一前提的证据有限，但在目前的研究中似乎很有希望[109]，关于其作为 PAI（和 ACB）的替代或佐剂的临床试验和实践正在发展。

（二）手术管理

避免不必要的手术出血是所有外科手术的目标，也是 ERAS 方案成功的关键部分。贫血和输血的使用与 TJA 术后感染风险、住院时间和死亡率的增加直接相关[110]。全膝置换术中控制出血的主要方法是使用外科止血带，它明显提供了干净无血的视野，但最近文献提示，止血带对于其围术期止血应谨慎使用，因为可能带来不良反应，如大腿疼痛和无力、横纹肌溶解、神经麻痹和血栓栓塞[111, 112]。最近一项对止血带用于膝关节置换的 Meta 分析显示患者术中出血和输血较少，但最终围术期的总失血量或输血率并没有显著差异。虽然还需要进一步的研究，但止血带的使用可能只是将出血推迟到围术期的后期，还可能导致"反应性充血"，即缺血一段时间后的短暂血流增加，从而可能导致更大的术后血量损失[98]。

特别值得一提的是大腿无力。使用止血带会对膝关节置换术后 3 个月内股四头肌力量产生不利影响。这一发现对临床结果的影响尚未被研究，但股四头肌力量已被公认是全膝置换术后长期功能的预测因子[98]。作为 ERAS 方案的一部分，其他数据确实支持术中避免使用止血带[113]，尽管有争议，事实上，即使是患者众多的医学中心，其高级方案也继续将常规使用止血带作为其手术范例的一部分[114]。

减少关节置换术围术期的失血量也得益于增加抗纤溶药物的应用。抗纤溶药物一经问世，基本上取代了早期的血液回收技术。氨甲环酸（TXA）是目前在髋关节和膝关节置换中使用最广泛的抗纤溶药物，已被证明可以显著减少围术期失血量和输血率，且不会增加血栓栓塞并发症[115]。多项研究已显示出它在 TJA 的临床结果和财务结果中具有明显的价值和有效性[116, 117]。由于文献和机构方案尚未达成共识，最佳给药途径、给药时机和剂量仍在变化中。那么全身用药和局部用药似乎同样有效和安全[118]。

TXA 的使用不会导致肺动脉栓塞、脑卒中、DVT、心肌梗死（MI）或癫痫发作的显著增加[119]。尽管前瞻性研究很少，在有血栓栓塞史或血栓栓塞的患者中，有限的观察数据没有显示围术期血栓栓塞复发的风险增加[120]。随着 TXA 应用经验的增长，以及大家对输血对临床结果的影响越来越重视，最终输血方面的担忧可能会多于血栓栓塞方面的担忧。目前大多数机构都将有血栓病史的"高危"患者排除在 TXA 方案之外[121]。

外科成功的 ERAS 方案中其他重要因素包括术中环境常温维持和保守的液体管理，又叫"目标导向液体治疗"（GDFT）[122]。多项研究表明，接受全髋关节或全膝关节置换的患者。通过各种机制将患者体温维持在常温水平与减少术中失血量、输血量、凝血障碍、感染和心脏并发症相关[123-125]。

在 ERAS 方案中，围绕术中液体管理的几个关键因素在 TJA 康复中可能不那么突出，但在其他外科专科中是重要的考虑因素。因为全髋膝关节置换术的总出血量较少，患者会更快地回到病房。积极的目标导向液体管理可减少术后期间的液体摄入，从而最大限度地减少液体治疗的需要，将并发症降至最低。未来的研究可以围绕液体管理策略，在 TJA 人群的临床恢复或财务数据方面提供更有价值的见解，并对当前的实践提供进一步的改进。

三、术后注意事项

在进行关节置换术当天应集中力量运动下肢。一项随机对照试验的 Meta 分析检查了髋关节和膝关节置换手术后早期活动与标准活动的结果对比，发现住院时间减少了 2 天，而没有相关的负面结果或不良事件增加[126]。术后即刻主动活动可以改善肺功能、降低血栓栓塞风险和促进功能恢复[127]。强有力的多学科合作是 ERAS 方案的一部分，早期下地活动需要为 TJA 患者提供创造性的解决方案。在尝试使用早期活动时需要考虑的变量包括物理治疗师的日程安排、外科手术的一周中的某天 / 一天中的某时间，以及在受到患者、护理人员、医院交通工具的限制时缩短麻醉复苏室（PACU）停留时间的创新解决方案。首次物理治疗（PT）前的时间或患者在手术当天接受 PT 的百分比应作为 ERAS 方案的关键绩效指标，因为已有研究确定术后第1 天（POD）物理治疗介入与较短住院时间之间有直接关系[128, 129]。

除了疼痛控制，术后恶心和呕吐（PONV）是全膝置换术后引起患者不满的重要原因[130]。用足量多模式疗法来治疗 PONV，但这些症状在术后即刻阶段继续时，会带来实质性的治疗挑战[131]。引起术后恶心和呕吐的主要因素包括既往 PONV 发作史或有记录的晕动史、女性、非吸烟者，以及术后预期需要增加阿片类药物的患者[132]。预防 PONV 最重要的措施是避免全身麻醉和尽量减少围术期麻醉药物的使用[6]。

在麻醉药物摄入量有限的情况下，应用强有力的多模式方法来治疗术后恶心和呕吐也会增加成功的可能性。对于那些具有 PONV 危险因素的患者，医务人员应该联合使用几种超前的止吐药物，在术后急性期（而不是单一的术中给药）使用长期有效的预防给药[133]。这些药物包括5-HT3 受体拮抗药、皮质类固醇、NK-1 受体拮抗药、抗胆碱能药或丁苯酮。

地塞米松在关节置换术围术期的应用价值需进一步探讨。类固醇治疗在术后期间被用来辅助控制疼痛和减少 PONV，并已作为 ERAS 方案中重要组成部分。这些药物具有抗炎作用，通过抑制中枢神经系统（CNS）和外周组织中的环氧合酶异构体 2（COX-2）途径发挥作用[134]。地塞米松是一种强效长效糖皮质激素，与其他类固醇相比，其盐皮质激素效应更小，被广泛用于控制 PONV 症状。大多数研究都集中在手术前或手术中的单次低剂量（4～8mg）给药[135]。然而，最近的研究探索了术后持续给药的潜在益处[136]。尽管频繁的高剂量或长期类固醇给药可能与 TJA 患者的严重并发症（如感染、高血糖和伤口愈合延迟）有关，但大多数研究表明，PONV 者使用地塞米松很少导致负面结果[137]。

急性尿潴留是影响关节置换术后早期恢复和出院的另一个潜在因素。尿潴留并发症包括导致假体关节潜在感染的尿道感染、病理性膀胱扩张和导尿管相关问题[138]。在许多研究中，术后急性尿潴留的发生率差异很大，如果患者具有多种风险因素，如男性年龄 > 75 岁、既往尿潴留史和良性前列腺增生（BPH）等，发生率高达 40%[139-141]。研究表明，在非蛛网膜下腔麻醉的低剂量脊髓麻醉下，如果初次髋膝关节置换手术中避免常规使用导尿，尿潴留的发生率较低[142]。

尿潴留的发病率和潜在并发症的广发范围促使研究人员研究对比间歇性导尿和留置导尿的风险和益处。一项大型 Meta 分析显示，与间歇性导尿术相比，TJA 术后第 1 天和第 2 天之间拔除留置导管，术后尿潴留显著减少，尿路感染（UTI）没有增加[143]。其他医学中心继续常规使用 TJA 的 ERAS 方案的留置导管方法，同样显示尿路感染没有增加[143]。目前减少尿潴留的最佳做法缺乏共识，使用或避免使用导尿管方面也缺乏共识，从中可以看出，这是一个有待进一步调查研究的领域。

术后疼痛控制仍是关节置换术中最难解决的问题之一，疼痛难以捉摸的性质给成功实施 ERAS 带来挑战。管理不当的疼痛将极大地干扰早期康复工作，并阻止早期出院计划和恢复功能。许多 ERAS 路径采用多模式策略，特别强调减少阿片类药物的使用，以加快康复速度并减少并发症。

口服药物是 ERAS 术后镇痛控制实践的主要手段。对乙酰氨基酚（口服和静脉制剂）和非甾体抗炎药（NSAID）具有阿片类药物的保护作用，被临床广泛使用，但在联合治疗之外使用时，其本身不能提供足够的疼痛控制水平[144, 145]。Memtsoudis 等最近发布了一项基于人群的数据综述，回顾分析了 10 年期间 > 50 万总置换量的髋关节置换和 > 100 万总置换量的膝关节置换，研究发现，就麻醉保留效应而言，纳入多种非麻醉药物的多模式策略并没有上限效应。在回顾性多元回归分析中，观察到最强效的作用来自 COX-2 抑制药和 NSAID，其次是周围神经阻滞和对乙酰氨基酚[146]。

最近的研究领域是使用加巴喷妥类药物作为 TJA 多模式镇痛策略中的重要药物。这类药物的作用机制是抑制多种神经递质的释放，从而减少痛觉过敏和中枢敏化途径[147]。部分研究人员发现使用加巴喷妥类药物使患者在恢复功能方面无显著改善，同时镇静作用增加，患者满意度评分降低[108]，而另一部分研究人员发现，TKR 术后阿片类药物使用量减少，疼痛评分降低，活动能力改善[148]。这些研究结果虽然喜忧参半，但确实表明加巴喷妥类药物在多模式 ERAS 疼痛方案中作为一种辅助药具有潜在作用，可以作为 TJA 患者围术期护理的未来研究项目。

安全出院计划应该尽早开始。所有团队成员，包括善于上网的患者都应该预料到预期的医院病程和出院时间。理想情况下，这一过程应该在患者术前宣教阶段开始，向患者传递出院时间的安排和出院后支持护理团队的期望。随着 TJA 开始早期出院计划和使用 ERAS 方案的"快速通道"，许多以前服务于术后患者的资源已被取消。这将术后患者管理责任从医院转移到了外科医生、他们的团队和患者自己身上[149]。

不幸的是，很少有研究详细说明 ERAS 成功管理早期出院的患者所需的支持性护理和资源。研究表明，TJA 术后早期出院国家增加了外科团队的责任，即在术后头两天内需要通过额外的办公室电话或远程医疗访问、居家护理服务评估或两者的组合对患者进行随访[150]。此外，患者只有不发生术后问题时才能迅速出院回家，并相应地制定安全出院计划（最好是在术前规划阶段）。一项随机对照试验对比了患者功能恢复结果、疼痛、生活质量，以及再入院和急诊室就诊率等方面的差异，发现在 10 周、26 周或 52 周时，上述研究变量各组之间均无差异，与专业护理机构相比这个发现支持了提前出院的可行性[151, 152]。

最近一些研究表明，TJA 术后住院时间的减少与术后 90 天的再入院率降低相关[153]。相反观点认为，将住院时间延长至 4 天以上会导致术后 90 天内非计划再入院的比例明显增加[154]。这点不足为奇，患有多种并发症的患者其住院时间往往会更长，但这种长期的住院管理对防止出院后再次入院是有益的。关节置换术的总支出增加与长期住院有联系。在过去的 20 年里，TJA 的费用指数翻了一番，住院日的比例上升了 300%，但再次住院率基本上保持不变（7%）[155]。

降低关节置换术的总成本仍然是医疗节省提案的重要任务，识别那些与再次住院相关的并发症意义重大[155]。ERAS 方案以强有力的围术期优化、术中操作标准化、及早下地、早出院、全面医院后护理为重点，为当前卫生保健环境中寻求的临床和财务目标提供关键支持。

利益相关群体（外科医生、麻醉科医师、PACU 领导层、医院基层护理人员、理疗师、疼痛管理员、管理人员、社会工作者等）的持续会议将是一个 EARS 方案成功实施的关键驱动力。正是包括全面的数据收集、结果分析和持续的依从性审核，才使 ERAS 方案有别于其他早期的临床路径[6]。我们应该鼓励新方法新试验，关键指标由利益相关者决定，并准备好进行前瞻性分析和修改，一系列操作之后才能实施。

项目例会需定期召开，以评估特定干预措施和流程改进机制是否有效，并对基于证据的路径进行持续改进。这些流程审核生成的数据可在不断发展的医疗保健融资环境中发挥重要作用，CMS 和其他付款方将仔细研究 ERAS 质量和成本指标，以支持基于价值的 TJA 护理[156]。

由于关节置换术提供的临床和经济利益，手术后的早期康复越来越受到认可。这些程序的成功要求麻醉科医师在 ERAS 开发、实施和持续改进中发挥重要的作用。科学证据显示，在成本／价值方法的改进下，ERAS 路径在不断变化的医学实践中将成为优先事项，被更多地用于改善患者的护理、安全性和结果。

参 考 文 献

[1] Duggal S, Flics S, Cornell CN. Introduction of clinical pathways in orthopedic surgical care: the experience of the hospital for special surgery. In: MacKenzie C, Cornell CN, Memtsoudis S, editors. Perioperative care of the orthopedic patient. New York: Springer; 2014. p. 365–71.

[2] Kumar L, Kumar AH, Grant SA, Gadsden J. Updates in enhanced recovery pathways for total knee arthroplasty. Anesthesiol Clin. 2018;36(3):375–86.

[3] Kehlet H. Multimodal approach to control postoperative pathophysiology and rehabilitation. Br J Anaesth. 1997;78(5):606–17.

[4] McCartney CJ, Choi S. Does anaesthetic technique really matter for total knee arthroplasty? Br J Anaesth. 2013;111(3):331–3.

[5] Hebl JR, Dilger JA, Byer DE, Kopp SL, Stevens SR, Pagnano MW, et al. A pre-emptive multimodal pathway featuring peripheral nerve block improves perioperative outcomes after major orthopedic surgery. Reg Anesth Pain Med. 2008;33(6):510–7.

[6] Soffin EM, YaDeau JT. Enhanced recovery after surgery for primary hip and knee arthroplasty: a review of the evidence. Br J Anaesth. 2016;117(Suppl 3):iii62–72.

[7] Kilka AK, Gehrig M, Boukis L, Milidonis MK, Smith DA, Murray TG, Barsoum WK. A rapid recovery program after total knee arthroplasty. Semin Arthroplast. 2009;20(1):40–4.

[8] Sloan M, Premkumar A, Sheth NP. Projected volume of primary total joint arthroplasty in the U.S., 2014 to 2030. J Bone Joint Surg Am. 2018;100(17):1455–60.

[9] Dibra FF, Silverberg AJ, Vasilopoulos T, Gray CF, Parvataneni HK, Prieto HA. Arthroplasty care redesign impacts the predictive accuracy of the risk assessment and prediction tool. J Arthroplasty. 2019;34(11):2549–54.

[10] Varadhan KK, Lobo DN, Ljungqvist O. Enhanced recovery after surgery: the future of improving surgical care. Crit Care Clin. 2010;26(3):527–47.

[11] Macario A, Horne M, Goodman S, Vitez T, Dexter F, Heinen R, et al. The effect of a perioperative clinical pathway for knee replacement surgery on hospital costs. Anesth Analg. 1998;86(5):978–84.

[12] Auyong DB, Allen CJ, Pahang JA, Clabeaux JJ, MacDonald KM, Hanson NA. Reduced length of hospitalization in primary total knee arthroplasty patients using an updated enhanced recovery after orthopedic surgery (ERAS) pathway. J Arthroplast. 2015;30(10):1705–9.

[13] Malviya A, Martin K, Harper I, Muller SD, Emmerson KP, Partington PF, et al. Enhanced recovery program for hip and knee replacement reduces death rate. Acta Orthop. 2011;82(5):577–81.

[14] Egbert LD, Battit GE, Welch CE, Bartlett MK. Reduction of postoperative pain by encouragement and instruction of patients. A study of doctor–patient rapport. N Engl J Med. 1964;270:825–7.

[15] Mahomed NN, Liang MH, Cook EF, Daltroy LH, Fortin PR, Fossel AH, et al. The importance of patient expectations in predicting functional outcomes after total joint arthroplasty. J Rheumatol. 2002;29(6):1273–9.

[16] Gaffney CJ, Pelt CE, Gililland JM, Peters CL. Perioperative pain management in hip and knee arthroplasty. Orthop Clin North Am. 2017;48(4): 407–19.

[17] Jain D, Bendich I, Nguyen LL, Nguyen LL, Lewis CG, Huddleston JI, et al. Do patient expectations influence patient–reported outcomes and satisfaction

in total hip arthroplasty? A prospective, multicenter study. J Arthroplasty. 2017;32(11):3322–7.

[18] Lane-Carlson ML, Kumar J. Engaging patients in managing their health care: patient perceptions of the effect of a total joint replacement presurgical class. Perm J. 2012;16(3):42–7.

[19] Halawi MJ, Vovos TJ, Green CL, Wellman SS, Attarian DE, Bolognesi MP. Patient expectation is the most important predictor of discharge destination after primary total joint arthroplasty. J Arthroplast. 2015;30(4):539–42.

[20] O'Donnell R, Dolan J. Anaesthesia and analgesia for knee joint arthroplasty. BJA Education. 2018;18(1): 8–15.

[21] Compton WM, Conway KP, Stinson FS, Grant BF. Changes in the prevalence of major depression and comorbid substance use disorders in the United States between 1991–1992 and 2001–2002. Am J Psychiatry. 2006;163(12):2141–7.

[22] Somers JM, Goldner EM, Waraich P, Hsu L. Prevalence and incidence studies of anxiety disorders: a systematic review of the literature. Can J Psychiatr. 2006;51(2):100–13.

[23] Rasouli MR, Menendez ME, Sayadipour A, Purtill JJ, Parvizi J. Direct cost and complications associated with total joint arthroplasty in patients with preoperative anxiety and depression. J Arthroplast. 2016;31(2):533–6.

[24] Blackburn J, Qureshi A, Amirfeyz R, Bannister G. Does preoperative anxiety and depression predict satisfaction after total knee replacement? Knee. 2012;19(5):522–4.

[25] Edmiston CE Jr, Chitnis AS, Lerner J, Folly E, Holy CE, Leaper D. Impact of patient comorbidities on surgical site infection within 90 days of primary and revision joint (hip and knee) replacement. Am J Infect Control. 2019;47:1225.

[26] Giori NJ, Ellerbe LS, Bowe T, Gupta S, Harris AH. Many diabetic total joint arthroplasty candidates are unable to achieve a preoperative hemoglobin A1c goal of 7% or less. J Bone Joint Surg Am. 2014;96(6): 500–4.

[27] Agarwala S, Butani M, D'Mello J, Saksena S, Menon A. Decreasing hospital length of stay and enhancing recovery in Total Knee Arthroplasty. J Clin Orthop Trauma. 2020;11(1):122–8.

[28] Santa Mina D, Clarke H, Ritvo P, Leung YW, Matthew AG, Katz J, et al. Effect of total-body prehabilitation on postoperative outcomes: a systematic review and meta-analysis. Physiotherapy. 2014;100(3):196–207.

[29] D'Lima DD, Colwell CW Jr, Morris BA, Hardwick ME, Kozin F. The effect of preoperative exercise on total knee replacement outcomes. Clin Orthop Relat Res. 1996;326:174–82.

[30] Hoogeboom TJ, Oosting E, Vriezekolk JE, Veenhof C, Siemonsma PC, de Bie RA, et al. Therapeutic validity and effectiveness of preoperative exercise on functional recovery after joint replacement: a systematic review and meta-analysis. PLoS One. 2012;7(5):e38031.

[31] Kwok IH, Paton B, Haddad FS. Does pre-operative physiotherapy improve outcomes in primary total knee arthroplasty? – a systematic review. J Arthroplast. 2015;30(9):1657–63.

[32] Bernard AC, Davenport DL, Chang PK, Vaughan TB, Zwischenberger JB. Intraoperative transfusion of 1 U to 2 U packed red blood cells is associated with increased 30-day mortality, surgical-site infection, pneumonia, and sepsis in general surgery patients. J Am Coll Surg. 2009;208(5):931–7, 7. e1–2; discussion 8–9.

[33] Greenky M, Gandhi K, Pulido L, Restrepo C, Parvizi J. Preoperative anemia in total joint arthroplasty: is it associated with periprosthetic joint infection? Clin Orthop Relat Res. 2012;470(10):2695–701.

[34] Jans O, Jorgensen C, Kehlet H, Johansson PI. Role of preoperative anemia for risk of transfusion and postoperative morbidity in fast-track hip and knee arthroplasty. Transfusion. 2014;54(3):717–26.

[35] Basora M, Colomina MJ, Tio M, Mora L, Sanchez-Etayo G, Salazar F, et al. Optimizing preoperative haemoglobin in major orthopaedic surgery using intravenous iron with or without erythropoietin. An epidemiologic study. Rev Esp Anestesiol Reanim. 2015;62(6):313–21.

[36] Petis SM, Lanting BA, Vasarhelyi EM, Naudie DDR, Ralley FE, Howard JL. Is there a role for preoperative iron supplementation in patients preparing for a total hip or total knee arthroplasty? J Arthroplast. 2017;32(9):2688–93.

[37] Fehring TK, Odum S, Struble S, Fehring K, Griffin WL, Mason JB. Hip instability in 2-stage reimplantation without an articulating spacer. J Arthroplast. 2007;22(6 Suppl 2):156–61.

[38] Rajgopal V, Bourne RB, Chesworth BM, MacDonald SJ, McCalden RW, Rorabeck CH. The impact of morbid obesity on patient outcomes after total knee arthroplasty. J Arthroplast. 2008;23(6):795–800.

[39] Malinzak RA, Ritter MA, Berend ME, Meding JB, Olberding EM, Davis KE. Morbidly obese, diabetic, younger, and unilateral joint arthroplasty patients have elevated total joint arthroplasty infection rates. J Arthroplast. 2009;24(6 Suppl):84–8.

[40] Namba RS, Paxton L, Fithian DC, Stone ML. Obesity and perioperative morbidity in total hip and total knee arthroplasty patients. J Arthroplast. 2005;20(7 Suppl

3):46–50.

[41] Froimson MI. Arthroplasty in the face of morbid obesity, time for a paradigm shift. J Arthroplast. 2019;34(7s):S28–s9.

[42] Springer BD. Management of the bariatric patient. What are the implications of obesity and total joint arthroplasty: the orthopedic surgeon's perspective? J Arthroplast. 2019;34(7s):S30–s2.

[43] Workgroup of the American Association of Hip and Knee Surgeons Evidence Based Committee. Obesity and total joint arthroplasty: a literature based review. J Arthroplast. 2013;28(5):714–21.

[44] Milla C, Lo Menzo E, Morton J, Rosenthal RJ. Obesity disease pandemic on joint disease and longevity. J Arthroplast. 2019;34(7s):S33–s5.

[45] Stavrakis AI, Khoshbin A, McLawhorn AS, Parks ML. Bariatric surgery prior to total joint arthroplasty, does it decrease the risk of obesity related perioperative complications? Curr Rheumatol Rep. 2018;20(2):7.

[46] Truntzer J, Vopat B, Feldstein M, Matityahu A. Smoking cessation and bone healing: optimal cessation timing. Eur J Orthop Surg Traumatol. 2015;25(2):211–5.

[47] Akhavan S, Nguyen LC, Chan V, Saleh J, Bozic KJ. Impact of smoking cessation counseling prior to total joint arthroplasty. Orthopedics. 2017;40(2):e323–e8.

[48] Huang ES, Basu A, O'Grady M, Capretta JC. Projecting the future diabetes population size and related costs for the U.S. Diabetes Care. 2009;32(12): 2225–9.

[49] Capozzi JD, Lepkowsky ER, Callari MM, Jordan ET, Koenig JA, Sirounian GH. The prevalence of diabetes mellitus and routine hemoglobin A1c screening in elective total joint arthroplasty patients. J Arthroplast. 2017;32(1):304–8.

[50] Bolognesi MP, Marchant MH Jr, Viens NA, Cook C, Pietrobon R, Vail TP. The impact of diabetes on perioperative patient outcomes after total hip and total knee arthroplasty in the United States. J Arthroplast. 2008;23(6 Suppl 1):92–8.

[51] Iorio R, Williams KM, Marcantonio AJ, Specht LM, Tilzey JF, Healy WL. Diabetes mellitus, hemoglobin A1C, and the incidence of total joint arthroplasty infection. J Arthroplasty. 2012;27(5):726.e1–9.e1.

[52] Shohat N, Goswami K, Tarabichi M, Sterbis E, Tan TL, Parvizi J. All patients should be screened for diabetes before total joint arthroplasty. J Arthroplast. 2018;33(7):2057–61.

[53] Harris AH, Bowe TR, Gupta S, Ellerbe LS, Giori NJ. Hemoglobin A1C as a marker for surgical risk in diabetic patients undergoing total joint arthroplasty. J Arthroplast. 2013;28(8 Suppl):25–9.

[54] Rizvi AA, Chillag SA, Chillag KJ. Perioperative management of diabetes and hyperglycemia in patients undergoing orthopaedic surgery. J Am Acad Orthop Surg. 2010;18(7):426–35.

[55] Marmor S, Kerroumi Y. Patient–specific risk factors for infection in arthroplasty procedure. Orthop Traumatol Surg Res. 2016;102(1 Suppl):S113–9.

[56] Kamath AF, Nelson CL, Elkassabany N, Guo Z, Liu J. Low albumin is a risk factor for complications after revision total knee arthroplasty. J Knee Surg. 2017;30(3):269–75.

[57] Blevins K, Aalirezaie A, Shohat N, Parvizi J. Malnutrition and the development of periprosthetic joint infection in patients undergoing primary elective total joint arthroplasty. J Arthroplast. 2018;33(9):2971–5.

[58] Cross MB, Yi PH, Thomas CF, Garcia J, Della Valle CJ. Evaluation of malnutrition in orthopaedic surgery. J Am Acad Orthop Surg. 2014;22(3):193–9.

[59] Bohl DD, Shen MR, Kayupov E, Cvetanovich GL, Della Valle CJ. Is hypoalbuminemia associated with septic failure and acute infection after revision total joint Arthroplasty? A study of 4517 patients from the National Surgical Quality Improvement Program. J Arthroplast. 2016;31(5):963–7.

[60] Huang R, Greenky M, Kerr GJ, Austin MS, Parvizi J. The effect of malnutrition on patients undergoing elective joint arthroplasty. J Arthroplast. 2013;28(8 Suppl):21–4.

[61] Jones RE. Wound healing in total joint arthroplasty. Orthopedics. 2010;33(9):660.

[62] Gadsden J. Enhanced recovery for orthopedic surgery. Int Anesthesiol Clin. 2017;55(4):116–34.

[63] Koppert W, Schmelz M. The impact of opioid–induced hyperalgesia for postoperative pain. Best Pract Res Clin Anaesthesiol. 2007;21(1):65–83.

[64] Chu LF, Angst MS, Clark D. Opioid–induced hyperalgesia in humans: molecular mechanisms and clinical considerations. Clin J Pain. 2008;24(6): 479–96.

[65] Nguyen LC, Sing DC, Bozic KJ. Preoperative reduction of opioid use before total joint arthroplasty. J Arthroplast. 2016;31(9 Suppl):282–7.

[66] Burns LC, Ritvo SE, Ferguson MK, Clarke H, Seltzer Z, Katz J. Pain catastrophizing as a risk factor for chronic pain after total knee arthroplasty: a systematic review. J Pain Res. 2015;8:21–32.

[67] Wood TJ, Thornley P, Petruccelli D, Kabali C, Winemaker M, de Beer J. Preoperative predictors of pain catastrophizing, anxiety, and depression in patients undergoing total joint arthroplasty. J Arthroplast. 2016;31(12):2750–6.

[68] Ljungqvist O, Soreide E. Preoperative fasting. Br J Surg. 2003;90(4):400–6.

关节置换术加速康复策略
Rapid Recovery in Total Joint Arthroplasty: Contemporary Strategies

[69] Brady M, Kinn S, Stuart P. Preoperative fasting for adults to prevent perioperative complications. Cochrane Database Syst Rev. 2003(4):Cd004423.

[70] Lassen K, Soop M, Nygren J, Cox PB, Hendry PO, Spies C, et al. Consensus review of optimal perioperative care in colorectal surgery: Enhanced Recovery After Surgery (ERAS) Group recommendations. Arch Surg. 2009;144(10):961–9.

[71] American Society of Anesthesiologists Committee on Standards and Practice Parameters. Practice guidelines for preoperative fasting and the use of pharmacologic agents to reduce the risk of pulmonary aspiration: application to healthy patients undergoing elective procedures: an updated report by the American Society of Anesthesiologists Committee on Standards and Practice Parameters. Anesthesiology. 2011;114(3):495–511.

[72] Breuer JP, von Dossow V, von Heymann C, Griesbach M, von Schickfus M, Mackh E, et al. Preoperative oral carbohydrate administration to ASA III–IV patients undergoing elective cardiac surgery. Anesth Analg. 2006;103(5):1099–108.

[73] Maltby JR, Pytka S, Watson NC, Cowan RA, Fick GH. Drinking 300 mL of clear fluid two hours before surgery has no effect on gastric fluid volume and pH in fasting and non–fasting obese patients. Can J Anaesth. 2004;51(2):111–5.

[74] Kong MF, Horowitz M. Diabetic gastroparesis. Diabet Med. 2005;22(Suppl 4):13–8.

[75] Noblett SE, Watson DS, Huong H, Davison B, Hainsworth PJ, Horgan AF. Pre–operative oral carbohydrate loading in colorectal surgery: a randomized controlled trial. Color Dis. 2006;8(7):563–9.

[76] Nygren J, Thorell A, Ljungqvist O. Preoperative oral carbohydrate nutrition: an update. Curr Opin Clin Nutr Metab Care. 2001;4(4):255–9.

[77] Ljunggren S, Hahn RG. Oral nutrition or water loading before hip replacement surgery; a randomized clinical trial. Trials. 2012;13:97.

[78] Hu S, Zhang ZY, Hua YQ, Li J, Cai ZD. A comparison of regional and general anaesthesia for total replacement of the hip or knee: a meta–analysis. J Bone Joint Surg Br. 2009;91(7):935–42.

[79] Nielsen PT, Jorgensen LN, Albrecht–Beste E, Leffers AM, Rasmussen LS. Lower thrombosis risk with epidural blockade in knee arthroplasty. Acta Orthop Scand. 1990;61(1):29–31.

[80] Nielson WR, Gelb AW, Casey JE, Penny FJ, Merchant RN, Manninen PH. Long–term cognitive and social sequelae of general versus regional anesthesia during arthroplasty in the elderly. Anesthesiology. 1990;73(6):1103–9.

[81] Stundner O, Chiu YL, Sun X, Mazumdar M, Fleischut P, Poultsides L, et al. Comparative perioperative outcomes associated with neuraxial versus general anesthesia for simultaneous bilateral total knee arthroplasty. Reg Anesth Pain Med. 2012;37(6):638–44.

[82] Zywiel MG, Prabhu A, Perruccio AV, Gandhi R. The influence of anesthesia and pain management on cognitive dysfunction after joint arthroplasty: a systematic review. Clin Orthop Relat Res. 2014;472(5):1453–66.

[83] Memtsoudis SG, Sun X, Chiu YL, Stundner O, Liu SS, Banerjee S, et al. Perioperative comparative effectiveness of anesthetic technique in orthopedic patients. Anesthesiology. 2013;118(5):1046–58.

[84] Perlas A, Chan VW, Beattie S. Anesthesia technique and mortality after total hip or knee arthroplasty: a retrospective, propensity score–matched cohort study. Anesthesiology. 2016;125(4):724–31.

[85] Pugely AJ, Martin CT, Gao Y, Mendoza–Lattes S, Callaghan JJ. Differences in short–term complications between spinal and general anesthesia for primary total knee arthroplasty. J Bone Joint Surg Am. 2013;95(3):193–9.

[86] Haughom BD, Schairer WW, Nwachukwu BU, Hellman MD, Levine BR. Does neuraxial anesthesia decrease transfusion rates following total hip arthroplasty? J Arthroplast. 2015;30(9 Suppl):116–20.

[87] Halter JB, Pflug AE. Effects of anesthesia and surgical stress on insulin secretion in man. Metabolism. 1980;29(11 Supp 1):1124–7.

[88] Johnson RL, Kopp SL, Burkle CM, et al. Neuraxial vs. general anesthesia for total hip and knee arthroplasty: a systematic review of comparative–effectiveness research. Br J Anaesth. 2016;116:163–76.

[89] Stambough JB, Bloom GB, Edwards PK, Mehaffey GR, Barnes CL, Mears SC. Rapid recovery after total joint arthroplasty using general anesthesia. J Arthroplast. 2019;34(9):1889–96.

[90] Harsten A, Kehlet H, Toksvig–Larsen S. Recovery after total intravenous general anaesthesia or spinal anaesthesia for total knee arthroplasty: a randomized trial. Br J Anaesth. 2013;111(3):391–9.

[91] Liu SS, Buvanendran A, Rathmell JP, et al. Predictors for moderate to severe acute postoperative pain after total hip and knee replacement. Int Orthop. 2012;36:2261–7.

[92] Sibia US, MacDonald JH, King PJ. Predictors of hospital length of stay in an enhanced recovery after surgery program for primary total hip arthroplasty. J Arthroplast. 2016;31(10):2119–23.

[93] McGrory B, Weber K, Lynott JA, Richmond JC, Davis CM 3rd, Yates A Jr, et al. The American

Academy of Orthopaedic Surgeons evidence–based clinical practice guideline on surgical management of osteoarthritis of the knee. J Bone Joint Surg Am. 2016;98(8):688–92.

[94]　Oderda GM, Evans RS, Lloyd J, Lipman A, Chen C, Ashburn M, et al. Cost of opioid–related adverse drug events in surgical patients. J Pain Symptom Manag. 2003;25(3):276–83.

[95]　Wang H, Boctor B, Verner J. The effect of single–injection femoral nerve block on rehabilitation and length of hospital stay after total knee replacement. Reg Anesth Pain Med. 2002;27:139–44.

[96]　Ilfeld BM. Continuous peripheral nerve blocks: a review of the published evidence. Anesth Analg. 2011;113:904–25.

[97]　McIsaac DI, McCartney CJ, Walraven CV. Peripheral nerve blockade for primary total knee arthroplasty: a population–based cohort study of outcomes and resource utilization. Anesthesiology. 2017;126(2):312–20.

[98]　Rutherford RW, Jennings JM, Dennis DA. Enhancing recovery after total knee arthroplasty. Orthop Clin North Am. 2017;48(4):391–400.

[99]　Terkawi AS, Mavridis D, Sessler DI, Nunemaker MS, Doais KS, Terkawi RS, et al. Pain management modalities after total knee arthroplasty: a network meta–analysis of 170 randomized controlled trials. Anesthesiology. 2017;126(5):923–37.

[100]　Ilfeld BM, Duke KB, Donahue MC. The association between lower extremity continuous peripheral nerve blocks and patient falls after knee and hip arthroplasty. Anesth Analg. 2010;111(6):1552–4.

[101]　Bolarinwa SA, Novicoff W, Cui Q. Reducing costly falls after total knee arthroplasty. World J Orthop. 2018;9(10):198–202.

[102]　Thacher RR, Hickernell TR, Grosso MJ, Shah R, Cooper HJ, Maniker R, et al. Decreased risk of knee buckling with adductor canal block versus femoral nerve block in total knee arthroplasty: a retrospective cohort study. Arthroplast Today. 2017;3(4):281–5.

[103]　Fu P, Wu Y, Wu H, Li X, Qian Q, Zhu Y. Efficacy of intra–articular cocktail analgesic injection in total knee arthroplasty – a randomized controlled trial. Knee. 2009;16(4):280–4.

[104]　Kehlet H, Anderson LØ. Local infiltration analgesia in joint replacement: the evidence and recommendations for clinical practice. Acta Anaesthesiol Scand. 2011;55:778–84.

[105]　Kehlet H, Anderson LØ. Analgesic efficacy of local infiltration analgesia in hip and knee arthroplasty: a systematic review. Br J Anesth. 2014;113:360–74.

[106]　YaDeau JT, Goytizolo EA, Padgett DE, et al. Analgesia after total knee replacement: local infiltration versus epidural combined with a femoral nerve blockade: a prospective, randomised pragmatic trial. Bone Joint J. 2014;95–B:629–35.

[107]　Seidelman J, Baker AW, Anderson DJ, Sexton DJ, Lewis SS. Do periarticular joint infections present an increase in infection risk? Infect Control Hosp Epidemiol. 2018;39(7):890–1.

[108]　Jinadu S, Pai PBH, Lai Y. Ambulatory knee replacements with IPACK block. J Clin Anesth. 2020;60:55–6.

[109]　Kim DH, Beathe JC, Lin Y, YaDeau JT, Maalouf DB, Goytizolo E, et al. Addition of infiltration between the popliteal artery and the capsule of the posterior knee and adductor canal block to periarticular injection enhances postoperative pain control in total knee arthroplasty: a randomized controlled trial. Anesth Analg. 2019;129(2):526–35.

[110]　Bong MR, Patel V, Chang E, Issack PS, Hebert R, DiCesare PE. Risks associated with blood transfusion after total knee arthroplasty. J Arthroplast. 2004; 19:281–7.

[111]　Dennis DA, Kittelson AJ, Yang CC, Miner TM, Kim RH, Stevens–Lapsley JE. Does tourniquet use in TKA affect recovery of lower extremity strength and function? A randomized trial. Clin Orthop Relat Res. 2016;474(1):69–77.

[112]　Jiang FZ, Zhong HM, Hong YC, Zhao GF. Use of a tourniquet in total knee arthroplasty: a systematic review and meta–analysis of randomized controlled trials. J Orthop Sci. 2015;20(1):110–23.

[113]　Ejaz A, Laursen AC, Kappel A, Laursen MB, Jakobsen T, Rasmussen S, et al. Faster recovery without the use of a tourniquet in total knee arthroplasty. Acta Orthop. 2014;85(4):422–6.

[114]　Su EP, Su S. Strategies for reducing peri–operative blood loss in total knee arthroplasty. Bone Joint J. 2016;98–b(1 Suppl A):98–100.

[115]　Alshryda S, Sarda P, Sukeik M, Nargol A, Blenkinsopp J, Mason JM. Tranexamic acid in total knee replacement: a systematic review and meta–analysis. J Bone Joint Surg Br. 2011;93(12):1577–85.

[116]　Zhou XD, Tao LJ, Li J, Wu LD. Do we really need tranexamic acid in total hip arthroplasty? A meta–analysis of nineteen randomized controlled trials. Arch Orthop Trauma Surg. 2013;133:1017–27.

[117]　Sukeik M, Alshryda S, Haddad FS, Mason JM. Systematic review and meta–analysis of the use of tranexamic acid in total hip replacement. J Bone Joint Surg Br. 2011;93:39–46.

[118]　Chen Y, Chen Z, Cui S, Li Z, Yuan Z. Topical versus systemic tranexamic acid after total knee and hip arthroplasty: a meta–analysis of

randomized controlled trials. Medicine (Baltimore). 2016;95(41):e4656.

[119] Wei Z, Liu M. The effectiveness and safety of tranexamic acid in total hip or knee arthroplasty: a meta-analysis of 2720 cases. Transfus Med. 2015;25:151–62.

[120] Sabbag OD, Abdel MP, Amundson AW, Larson DR, Pagnano MW. Tranexamic acid was safe in arthroplasty patients with a history of venous thromboembolism: a matched outcome study. J Arthroplast. 2017;32(9s):S246–s50.

[121] Jans O, Jorgensen C, Kehlet H, Johansson PI, Lundbeck Foundation Centre for Fast-track Hip and Knee Replacement Collaborative Group. Role of preoperative anemia for risk of transfusion and postoperative morbidity in fast-track hip and knee arthroplasty. Transfusion. 2014;54(3):717–26.

[122] Lassen K, Soop M, Nygren J, et al. Consensus review of optimal perioperative care in colorectal surgery. Enhanced Recovery After Surgery (ERAS) Group recommendations. JAMA Surg. 2009;144:961–9.

[123] Frank SM, Fleisher LA, Breslow MJ, et al. Perioperative maintenance of normothermia reduces the incidence of morbid cardiac events: a randomized clinical trial. JAMA. 1997;277: 1127–34.

[124] Winkler M, Akça O, Birkenberg B, et al. Aggressive warming reduces blood loss during hip arthroplasty. Anesth Analg. 2000;91:978–84.

[125] Scott EM, Buckland R. A systematic review of intraoperative warming to prevent postoperative complications. AORN J. 2006;83:1090–113.

[126] Guerra ML, Singh PJ, Taylor NF. Early mobilization of patients who have had a hip or knee joint replacement reduces length of stay in hospital: a systematic review. Clin Rehabil. 2015;29(9):844–54.

[127] Pearse EO, Caldwell BF, Lockwood RJ, Hollard J. Early mobilisation after conventional knee replacement may reduce the risk of postoperative venous thromboembolism. J Bone Joint Surg Br. 2007;89(3):316–22.

[128] Christelis N, Wallace S, Sage CE, Babitu U, Liew S, Dugal J, et al. An enhanced recovery after surgery program for hip and knee arthroplasty. Med J Aust. 2015;202(7):363–8.

[129] Labraca NS, Castro-Sanchez AM, Mataran-Penarrocha GA, Arroyo-Morales M, Sanchez-Joya Mdel M, Moreno-Lorenzo C. Benefits of starting rehabilitation within 24 hours of primary total knee arthroplasty: randomized clinical trial. Clin Rehabil. 2011;25(6):557–66.

[130] Dorr LD, Chao L. The emotional state of the patient after total hip and knee arthroplasty. Clin Orthop

Relat Res. 2007;463:7–12.

[131] Xu H, Zhang S, Xie J, Lei Y, Cao G, Pei F. Multiple doses of perioperative dexamethasone further improve clinical outcomes after total knee arthroplasty: a prospective, randomized, controlled study. J Arthroplasty. 2018;33(11):3448–54.

[132] Apfel CC, Kranke P, Eberhart LH, Roos A, Roewer N. Comparison of predictive models for postoperative nausea and vomiting. Br J Anaesth. 2002;88(2):234–40.

[133] White PF, Sacan O, Nuangchamnong N, Sun T, Eng MR. The relationship between patient risk factors and early versus late postoperative emetic symptoms. Anesth Analg. 2008;107(2):459–63.

[134] Falkenstein E, Tillmann HC, Christ M, Feuring M, Wehling M. Multiple actions of steroid hormones – a focus on rapid, nongenomic effects. Pharmacol Rev. 2000;52(4):513–56.

[135] De Oliveira GS Jr, Almeida MD, Benzon HT, McCarthy RJ. Perioperative single dose systemic dexamethasone for postoperative pain: a meta-analysis of randomized controlled trials. Anesthesiology. 2011;115(3):575–88.

[136] Kim JKRD, Lee HJ, Park JY, Han HS, Lee MC. Efficacy of systemic steroid use given one day after total knee arthroplasty for pain and nausea: a randomized controlled study. J Arthroplasty. 2019;35(1):69–75.

[137] Bergeron SG, Kardash KJ, Huk OL, Zukor DJ, Antoniou J. Perioperative dexamethasone does not affect functional outcome in total hip arthroplasty. Clin Orthop Relat Res. 2009;467(6):1463–7.

[138] Bjerregaard LS, Bagi P, Kehlet H. Postoperative urinary retention (POUR) in fast-track total hip and knee arthroplasty. Acta Orthop. 2014;85(1):8–10.

[139] Balderi T, Carli F. Urinary retention after total hip and knee arthroplasty. Minerva Anestesiol. 2010;76(2):120–30.

[140] Scholten R, Kremers K, van de Groes SAW, Somford DM, Koeter S. Incidence and risk factors of postoperative urinary retention and bladder catheterization in patients undergoing fast-track total joint arthroplasty: a prospective observational study on 371 patients. J Arthroplast. 2018;33(5):1546–51.

[141] Ziemba-Davis M, Nielson M, Kraus K, Duncan N, Nayyar N, Meneghini RM. Identifiable risk factors to minimize postoperative urinary retention in modern outpatient rapid recovery total joint arthroplasty. J Arthroplast. 2019;34(7s):S343–s7.

[142] Karason S, Olafsson TA. Avoiding bladder catheterisation in total knee arthroplasty: patient selection criteria and low-dose spinal anaesthesia. Acta Anaesthesiol Scand. 2013;57(5):639–45.

[143] Zhang W, Liu A, Hu D, Xue D, Li C, Zhang K, et al. Indwelling versus intermittent urinary catheterization following total joint arthroplasty: a systematic review and meta–analysis. PLoS One. 2015;10(7):e0130636.

[144] Apfel C, Jahr JR, Kelly CL, Ang RY, Oderda GM. Effect of i.v. acetaminophen on total hip or knee replacement surgery: a case–matched evaluation of a national patient database. Am J Health Syst Pharm. 2015;72(22):1961–8.

[145] Gupta A, Abubaker H, Demas E, Ahrendtsen L. A randomized trial comparing the safety and efficacy of intravenous ibuprofen versus ibuprofen and acetaminophen in knee or hip arthroplasty. Pain Physician. 2016;19(6):349–56.

[146] Memtsoudis SG, Poeran J, Zubizarreta N, Cozowicz C, Morwald EE, Mariano ER, et al. Association of Multimodal Pain Management Strategies with perioperative outcomes and resource utilization: a population–based study. Anesthesiology. 2018;128(5):891–902.

[147] Axelby E, Kurmis AP. Gabapentoids in knee replacement surgery: contemporary, multi–modal, peri–operative analgesia. J Orthop. 2019;17:150–4.

[148] Buvanendran A, Kroin JS, Della Valle CJ, Kari M, Moric M, Tuman KJ. Perioperative oral pregabalin reduces chronic pain after total knee arthroplasty: a prospective, randomized, controlled trial. Anesth Analg. 2010;110(1):199–207.

[149] Manohar A, Cheung K, Wu CL, Stierer TS. Burden incurred by patients and their caregivers after outpatient surgery: a prospective observational study. Clin Orthop Relat Res. 2014;472(5):1416–26.

[150] Shah RP, Karas V, Berger RA. Rapid discharge and outpatient total joint arthroplasty introduce a burden of care to the surgeon. J Arthroplast. 2019;34(7):1307–11.

[151] Buhagiar MA, Naylor JM, Harris IA, Xuan W, Kohler F, Wright R, et al. Effect of inpatient rehabilitation vs a monitored home–based program on mobility in patients with total knee arthroplasty: the HIHO randomized clinical trial. JAMA. 2017;317(10):1037–46.

[152] Taylor N. Patients with uncomplicated total knee arthroplasty may not benefit from referral to inpatient rehabilitation [synopsis]. J Physiother. 2017;63(3):185.

[153] Kirkland PA, Barfield WR, Demos HA, Pellegrini VD, Drew JM. Optimal length of stay following total joint arthroplasty to reduce readmission rates. J Arthroplast. 2020;35(2):303–308.e1.

[154] Williams J, Kester BS, Bosco JA, Slover JD, Iorio R, Schwarzkopf R. The association between hospital length of stay and 90–day readmission risk within a total joint arthroplasty bundled payment initiative. J Arthroplast. 2017;32(3):714–8.

[155] Yu S, Garvin KL, Healy WL, Pellegrini VD Jr, Iorio R. Preventing hospital readmissions and limiting the complications associated with total joint arthroplasty. J Am Acad Orthop Surg. 2015;23(11):e60–71.

[156] Merrill DG. Value–based payment in ambulatory anesthesia: MACRA, MIPS, and more. Anesthesiol Clin. 2019;37(2):373–88.

第 9 章　术前临床路径

The Preoperative Clinical Pathway

Asa Shnaekel　Jeffrey Stambough　Paul Edwards　C. Lowry Barnes　Simon Mears　著

一、概述

据估计，2014 年全美进行了 370 770 例全髋关节置换术（THA）和 680 150 例全膝置换术（TKA）[1]。到 2030 年，髋膝手术量预计将增长 171% 和 189%，保守估计每年 63.5 万 THA 和 128 万 TKA[2]。手术数量的增加将给医保系统带来沉重的财政负担。为了缓解这一现象，医疗保险和医疗救助服务中心（CMS）开发了替代支付模式（APM），旨在降低与关节置换（TJA）手术事件相关的总体成本[3]。想成功参与这些替代支付模式需包括尽量减少不良事件和连带费用事件，如延长住院时间（LOS）、出院到急性后护理机构和出院后再入院[4-6]。研究表明，TJA 的专用临床路径（CP）可以简化护理并改进这些指标[7-11]。

临床路径（CP），也称为关键路径或医疗路径，是为患者提供目标管理的计划，以及医生和工作人员以最佳效率实现这些目标的理想顺序和时间内操作[12, 13]。一个组织协调良好的临床路径提供了诸多好处，包括增加手术量和周转量、减少手术取消、降低成本、减少住院时间、改善患者治疗结果、减少术后并发症等[7-10, 14-16]。临床路径有许多组成部分，包括术前、术中、术后、在院和出院后的临床路径[11]。在本章中，我们将讨论关节置换术的术前临床路径。

术前阶段的工作重心包括选择适合快速恢复的患者、优化可改变的危险因素，以及术前患者教育。

二、患者选择

替代支付模式创造了基于价值的医疗转变，它更多地强调改善治疗结果、最小化成本和减少并发症。为了实现这些目标，在 TJA 之前必须使用多学科团队方法来优化围术期患者。如果他们的危险因素没有被控制，则需强硬停止 TJA 手术，直到相关风险因素最小化。

患者就诊并被确定为 TJA 的候术者后，下一步将面临术前医学评估和优化。这是术前 CP 的关键步骤。评估的目标包括评估患者的整体健康状况、识别任何潜在的疾病、围术期风险确定、通过医疗管理进行患者状况优化，以及制订适当的围术期计划，其中包括参与快速恢复方案（表 9-1）[17]。术前医学评估与随后的整体健康状况优化减少了可能出现的住院延长和可能发生的围术期并发症[17-20]。术前评估的最佳时机还不完全清楚，但更接近手术日期的评估可能与改善围术期结果具有相关性[20]。

表 9-1　成功的术前医疗评估和管理的目标和策略

首要目标	策　略
1. 评估总体健康状况	• 完整的病史 • 完整的体格检查 • 实验室检查，如 CBC、Chem7、白蛋白、A1c、心电图、鼻腔拭子
2. 发现隐性疾病	• 完整的病史 • 完整的体格检查 • 实验室检查
3. 发现隐性疾病	• ASA 分级系统 • AJRR 风险计算器 • 再入院风险评估工具（RRAT） • 门诊关节置换术风险评估评分 • RCRI • ACS 风险计算器 • MUST 评分
4. 医疗优化	• 通过医疗优化可纠正和不可纠正的危险因素
5. 制定合适的围术期治疗计划	• 围术期医疗管理 • 围术期用药指导 • 抗凝和 DVT 预防 • 疼痛控制 • 康复
6. 患者教育	• 期望值 • 疼痛控制 • 康复

CBC. 全血细胞计数；RCRI. 修订心脏风险指数；ASA. 美国麻醉医师学会健康状况评分系统；AJRR. 美国关节置换登记处；ACS. 美国外科医师学会；DVT. 深静脉血栓形成

目前已经开发出许多工具和分级系统，以帮助手术前医学评估，以便识别患者可能存在的围术期并发症的风险（表 9-2）。其中一个工具是美国麻醉医师学会（ASA）健康状况评分系统。这种评估系统能提供一个简明摘要来评估患者的术前医疗状况，并预测哪些患者在重大手术后死亡率或严重发病率的风险增加。它的评分为 1~4 分，ASA 为 1 代表正常健康患者，ASA 为 4 则代表患者患有严重系统性疾病，并对生命产生持续威胁[4]。该评估系统已作为一个可靠的工具，用以评估疾病的严重程度及其与手术风险的关系[4]。多项研究表明，ASA3 或 4 级患者的并发症和住院再入院率增加[4, 21–29, 30, 31]。目前还有许多分型 / 分级工具可用于协助开展围术期评估工作。其计算方法均包括患者可纠正和不可纠正的危险因素。因此，这些评估方法只能将有并发症风险的患者进行分级。为了改进这一点，Boraiah 等开发了"再入院风险评估工具"（RRAT），以协助对患者进行分级，并在 TJA 之前协助医疗优化[32, 33]。该工具包括可纠正的危险因素，如金黄色葡萄球菌定植、身体质量指数（BMI）、持续吸烟者、心血管疾病史、静脉血栓栓塞病史、神经认知或行为问题、药物或酒精滥用问题、身体不适、跌倒风险，以及糖尿病史。

表 9–2　用于协助 TJA 术前风险分级的风险计算器

工　具	用　途	评估因素	注　释
美国麻醉医师学会身体状况分类系统	预测哪些患者死亡率或严重发病率的风险增加	共患疾病	ASA3 级或 4 级增加并发症和再入院率
再入院风险评估工具 RRAT	患者分级，协助医疗优化	• 金葡菌 • BMI • 吸烟 • CV 疾病 • VTE 病史 • 神经认知或行为问题 • 吸毒或酗酒 • 身体不适 • 糖尿病史	得分≥ 3 增加再入院的概率
AJRR 关节置换风险计算器	根据 90 天的死亡率和感染风险为医患提供咨询	30 个人口统计学和临床变量	可在线使用
门诊关节置换风险评估工具	门诊和短期 TJA 患者的选择	• 全身健康状况 • 血液学 • 心血管 • 内分泌 • 神经病学 / 心理学 • 肾病 / 泌尿学 • 肺部疾病 • 感染性疾病	基于注册的服务

BMI. 身体质量指数；ASA. 美国麻醉医师学会健康状况评分系统；AJRR. 美国关节置换登记处；CV. 心血管疾病；VET. 静脉血栓栓塞；TJA. 关节置换术

已有证明，当评估分数≥ 3，患者再入院的概率增加[32]。虽然该评估系统尚未得到正式的验证，但评分工具确实显示出了识别可能再入院患者或有潜在并发症患者的功能，并有助于识别患者术前可纠正的危险因素，以便在 TJA 之前进行优化。

Bozic 等为医保计划（medicare）开发了一个风险电子计算器[34]。该工具使用 30 个不同的人口统计学和临床变量，提供 90 天内死亡率和在 2 年内关节假体周围感染（periprosthetic joint infection，PJI）的风险评估预测。这一评估工具可以用来帮助外科医生对就医的医保患者对其术后感染风险和 90 天死亡率提供告知的依据。不幸的是，这一评估工具还没有在医保人群中得到验证[35]。Harris 等应用该工具在预测一组退伍军人健康管理患者的 90 天死亡率方面表现不佳。这一工具可能有助于 TJA 医保患者进行一般性风险评估，但其有效性需要外部验证[35]。此计算器可在下方网址在线使用（https://riskcalc.aaos.org/index.html）。

ASA 体质分级系统、Charlson 共病指数、RRAT 和 AJRR 风险计算器等方法在识别一般手术风险方面有效，但对门诊或短期住院关节置换缺乏特异性[36]。门诊关节置换术风险评估（OARA）工具就是专门开发、用来帮助医生选择适合门诊和短期住院关节置换术的合适患者。该工具提供了多个共病领域的评分，包括一般情况、血液学、心脏、内分泌、胃肠、神经 / 心理、肾 / 泌尿、肺、传染病等 9 个方面，以及这些疾病是否存在、严重程度、是否可以被纠正，以及是否可优化被控制等各种条件[36]。这一风险分级工具已被证明行之有效可以针对性地帮助识别哪些患者可以安全地被选择接受门诊 TJA[36-39]。

有许多危险因素已被定可以影响住院时间、并发症、早期翻修和再入院概率。不可纠正的风险因素是指无法改变的因素，如年龄、性别和种族。可纠正的危险因素是指那些可以改变的危险因素，在择期 TJA 之前应该被优化。最终，是否被纳入快速恢复 TJA 的患者取决于可纠正危险因素的被优化的程度和不可纠正危险因素是否在接受范围内。

（一）可纠正危险因素

可纠正危险因素是指那些在择期 TJA 之前就可以改变和优化的危险因素，包括心血管疾病、控制不良的糖尿病、肥胖、营养不良、身体功能失调、金黄色葡萄球菌定植、阿片类药物的使用、吸烟、神经认知障碍、慢性感染和牙齿不良等，这些都与住院时间较长、早期翻修风险更高、再入院率的增加和择期 TJA 术后并发症的增加有关[33, 40-81]。Kee 等在最近的一项研究中发现，44% 的 TKA 患者存在可纠正的危险因素[50]。应努力在择期 TJA 之前对患者特别是参与到加速康复方案中的患者进行优化。

1. 心血管疾病

据估计，1% 的 TJA 患者在关节置换后 90 天内被诊断出心脏并发症，而且这一数值可能被低估[82]。关节置换中最常见的围术期严重并发症涉及心血管系统，而心肌梗死（MI）是最常见的心血管事件[83, 84]。对心脏风险升高的患者可以采取先发制人的预防，例如开始应用心脏保护药物，甚至推迟手术，直到风险进一步最小化。

在进行关节置换术之前，应对患者进行风险评估，以确定其围术期重大心脏不良事件（MACE）的风险。风险评估可以在许多有效的风险预测工具中选一种来确定[85]，包括修订版心脏风险指数（RCRI）[86]，美国外科医师学会 NSQIP MICA– 国家外科质量改进计划心肌梗死和心脏骤停 – 风险预测工具[87]，美国外科医师学会 NSQIP 国家外科质量改进计划外科手术风险计算器[88]。RCRI 是一个简单、经过验证并被接受用以评估围术期主要心脏并发症风险的工具，可以在网上查阅（表 9–3）[85, 86]。风险预测因子为 0 或 1 的患者围术期 MACE 的风险较低，预测因子 ≥ 2 的患者 MACE 的风险较高[85, 86]。围术期 MACE 低风险的患者在手术前不需要进一步的检查[85]。伴有 MACE 风险升高的患者需要转诊到他们的初级保健医生（PCP）或心脏专科医师进行额外的检查和术前优化。

表 9–3　修订版心脏风险指数（RCRI）：用于术前心脏风险的评估[89]

标　准	得　分
高危手术 • 腹膜内外科手术 • 胸腔内手术 • 腹股沟上血管手术	无（0） 有（+1）
缺血性心脏病 • 病史 • 心梗病史 • 运动应激试验阳性史 • 目前存在胸痛 • 应用硝酸甘油治疗心电图存在病理性 Q 波	无（0） 有（+1）
充血性心力衰竭病史	无（0） 有（+1）
脑血管疾病史	无（0） 有（+1）
术前胰岛素治疗	无（0） 有（+1）
术前肌酐＞ 2mg/dl	无（0） 有（+1）
总得分	无（0） 有（+1）

β 受体阻断药、血管紧张素转化酶抑制药（ACEI）、血管紧张素受体阻断药（ARB），以及他汀类药物是一般人群服用的常见药物。这些药物，包括其他的药物，可能需要在手术前进行调整。β 受体阻断药通过减轻氧气与心肌的供需不匹配而帮助预防急性心肌梗死的进一步发

展[33]。研究表明，持续使用 β 受体阻断药会降低围术期非致死性心肌梗死的发生率[90]，并且在围术期不应停止使用[33, 85]。他汀类药物能显著降低心肌梗死和围术期死亡的风险。其作用机制尚不清楚，但可能与多种因素有关，包括其抗炎和降胆固醇作用。同样，在整个围术期[85]应继续使用他汀类药物，一些研究表明，应该在手术[33]前 1～2 周开始使用他汀类药物。ACEI/ARB 与诱导后低血压[91, 92]，以及术后急性肾损伤[92]有关。在手术当天暂停 ACEI / ARB 是合理的。如果在手术当天被停用，则应在术后恢复用药[33, 85]。

2. 糖尿病

美国疾病控制与预防中心（CDC）报道说，估计 3020 万成年人患有糖尿病[93]。糖尿病的诊断是空腹血糖≥ 126mg/dl，口服糖耐量测试 2h 血糖≥ 200mg/dl，或糖化血红蛋白≥ 6.5%。

诊断糖尿病需要来自同一个测试样本的两个异常读数或[94]在两个单独的测试样本中获得异常度数。控制不良的糖尿病与 TJA 围术期并发症相关[41-47]。为减少并发症的发生，必须严格控制血糖。据研究建议，在择期关节置换前 2 周，患者的空腹血糖水平应≤ 180mg/dl，非空腹血糖水平应≤ 200mg/dl[32, 33]。评估前 3 个月内没有血糖监测记录的患者应获得糖化血红蛋白值。糖化血红蛋白≥ 8% 的患者应转诊给他们的初级保健医师或内分泌专科医师，以改善血糖控制。关节置换术应推迟到血糖控制后进行[32, 33, 55]。

3. 肥胖

根据美国疾病控制与预防中心（CDC）报道，美国 39.8% 的成年人属于肥胖[95]。肥胖是用身体质量指数（BMI）测量的，它是根据患者的身高和体重（kg/m^2）计算的）世界卫生组织根据 BMI 对肥胖进行分度（Ⅰ度，BMI30～34.99kg/m^2；Ⅱ度，BMI35～39.99kg/m^2；Ⅲ度，BMI ≥ 40kg/m^2）[96]。肥胖与高骨关节炎发生率显著相关，并需要进行相应的 TJA[53, 54, 97]。肥胖患者接受 TJA 的围术期并发症风险亦较高[33, 48-55]。这些并发症在Ⅲ度肥胖者中更常见。事实上，病态肥胖（Ⅲ度肥胖）患者出现的并发症，可能超过其行 TJA 的获益[53]。美国髋膝关节外科医师协会（AAHKS）发表了一项共识，建议推迟Ⅲ度肥胖患者的 TJA，特别是当肥胖患者患有其他并发疾病时[53]。

在实践中，BMI ≥ 40kg/m^2 的患者应被告知，其体重会导致较高的 TJA 围术期并发症的风险。减肥是治疗关节炎相关疼痛的有效方法，并可能推迟进行 TJA 的时间[98, 99]。虽然有许多可供选择的减肥方法，但研究表明，营养师指导下的减肥计划是最有效的[100]。当这些方法失败时，减肥手术（BS）也许是一种选择。不过，关于减肥术后 TJA 的循证医学证据并没有为其好处提供相关信息[101-110]。Werner 等发现 TJA 前减肥手术可减少围术期并发症[107]。其他学者也发现接受过减肥手术的患者 THA 后的再手术和翻修率降低，并且在 TJA 之前行减肥手术可以使关节置换的结果得到改善[109-111]。但与之相反，Nickel等报道了与肥胖和非肥胖患者[103]相比，减肥手术后TJA的风险更大。尽管如此，目前大部分报道已经证明，减肥手术后TJA的结果和并发症是模棱两可的[101, 102, 106, 112, 113]。

患者和骨科医生之间的讨论应该在TJA之前的减肥手术之前进行。有两种减肥手术术式胃成形术和胃旁路术在美国获得批准。

胃成形术（胃束带术和胃切除术）是一种纯粹的限制性手术，目的是减少胃容积[114]。胃旁路术（gastric bypass）涉及正常胃肠道近端解剖结构的改变，由于胃的容量减小，消化酶转移和吸收表面积的减少，进而卡路里的摄入减少[114]。营养吸收不良会导致行减肥手术的患者出现营养缺乏。此现象在进行胃旁路术的患者中最为常见，但也可能发生在那些接受胃成形术的患者。贫血是减肥手术后最常见的长期并发症，通常由于铁元素代谢的改变而导致[114, 115]。其他相关代谢性的问题包括缺乏维生素B_{12}、钙、维生素D和蛋白质。减肥手术后患者伤口愈合会出现明显的延迟，一些患者甚至需要2倍的时间来愈合手术伤口[115]。患者减肥手术后出现骨密度降低，这可能与围术期骨折风险有关[115]。

有减肥手术史的患者，特别是行胃旁路术，应在术前医学评估中进行全面评估。这些患者应该用血清总蛋白、白蛋白、前白蛋白和总淋巴细胞水平来评估蛋白质营养不良[114]。血清维生素B_{12}、叶酸、维生素C、铁元素（转铁蛋白）和维生素D也应在术前进行检查[114]。患者在进行TJA治疗之前，应先治疗已确定的营养缺陷。

在减肥手术和骨科手术之间没有推荐的间隔时间。最大减肥重量和稳定期通常发生在减肥术后2年[114]。虽然没有强有力的证据存在，但在减肥术后至少等待6个月进行择期TJA会更安全些[116]。

4. 营养不良

肥胖患者围术期并发症的风险较高。然而，肥胖本身可能不是唯一的相关因素。营养不良经常被认为是围术期并发症的危险因素。它的定义是一种由于缺乏摄取或合成必需营养而导致的状态，这会导致身体细胞质量的改变和功能障碍[117]。据报道，TJA患者营养不良的患病率为26%～50%[118-120]。低白蛋白血症与死亡率增加，以及多个重要的围术期并发症有关，包括无计划的术后插管、急性肾衰竭、心脏骤停、延长住院时间和出院后再入院等[56-58]。目前已经开发出筛查工具，以协助评估营养不良情况。

这些工具使用各种指标，如生化标志物、临床信息和病史辅助评估。目前对于哪种筛查工具最佳尚未达成共识，但营养不良普遍筛查工具似乎是评估医院老年患者营养不良情况最有效的工具[121]。在生化指标上，通常检查血清白蛋白（异常＜3.5g/dl）、总淋巴细胞计数（异常＜ 1500）和转铁蛋白（异常＜ 200）来评价营养不良[122]。

目前缺乏有关营养干预对 TJA 患者影响的文献。一项随机研究表明，每日蛋白质摄入量较高的患者围术期并发症较少[123]。对于营养不良或有营养不良风险的患者，应至少在手术前10～14 天开始口服补充剂[122]。蛋白质营养不良可以补充高蛋白营养奶昔，每公斤目标摄入量为 1g。其他干预措施可以包括补充铁、维生素 D、维生素 C 和锌的维生素。铁通常补充口服铁324mg，每日 3 次，持续 3～4 周。口服补充维生素 C（每日 500mg）和锌（每日 11mg）。维生素D 的补充是基于维生素 D 的水平，建议每日摄入日常需要量 1000U。维生素 D 水平＜ 20ng/ml的患者应接受 8 周的超级补充量(每周 50 000U)，然后给予维持量。水平在 20～30ng/dl 的患者，应每天补充 5000U，持续 3～6 个月。补充后，可以在 6～12 周复查实验室指标来评估[122]。对于营养不良或同时患有病态肥胖的患者，我们建议在进行关节置换术之前，先咨询营养师进行营养优化。

在美国，骨质疏松症和低骨量影响 10.3% 和 43.9% 的老年人[124]。Bernatz 等研究了一组接受 TJA 的患者中骨质疏松的患病率。他们发现，接受 TJA 的患者中有 1/4 符合骨质疏松症的治疗标准，但实际上只有 5% 接受了治疗[125]。服用双膦酸盐类药物的患者无菌性翻修手术的风险较低。尽管大多数接受 TJA 治疗的患者没有筛查骨质疏松症，但 Maier 等在一项研究中对大多数外科医生进行了调查。结果显示骨量是影响手术计划和（或）植入物设计的重要因素[126]。根据这些结果，应使用双能 X 线吸收仪评估骨质疏松症风险患者，并检查维生素 D 水平。骨量低的患者应在手术前进行适当的骨量优化。对于那些择期 TJA 的患者，此过程可能需要长达 3 个月的时间才能实现最佳的骨骼健康[127]。

5. 金黄色葡萄球菌定植

关节假体周围感染（PJI）是关节置换术的毁灭性并发症。金黄色葡萄球菌（下称金葡菌）是从 PJI 中分离出的最常见的生物[128]。它有 3 种潜在来源：血源性、外源性（医院人员和设备）和内源性（鼻部定植）[128]。预防 PJI 的方法涉及多个方面。

美国疾病控制与预防中心（CDC）和美国骨科医师学会（AAOS）建议，至少在手术前一天晚上用抗菌洗剂或肥皂进行全身淋浴或沐浴[129, 130]。手术前最常用的抗菌洗剂是葡萄糖酸氯己定（CHG），它是一种广谱杀菌药，对多种微生物均有效。其主要作用机制是破坏微生物细胞膜，使生物死亡[131]。对于术前洗必泰沐浴的最佳方案尚无共识。

一项研究表明，要达到 CHG 的最大皮肤浓度需要每次淋浴使用 118ml 的 4%CHG，在冲洗前暂停 1min，至少进行连续 2 次淋浴[132]。其他研究报道了 CHG 湿巾的使用，2 次使用后可以使皮肤的 CHG 浓度超过了金葡菌的最低抑制浓度[133]。总之，术前使用 CHG 已被证明可以降低 TJA 手术部位感染（surgical site infection，SSI）的发生率[134-136]。

鼻葡萄球菌定植已被证明是术后手术部位感染的重要危险因素[59-64]。20% 的患者是永久携带者，60% 是间歇性携带者，20% 几乎从未定植[137]。定植的危险因素包括肾功能不全和免疫抑制[128]。事实证明术前鼻部去定植方案是有效的[138]。去定植常用药物是莫匹罗星，它通过与细菌异核糖核酸 -tRNA 合成酶可逆结合来抑制细菌蛋白质的合成[139]。一项 Cochrane 综述和两项系统文献综述均表明，鼻用莫匹罗星与金葡菌定植显著减少有关，并对 SSI 有保护作用[140-142]。

长期广泛使用莫匹罗星已导致耐莫匹罗星的金黄色葡萄球菌菌株。海登等学者评估了金葡菌的敏感性，有 7.1% 的耐甲氧西林金葡菌（MRSA）分离株表现出低水平的莫匹罗星耐药性和 7.5% 表现出高水平的耐药性[143]。因此，替代莫匹罗星的产品——聚维酮碘已被广泛用作皮肤消毒，它对鼻腔净化金葡菌有功效，对莫匹罗星敏感或耐药的菌株也有功效[139, 144]。并且用聚维酮碘净化鼻腔也比莫匹罗星更便宜[144]。

鼻腔去定植方法有两种。一种是使用鼻拭子进行术前筛查，仅对阳性结果者进行去定植治疗，另一种是在 TJA 之前对所有患者进行常规的去定植治疗。术前筛查和随后的去定植治疗均已证明可降低 TJA 中的 SSI 率[61, 145, 146]。根据该方案，对甲氧西林敏感金葡菌 / 耐甲氧西林的金葡菌（MSSA/MRSA）筛查呈阳性的患者鼻内给予莫匹罗星每日 2 次，加 CHG 沐浴（擦拭或液体）治疗 5 天。筛查阴性的患者仅接受术前 CHG 沐浴治疗。这代表了美国的应用趋势，更多学者主张实行普遍去定植化，因为普遍法可以降低 SSI 发生率并节省成本[146-149]。在普通法方案中，所有患者，无论定植状态如何，均需每日 2 次鼻内给予莫匹罗星和 CHG 沐浴治疗。在任一方案中，聚维酮碘都可以代替莫匹罗星，并且可以比莫匹罗星节省更多的成本[144]。

6. 尼古丁

吸烟是一个重大的公共卫生问题。烟草中的尼古丁已证明与包括伤口并发症在内的主要并发症和 TJA 术后不良预后有密切关联[150]。现已确认尼古丁可引起局部组织缺氧、胶原蛋白生成减少和 T 细胞功能障碍[151]。吸烟使手术后医院内死亡的风险增加 20%，术后严重并发症增加 40%[65]。择期 TJA 之前戒烟至关重要，特别是患者存在其他危险因素的情况下更需戒烟。在 TJA 之前，正式的戒烟计划已被证明可以减少烟草使用和总体并发症发生率[152]。

电子烟（e-cigarette）已成为传统香烟的替代品。许多人抽吸电子烟是因为他们认为电子烟比传统香烟更健康，甚至可能帮助戒烟[153]。关于与电子烟相关的手术并发症数据很少，仅发现了 3 篇与电子烟使用和手术效果有关的文章[154]。因为电子烟与传统香烟两种配方中均存在尼古丁，二者具有多种相同的并发症[154]。此外，在主动使用电子烟或其他类似产品时，患者可能将自己归类为不吸烟者，从而无法对患者进行准确的风险分层。

自从大麻在美国合法化以后，在许多州，抽吸大麻的人越来越多。合法化后，患者更有可能自我报告使用过大麻。年轻人、男性、吸烟是与大麻使用相关的三个因素[155]。关于 TJA 并用大麻后结局如何的研究很少。Law 等发现使用大麻可能会影响植入物的使用寿命，并提高 TKA 的翻修率[156]。然而，Jennings 等没有发现使用大麻的患者在 TKA 后短期内有任何不良反应[157]。

Feng 等提出了无烟关节置换术的方案[33]。在该方案中，所有患者在最初的临床评估中都被询问是否使用过烟草。未吸烟或已戒烟 > 1 年的患者可以进行择期关节置换术。当前的吸烟者被告知戒烟的好处，并被推荐参加戒烟计划。近期戒烟者需接受尿中尼古丁测试评估。可替宁是尼古丁的主要代谢产物，可在尿液、血浆和唾液中检出[158]。因此可以对比检查接受尼古丁替代疗法（NRT）的患者和目前的吸烟者二者的戒烟效果。Anabasine 是一种在烟草中发现的生物碱，但在尼古丁替代疗法中不存在[159]。因此，可以将 Anabasine 用于区分 NRT 和主动吸烟者。在无烟关节置换术方案中，Anabasine 试验为阴性，表示患者不吸烟，允许患者接受择期 TJA。

7. 麻醉药及毒品

阿片类药物和苯二氮䓬类药物被认为是 TJA 后引发并发症的危险因素。接受 TJA 手术的患者中有 1/3 在手术前 3 个月内使用了阿片类药物，并且这一数字还在继续增加[66]。术前服用阿片类药物的患者更可能在 TJA 后长期使用阿片类药物[66-72]，并且对术后疼痛管理的要求更高[69, 72-74]。长期和术前使用阿片类药物是关节翻修术的早期预测因素[75-78]，与初次 TJA 后 PJI 的高发风险独立相关[79]，并已证明对患者报告结局有负面影响[160]。此外，术前使用阿片类药物的患者会出现更多的院内并发症，住院时间增加，更有可能被送往延期照护医疗机构[67, 73]。苯二氮䓬类药物应用与全髋关节置换翻修的风险增加，与术后麻醉需要增加以及术后持续使用阿片类药物等有关[69, 161, 162]。阿片类药物和苯二氮䓬类药物的组合是引起跌倒的危险因素，造成关节脱位、假体周围骨折和其他伤害[163, 164]。

与不使用阿片类药物的患者相比，有长期使用阿片类药物史的患者如果在手术前成功减少了阿片类药物的使用量，其临床结局就会得到改善[165]。因此，阿片类药物的使用应被视为手术前可改变可纠正的危险因素。与未接受过阿片类药物的患者相比，术前服用阿片类药物的患者在术后总体疼痛缓解较差，TJA 功能较差[166]，因此应广泛建议患者停用这些药物。对于使用阿片类药物的患者，我们建议在择期 TJA 之前至少有 3 个月的无处方期（停用阿片类药物）[167]。如果无法获得 3 个月的无处方期，至少术前将阿片类药物的使用量减少一半也可以改善临床效果[165]。

要想成功减少阿片类药物应用，则需实施包括患者的初级保健师、疼痛管理医师在内的协调计划，并与患者充分合作。为预防急性阿片类药物戒断反应，应让患者每日剂量逐渐减少为前一天剂量的 25%[168]。Berna 等已经报道了最佳的阿片类药物戒断方案[168]。首先，每 5~7 天减少原始剂量的 10%，直至原始剂量的 30%。之后，每周剩余剂量减少 10%。据报道，该方案很少引起戒断症状，并且使患者有良好的依从性[168]。认知行为疗法已被证明是一种可靠且具有成本效益的辅助手段，该疗法可以辅助缓解阿片类药物的戒断症状[168]。还有人建议进行 10~12 周的术前培训，应用多学科方法和其他传统的术前优化方法（心脏和内分泌学）来减少阿片类药物、减轻灾难性疼痛、进行戒烟[169]。

8. 神经认知、心理和行为问题

神经认知问题如抑郁、焦虑可灾难性影响 TJA 后的恢复。抑郁增加了 TJA[80, 81]后再入院的风险。焦虑和抑郁均被证明会增加膝关节置换后不满意和不良结局发生率[170, 171]，并且抑郁、焦虑是 TJA 后并发症增加的预测因素[172]。此外，焦虑和抑郁已被确认为早期翻修[76]的独立预测因素。

Rubenstein 等研究发现，TJA 后未接受过阿片类药物的患者中，抑郁症与疼痛增加或阿片类药物需求量无关。然而，在已经使用阿片类药物的患者中，抑郁症与明显更高的疼痛和阿片类药物需求有关[173]。疼痛灾难化预示着全膝置换术后预后不良。患有这些精神病的患者可能会受益于以患者为中心的术前优化方法，包括咨询和针对患者的干预措施[33]。

药物和酗酒与 TJA 后的主要并发症有关，包括感染、假体使用寿命降低和术后医嘱依从性差[174-176]。滥用酒精的患者被认为更可能违反医疗建议、延长住院时间，并有更多的术后并发症[177]。此外，药物和酗酒使患者容易产生术后药物戒断症状、精神错乱和精神病[178]。

在手术干预之前，可以使用有效和可靠的工具对患者进行酒精滥用和成瘾、药物滥用、抑郁和焦虑的筛查。

这些筛查量表包括酒精摄入障碍识别测试（AUDIT-C）、药物滥用筛选测试 -10（DAST-10）、抑郁症患者健康问卷 -2（PHQ-2）和广义焦虑障碍 7（GAD-7）[33]。阳性结果者需要推迟 TJA 并和心理健康专家[33, 55]作进一步评估和治疗。

9. 人类免疫缺陷病毒 / 获得性免疫缺陷综合征和病毒性肝炎

在美国，估计有 110 万和 240 万人分别患有人类免疫缺陷病毒（HIV）和丙型肝炎（HCV）感染[179, 180]。HIV 患者的 PJI 风险增加[181-183]、翻修率更高[182]、围术期并发症发生率更高[184, 185]、住院时间更长[181, 183, 185]。而且，最近的研究表明其并发症和翻修手术的发生率相似[186-190]，这可能是由于高效抗逆转录病毒治疗（HAART）的积极作用，以及对 HIV 感染者的更好照护。HAART 可减少 HIV 传播，恢复免疫功能，降低获得性免疫缺陷综合征发病率，提高生存[191, 192]。

用 CD4 细胞计数和病毒载量测量对 HIV 患者进行监测。减少 CD4 计数和较高的病毒载量与手术后并发症[191, 192]有关。有间接证据建议使用 CD4 计数 > 400 细胞 /ml 和病毒载量 < 50 拷贝 /ml 作为选择性 TJA[191, 192]的阈值。建议采用 HAART 治疗，并与传染病专家一起优化潜在的并发症，最大限度地提高 HIV 感染者的手术效果。

丙型肝炎（HCV）患者术后并发症、感染、翻修和住院时间较无 HCV 者增加[193-200]。HCV 传统上被认为是 TJA 不可纠正的危险因素。然而，最近治疗进展使 HCV 在大多数情况下得到了医学治疗。第一个无干扰素和无利巴韦林直接作用的 HCV 口服抗病毒药物于 2014 年上市。这种药物的耐受性很好，并显示了 > 90% 的治愈率[201]。最近的研究表明，HCV 的术前治疗可以减少术后并发症[201-203]。未经治疗的 HCV 患者应在选择性 TJA 前接受术前治疗。

10. 牙科

牙科疾病在美国人口中非常常见。据估计，近一半 30 岁及以上的美国人有牙周疾病。牙周病在非裔美国人、吸烟者、教育程度较低和社会经济地位较低的人群中更为常见[204]。在择期 TJA 人群中，需治疗的牙周疾病的发生率（8.8%～29.4%）有所不同[205-207]。有文献报道了由口腔来源引起的关节假体周围感染（PJI）[208-216]。由于这种牙源性 PJI，许多学者建议选择 TJA 术前行牙科检查排除疾病，以帮助降低 PJI 风险。然而，这种做法仍有争议。牙齿感染与 PJI 之间的直接联系较弱，美国髋膝关节医师协会目前不推荐常规的牙科排查[207, 217]。

一项 2018 年的研究表明，在择期关节置换术之前需要牙科护理的患者比例很高，但研究尚无法识别出可以安全地绕过术前牙科检查的风险较低牙病患者[205]。Tokarski 等确定了牙齿疾病排查的 6 个风险因素，建议在进行选择性 TJA 之前需要对活动性牙齿感染进行牙科治疗。这些风险因素包括使用麻醉品、吸烟、在 12 个月内没有去看牙医、有拔牙的个人病史、年龄较大，以及每天使用牙线 < 1 次[206]。在他们的患者中，未使用麻醉药品或烟草的患者，以及在评估后 12 个月内去看牙医的患者，牙齿疾病的可能性大大降低。根据这项研究，选择性的牙科排查可能是一个合理的选择。

Tokarski 团队将他们的患者与一组接受关节置换治疗的髋部骨折患者相比，在关节置换前进行术前牙周疾病排查并没有显示出术后早期感染率有任何显著差异[207]。术前牙科排查在本研究中没有显示出明显的优势，但不容忽视，应纳入关节置换术患者的术前护理，而不是选择性排查高危患者。

（二）不可纠正的危险因素

不可纠正的危险因素是指那些无法改变的因素，如年龄、性别、种族和慢性病。所有这些因素都与围术期并发症、再入院率增加和增加出院后转入慢性护理机构的概率有关[218-223]。其他潜在的不可改变的危险因素包括慢性抗凝和抗风湿药物。这些因素需要尽可能多的优化和咨询，然后通过多学科的方法选择性进行 TJA，以加快恢复和减轻围术期并发症的风险。表 9-4 概述了术前筛查过程。

1. 年龄

高龄是明显的术后并发症的危险因素，包括总死亡率增加、再入院率更高，以及 TJA 出院转入护理机构率增加[218-220]。多项研究表明，年龄可能与术后并发症的发生率增加有关[224-228]。但老年患者行 TJA 后仍可受益于功能的改善和疼痛的减轻[229-233]。最近，多项研究证实，老年患者可以安全地参与 TJA 的加速康复方案[234-236]。随着年龄的增长，妥善处理围术期并发症至关重要。

体弱（frailty）是指为生理储备减少的状态，与残疾增加和不良后果相关[33]。肌少症是与年龄相关的肌肉质量和功能丧失，并伴有不良后果的危险因素，例如身体残疾、生活质量差和死亡[237, 238]。体弱与选择性 TJA 后短期不良事件发生率升高和临床预后较差有关[239]。体弱患者的重症监护病房住院率更高，住院时间增加，出院后转入术后护理机构率更高，再入院率更高，以及费用增加[240-242]。体弱还与 TJA 后的死亡率显著增加有关[242]。McIsaac 评估了体弱对接受择期非心血管外科手术的患者术后 1 年死亡率的影响，发现在进行 TJA 的患者中，体弱患者死亡的风险最高[243]。

多项研究表明，肌少症也是不良后果的独立危险因素[244-250]。但在骨科，特别是关节置换术中，与肌少症有关的结局数据很少。在骨科创伤文献中，肌少症与脆性骨折的风险增加、1 年死亡率增加，以及出院转专业护理机构的增加有关[244-246]。

体弱和肌少症可以通过渐进性抗阻训练和针对改善肌肉力量的方案来优化[33, 237, 251]。一份 Cochrane 的评论发现，每周进行 2～3 次力量训练可减少身体残疾，并改善步行距离、速度和坐位站起的时间[251]。Churchward 等发现训练者甚至从无对抗阻运动训练中也获得了益处[252]。因此，在关节置换术之前，应该对体弱和肌肉萎缩的患者进行抗阻力训练。

2. 慢性疾病

慢性疾病状态，如慢性阻塞性肺疾病（COPD）、充血性心力衰竭（CHF）、慢性肾脏疾病（CKD）和肝硬化，与 TJA 后并发症的增加以及治疗支出的增加有关[221]。

表 9-4 术前检查表

心血管	• 心血管疾病史 • 心脏科医生审核	

糖尿病	• 糖化血红蛋白≤ 8%
	• 空腹血糖≤ 180mg/dl
		• 糖化血红蛋白≥ 8% 或空腹血糖> 180mg/dl
		  – 强制停止
		  – 内分泌科转诊

肥胖	• BMI ≤ 40kg/m²
	  – 临床营养师 ± 减肥计划
		• BMI ≥ 40kg/m²
		  – 强制停止
		  – 临床营养师
		  – 减肥计划 ± 减肥手术

葡萄球菌定植	• 广泛去定植
	  – 莫匹罗星 / 聚维酮碘 + CHG
		• 筛选和治疗
		  –（+）MRSA: 莫匹罗星 / 聚维酮碘 + CHG
		  –（-）MRSA: 单纯 CHG

尼古丁	• 曾经吸烟者
	  – 如果最近戒烟，考虑进行可替宁 /anabasine
	  （新烟碱）测试
		• 当前吸烟者
		  – 强制停止
		  – 烟草戒断计划

阿片类药物	• 目前阿片类药使用情况
	  – 强制停止
	  – 断奶式停止
	  – 如果无法停止，则减少至 50%	

神经认知障碍	• 吸毒或酗酒
	  – 强制停止
	  – 精神健康科转诊	

慢性病毒感染	• HIV: 目标 CD4 计数> 400 细胞 /ml，病毒载量< 50 拷贝 /ml
	  – 强制停止
	  – 感染性疾病科转诊
	• HCV: 未处理 / 未治愈
	  – 强制停止
	  – 感染性疾病科转诊	

抗凝	• 慢性抗凝术前停止日期和术后恢复日期的计划 • 术后 DVT 预防计划	
抗风湿药物	• 继续非生物 DMARD	• 结合指南停止生物制剂药物 – 强制停止
专职照顾者或 "联合教练"	• 确定 1～2 名照顾者 – 如果缺乏照护者强制停止	
术前教育课	• 与医护人员一同参与 – 除非完成强制停止	

BMI. 身体质量指数；MRSA. 耐甲氧西林的金黄色葡萄球菌；HIV. 人类免疫缺陷病毒；HCV. 丙型肝炎；CHG. 葡萄糖酸氯己定；
DVT. 深静脉血栓形成；DMARD. 抗风湿药物

充血性心力衰竭已被确定为术后并发症的危险因素，包括伤口裂开和心肌梗死。心力衰竭患者也更有可能增加住院时间，并增加再入院的比例[253]。在 TJA 后，CHF 被确定为术后需要重症监护支持的独立危险因素[254]。正在接受 TJA 的肝硬化患者围术期并发症、PJI、死亡率和再手术的风险显著增加。此外，肝硬化患者增加了医院住院时间、更高的出院后转至护理机构概率和更高的再入院率[255-258]。慢性阻塞性肺病与术后并发症发生率增加有关。与 COPD 相关的最重要的术后并发症包括肺炎、使用呼吸机人工通气和死亡率增加[259-263]。慢性阻塞性肺病已被确定为 TJA 后计划外重症监护支持的独立危险因素[254]。此外，COPD 患者增加了医院住院时间，有更高的出院转护理机构率和更高的再入院率[259-263]。

CKD 被定义为肾小球滤过率（GFR）< 60ml/（min·1.73m^2），或肾损害标志物，或两者兼而有之，持续≥ 3 个月。随后，CKD 根据 GFR 分期，第 5 期代表终末期肾病[264]。严重的 CKD 与院内并发症、住院时间和 90 天再入院增加有关[265, 266]。据报道并发症随疾病严重程度呈线性增加[265]，4 期和 5 期 CKD 患者的总体并发症的风险增加了 213%[267]。

有学者建议将患有严重慢性疾病的患者排除在 TJA 后早期出院或加速康复方案中[268, 269]。我们在实践中，建议告知这些患者其 TJA 相关的风险增加，并在进行 TJA 之前将其转诊进行术前评估和相关的医学优化。

3. 慢性抗凝

许多患者存在各种潜在的心血管疾病，接受了抗凝和抗血小板治疗。抗血栓治疗的围术期管理是基于血栓栓塞和围术期出血的个体风险。美国胸科医师学会发表了一项基于循证医学证据的临床实践指南，该指南有助于围术期的抗凝和抗血小板治疗[184]。指南建议在手术前 5 天停止使用维生素 K 拮抗药（华法林），并在术后 12～24h 恢复。机械性心脏瓣膜、心房颤动或静脉血栓栓塞性疾病的患者不需要桥接抗凝。高危人群应接受桥接抗凝治疗。

抗血小板药物可逆或不可逆地抑制血小板功能。阿司匹林、氯吡格雷、替氯吡啶和普拉格雷均不可逆地抑制血小板功能；双嘧达莫、西洛他唑和非甾体抗炎药可逆地抑制血小板功能。建议患者在手术前 7～10 天停止抗血小板药物治疗[270]。具体来说，有中度高度围术期心脏事件风险而服用阿司匹林的患者，应在整个围术期继续服用阿司匹林。然而，那些低风险的人应该在手术前 7～10 天停止，就像停其他抗血小板药物一样[270, 271]。

直接口服抗凝药（DOAC）是一种新的药物，它直接抑制凝血级联的特定下游因素。达比加群（Dabigatran 直接血栓抑制药）、利伐沙班（Rivaroxaban 直接因子 Xa 抑制药）和阿哌沙班（直接因子 Xa 抑制药）是这类药物的代表[270]。DOAC 的最佳围术期管理问题仍在争论中。然而，已有研究表明，接受低出血风险手术的患者在手术前可有一天的 DOAC 暂停，而那些出血风险较高的患者在手术前可有 2 天的 DOAC 暂停[272]。

在我们的实践中，我们利用与内科医学团队的合作来安排协助围术期抗凝治疗。术后出血风险和凝血风险之间必须取得平衡。通过共同努力，在患者术前优化就诊期间根据患者的风险因素制定了个性化的抗凝管理计划。该计划可随时在电子病历中找到，以供所有提供者查看，并在整个围术期得到遵守。

4. 抗风湿药物

接受 TJA 治疗的风湿性疾病患者患关节假体周围感染（PJI）和其他并发症[270] 的风险增加。适当管理与风湿性疾病相关的药物会有助于减轻这些风险。美国风湿病学院和美国髋膝关节医师协会最近制定了《抗风湿药物围术期管理指南》[222, 223]。

在对现有文献的全面回顾后，指南建议那些接受非生物性改善症状的抗风湿药（甲氨蝶呤、柳氮磺胺吡啶、羟氯喹、来氟米特、强力霉素）的风湿性疾病患者，在手术期间继续使用这些药物。指南建议患者在手术前停止使用生物药物，并且手术应安排在给药周期结束时进行。使用糖皮质激素的患者在整个围术期应继续每日剂量。

三、术前教育

采用 TJA 专用的临床路径可有效降低住院时间、降低出院转专业护理机构的概率，以及降低再入院率[273]。快速恢复方案中的重要因素包括管理患者的期望值、将住院时间降至最低，以及增加出院回家率[7-11]（图 9-1）。为了使这项工作成功，患者和外科医生的期望都必须一致，包括患者对其功能结果的适当期望[55]。利用以患者为中心的护理框架对于帮助管理为建立适当的期望至关重要[274-278]。

术前教育是指在手术前提供的任何旨在改善人们的知识、健康行为和健康结果的教育干预措施[279]。它可以减少术前和术后的焦虑、减轻术后疼痛、改善应对措施、降低住院时间、增加出院回家率、减少再入院并改进成本支出[280]。术前教育计划还显示可以减低 THA 后脱位率和 TKA 后住院跌倒概率[11, 281-293]。

目前已经开发了诸多技术来对成人患者进行手术前的教育。其中包括教育视频、讲义、健康教育册子以及互动软件，这些方法均可以提供良好的效果[294, 295]。改善患者教育的一项关键功能是利用复诵法[296-298]。又叫间隔保留方法，该方法结合了对先前学习内容和后续复习之间不断增加的时间间隔[299]。在择期 TJA 之前的每次就诊都会加强患者对期望、目标和手术信息的

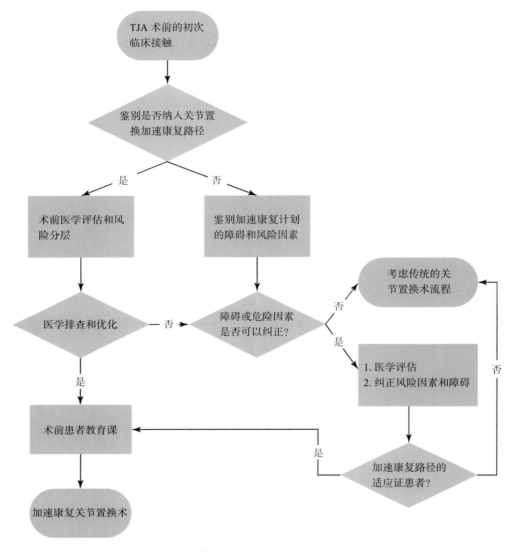

▲ 图 9–1　加速康复流程图

理解。在我们的实践中，这已成为我们临床途径不可或缺的一部分[55, 299]。

首次互动是在外科医生和患者进行初始评估时进行的。此时，外科医生会讨论手术的适应证、期望、目标，风险和可替代手术的治疗方法。下一次互动是在第一次见面的同一天，患者与随后的医务人员［医师助理 / 高级执业注册护士 / 注册护士（PA/APRN/RN）］沟通，加强了期望和目标，并安排了手术日期，同时提供同意书和关节置换的教育材料。第三次互动是与患者的家庭照护者或其他照护人员进行内科情况优化的沟通。

在这次会面上，患者对术后的期望值和目标再次得到加强，并接受医疗优化。最后的医患交流是在必修的术前关节学院患者教育课上，那时患者已经在医学上得到了手术的许可。在最后的交流中，患者的期望值和术后目标再次得到加强。教育课上可以借助虚拟的辅助工具进行现场演示，并带领患者共同阅读教育资料印刷品，给患者和家人提问的机会。还要对患者和其陪护人员提供医院参观以使其熟悉设施环境。这样可以确定患者门诊治疗和康复器械的需求并且能阻止术后出院回家遇到的任何突发问题[299]。

我们会在术前教育课上讨论术后疼痛管理的问题，与患者及其照顾者讨论术后疼痛的预期和管理策略。

我们的课程重点应放在控制疼痛的非麻醉方法上，如抬高患肢、冰敷、非甾体抗炎药和对乙酰氨基酚应用。告知患者术后可提供 ≤ 2 种的阿片类处方药物。这种管理疼痛期望的术前教育是当务之急，它有助于减轻术前焦虑。因为术后疼痛与术前焦虑水平相关[300]。减少术前焦虑与改善术后恢复、提高患者满意度，以及减少术后 1 年内自我报告的疼痛水平有关[283, 299, 301, 302]。

我们的课程是分组授课的。小组教学行之有效[299]，甚至可以改善结局效果[303-305]。除了小组会议外，我们还为每位患者在术前教育期间配备 1 名联合教练，以协助他们进行院后护理。研究表明，使用家庭成员 / 看护者（教练）可增加 TJA 后成功的预后[306]。实际上，拥有更多社会关系支持的患者，其住院时间更短，出院回家的可能性更高，更容易达到下床活动和下床的目标，对医院的护理质量评分更高，并且更加自信，出院前就做好准备回家[11, 307-311]。教练（陪护）与患者一起参加术前教育班。让教练（陪护）参与到术前教育，会鼓励患者的家人和朋友在围术期护理和患者支持中发挥积极作用[308]。

患者教育的资料内容同样至关重要。所有内容均应由进行择期 TJA 的外科医生批准，并进行可读性审查和编辑。那些读写能力低下、理解力低下和依从性较差的患者，往往健康状况较差，对卫生保健服务的使用较差[312]。研究表明，患者教育材料学术术语多时普通患者无法理解[313-315]。所有材料均应遵循健康素养最佳实践、使用通俗简单的语言编写。美国国立卫生研究院建议以清晰简洁的语言写成六年级或更低水平的健康信息[316]。当以简单方式编写复杂的健康信息时，患者在初次阅读后就可以轻松理解，这样才会遵循合适的措施[317]。

四、结论

加速康复临床途径是一种有效的最佳实践，已被证明可以缩短住院时间、降低再次入院率、提高患者满意度，以及降低总体成本。术前临床路径对于全膝置换术后快速恢复的成功至关重要。该路径包括选择适合的快速康复患者、优化可改变的危险因素，以及强制性的术前教育课程。许多工具可用来协助选择患者。这些工具在应用中会有不可估量的价值。

一旦确定患者并将其纳入加速康复方案，就必须对其进行优化。利用多学科团队方法进行围术期患者优化是至关重要的。具有围术期心脏疾患高风险的患者应转诊至其初级保健医生或心脏病专家进行进一步检查和优化。肥胖应得到改善，BMI $> 40\text{kg/m}^2$ 的患者应进行减肥管理。营养不良应在临床营养师的帮助下予以纠正，并应控制血糖。应当通过筛查和治疗程序或通用去定植程序解决葡萄球菌鼻部定植问题。应停用尼古丁、阿片类药物和苯二氮䓬类药物，并应制定计划管理慢性抗凝和抗风湿药物。最后，患者应接受必要的术前教育，以便为关节置换术做准备，并选择 1 名教练（陪护）来协助围术期的康复锻炼和生活需求。如果这些因素没有得到适当的管理，则应该强制停止择期 TJA，直到凸显的风险因素得到解决。

参 考 文 献

[1] Singh JA, Yu S, Chen L, Cleveland JD. Rates of total joint replacement in the United States: future projections to 2020–2040 using the National Inpatient Sample. J Rheumatol. 2019;46:1134–40. https://doi.org/10.3899/jrheum.170990.

[2] Sloan M, Sheth NP. Projected volume of primary and revision total joint arthroplasty in the United States, 2030–2060. In: American Academy of Orthopaedic Surgeons 2018 annual meeting. New Orleans; 2018. p. 2060.

[3] Navathe AS, Troxel AB, Liao JM, Nan N, Zhu J, Zhong W, Emanuel EJ. Cost of joint replacement using bundled payment models. JAMA Intern Med. 2017;177:214–22.

[4] Schaeffer JF, Scott DJ, Godin JA, Attarian DE, Wellman SS, Mather RC. The association of ASA class on total knee and total hip arthroplasty readmission rates in an academic hospital. J Arthroplast. 2015;30:723–7.

[5] Bozic KJ, Ward L, Vail TP, Maze M. Bundled payments in total joint arthroplasty: targeting opportunities for quality improvement and cost reduction knee. Clin Orthop Relat Res. 2014;472:188–93.

[6] Cram P, Lu X, Kaboli PJ, Vaughan-Sarrazin MS, Cai X, Wolf BR, Li Y. Clinical characteristics and outcomes of medicare patients undergoing total hip arthroplasty, 1991–2008. JAMA. 2011;305:1560–7.

[7] Kim S, Losina E, Solomon DH, Wright J, Katz JN. Effectiveness of clinical pathways for total knee and total hip arthroplasty: literature review. J Arthroplast. 2003;18:69–74.

[8] Vanhaecht K, Barbieri A, Panella M, Faggiano F, Sermeus W, Van Herck P, Marchisio S. Effects of clinical pathways in the joint replacement: a meta-analysis. BMC Med. 2009;7:1–11.

[9] Carluke I, Partington PF, Malviya A, Reed MR, Muller SD, Emmerson KP, Khan SK. Reduced short-term complications and mortality following enhanced recovery primary hip and knee arthroplasty: results from 6,000 consecutive procedures. Acta Orthop. 2013;85:26–31.

[10] Savaridas T, Serrano-Pedraza I, Khan SK, Martin K, Malviya A, Reed MR. Reduced medium-term mortality following primary total hip and knee arthroplasty with an enhanced recovery program. Acta Orthop. 2013;84:40–3.

[11] Edwards PK, Levine M, Cullinan K, Newbern G, Barnes CL. Avoiding readmissions-support systems required after discharge to continue rapid recovery? J Arthroplast. 2015;30: 527–30.

[12] Pearson SD, Goulart-Fisher D, Lee TH. Critical pathways as a strategy for improving care: problems and potential. Ann Intern Med. 1995;123:941–8.

[13] Pearson SD, Kleefield SF, Soukop JR, Cook EF, Lee TH. Critical pathways intervention to reduce length of hospital stay. Am J Med. 2001;110:175–80.

[14] Lee A, Kerridge RK, Chui PT, Chiu CH, Gin T. Perioperative systems as a quality model of perioperative medicine and surgical care. Health Policy (New York). 2011;102:214–22.

[15] Caplan G, Board N, Paten A, Tazelaar-Molinia J, Crowe P, Yap SJ, Brown A. Decreasing lengths of stay: the cost to the community. Aust N Z J Surg. 1999;69:433–7.

[16] Riggs RV, Roberts PS, Aronow H, Younan T. Joint replacement and hip fracture readmission rates: impact of discharge destination. PM R. 2010;2:806–10.

[17] Zambouri A. Preoperative evaluation and preparation for anesthesia and surgery. Hippokratia. 2007;11: 13–21.

[18] Macpherson DS, Lofgren RP. Outpatient internal medicine preoperative evaluation: a randomized clinical trial. Med Care. 1994;32:498–507.

[19] Pham CT, Gibb CL, Fitridge RA, Karnon JD. Effectiveness of preoperative medical consultations by internal medicine physicians: a systematic review. BMJ Open. 2017;7:e018632.

[20] Lan RH, Kamath AF. Does the timing of pre-operative medical evaluation influence perioperative total hip arthroplasty outcomes? Open Orthop J. 2017;11:195–202.

[21] Ondeck NT, Bohl DD, Bovonratwet P, Anandasivam NS, Cui JJ, McLynn RP, Grauer JN. Predicting adverse outcomes after total hip arthroplasty: a comparison of demographics, the American Society of Anesthesiologists class, the Modified Charlson Comorbidity Index, and the Modified Frailty Index. J Am Acad Orthop Surg. 2018;26:735–43.

[22] Fu MC, Samuel AM, Sculco PK, MacLean CH, Padgett DE, McLawhorn AS. Discharge to inpatient facilities after total hip arthroplasty is associated with increased Postdischarge morbidity. J Arthroplasty. 2017;32:S144–S149.e1.

[23] Alvarez AP, Demzik AL, Alvi HM, Hardt KD, Manning DW. Risk factors for postoperative urinary tract infections in patients undergoing total joint arthroplasty. Adv Orthop. 2016;2016:7268985.

[24] Gholson JJ, Pugely AJ, Bedard NA, Duchman KR, Anthony CA, Callaghan JJ. Can we predict discharge status after total joint arthroplasty? A calculator to predict home discharge. J Arthroplast. 2016;31: 2705–9.

[25] Dieterich JD, Fields AC, Moucha CS. Short term outcomes of revision total knee arthroplasty. J Arthroplast. 2014;29:2163–6.

[26] Tayne S, Merrill CA, Smith EL, Mackey WC. Predictive risk factors for 30–day readmissions following primary total joint arthroplasty and modification of patient management. J Arthroplast. 2014;29:1938–42.

[27] Belmont PJJ, Goodman GP, Waterman BR, Bader JO, Schoenfeld AJ. Thirty–day postoperative complications and mortality following total knee arthroplasty: incidence and risk factors among a national sample of 15,321 patients. J Bone Joint Surg Am. 2014;96:20–6.

[28] Pugely AJ, Callaghan JJ, Martin CT, Cram P, Gao Y. Incidence of and risk factors for 30–day readmission following elective primary total joint arthroplasty: analysis from the ACS–NSQIP. J Arthroplasty. 2013;28:1499–504.

[29] Hooper GJ, Rothwell AG, Hooper NM, Frampton C. The relationship between the American Society Of Anesthesiologists physical rating and outcome following total hip and knee arthroplasty: an analysis of the New Zealand Joint Registry. J Bone Joint Surg Am. 2012;94:1065–70.

[30] Singh JA, Jensen MR, Harmsen WS, Gabriel SE, Lewallen DG. Cardiac and thromboembolic complications and mortality in patients undergoing total hip and total knee arthroplasty. Ann Rheum Dis. 2011;70:2082–8.

[31] Crawford DA, Scully W, McFadden L, Manoso M. Preoperative predictors of length of hospital stay and discharge disposition following primary total knee arthroplasty at a military medical center. Mil Med. 2011;176:304–7.

[32] Joo L, Iorio R, Rathod P, Bosco JA, Band P, Meftah M, Inneh IA, Boraiah S. Management of modifiable risk factors prior to primary hip and knee arthroplasty. J Bone Joint Surg Am. 2015;97:1921–8.

[33] Feng JE, Novikov D, Anoushiravani AA, Wasterlain AS, Lofton HF, Oswald W, Nazemzadeh M, Weiser S, Berger JS, Iorio R. Team approach: perioperative optimization for total joint arthroplasty. JBJS Rev. 2018;6:e4.

[34] Bozic KJ, Ong K, Lau E, Berry DJ, Vail TP, Kurtz SM, Rubash HE. Estimating risk in medicare patients with THA: an electronic risk calculator for periprosthetic joint infection and mortality hip. Clin Orthop Relat Res. 2013;471:574–83.

[35] Harris AHS, Kuo AC, Bozic KJ, Lau E, Bowe T, Gupta S, Giori NJ. American joint replacement registry risk calculator does not predict 90–day mortality in veterans undergoing total joint replacement. Clin Orthop Relat Res. 2018;476:1869–75.

[36] Meneghini RM, Ziemba–Davis M, Ishmael MK, Kuzma AL, Caccavallo P. Safe selection of outpatient joint arthroplasty patients with medical risk stratification: the "outpatient arthroplasty risk assessment score". J Arthroplast. 2017;32:2325–31.

[37] Kim KY, Feng JE, Anoushiravani AA, Dranoff E, Davidovitch RI, Schwarzkopf R. Rapid discharge in total hip arthroplasty: utility of the outpatient arthroplasty risk assessment tool in predicting same–day and next–day discharge. J Arthroplast. 2018;33:2412–6.

[38] Ziemba–Davis M, Caccavallo P, Meneghini RM. Outpatient joint arthroplasty—patient selection: update on the outpatient arthroplasty risk assessment score. J Arthroplast. 2019;34:S40–3.

[39] Hoffmann JD, Kusnezov NA, Dunn JC, Zarkadis NJ, Goodman GP, Berger RA. The shift to same–day

outpatient joint arthroplasty: a systematic review. J Arthroplast. 2018;33:1265–74.

[40] Waterman BR, Belmont PJJ, Bader JO, Schoenfeld AJ. The total joint arthroplasty cardiac risk index for predicting perioperative myocardial infarction and cardiac arrest after primary total knee and hip arthroplasty. J Arthroplast. 2016;31:1170–4.

[41] Capozzi JD, Lepkowsky ER, Callari MM, Jordan ET, Koenig JA, Sirounian GH. The prevalence of diabetes mellitus and routine hemoglobin A1c screening in elective total joint arthroplasty patients. J Arthroplast. 2017;32:304–8.

[42] Chrastil J, Anderson MB, Stevens V, Anand R, Peters CL, Pelt CE. Is hemoglobin A1c or perioperative hyperglycemia predictive of periprosthetic joint infection or death following primary total joint arthroplasty? J Arthroplast. 2015;30:1197–202.

[43] Maradit Kremers H, Lewallen LW, Mabry TM, Berry DJ, Berbari EF, Osmon DR. Diabetes mellitus, hyperglycemia, hemoglobin A1C and the risk of prosthetic joint infections in total hip and knee arthroplasty. J Arthroplast. 2015;30:439–43.

[44] Hwang JS, Kim SJ, Bamne AB, Na YG, Kim TK. Do glycemic markers predict occurrence of complications after total knee arthroplasty in patients with diabetes? Clin Orthop Relat Res. 2015;473:1726–31.

[45] Goldstein DT, Durinka JB, Martino N, Shilling JW. Effect of preoperative hemoglobin a(1c) level on acute postoperative complications of total joint arthroplasty. Am J Orthop (Belle Mead NJ). 2013;42:E88–90.

[46] Iorio R, Williams KM, Marcantonio AJ, Specht LM, Tilzey JF, Healy WL. Diabetes mellitus, hemoglobin A1C, and the incidence of total joint arthroplasty infection. J Arthroplasty. 2012;27:726–9.e1.

[47] Marchant MHJ, Viens NA, Cook C, Vail TP, Bolognesi MP. The impact of glycemic control and diabetes mellitus on perioperative outcomes after total joint arthroplasty. J Bone Joint Surg Am. 2009;91:1621–9.

[48] DeMik DE, Bedard NA, Dowdle SB, Elkins JM, Brown TS, Gao Y, Callaghan JJ. Complications and obesity in arthroplasty–a hip is not a knee. J Arthroplast. 2018;33:3281–7.

[49] Lubbeke A, Stern R, Garavaglia G, Zurcher L, Hoffmeyer P. Differences in outcomes of obese women and men undergoing primary total hip arthroplasty. Arthritis Rheum. 2007;57:327–34.

[50] Kee JR, Mears SC, Edwards PK, Barnes CL. Modifiable risk factors are common in early revision hip and knee arthroplasty. J Arthroplast. 2017;32:3689–92.

[51] Sisko ZW, Vasarhelyi EM, Somerville LE, Naudie DD, MacDonald SJ, McCalden RW. Morbid obesity in revision total knee arthroplasty: a significant risk factor for re-operation. J Arthroplast. 2019. https://doi.org/10.1016/j.arth.2019.01.010.

[52] Namba RS, Paxton L, Fithian DC, Stone ML. Obesity and perioperative morbidity in total hip and total knee arthroplasty patients. J Arthroplast. 2005;20:46–50.

[53] Bryan D, Parvizi J, Austin M, et al. Obesity and total joint arthroplasty. A literature based review. J Arthroplasty. 2013;28:714–21.

[54] George J, Klika AK, Navale SM, Newman JM, Barsoum WK, Higuera CA. Obesity epidemic: is its impact on total joint arthroplasty underestimated? An analysis of national trends. Clin Orthop Relat Res. 2017;475:1798–806.

[55] Edwards PK, Mears SC, Barnes CL. Perioperative care of the TKA patient. J Knee Surg. 2018;31:593.

[56] Nelson CL, Elkassabany NM, Kamath AF, Liu J. Low albumin levels, more than morbid obesity, are associated with complications after TKA. Clin Orthop Relat Res. 2015;473: 3163–72.

[57] Bohl DD, Shen MR, Kayupov E, Della Valle CJ. Hypoalbuminemia independently predicts surgical site infection, pneumonia, length of stay, and readmission after total joint arthroplasty. J Arthroplast. 2016;31:15–21.

[58] Fu MC, McLawhorn AS, Padgett DE, Cross MB. Hypoalbuminemia is a better predictor than obesity of complications after total knee arthroplasty: a propensity score–adjusted observational analysis. HSS J. 2017;13:66–74.

[59] Crowe B, Payne A, Evangelista PJ, Stachel A, Phillips MS, Slover JD, Inneh IA, Iorio R, Bosco JA. Risk factors for infection following total knee arthroplasty: a series of 3836 cases from one institution. J Arthroplast. 2015;30:2275–8.

[60] Economedes DM, Deirmengian GK, Deirmengian CA. Staphylococcus aureus colonization among arthroplasty patients previously treated by a decolonization protocol: a pilot study. Clin Orthop Relat Res. 2013;471:3128–32.

[61] Moroski NM, Woolwine S, Schwarzkopf R. Is preoperative staphylococcal decolonization efficient in total joint arthroplasty. J Arthroplast. 2015;30:444–6.

[62] Kalmeijer MD, van Nieuwland-Bollen E, Bogaers-Hofman D, de Baere GAJ, Kluytmans JAJW. Nasal carriage of staphylococcus aureus : is a major risk factor for surgical-site infections in orthopedic surgery. Infect Control Hosp Epidemiol. 2000;21: 319–23.

[63] Ramos N, Stachel A, Phillips M, Vigdorchik J, Slover J, Bosco JA. Prior staphylococcus aureus nasal colonization: a risk factor for surgical site infections following decolonization. J Am Acad Orthop Surg.

2016;24:880–5.

[64] Yano K, Minoda Y, Sakawa A, Kuwano Y, Kondo K, Fukushima W, Tada K. Positive nasal culture of methicillin–resistant staphylococcus aureus (MRSA) is a risk factor for surgical site infection in orthopedics. Acta Orthop. 2009;80:486–90.

[65] Pierre S, Rivera C, Le Maitre B, et al. Guidelines on smoking management during the perioperative period. Anaesthesia Crit Care Pain Med. 2017;36:195–200.

[66] Bedard NA, Pugely AJ, Westermann RW, Duchman KR, Glass NA, Callaghan JJ. Opioid use after total knee arthroplasty: trends and risk factors for prolonged use. J Arthroplast. 2017;32:2390–4.

[67] Zarling BJ, Yokhana SS, Herzog DT, Markel DC. Preoperative and postoperative opiate use by the arthroplasty patient. J Arthroplast. 2016;31:2081–4.

[68] Politzer CS, Kildow BJ, Goltz DE, Green CL, Bolognesi MP, Seyler TM. Trends in opioid utilization before and after total knee arthroplasty. J Arthroplasty. 2018;33:S147–S153.e1.

[69] Cryar KA, Hereford T, Edwards PK, Siegel E, Barnes CL, Mears SC. Preoperative smoking and narcotic, benzodiazepine, and tramadol use are risk factors for narcotic use after hip and knee arthroplasty. J Arthroplast. 2018;33:2774–9.

[70] Bedard NA, DeMik DE, Dowdle SB, Callaghan JJ. Trends and risk factors for prolonged opioid use after unicompartmental knee arthroplasty. Bone Joint J. 2018;100B:62–7.

[71] Hadlandsmyth K, Vander Weg MW, McCoy KD, Mosher HJ, Vaughan–Sarrazin MS, Lund BC. Risk for prolonged opioid use following total knee arthroplasty in veterans. J Arthroplast. 2018;33:119–23.

[72] Hernandez NM, Parry JA, Mabry TM, Taunton MJ. Patients at risk: preoperative opioid use affects opioid prescribing, refills, and outcomes after total knee arthroplasty. J Arthroplast. 2018;33:S142–6.

[73] Rozell JC, Courtney PM, Dattilo JR, Wu CH, Lee GC. Preoperative opiate use independently predicts narcotic consumption and complications after total joint arthroplasty. J Arthroplast. 2017;32:2658–62.

[74] Sing DC, Barry JJ, Cheah JW, Vail TP, Hansen EN. Long–acting opioid use independently predicts perioperative complication in total joint arthroplasty. J Arthroplasty. 2016;31:170–174.e1.

[75] Starr J, Rozet I, Ben–Ari A. A risk calculator using preoperative opioids for prediction of total knee revision arthroplasty. Clin J Pain. 2018;34:328–31.

[76] Bedard NA, DeMik DE, Dowdle SB, Owens JM, Liu SS, Callaghan JJ. Does preoperative opioid use increase the risk of early revision total hip arthroplasty? J Arthroplast. 2018;33:S154–6.

[77] Bedard NA, DeMik DE, Dowdle SB, Owens JM, Liu SS, Callaghan JJ. Preoperative opioid use and its association with early revision of total knee arthroplasty. J Arthroplast. 2018;33:3520–3.

[78] Ben–Ari A, Chansky H, Rozet I. Preoperative opioid use is associated with early revision after total knee arthroplasty. J Bone Joint Surg. 2017;99:1–9.

[79] Bell KL, Shohat N, Goswami K, Tan TL, Kalbian I, Parvizi J. Preoperative opioids increase the risk of Periprosthetic joint infection after total joint arthroplasty. J Arthroplasty. 2018;33:3246–3251.e1.

[80] Gold HT, Slover JD, Joo L, Bosco J, Iorio R, Oh C. Association of Depression with 90–day hospital readmission after total joint arthroplasty. J Arthroplast. 2016;31:2385–8.

[81] Ricciardi BF, Oi KK, Daines SB, Lee Y–Y, Joseph AD, Westrich GH. Patient and perioperative variables affecting 30–day readmission for surgical complications after hip and knee Arthroplasties: a matched cohort study. J Arthroplast. 2017;32:1074–9.

[82] Bass AR, Rodriguez T, Hyun G, Santiago FG, Kim JI, Woller SC, Gage BF. Myocardial ischaemia after hip and knee arthroplasty: incidence and risk factors. Int Orthop. 2015;39:2011–6.

[83] Wood M, Brown DL, et al. Frequency of myocardial infarction, pulmonary embolism, deep venous thrombosis, and death following primary hip or knee arthroplasty. Anesthesiology. 2002;14:26–30.

[84] Gandhi R, Petruccelli D, Devereaux PJ, Adili A, Hubmann M, De Beer J. Incidence and timing of myocardial infarction after total joint arthroplasty. J Arthroplasty. 2006;21:874–7.

[85] Fleisher LA, Fleischmann KE, Auerbach AD, et al. 2014 ACC/AHA guideline on perioperative cardiovascular evaluation and Management of Patients Undergoing Noncardiac Surgery: executive summary. Circulation. 2014;130:2215–45.

[86] Lee TH, Marcantonio ER, Mangione CM, et al. Derivation and prospective validation of a simple index for prediction of cardiac risk of major noncardiac surgery. Circulation. 1999;100:1043–9.

[87] Gupta PK, Gupta H, Sundaram A, et al. Development and validation of a risk calculator for prediction of cardiac risk after surgery. Circulation. 2011;124:381–7.

[88] Cohen ME, Ko CY, Bilimoria KY, et al. Optimizing ACS NSQIP modeling for evaluation of surgical quality and risk: patient risk adjustment, procedure mix adjustment, shrinkage adjustment, and surgical focus. J Am Coll Surg. 2013;217:336–346.e1.

[89] Duceppe E, Parlow J, MacDonald P, et al. Canadian cardiovascular society guidelines on perioperative cardiac risk assessment and management for patients who undergo noncardiac surgery. Can J Cardiol.

2017;33:17–32.

[90] Wijeysundera DN, Duncan D, Nkonde–Price C, Virani SS, Washam JB, Fleischmann KE, Fleisher LA. Perioperative Beta blockade in noncardiac surgery: a systematic review for the 2014 ACC/AHA guideline on perioperative cardiovascular evaluation and Management of Patients Undergoing Noncardiac Surgery. Circulation. 2014;130:2246–64.

[91] Calloway JJ, Memtsoudis SG, Krauser DG, Ma Y, Russell LA, Goodman SM. Hemodynamic effects of angiotensin inhibitors in elderly hypertensives undergoing total knee arthroplasty under regional anesthesia. J Am Soc Hypertens. 2014;8:644–51.

[92] Nielson E, Hennrikus E, Lehman E, Mets B. Angiotensin axis blockade, hypotension, and acute kidney injury in elective major orthopedic surgery. J Hosp Med. 2014;9:283–8.

[93] Centers for Disease Control and Prevention C. National Diabetes Statistics Report: Estimates of Diabetes and Its Burden in the United States. Atlanta, GA: Centers for Disease Control and Prevention; 2017; 2017. US Dep Heal Hum Serv 2009–2012.

[94] Care D, Suppl SS. 2. Classification and diagnosis of diabetes: standards of medical care in diabetesd2019. Diabetes Care. 2019;42:S13–28.

[95] Hales CM, Carroll MD, Fryar CD, Ogden CL. Prevalence of obesity among adults and youth: United States, 2015–2016. NCHS data brief, no 288. Hyattsville, MD: National Center for Health Statistics; 2017. NCHS data brief, no 288 Hyattsville, MD Natl Cent Heal Stat 2015–2016.

[96] World Health Organization. Obesity: preventing and managing the global epidemic. Report of a WHO consultation. Switzerland; 2000.

[97] Anderson JJ, Felson DT. Factors associated with osteoarthritis of the knee in the first national health and nutrition examination survey (HANES I). Evidence for an association with overweight, race, and physical demands of work. Am J Epidemiol. 1988;128:179–89.

[98] Gill RS, Al–Adra DP, Shi X, Sharma AM, Birch DW, Karmali S. The benefits of bariatric surgery in obese patients with hip and knee osteoarthritis: a systematic review. Obes Rev. 2011;12:1083–9.

[99] Bliddal H, Leeds AR, Christensen R. Osteoarthritis, obesity and weight loss: evidence, hypotheses and horizons – a scoping review. Obes Rev. 2014;15: 578–86.

[100] Gandler N, Simmance N, Keenan J, Choong PFM, Dowsey MM. A pilot study investigating dietetic weight loss interventions and 12 month functional outcomes of patients undergoing total joint replacement. Obes Res Clin Pract. 2016;10:220–3.

[101] Nearing EE 2nd, Santos TM, Topolski MS, Borgert AJ, Kallies KJ, Kothari SN. Benefits of bariatric surgery before elective total joint arthroplasty: is there a role for weight loss optimization? Surg Obes Relat Dis. 2017;13:457–62.

[102] Smith TO, Aboelmagd T, Hing CB, MacGregor A. Does bariatric surgery prior to total hip or knee arthroplasty reduce post–operative complications and improve clinical outcomes for obese patients? Systematic review and meta–analysis. Bone Joint J. 2016;98–B:1160–6.

[103] Nickel BT, Klement MR, Penrose CT, Green CL, Seyler TM, Bolognesi MP. Lingering risk: bariatric surgery before total knee arthroplasty. J Arthroplast. 2016;31:207–11.

[104] Stavrakis AI, Khoshbin A, McLawhorn AS, Parks ML. Bariatric surgery prior to total joint arthroplasty, does it decrease the risk of obesity related perioperative complications? Curr Rheumatol Rep. 2018;20:7.

[105] Hamdi A, Albaghdadi AT, Ghalimah B, Alnowiser A, Ahmad A, Altaf A. Bariatric surgery improves knee function and not knee pain in the early postoperative period. J Orthop Surg Res. 2018;13:82.

[106] Inacio MCS, Paxton EW, Fisher D, Li RA, Barber TC, Singh JA. Bariatric surgery prior to total joint arthroplasty may not provide dramatic improvements in post–arthroplasty surgical outcomes. J Arthroplast. 2014;29:1359–64.

[107] Werner BC, Kurkis GM, Gwathmey FW, Browne JA. Bariatric surgery prior to total knee arthroplasty is associated with fewer postoperative complications. J Arthroplast. 2015;30:81–5.

[108] Martin JR, Watts CD, Taunton MJ. Bariatric surgery does not improve outcomes in patients undergoing primary total knee arthroplasty. Bone Joint J. 2015;97–B:1501–5.

[109] Watts CD, Martin JR, Houdek MT, Abdel MP, Lewallen DG, Taunton MJ. Prior bariatric surgery may decrease the rate of re–operation and revision following total hip arthroplasty. Bone Joint J. 2016;98–B:1180–4.

[110] McLawhorn AS, Levack AE, Lee Y–Y, Ge Y, Do H, Dodwell ER. Bariatric surgery improves outcomes after lower extremity arthroplasty in the morbidly obese: a propensity score–matched analysis of a New York statewide database. J Arthroplasty. 2018;33: 2062–2069.e4.

[111] Kulkarni A, Jameson SS, James P, Woodcock S, Muller S, Reed MR. Does bariatric surgery prior to lower limb joint replacement reduce complications? Surgeon. 2011;9:18–21.

[112] Severson EP, Singh JA, Browne JA, Trousdale RT, Sarr MG, Lewallen DG. Total knee arthroplasty

in morbidly obese patients treated with bariatric surgery: a comparative study. J Arthroplast. 2012;27:1696–700.

[113] Li S, Luo X, Sun H, Wang K, Zhang K, Sun X. Does prior bariatric surgery improve outcomes following total joint arthroplasty in the morbidly obese? A meta–analysis. J Arthroplast. 2019;34:577–85.

[114] Kingsberg JG, Halpern AA, Hill BC. A bariatric primer for orthopaedic surgeons. Am J Orthop. 2016;45:1–6.

[115] Chicoski AS. Caring for the orthopaedic patient with a history of bariatric surgery. Orthop Nurs. 2018;37:106–12.

[116] Schwarzkopf R, Lavery JA, Hooper J, Parikh M, Gold HT. Bariatric surgery and time to total joint arthroplasty: does it affect readmission and complication rates? Obes Surg. 2018;28:1395–401.

[117] Soeters PB, Reijven PLM, van Bokhorst–de van der Schueren MAE, Schols JMGA, Halfens RJG, Meijers JMM, van Gemert WG. A rational approach to nutritional assessment. Clin Nutr. 2008;27: 706–16.

[118] Jaberi FM, Parvizi J, Haytmanek CT, Joshi A, Purtill J. Procrastination of wound drainage and malnutrition affect the outcome of joint arthroplasty. Clin Orthop Relat Res. 2008;466:1368–71.

[119] Rai J, Gill SS, Kumar BRJS. The influence of preoperative nutritional status in wound healing after replacement arthroplasty. Orthopedics. 2002;25:417–21.

[120] Jensen JE, Smith TK, Jensen TG, Dudrick SJ, Butler JE, Johnston DA. The Frank Stinchfield award paper. Nutritional assessment of orthopaedic patients undergoing total hip replacement surgery. Hip. 1981:123–35.

[121] Poulia K–A, Yannakoulia M, Karageorgou D, Gamaletsou M, Panagiotakos DB, Sipsas NV, Zampelas A. Evaluation of the efficacy of six nutritional screening tools to predict malnutrition in the elderly. Clin Nutr. 2012;31:378–85.

[122] Golladay GJ, Satpathy J, Jiranek WA. Patient optimization—strategies that work: malnutrition. J Arthroplast. 2016;31:1631–4.

[123] Botella–Carretero JI, Iglesias B, Balsa JA, Arrieta F, Zamarron I, Vazquez C. Perioperative oral nutritional supplements in normally or mildly undernourished geriatric patients submitted to surgery for hip fracture: a randomized clinical trial. Clin Nutr. 2010;29:574–9.

[124] Wright NC, Looker AC, Saag KG, Curtis JR, Delzell ES, Randall S, Dawson–Hughes B. The recent prevalence of osteoporosis and low bone mass in the United States based on bone mineral density at the femoral neck or lumbar spine. J Bone Miner Res. 2014;29:2520–6.

[125] Bernatz JT, Brooks AE, Squire MW, Illgen RI, Binkley NC, Anderson PA. Osteoporosis is common and undertreated prior to total joint arthroplasty. J Arthroplast. 2019;34:1347–53.

[126] Maier GS, Kolbow K, Lazovic D, Maus U. The importance of bone mineral density in hip arthroplasty: results of a survey asking Orthopaedic surgeons about their opinions and attitudes concerning osteoporosis and hip arthroplasty. Adv Orthop. 2016;2016:8079354.

[127] Anderson PA, Jeray KJ, Lane JM, Binkley NC. Bone health optimization: beyond own the bone: AOA critical issues. J Bone Joint Surg Am. 2019;101:1413–9.

[128] Walsh AL, Fields AC, Dieterich JD, Chen DD, Bronson MJ, Moucha CS. Risk factors for Staphylococcus aureus nasal colonization in joint arthroplasty patients. J Arthroplast. 2018;33:1530–3.

[129] Berriós–Torres SI, Umscheid CA, Bratzler DW, et al. Centers for disease control and prevention guideline for the prevention of surgical site infection, 2017. JAMA Surg. 2017;152:784–91.

[130] Diagnosis and prevention of periprosthetic joint infections clinical practice guideline. Am Acad Orthop Surg. 2019.

[131] Mangram AJ, Horan TC, Pearson ML, Silver LC, William R. Guideline for prevention of surgical site infection: special articles. Am J Infect Control. 1999;27:97–134.

[132] Edmiston CEJ, Lee CJ, Krepel CJ, Spencer M, Leaper D, Brown KR, Lewis BD, Rossi PJ, Malinowski MJ, Seabrook GR. Evidence for a standardized preadmission showering regimen to achieve maximal antiseptic skin surface concentrations of chlorhexidine gluconate, 4%, in surgical patients. JAMA Surg. 2015;150:1027–33.

[133] Boyce JM. Best products for skin antisepsis. Am J Infect Control. 2019;47:A17–22.

[134] Cai Y, Xu K, Hou W, Yang Z, Xu P. Preoperative chlorhexidine reduces the incidence of surgical site infections in total knee and hip arthroplasty: a systematic review and meta–analysis. Int J Surg. 2017;39:221–8.

[135] Kapadia BH, Elmallah RK, Mont MA. A randomized, clinical trial of preadmission chlorhexidine skin preparation for lower extremity total joint arthroplasty. J Arthroplasty. 2016;31:2856–61.

[136] Kapadia BH, Zhou PL, Jauregui JJ, Mont MA. Does preadmission cutaneous chlorhexidine preparation reduce surgical site infections after total knee arthroplasty? Clin Orthop Relat Res.

2016;474:1592–8.

[137]   Kluytmans J, Van Belkum A, Verbrugh H. Nasal carriage of Staphylococcus aureus: epidemiology, underlying mechanisms, and associated risks. Clin Microbiol Rev. 1997;10:505–20.

[138]   Chen AF, Heyl AE, Xu PZ, Rao N, Klatt BA. Preoperative decolonization effective at reducing staphylococcal colonization in total joint arthroplasty patients. J Arthroplast. 2013;28:18–20.

[139]   Septimus EJ. Nasal decolonization: what antimicrobials are most effective prior to surgery? Am J Infect Control. 2019;47:A53–7.

[140]   van Rijen M, Bonten M, Wenzel R, Kluytmans J. Mupirocin ointment for preventing Staphylococcus aureus infections in nasal carriers. Cochrane database Syst Rev. 2008:CD006216.

[141]   Schweizer M, Perencevich E, McDanel J, Carson J, Formanek M, Hafner J, Braun B, Herwaldt L. Effectiveness of a bundled intervention of decolonization and prophylaxis to decrease gram positive surgical site infections after cardiac or orthopedic surgery: systematic review and meta-analysis. BMJ. 2013;346:f2743.

[142]   Kallen AJ, Wilson CT, Larson RJ. Perioperative intranasal mupirocin for the prevention of surgical-site infections: systematic review of the literature and meta-analysis. Infect Control Hosp Epidemiol. 2005;26:916–22.

[143]   Hayden MK, Lolans K, Haffenreffer K, et al. Chlorhexidine and Mupirocin susceptibility of methicillin-resistant Staphylococcus aureus isolates in the REDUCE-MRSA trial. J Clin Microbiol. 2016;54:2735–42.

[144]   Phillips M, Rosenberg A, Shopsin B, Cuff G, Skeete F, Foti A, Kraemer K, Inglima K, Press R, Bosco J. Preventing surgical site infections: a randomized, open-label trial of nasal Mupirocin ointment and nasal Povidone-iodine solution. Infect Control Hosp Epidemiol. 2014;35:826–32.

[145]   Sporer SM, Rogers T, Abella L. Methicillin-resistant and methicillin-sensitive Staphylococcus aureus screening and decolonization to reduce surgical site infection in elective total joint arthroplasty. J Arthroplast. 2016;31:144–7.

[146]   Williams DM, Miller AO, Henry MW, Westrich GH, Ghomrawi HMK. Cost-effectiveness of Staphylococcus aureus decolonization strategies in high-risk total joint arthroplasty patients. J Arthroplast. 2017;32:S91–6.

[147]   Rieser GR, Moskal JT. Cost efficacy of methicillin-resistant Staphylococcus aureus decolonization with intranasal Povidone-iodine. J Arthroplast. 2018;33:1652–5.

[148]   Stambough JB, Nam D, Warren DK, Keeney JA, Clohisy JC, Barrack RL, Nunley RM. Decreased hospital costs and surgical site infection incidence with a universal decolonization protocol in primary total joint arthroplasty. J Arthroplasty. 2017;32:728–734.e1.

[149]   Kerbel YE, Sunkerneni AR, Kirchner GJ, Prodromo JP, Moretti VM. The cost-effectiveness of preoperative Staphylococcus aureus screening and decolonization in total joint arthroplasty. J Arthroplast. 2018;33:S191–5.

[150]   Duchman KR, Gao Y, Pugely AJ, Martin CT, Noiseux NO, Callaghan JJ. The effect of smoking on short-term complications following total hip and knee arthroplasty. J Bone Joint Surg Am. 2015;97:1049–58.

[151]   Singh JA. Smoking and outcomes after knee and hip arthroplasty: a systematic review. J Rheumatol. 2011;38:1824–34.

[152]   Moller AM, Villebro N, Pedersen T, Tonnesen H. Effect of preoperative smoking intervention on postoperative complications: a randomised clinical trial. Lancet (London, England). 2002;359:114–7.

[153]   Etter J-F, Bullen C. Electronic cigarette: users profile, utilization, satisfaction and perceived efficacy. Addiction. 2011;106:2017–28.

[154]   Fracol M, Dorfman R, Janes L, Kulkarni S, Bethke K, Hansen N, Kim J. The surgical impact of E-cigarettes: a case report and review of the current literature. Arch Plast Surg. 2017;44:477–81.

[155]   Jennings JM, Williams MA, Levy DL, Johnson RM, Eschen CL, Dennis DA. Has self-reported marijuana use changed in patients undergoing total joint arthroplasty after the legalization of marijuana? Clin Orthop Relat Res. 2019;477:95–100.

[156]   Law TY, Kurowicki J, Rosas S, Sabeh K, Summers S, Hubbard Z, Roche M. Cannabis use increases risk for revision after total knee arthroplasty. J Long-Term Eff Med Implants. 2018;28:125–30.

[157]   Jennings JM, Angerame MR, Eschen CL, Phocas AJ, Dennis DA. Cannabis use does not affect outcomes after total knee arthroplasty. J Arthroplast. 2019. https://doi.org/10.1016/j. arth.2019.04.015.

[158]   Benowitz NL. Biomarkers of environmental tobacco smoke exposure. Environ Health Perspect. 1999;107:349–55.

[159]   Suh-Lailam BB, Haglock-Adler CJ, Carlisle HJ, Ohman T, McMillin GA. Reference interval determination for anabasine: a biomarker of active tobacco use. J Anal Toxicol. 2014;38:416–20.

[160]   Manalo JPM, Castillo T, Hennessy D, Peng Y, Schurko B, Kwon YM. Preoperative opioid medication use negatively affect health related

quality of life after total knee arthroplasty. Knee. 2018;25:946–51.

[161] Beziz D, Colas S, Collin C, Dray–Spira R, Zureik M. Association between exposure to benzodiazepines and related drugs and survivorship of total hip replacement in arthritis: a population–based cohort study of 246,940 patients. PLoS One. 2016;11:1–15.

[162] Kim SC, Choudhry N, Franklin JM, Bykov K, Eikermann M, Lii J, Fischer MA, Bateman BT. Patterns and predictors of persistent opioid use following hip or knee arthroplasty. Osteoarthr Cartil. 2017;25:1399–406.

[163] O'Neil CA, Krauss MJ, Bettale J, Kessels A, Costantinou E, Dunagan WC, Fraser VJ. Medications and patient characteristics associated with falling in the hospital. J Patient Saf. 2018;14:27–33.

[164] Martinez–Cengotitabengoa M, Diaz–Gutierrez MJ, Besga A, Bermudez–Ampudia C, Lopez P, Rondon MB, Stewart DE, Perez P, Gutierrez M, Gonzalez–Pinto A. Benzodiazepine prescriptions and falls in older men and women. Rev Psiquiatr Salud Ment. 2018;11:12–8.

[165] Nguyen LL, Sing DC, Bozic KJ. Preoperative reduction of opioid use before total joint arthroplasty. J Arthroplast. 2016;31:282–7.

[166] Goplen CM, Verbeek W, Kang SH, Jones CA, Voaklander DC, Churchill TA, Beaupre LA. Preoperative opioid use is associated with worse patient outcomes after total joint arthroplasty: a systematic review and meta–analysis. BMC Musculoskelet Disord. 2019;20:1–12.

[167] Jain N, Brock JL, Malik AT, Phillips FM, Khan SN. Prediction of complications, readmission, and revision surgery based on duration of preoperative opioid use. J Bone Joint Surg. 2019;101:384–91.

[168] Berna C, Kulich RJ, Rathmell JP. Tapering long–term opioid therapy in chronic noncancer pain: evidence and recommendations for everyday practice. Mayo Clin Proc. 2015;90:828–42.

[169] McAnally H. Rationale for and approach to preoperative opioid weaning: a preoperative optimization protocol. Perioper med (London, England). 2017;6:19.

[170] Ali A, Lindstrand A, Sundberg M, Flivik G. Preoperative anxiety and depression correlate with dissatisfaction after total knee arthroplasty: a prospective longitudinal cohort study of 186 patients, with 4–year follow–up. J Arthroplast. 2017;32:767–70.

[171] Alattas SA, Smith T, Bhatti M, Wilson–Nunn D, Donell S. Greater pre–operative anxiety, pain and poorer function predict a worse outcome of a total knee arthroplasty. Knee Surg Sports Traumatol Arthrosc. 2017;25:3403–10.

[172] Rasouli MR, Menendez ME, Sayadipour A, Purtill JJ, Parvizi J. Direct cost and complications associated with total joint arthroplasty in patients with preoperative anxiety and depression. J Arthroplast. 2016;31:533–6.

[173] Rubenstein W, Grace T, Croci R, Ward D. The interaction of depression and prior opioid use on pain and opioid requirements after total joint arthroplasty. Arthroplast Today. 2018;4:464–9.

[174] Roche M, Law TY, Sodhi N, Rosas S, Kurowicki J, Disla S, Wang K, Mont MA. Incidence of drug abuse in revision total knee arthroplasty population. J Knee Surg. 2018;31:928–33.

[175] Bauer DE, Hingsammer A, Ernstbrunner L, Aichmair A, Rosskopf AB, Eckers F, Wieser K, Fucentese SF. Total knee arthroplasty in patients with a history of illicit intravenous drug abuse. Int Orthop. 2018;42:101–7.

[176] Wieser K, Zingg PO, Betz M, Neubauer G, Dora C. Total hip replacement in patients with history of illicit injecting drug use. Arch Orthop Trauma Surg. 2012;132:1037–44.

[177] Best MJ, Buller LT, Gosthe RG, Klika AK, Barsoum WK. Alcohol misuse is an independent risk factor for poorer postoperative outcomes following primary total hip and total knee arthroplasty. J Arthroplast. 2015;30:1293–8.

[178] Yu Y–H, Chen AC–Y, Hu C–C, Hsieh P–H, Ueng SWN, Lee MS. Acute delirium and poor compliance in total hip arthroplasty patients with substance abuse disorders. J Arthroplast. 2012;27:1526–9.

[179] Centers for Disease Control and Prevention (2017). HIV Surveillance Report; 2016. https:// doi.org/10.1017/CBO9781107415324.004.

[180] Centers for Disease Control and Prevention (2018). Viral Hepatitis Surveillance – United States; 2016.

[181] Dimitriou D, Ramokgopa M, Pietrzak JRT, van der Jagt D, Mokete L. Human immunodeficiency virus infection and hip and knee arthroplasty. JBJS Rev. 2017;5:e8.

[182] O'Neill SC, Queally JM, Hickey A, Mulhall KJ. Outcome of total hip and knee arthroplasty in HIV–infected patients: a systematic review. Orthop Rev (Pavia). 2019;11:8020.

[183] Boylan MR, Basu N, Naziri Q, Issa K, Maheshwari AV, Mont MA. Does HIV infection increase the risk of short–term adverse outcomes following total knee arthroplasty? J Arthroplast. 2015;30:1629–32.

[184] Mahure SA, Bosco JA, Slover JD, Vigdorchik JM, Iorio R, Schwarzkopf R. Coinfection with hepatitis C and HIV is a risk factor for poor outcomes after total knee arthroplasty. JB JS open access. 2017;2:e0009.

[185] Naziri Q, Boylan MR, Issa K, Jones LC, Khanuja HS, Mont MA. Does HIV infection increase the risk of perioperative complications after THA? A nationwide database study. Clin Orthop Relat Res. 2015;473:581–6.

[186] Jergesen HE, Thielen ZP, Roever JA, Vashon TT, Wu H–H, Yi PH. Primary hip and knee arthroplasty in a safety net hospital: substance abuse and other factors affecting short–term complications. J Arthroplast. 2018;33:3003–8.

[187] Roof MA, Anoushiravani AA, Chen KK, Moses MJ, Wolfson T, Poultsides L, Schwarzkopf R (2019) Outcomes of total knee arthroplasty in human immunodeficiency virus–positive patients. J Knee Surg. https://doi.org/10.1055/s–0039–1684011.

[188] Novikov D, Anoushiravani AA, Chen KK, Wolfson TS, Snir N, Schwarzkopf R. Total hip arthroplasty in human immunodeficiency virus–positive patients: a concise follow–up at 10 to 14 years. J Arthroplast. 2019;34:522–6.

[189] Chalmers BP, Abdel MP, Taunton MJ, Trousdale RT, Pagnano MW. Mid–term results of total hip and total knee arthroplasty in patients with human immunodeficiency virus. Orthopedics. 2017;40:e699–702.

[190] Enayatollahi MA, Murphy D, Maltenfort MG, Parvizi J. Human immunodeficiency virus and total joint arthroplasty: the risk for infection is reduced. J Arthroplast. 2016;31:2146–51.

[191] Zainul–Abidin S, Amanatullah DF, Anderson MB, et al. General assembly, prevention, host related general: proceedings of international consensus on orthopedic infections. J Arthroplast. 2019;34: S13–35.

[192] Shah KN, Truntzer JN, Romo FT, Rubin LE. Total joint arthroplasty in patients with human immunodeficiency virus. JBJS Rev. 2016;4:e1.

[193] Falakassa J, Diaz A, Schneiderbauer M. Outcomes of total joint arthroplasty in HIV patients. Iowa Orthop J. 2014;34:102–6.

[194] Cancienne JM, Kandahari AM, Casp A, Novicoff W, Browne JA, Cui Q, Werner BC. Complication rates after total hip and knee arthroplasty in patients with hepatitis C compared with matched control patients. J Am Acad Orthop Surg. 2017;25:e275–81.

[195] Chowdhury R, Chaudhary MA, Sturgeon DJ, Jiang W, Yau AL, Koehlmoos TP, Haider AH, Schoenfeld AJ. The impact of hepatitis C virus infection on 90–day outcomes following major orthopaedic surgery: a propensity–matched analysis. Arch Orthop Trauma Surg. 2017;137:1181–6.

[196] Issa K, Pierce TP, Harwin SF, Scillia AJ, McInerney VK, Mont MA. Does hepatitis C affect the clinical and patient–reported outcomes of primary total hip arthroplasty at midterm follow– up? J Arthroplast. 2017;32:2779–82.

[197] Issa K, Boylan MR, Naziri Q, Perfetti DC, Maheshwari AV, Mont MA. The impact of hepatitis C on short–term outcomes of total joint arthroplasty. J Bone Joint Surg Am. 2015;97:1952–7.

[198] Best MJ, Buller LT, Klika AK, Barsoum WK. Increase in perioperative complications following primary total hip and knee arthroplasty in patients with hepatitis C without cirrhosis. J Arthroplast. 2015;30:663–8.

[199] Pour AE, Matar WY, Jafari SM, Purtill JJ, Austin MS, Parvizi J. Total joint arthroplasty in patients with hepatitis C. J Bone Joint Surg Am. 2011;93:1448–54.

[200] Wei W, Liu T, Zhao J, Li B, Li S, Liu J. Does the hepatitis C virus affect the outcomes of total joint arthroplasty? A meta–analysis of ten studies. J Orthop Sci. 2019. https://doi. org/10.1016/j.jos. 2018.12.026.

[201] Bendich I, Takemoto S, Patterson JT, Monto A, Barber TC, Kuo AC. Preoperative treatment of hepatitis C is associated with lower prosthetic joint infection rates in US veterans. J Arthroplasty. 2019;34:S319–S326.e1.

[202] Schwarzkopf R, Novikov D, Anoushiravani AA, Feng JE, Vigdorchik J, Schurko B, Dwyer MK, Bedair HS. The preoperative management of hepatitis C may improve the outcome after total knee arthroplasty. Bone Joint J. 2019;101–B:667–74.

[203] Bedair HS, Schurko BM, Dwyer MK, Novikov D, Anoushiravani AA, Schwarzkopf R. Treatment for chronic hepatitis C prior to total hip arthroplasty significantly reduces periprosthetic joint infection. J Arthroplast. 2019;34:132–5.

[204] Satcher D. Revisiting oral health in America: a report of the surgeon general. Am J Public Health. 2017;107:S32–3.

[205] Vuorinen M, Mäkinen T, Rantasalo M, Leskinen J, Välimaa H, Huotari K. Incidence and risk factors for dental pathology in patients planned for elective total hip or knee arthroplasty. Scand J Surg. 2018. https://doi.org/10.1177/1457496918816911.

[206] Tokarski AT, Patel RG, Parvizi J, Deirmengian GK. Dental clearance prior to elective arthroplasty may not be needed for everyone. J Arthroplast. 2014;29:1729–32.

[207] Lampley A, Huang RC, Arnold WV, Parvizi J. Total joint arthroplasty: should patients have preoperative dental clearance? J Arthroplast. 2014;29:1087–90.

[208] Bartz H, Nonnenmacher CB, Bollmann C, Kuhl M, Zimmermann S, Heeg K, Mutters R. Micromonas

(Peptostreptococcus) micros: unusual case of prosthetic joint infection associated with dental procedures. Int J Med Microbiol. 2005;294:465–70.

[209] Steingruber I, Bach CM, Czermak B, Nogler M, Wimmer C. Infection of a total hip arthroplasty with prevotella loeschii. Clin Orthop Relat Res. 2004;418:222–4.

[210] Jellicoe PA, Cohen A, Campbell P. Haemophilus parainfluenzae complicating total hip arthroplasty: a rapid failure. J Arthroplast. 2002;17:114–6.

[211] Kaar TK, Bogoch ER, Devlin HR. Acute metastatic infection of a revision total hip arthroplasty with oral bacteria after noninvasive dental treatment. J Arthroplast. 2000;15:675–8.

[212] LaPorte DM, Waldman BJ, Mont MA, Hungerford DS. Infections associated with dental procedures in total hip arthroplasty. J Bone Joint Surg Br. 1999;81:56–9.

[213] Waldman BJ, Mont MA, Hungerford DS. Total knee arthroplasty infections associated with dental procedures. Clin Orthop Relat Res. 1997;343: 164–72.

[214] Pravda J, Habermann E. Hemophilus parainfluenzae complicating total knee arthroplasty. A case report. Clin Orthop Relat Res. 1989;243:169–71.

[215] Strazzeri JC, Anzel S. Infected total hip arthroplasty due to Actinomyces israelii after dental extraction. A case report. Clin Orthop Relat Res. 1986;210: 128–31.

[216] Lindqvist C, Slatis P. Dental bacteremia––a neglected cause of arthroplasty infections? Three hip cases. Acta Orthop Scand. 1985;56:506–8.

[217] Husted H, Gromov K, Malchau H, Freiberg A, Gebuhr P, Troelsen A. Traditions and myths in hip and knee arthroplasty. Acta Orthop. 2014;85: 548–55.

[218] Keeney JA, Nam D, Johnson SR, Nunley RM, Clohisy JC, Barrack RL. Socioeconomically disadvantaged CMS beneficiaries Do not benefit from the readmission reduction initiatives. J Arthroplast. 2015. https://doi.org/10.1016/j.arth.2015.06.031.

[219] Sharareh B, Le NB, Hoang MT, Schwarzkopf R. Factors determining discharge destination for patients undergoing total joint arthroplasty. J Arthroplast. 2014. https://doi.org/10.1016/j.arth.2014.02.001.

[220] Easterlin MC, Chang DG, Talamini M, Chang DC. Older age increases short-term surgical complications after primary knee arthroplasty knee. Clin Orthop Relat Res. 2013. https://doi.org/10.1007/s11999–013–2985–8.

[221] Hustedt JW, Goltzer O, Bohl DD, Fraser JF, Lara NJ, Spangehl MJ. Calculating the cost and risk of comorbidities in total joint arthroplasty in the United States. J Arthroplasty. 2017;32:355–361.e1.

[222] Ravi B, Croxford R, Hollands S, Paterson JM, Bogoch E, Kreder H, Hawker GA. Increased risk of complications following total joint arthroplasty in patients with rheumatoid arthritis. Arthritis Rheumatol (Hoboken, NJ). 2014;66:254–63.

[223] Lin J–A, Liao C–C, Lee Y–J, Wu C–H, Huang W–Q, Chen T–L. Adverse outcomes after major surgery in patients with systemic lupus erythematosus: a nationwide population–based study. Ann Rheum Dis. 2014;73:1646–51.

[224] Belmar CJ, Barth P, Lonner JH, Lotke PA. Total knee arthroplasty in patients 90 years of age and older. J Arthroplast. 1999;14:911–4.

[225] Lübbeke A, Katz JN, Perneger TV, Hoffmeyer P. Primary and revision hip arthroplasty: 5–year outcomes and influence of age and comorbidity. J Rheumatol. 2007;34:394–400.

[226] Miric A, Inacio MCS, Kelly MP, Namba RS. Are nonagenarians too old for total hip arthroplasty? an evaluation of morbidity and mortality within a total joint replacement registry. J Arthroplasty. 2015. https://doi.org/10.1016/j.arth.2015.03.008.

[227] Schmolders J, Friedrich MJ, Michel R, Strauss AC, Wimmer MD, Randau TM, Pennekamp PH, Wirtz DC, Gravius S. Validation of the Charlson comorbidity index in patients undergoing revision total hip arthroplasty. Int Orthop. 2015. https://doi.org/10.1007/s00264–015–2810–y.

[228] Malkani AL, Dilworth B, Ong K, Baykal D, Lau E, Mackin TN, Lee GC. High risk of readmission in octogenarians undergoing primary hip arthroplasty. Clin Orthop Relat Res. 2017. https://doi.org/10.1007/s11999–017–5241–9.

[229] Skinner D, Tadros BJ, Bray E, Elsherbiny M, Stafford G. Clinical outcome following primary total hip or knee replacement in nonagenarians. Ann R Coll Surg Engl. 2016;98:258–64.

[230] Vekama L, Puolakka T, Honkasalo M, Huhtala H, Moilanen T, Jamsen E. Functional gain following knee replacement in patients aged 75 and older: a prospective follow–up study. Aging Clin Exp Res. 2015;27:865–76.

[231] Pagnano MW, McLamb LA, Trousdale RT. Primary and revision total hip arthroplasty for patients 90 years of age and older. Mayo Clin Proc. 2003;78:285–8.

[232] Radcliffe GS, Tomichan MC, Andrews M, Stone MH. Revision hip surgery in the elderly: is it worthwhile? J Arthroplast. 1999;14:38–44.

[233] Pettine KA, Aamlid BC, Cabanela ME. Elective

total hip arthroplasty in patients older than 80 years of age. Clin Orthop Relat Res. 1991;266:127–32.

[234] Pitter FT, Jørgensen CC, Lindberg–Larsen M, Kehlet H. Postoperative morbidity and discharge destinations after fast–track hip and knee arthroplasty in patients older than 85 years. Anesth Analg. 2016. https://doi.org/10.1213/ANE.0000000000001190.

[235] Jørgensen CC, Kehlet H. Role of patient characteristics for fast–track hip and knee arthroplasty. Br J Anaesth. 2013. https://doi.org/10.1093/bja/aes505.

[236] Edwards PK, Kee JR, Mears SC, Barnes CL. Is rapid recovery hip and knee replacement possible and safe in the octogenarian patient? J Arthroplast. 2018;33:316–9.

[237] Babu JM, Kalagara S, Durand W, Antoci V, Deren ME, Cohen E. Sarcopenia as a risk factor for prosthetic infection after total hip or knee arthroplasty. J Arthroplast. 2019;34:116–22.

[238] Cruz–Jentoft AJ, Baeyens JP, Bauer JM, et al. Sarcopenia: European consensus on definition and diagnosis. Age Ageing. 2010;39:412–23.

[239] Schmucker AM, Hupert N, Mandl LA. The impact of frailty on short–term outcomes after elective hip and knee arthroplasty in older adults: a systematic review. Geriatr Orthop Surg Rehabil. 2019;10:2151459319835109.

[240] McIsaac DI, Beaule PE, Bryson GL, Van Walraven C. The impact of frailty on outcomes and healthcare resource usage after total joint arthroplasty: a population–based cohort study. Bone Joint J. 2016;98–B:799–805.

[241] Traven SA, Reeves RA, Slone HS, Walton ZJ. Frailty predicts medical complications, length of stay, readmission, and mortality in revision hip and knee Arthroplasty. J Arthroplast. 2019;34:1412–6.

[242] Johnson RL, Abdel MP, Frank RD, Chamberlain AM, Habermann EB, Mantilla CB. Impact of frailty on outcomes after primary and revision total hip arthroplasty. J Arthroplasty. 2019;34:56–64.e5.

[243] McIsaac DI, Bryson GL, van Walraven C. Association of Frailty and 1–year postoperative mortality following major elective noncardiac surgery: a population–based cohort study. JAMA Surg. 2016;151:538–45.

[244] Bokshan SL, Han AL, DePasse JM, Eltorai AEM, Marcaccio SE, Palumbo MA, Daniels AH. Effect of sarcopenia on postoperative morbidity and mortality after thoracolumbar spine surgery. Orthopedics. 2016;39:e1159–64.

[245] Mitchell PM, Collinge CA, O'Neill DE, Bible JE, Mir HR. Sarcopenia is predictive of 1–year mortality after acetabular fractures in elderly patients. J Orthop Trauma. 2018;32:278–82.

[246] Deren ME, Babu J, Cohen EM, Machan J, Born CT, Hayda R. Increased mortality in elderly patients with sarcopenia and acetabular fractures. J Bone Joint Surg Am. 2017;99:200–6.

[247] Cosqueric G, Sebag A, Ducolombier C, Thomas C, Piette F, Weill–Engerer S. Sarcopenia is predictive of nosocomial infection in care of the elderly. Br J Nutr. 2006;96:895–901.

[248] Ebbeling L, Grabo DJ, Shashaty M, Dua R, Sonnad SS, Sims CA, Pascual JL, Schwab CW, Holena DN. Psoas:lumbar vertebra index: central sarcopenia independently predicts morbidity in elderly trauma patients. Eur J Trauma Emerg Surg. 2014;40:57–65.

[249] Englesbe MJ, Patel SP, He K, Lynch RJ, Schaubel DE, Harbaugh C, Holcombe SA, Wang SC, Segev DL, Sonnenday CJ. Sarcopenia and mortality after liver transplantation. J Am Coll Surg. 2010;211:271–8.

[250] Landi F, Cruz–Jentoft AJ, Liperoti R, Russo A, Giovannini S, Tosato M, Capoluongo E, Bernabei R, Onder G. Sarcopenia and mortality risk in frail older persons aged 80 years and older: results from ilSIRENTE study. Age Ageing. 2013;42:203–9.

[251] Liu C–J, Latham NK. Progressive resistance strength training for improving physical function in older adults. Cochrane database Syst Rev. 2009:CD002759.

[252] Churchward–Venne TA, Tieland M, Verdijk LB, Leenders M, Dirks ML, de Groot LCPGM, van Loon LJC. There are no nonresponders to resistance–type exercise training in older men and women. J Am Med Dir Assoc. 2015;16:400–11.

[253] Curtis GL, Newman JM, George J, Klika AK, Barsoum WK, Higuera CA. Perioperative outcomes and complications in patients with heart failure following total knee arthroplasty. J Arthroplast. 2018;33:36–40.

[254] Courtney PM, Melnic CM, Gutsche J, Hume EL, Lee G–C. Which patients need critical care intervention after total joint arthroplasty? : A prospective study of factors associated with the need for intensive care following surgery. Bone Joint J. 2015;97–B:1512–8.

[255] Tiberi JV 3rd, Hansen V, El–Abbadi N, Bedair H. Increased complication rates after hip and knee arthroplasty in patients with cirrhosis of the liver. Clin Orthop Relat Res. 2014;472:2774–8.

[256] Jiang SL, Schairer WW, Bozic KJ. Increased rates of periprosthetic joint infection in patients with cirrhosis undergoing total joint arthroplasty. Clin Orthop Relat Res. 2014;472:2483–91.

[257] Deleuran T, Vilstrup H, Overgaard S, Jepsen P. Cirrhosis patients have increased risk of complications after hip or knee arthroplasty. Acta

Orthop. 2015;86:108–13.

[258] Newman JM, Schiltz NK, Mudd CD, Szubski CR, Klika AK, Barsoum WK. Impact of cirrhosis on resource use and inpatient complications in patients undergoing total knee and hip arthroplasty. J Arthroplast. 2016;31:2395–401.

[259] Klasan A, Dworschak P, Heyse TJ, Ruchholtz S, Alter P, Vogelmeier CF, Schwarz P. COPD as a risk factor of the complications in lower limb arthroplasty: a patient–matched study. Int J Chron Obstruct Pulmon Dis. 2018;13:2495–9.

[260] Yakubek GA, Curtis GL, Sodhi N, Faour M, Klika AK, Mont MA, Barsoum WK, Higuera CA. Chronic obstructive pulmonary disease is associated with short–term complications following total hip arthroplasty. J Arthroplast. 2018;33:1926–9.

[261] Yakubek GA, Curtis GL, Khlopas A, Faour M, Klika AK, Mont MA, Barsoum WK, Higuera CA. Chronic obstructive pulmonary disease is associated with short–term complications following total knee arthroplasty. J Arthroplast. 2018;33:2623–6.

[262] Liao K–M, Lu H–Y. A National analysis of complications following total hip replacement in patients with chronic obstructive pulmonary disease. Medicine (Baltimore). 2016;95:e3182.

[263] Bohl DD, Saltzman BM, Sershon RA, Darrith B, Okroj KT, Della Valle CJ. Incidence, risk factors, and clinical implications of pneumonia following total hip and knee arthroplasty. J Arthroplasty. 2017;32:1991–1995.e1.

[264] Webster AC, Nagler EV, Morton RL, Masson P. Chronic kidney disease. Lancet (London, England). 2017;389:1238–52.

[265] Tan TL, Kheir MM, Tan DD, Filippone EJ, Tischler EH, Chen AF. Chronic kidney disease linearly predicts outcomes after elective total joint arthroplasty. J Arthroplasty. 2016;31:175–179.e2.

[266] Miric A, Inacio MCS, Namba RS. The effect of chronic kidney disease on total hip arthroplasty. J Arthroplast. 2014;29:1225–30.

[267] Warth LC, Pugely AJ, Martin CT, Gao Y, Callaghan JJ. Total joint arthroplasty in patients with chronic renal disease: is it worth the risk? J Arthroplast. 2015;30:51–4.

[268] Rozell JC, Courtney PM, Dattilo JR, Wu CH, Lee G–C. Should all patients be included in alternative payment models for primary total hip arthroplasty and total knee arthroplasty? J Arthroplast. 2016;31:45–9.

[269] Courtney PM, Rozell JC, Melnic CM, Lee G–C. Who should not undergo short stay hip and knee arthroplasty? Risk factors associated with major medical complications following primary total joint

arthroplasty. J Arthroplast. 2015;30:1–4.

[270] Yurttas T, Wanner PM, Filipovic M. Perioperative management of antithrombotic therapies. Curr Opin Anaesthesiol. 2017;30:466–73.

[271] Tafur A, Douketis J. Perioperative management of anticoagulant and antiplatelet therapy. Heart. 2018;104:1461–7.

[272] Ferreira JL, Wipf JE. Pharmacologic therapies in anticoagulation. Med Clin North Am. 2016;100: 695–718.

[273] Goodman SM, Springer B, Guyatt G, et al. 2017 American College of rheumatology/american association of hip and knee surgeons guideline for the perioperative management of antirheumatic medication in patients with rheumatic diseases undergoing elective total hip or total knee arthroplasty. Arthritis Care Res. 2017;69:1111–24.

[274] Bourne RB, Chesworth BM, Davis AM, Mahomed NN, Charron KDJ. Patient satisfaction after total knee arthroplasty: who is satisfied and who is not? Clin Orthop Relat Res. 2010. https://doi.org/10.1007/s11999–009–1119–9.

[275] Lingard EA, Sledge CB, Learmonth ID. Patient expectations regarding total knee arthroplasty: differences among the United States, United Kingdom, and Australia. J Bone Joint Surg Ser A. 2006. https://doi.org/10.2106/JBJS.E.00147.

[276] Mahomed NN, Liang MH, Cook EF, Daltroy LH, Fortin PR, Fossel AH, Katz JN. The importance of patient expectations in predicting functional outcomes after total joint arthroplasty. J Rheumatol. 2002;29:1273–9.

[277] Mancuso CA, Graziano S, Briskie LM, Peterson MGE, Pellicci PM, Salvati EA, Sculco TP. Randomized trials to modify patients' preoperative expectations of hip and knee arthroplasties. Clin Orthop Relat Res. 2008. https://doi.org/10.1007/s11999–007–0052–z.

[278] Ghomrawi HMK, Franco Ferrando N, Mandl LA, Do H, Noor N, Gonzalez Della Valle A. How often are patient and surgeon recovery expectations for total joint arthroplasty aligned? Results of a pilot study. HSS J. 2011;7:229–34.

[279] Lanting BA, Lieberman JR, Callaghan JJ, Berend ME, MacDonald SJ. Ensuring a winner: the ABCs of primary total knee arthroplasty. Instr Course Lect. 2015;64:369–79.

[280] McDonald S, Page MJ, Beringer K, Wasiak J, Sprowson A. Preoperative education for hip or knee replacement. Cochrane database Syst Rev. 2014:CD003526.

[281] Edwards PK, Mears SC, Barnes CL. BPCI: everyone wins, including the patient. J Arthroplast.

2017;32:1728–31.

[282] Crowe J, Henderson J. Pre–arthroplasty rehabilitation is effective in reducing hospital stay. Can J Occup Ther. 2003;70:88–96.

[283] Daltroy LH, Morlino CI, Eaton HM, Poss R, Liang MH. Preoperative education for total hip and knee replacement patients. Arthritis Rheum. 1998. https://doi.org/10.1002/ art.1790110607.

[284] Sjöling M, Nordahl G, Olofsson N, Asplund K. The impact of preoperative information on state anxiety, postoperative pain and satisfaction with pain management. Patient Educ Couns. 2003;51:169–76.

[285] Spalding NJ. Reducing anxiety by pre–operative education: make the future familiar. Occup Ther Int. 2003. https://doi.org/10.1002/oti.191.

[286] Butler GS, Hurley CAM, Buchanan KL, Smith–Vanhorne J. Prehospital education: effectiveness with total hip replacement surgery patients. Patient Educ Couns. 1996. https://doi. org/10.1016/0738–3991(96)00883–X.

[287] Giraudet–Le Quintrec J–S, Coste J, Vastel L, et al. Positive effect of patient education for hip surgery: a randomized trial. Clin Orthop Relat Res. 2003;414:112–20.

[288] Gammon J, Mulholland CW. Effect of preparatory information prior to elective total hip replacement on post–operative physical coping outcomes. Int J Nurs Stud. 1996. https://doi. org/10.1016/S0020–7489(96)00019–3.

[289] Moulton LS, Evans PA, Starks I, Smith T. Pre–operative education prior to elective hip arthroplasty surgery improves postoperative outcome. Int Orthop. 2015;39:1483–6.

[290] Tait MA, Dredge C, Barnes CL. Preoperative patient education for hip and knee Arthroplasty: financial benefit? J Surg Orthop Adv. 2015;24:246–51.

[291] Aydin D, Klit J, Jacobsen S, Troelsen A, Husted H. No major effects of preoperative education in patients undergoing hip or knee replacement––a systematic review. Dan Med J. 2015;62:A5106.

[292] Jones S, Alnaib M, Kokkinakis M, Wilkinson M, St Clair Gibson A, Kader D. Pre–operative patient education reduces length of stay after knee joint arthroplasty. Ann R Coll Surg Engl. 2011;93:71–5.

[293] Yoon RS, Nellans KW, Geller JA, Kim AD, Jacobs MR, Macaulay W. Patient education before hip or knee arthroplasty lowers length of stay. J Arthroplast. 2010;25:547–51.

[294] Lubbeke A, Suva D, Perneger T, Hoffmeyer P. Influence of preoperative patient education on the risk of dislocation after primary total hip arthroplasty. Arthritis Rheum. 2009;61:552–8.

[295] Clarke HD, Timm VL, Goldberg BR, Hattrup SJ. Preoperative patient education reduces in–hospital falls after total knee arthroplasty. Clin Orthop Relat Res. 2012;470:244–9.

[296] Luck A, Pearson S, Maddern G, Hewett P. Effects of video information on precolonoscopy anxiety and knowledge: a randomised trial. Lancet. 1999. https://doi.org/10.1016/ S0140–6736(98)10495–6.

[297] Nyman SR, Yardley L. Usability and acceptability of a website that provides tailored advice on falls prevention activities for older people. Health Informatics J. 2009. https://doi.org/10.1177/1460458208099866.

[298] Herrmann KS, Kreuzer H. A randomized prospective study on anxiety reduction by preparatory disclosure with and without video film show about a planned heart catheterization. Eur Heart J. 1989. https://doi.org/10.1093/oxfordjournals.eurheartj.a059560.

[299] Edwards PK, Mears SC, Lowry Barnes C. Preoperative education for hip and knee replacement: never stop learning. Curr Rev Musculoskelet Med. 2017;10:356–64.

[300] Ip HYV, Abrishami A, Peng PWH, Wong J, Chung F. Predictors of postoperative pain and analgesic consumption: a qualitative systematic review. Anesthesiology. 2009;111:657–77.

[301] Brander VA, Stulberg SD, Adams AD, Harden RN, Bruehl S, Stanos SP, Houle T. Predicting total knee replacement pain: a prospective, observational study. Clin Orthop Relat Res. 2003;416:27–36.

[302] Riddle DL, Wade JB, Jiranek WA, Kong X. Preoperative pain catastrophizing predicts pain outcome after knee arthroplasty. Clin Orthop Relat Res. 2010;468:798–806.

[303] FREDA MC, DAMUS K, MERKATZ I. What Do pregnant women know about preventing preterm birth? J Obstet Gynecol Neonatal Nurs. 1991;20:140–5.

[304] Freda MC, Damus K, Andersen HF, Brustman LE, Merkatz IR. A "PROPP" for the Bronx: preterm birth prevention education in the inner city. Obs Gynecol. 1990;76:93s–6s.

[305] Prouty A, Cooper M, Thomas P, Christensen J, Strong C, Bowie L, Oermann MH. Multidisciplinary patient education for total joint replacement surgery patients. Orthop Nurs. 2006;25:253–7.

[306] Claeys M, Mosher C, Reesman D. The POP program: the patient education advantage. Orthop Nurs. 1998;17:37.

[307] Edwards PK, Barnes CL. Dealing with the outliers—physicians, inpatient post–acute care providers, physical therapists, and visiting nursing facilities. Semin Arthroplast. 2016. https://doi.org/10.1053/j.sart.2016.10.007.

[308] Theiss MM, Ellison MW, Tea CG, Warner JF, Silver RM, Murphy VJ. The connection between Strong social support and joint replacement outcomes. Orthopedics. 2011. https:// doi. org/10.3928/01477447–20110317–02.

[309] Jester R Early discharge to hospital at home: should it be a matter of choice? J Orthop Nurs. 2003. https://doi.org/10.1016/S1361–3111(03)00003–7.

[310] Jonansson K, Hupli M, Salanterä S Patients' learning needs after hip arthroplasty. J Clin Nurs. 2002. https://doi.org/10.1046/j.1365–2702.2002.00648.x.

[311] Ottenbacher KJ, Smith PM, Illig SB, Fiedler RC, Gonzales VA, Granger C V. Prediction of follow–up living setting in patients with lower limb joint replacement. Am J Phys Med Rehabil. 2002. https:// doi.org/10.1097/00002060–200207000–00001.

[312] Shaked Y, Dickson P, Workman K. The coach program–a "joint" approach to patient education and support. Healthcare (Amsterdam, Netherlands). 2016;4:259–63.

[313] Shnaekel A, Hadden K, Barnes CL. Readability of online patient educational materials on pain management. J Surg Orthop Adv. 2015;24:242–5.

[314] Shnaekel AW, Hadden KB, Moore TD, Prince LY, Lowry Barnes C. Readability of patient educational materials for total hip and knee arthroplasty. J Surg Orthop Adv. 2018;27:72–6.

[315] Yi MM, Yi PH, Hussein KI, Cross MB, Della Valle CJ. Readability of patient education materials from the web sites of orthopedic implant manufacturers. J Arthroplast. 2017;32:3568–72.

[316] Hadden K, Prince LY, Schnaekel A, Couch CG, Stephenson JM, Wyrick TO. Readability of patient education materials in hand surgery and health literacy Best practices for improvement. J Hand Surg Am. 2016;41:825–32.

[317] Institute of Medicine (US) Committee on Health Literacy. Health literacy: a prescription to end confusion. Choice Rev Online. 2013;42:42–4059– 42–4059.

第 10 章　门诊髋、膝关节置换术后临床路径

Postoperative Clinical Pathways for Outpatient Arthroplasty of the Hip and Knee

Ajay Premkumar　Fred D. Cushner　Michael Ast　著

一、概述

在过去的 20 年里，几个常见的骨科手术，包括全髋关节和全膝置换术（THA 和 TKA）[1-4]，平均住院日稳步下降。这都是手术技术、麻醉、物理治疗、护理协调，以及围术期疼痛、血液和液体管理等方面共同改进的结果。门诊关节置换术，允许患者在手术后几个小时安全出院，是所有这些领域完善的高潮。

门诊关节置换术不是一个新概念，20 多年前就已报道了部分外科医生和专科中心的早期治疗方案。在世纪之交，Berger 等报道了 THA 和 TKA 门诊关节置换，其中 THA 患者年龄在 75 岁以下和 TKA 患者年龄 < 80 岁、身体质量指数（BMI）< 40kg/m^2、主要并发症 < 3 种、无心肌梗死史、过去 1 年中无发生肺栓塞或抗凝治疗，且之前均未进行过髋或膝手术 [5, 6]。在过去的 20 年中，其他团队也普遍证实了门诊关节置换这种已在某些专业中心成功运行的可重复性。在"未经选择"的一组患者中，当有适当的咨询和机构规章制度，门诊置换术通常是安全的，不过涉及门诊置换术的大多数高质量文献的报道结果都与"经筛选"的人群有关，涉及年龄（通常 < 65 或 70 岁），BMI 和并发症严重程度有限的外科手术人群 [4, 7, 8]。截至 2014 年，THA 患者的平均年龄分别为 67.7 岁，TKA 患者的平均年龄为 66.1 岁，由此可见并非所有患者都可能成为门诊关节置换术的候选人 [9]。

接受门诊关节置换术的患者对他们的经历始终感到满意，并报告了恢复更快的感觉。在一项对 150 名门诊 THA 患者的研究中，144 名（96%）报告说他们很满意能在手术当天出院。在

其余 6 名患者中，1 名患者感到疼痛控制不佳，其余 5 名患者报告称，无法控制的恶心是他们不满意的主要原因[10]。一个由 52 名患者组成的多中心研究表明，96% 的患者希望再次置换时能在门诊进行，87% 的患者报告门诊 THA 加速了他们的康复[8]。这些发现通常反映在 TKA 文献中，与传统的住院 TKA 相比，患者对门诊 TKA 的满意度有所提高[11]。

大众青睐门诊关节置换术，部分原因是出于经济方面的考虑，以减少与 THA 和 TKA 相关的医院成本。多项研究显示门诊关节置换术节省了医院的成本。Lovald 等发现（2 年期）减少的费用为 8527 美元。Aynardi 等报道门诊和住院置换组之间的基础照护费用减少 6978 美元[12, 13]。其他纳入了术前、术中和术后护理全过程的研究表明，对于接受门诊髋关节置换术的患者，费用比住院略微降低 2500 美元[14]。在某些医疗中心，此类护理总成本的降低会直接增加医师的实得工资，从而激励建立安全的门诊手术路径。尽管从医院的角度看，门诊置换术降低了住院成本，但在急性手术后期门诊置换术涉及更频繁的电话沟通和门诊患者接触，在这种情况下，部分费用可能从医院转移到外科医生和辅助外科医生的工作人员身上[15]。

本章将讨论了成功的门诊关节置换术后临床路径组成部分，简要回顾患者的选择，讨论麻醉、围术期疼痛、药物治疗、体液和血液管理策略。除了优化上述内容外，多学科协调和即刻实施康复计划对于门诊关节置换的成功至关重要。

二、理想的患者

严格的患者识别和术前咨询是门诊关节置换方案成功实施的关键。各种文献报道了不同的风险分层工具，以此来确定哪些患者可能是最适合门诊关节置换术的患者。两种常用的工具是美国麻醉医师协会身体状况分类系统（ASA-PS）和 Charlson 共病指数（CCI），但这些工具并不是为了评估关节置换术的候选者。Meneghini 等开发了一个门诊关节置换术风险评估（OARA）评分，它包含 9 个共病类别，并根据每个类别的存在、严重程度、优化和控制情况进行评分。

结果表明，OARA 对同日或次日出院的阳性预测值为 81.6%，而 CCI 和 ASA-PS 的阳性预测值分别为 70.3% 和 56.4%[16]。虽然 OARA 评分有助于患者识别和风险分层，但目前缺乏随机对照试验来评估门诊关节置换术的患者选择标准。

以往的门诊关节置换文献支持 75 岁以上的患者术后有更高的跌倒风险和再入院风险而被排

除在外[17, 18]。在过去的 1 年里，患有心力衰竭、心律不齐、心血管疾患史或肺栓塞或慢性抗凝的患者也通常被排除在门诊关节置换之外[8, 19, 20]。还有报道，患者的 BMI 阈值为 $40m^2/kg$，甚至有学者使用 35 作为阈值，因为较高的 BMI 值与较长的手术时间、较多的失血量和较高的并发症发生率有关[10, 21, 22]。除了上述相对禁忌证外，严重肾脏疾病史、未控制的糖尿病、未控制的慢性阻塞性肺疾病、肝硬化、药物滥用、频繁跌倒、慢性阿片使用、术前贫血、未经治疗的阻塞性睡眠呼吸暂停和缺乏家庭支持通常都被排除在门诊关节置换之外。

一旦患者被认为适合于门诊关节置换术，他 / 她和他们的家庭支持者必须接受专业性高强度的医疗机构术前教育。这种教育不仅对于手术期望设定是必需的，对统一医患双方目标也是必需的，而且有助于增强患者积极参与康复的能力。先前的研究表明，术前教育课程与患者满意度、焦虑和疼痛的降低，甚至与手术相关的医疗成本降低有关[23, 24]。

术前必须做出安排，以确保患者在家中得到支持和照顾，并在出院后制定术后治疗计划以监测任何可能发生的早期并发症。在家中进行理疗康复可以减少患者在术后的移动不便，通常可以在几周后过渡到门诊康复治疗。随访护士是门诊关节置换路径的有用纽带，他 / 她可以监测并发症（如感染和深静脉血栓形成），为常见的术后问题提供咨询。

三、麻醉

多模式麻醉使用作用机制不同的多种麻醉方法，是一个成功的门诊关节置换路径的重要组成部分。虽然一些临床路径已经报道了门诊关节置换的患者接受全身麻醉，但作者认为局部麻醉仍是首选，因为全身麻醉与增加跌倒风险、术后低血压和降低警觉性有关，会影响术后早期物理治疗和安全出院[25, 26]。

局部麻醉

已经存在 THA 和 TKA 的各种方案，包括采用小剂量丁哌卡因或罗哌卡因的脊髓麻醉和硬膜外麻醉，以及使用异丙酚、氯胺酮或其他药物进行轻度镇静[27]。对于 THA，除了椎管内麻醉，人们对手术后局部麻醉辅助镇痛的兴趣越来越大，包括超声引导的前方关节囊局麻浸润[28]。在 TKA 中，除了椎管内麻醉外，还可以联合多种周围神经阻滞麻醉。股神经和内收肌管周围神经阻滞已被证明对 TKA 有效，因担心股神经阻滞后股四头肌运动无力，作者的首选是使用内收肌管阻滞，也可以根据情况联合 IPACK（腘动脉和膝关节囊间隙浸润）阻滞[29, 30]。脊髓麻醉通常是短作用的，或通过硬膜外给药，并在手术结束时停止，但是内收肌管阻滞作用时效稍长，它可以选择性地阻断感觉纤维，允许在术后早期进行主动锻炼。类固醇可以添加到局部麻醉药中，以提高周围神经阻滞的时效，应用时应根据麻醉科医师和外科医生的协议进行用药，以便达到充分镇痛、安全活动和尽量减少麻醉药物用量的目的[31]。

在下一节中，会讨论外科医生在闭合切口前的局部浸润镇痛，它也是多模式镇痛方案中的一个重要辅助手段，用于髋关节或膝关节置换术后的快速恢复。

四、管理围术期用药、疼痛和术后恶心

在快速恢复关节置换临床路径中，患者延迟出院的最常见原因是疼痛和术后恶心、呕吐[32, 33]。因此，路径制定了多种策略来减少术后疼痛和恶心，包括手术前、术中和术后的治疗。

（一）术前

手术前的预先镇痛是快速恢复关节置换临床路径的重要组成部分。已经报道的各种方案中，多建议术前 1h 使用对乙酰氨基酚、加巴喷丁和 COX–2 抑制药（如塞来昔布）。某些方案建议术前应用阿片类药物，但作者倾向于避免麻醉药物应用，以减少术后恶心，帮助患肢术后早期活动。在我们中心，常用止痛的术前药物涉及对乙酰氨基酚和塞来昔布，如果患者不能耐受塞来昔布则使用美洛昔康。

预防性抗恶心药物也非常有助于早期恢复。一些路径推荐使用盐酸昂丹司琼和（或）甲氧氯普胺达到目的[4]。笔者偏好在适当的患者身上使用东莨菪碱贴片，在手术前立即放置，术后 72h 后取出。

（二）术中

在手术过程中，轻柔处理软组织非常重要。如果可能，应尽量减少肌肉或韧带损伤。如果使用止血带，则应在切口闭合前放气，并进行细致的止血，因为术后关节内血肿可降低关节活动度，引起疼痛，并对随后的感染构成一定风险。同样在关闭切口前，局部浸润镇痛是常规的操作。对于 THA 来说，特殊的操作包括髋关节囊前方注射，因为这个区域含有高密度的伤害感受器。对于 TKA，在整个关节，以及关节周围软组织进行注射。操作时注意避免靠近神经血管进行浸润，在术后康复室进行活动之前，需要对所有外周肌群在仰卧位进行测试。

与生理盐水注射相比，在手术期间使用局部镇痛药一直被证明可以减少疼痛，减少术后阿片类药物的应用[34]。有多种不同的局部浸润性镇痛药配方，包括普通丁哌卡因、脂质体丁哌卡因，以及包括肾上腺素、抗生素和类固醇等多种药物的鸡尾酒注射。阿片药物的局部浸润（如硫酸吗啡）也已被报道；但阿片药物局部浸润镇痛作用仅继发于局部阿片受体的浓度，这些受体绝大多数位于中枢神经系统，而不是在手术部位。因此，阿片药物手术部位注射是一种非常低效的镇痛方式。应尽量减少麻醉品应用，从而减少恶心、减少头晕、加速术后活动。

脂质体丁哌卡因是一种丁哌卡因制缓释药，用于控制和延迟释放，以获得更长的局部麻醉效果。已经有几项研究比较脂质体丁哌卡因与普通丁哌卡因用于术后疼痛控制的效果。有些研究表明脂质体丁哌卡因存在潜在的益处，但大多数研究表明，丁哌卡因的脂质体配方没有明显的优越性，它的成本也是普通成本的 200 倍[35-39]。作者倾向于使用由 0.5% 普通丁哌卡因、肾上腺素（1∶1000）、醋酸甲泼尼龙、头孢呋辛和 0.9% 氯化钠组成的关节周围多药鸡尾酒注射液（表 10-1）。

术中使用类固醇激素也逐渐增加，其目的是减少局部炎症、肿胀、术后恶心和呕吐。先前的研究表明类固醇给药可能增加术后感染风险，但最近的临床数据表明，术中类固醇给药可以显著改善术后早期活动能力，减少术后恶心，而不增加并发症风险[40-44]。因此，作者的首选方案是术中一次和术后一次应用地塞米松（表 10-1）。

（三）手术后

术后采用多模式的方法，包括对乙酰氨基酚、非甾体抗炎药，以及加巴喷丁和 N- 甲基 -D- 天冬氨酸（NMDA）拮抗药，以改善术后早期恢复和减少麻醉药在术后的应用。应尽量避免在快速恢复方案中静脉注射阿片类药物。在我们医院，如果患者需要止疼药物，通常处方药氧可酮 5mg、曲马多 50mg 或迪罗迪 2mg 片剂，这些药物各自的半衰期短，可根据需要每 4h 服用一次。关于术后恶心的预防，昂丹司琼、地塞米松和甲氧氯普胺都已在快速恢复关节置换方案中得到应用。在我们医院，患者通常接受定时的术后地塞米松 8mg，IV，连同昂丹司琼 4mg，IV，如果不能耐受昂丹司琼则改用甲氧氯普胺。

表 10-1　门诊关节置换术的术后临床路径

评估候选资格和术前计划
- 患者与护理、麻醉、物理治疗师会面以进行候选资格评估
- 任何团队成员都可以拒绝患者作为候选人
- 患者必须有家庭支持成员陪同参加所有会议以证明术后可以获得家庭支持照顾

术前
- 术前 2h 饮用一瓶水或运动饮料
- 对乙酰氨基酚 1000mg
- 东莨菪碱贴片
- 塞来昔布 200mg（或美洛昔康，如果患者有磺胺过敏）

术中
- 椎管内麻醉；膝关节置换术用内收肌管阻滞
- 适当围术期抗生物剂量酮咯酸 15mg, IV
- 地塞米松 8mg, IV；如果患者有糖尿病 4mg
- 异丙酚氯胺酮输注镇静
- 没有止疼药物静脉滴注
- 切皮时应用氨甲环酸 1000mg, IV
- 关节周围注射多药物鸡尾酒
  - 0.5% 丁哌卡因 200～400mg，24ml
  - 肾上腺素（浓度 1 : 1000）300mg，0.3ml
  - 醋酸甲泼尼龙 40mg，1ml
  - 头孢呋辛 750mg，10ml
  - 0.9% 氯化钠，22ml

术后
- 氨甲环酸 1000mg, IV，第一次剂量后 3h
- 对乙酰氨基酚 1000mg, IV
- 酮咯酸 15mg, IV
- 第二剂抗生素
- 地塞米松 8mg, IV
- 小剂量羟考酮或曲马多，每日 6 次，治疗疼痛，PRN
- 患者排尿后 1L 生理盐水输注
- 早期物理治疗
  - 脊髓麻醉后的评估
  - 自行走动到浴室，然后到中心健身房，然后上楼梯
  - 必要时休息

出院后护理
- 阿司匹林 81mg, BID，4 周用于 DVT 预防
- 泰诺 650mg, PO，每日 4 次（常备泰诺）
- 塞来昔布 200mg 或美洛昔康 15mg, BID
- 如需要可开具口服短效镇痛药处方（一般羟考酮 5mg，30 片）
- 手术当晚联系患者；由护理主管或物理治疗师执行

居家理疗术后第 1 天开始
- 髋关节置换患者术后 3～5 次居家随访指导锻炼，然后指导患者居家锻炼
- 左膝关节置换术患者仅 3 次居家随访，然后门诊理疗
- 右膝关节置换术 5～7 次居家随访直至患者可以舒适地驾车到门诊进行理疗

2～4 周到医生办公室进行随访

IV. 静脉滴注；BID. 每日 2 次；DVT. 深静脉血栓形成；PO. 口服；PRN. 必要时

五、输血和液体管理

贫血是关节置换术的常见并发症，术前贫血与更高的术后贫血率有关，后者在关节置换术后有较高发病率。大多数门诊关节置换术的选择标准都会排除术前贫血的患者。在某些情况下，个别方案涉及考虑手术前使用依泊替尼（EPO）减少术前贫血[45]。

作者倾向于术前血红蛋白水平 > 12g/dl，因为这一水平与手术后和早期出院的输血需求减少相关[46]。

另外，由于在术中进行了细致的止血，并且在切口时使用氨甲环酸在手术后出院前使用第二剂氨甲环酸，患者一般不需要输血，一般不会出现症状性贫血影响早期出院[47, 48]。关于液体管理，充足的补液对于避免术后恶心、呕吐和头昏至关重要。充分的液体管理有利于术后早期积极活动。一些外科医生赞同使用留置导尿以便对膀胱排空减压并在手术结束时拔出，但是由于插入过程中可能的感染、刺激、并发症，以及拔出后尿潴留的可能性，笔者会避免使用导尿管。通常情况下，鼓励患者在手术前 2h 喝清水或运动饮料，之后开始禁食水[49]。在手术过程中，保持患者血容量正常，并鼓励患者术后在复苏室排尿。排尿后，通常给患者输入 1L 生理盐水，并鼓励其口服溶液进行补液。

六、物理疗法

围术期物理治疗是关节置换术后安全、快速恢复的关键。通常，在一个全面的门诊关节置换计划中，所有患者包括他们的家庭支持成员都应该进行术前患者教育。这种术前交流不仅有助于患者设定合理的期望值，还能够为患者提供术前锻炼、术后活动限制、如何使用辅助设备的健康教育，能回答患者关于术后期间具体治疗目标的任何问题。

术后治疗的目标是促进早期、安全的活动锻炼。一旦患者局麻的成分消失，就可以开始指导患者进行术后锻炼。鼓励他们手术当天步行 > 90m，同时上下楼梯，完成实际日常生活动作，如上下床和进出汽车。术后立即进行的治疗也是以安全和教育为中心，所有患者都应该得到个性化的家庭锻炼指导，以适应日常生活需要和家庭环境。

几种术后治疗方案都给出了出院达标的标准。一般来说，在出院回家之前，患者必须在移动、上下楼梯等方面表现出一定的独立性，并使用辅助器械安全地行走 ≥ 30m。

出院后，有关医疗监护下的治疗方案有所不同。一些康复方案主张在最初 2 周内进行正式的家庭治疗，然后再进行门诊治疗；而另一些方案则建议进行单一的门诊治疗，然后进行严格的家庭锻炼计划[6, 50]。在 THA 之后，作者首选的治疗方案包括 1 周的正式家庭治疗，然后指导患者完成家庭锻炼计划，并视情况在 6 周后进行门诊治疗。

对于 TKA，患者也应按照同样的指导方针完成 1 周的家庭治疗，避免进行会导致严重疼痛的活动，然后立即、及早、迅速过渡到门诊治疗。TKA 后，建议患者根据术后肿胀和活动度，使其处于舒适的活动范围内，并在足跟下方用枕头将术肢完全伸展，以避免术后膝关节屈曲挛缩。

七、作者的加速康复方案

表 10-1 概述了一个范例，它基于本章讨论的原则列出门诊关节置换临床路径。该路径突出了围术期人员之间共同决策、严格患者选择的重要性，并且围绕优化疼痛控制、血液和体液管理，以及早期物理疗法而展开。尽管未明确讨论，但所有快速恢复路径都需要患者出院后与患者联系，以帮助分诊问题，提供咨询并在适当时候提升护理水平。在我们的机构中，需要一名护理协调员来担任医生的照护扩展员，建议外科医生在安排办公室时间中保持一定灵活性，留出时间进行紧急的术后患者就诊。最终，患者选择和咨询、适当的手术和麻醉技术，以及严格遵守本章中所述的既定规程可以使门诊髋膝关节置换术得以成功实施，既可以提高患者的满意度并节省成本，也不会增加并发症发生率。

参 考 文 献

[1] Jain NB, Higgins LD, Ozumba D, et al. Trends in epidemiology of knee arthroplasty in the United States, 1990–2000. Arthritis Rheum. 2005;52(12):3928–33. https://doi.org/10.1002/ art.21420.

[2] Petersen PB, Jørgensen CC, Kehlet H, Lundbeck Foundation Center for Fast–track Hip and Knee Replacement collaborative group. Temporal trends in length of stay and readmissions after fast–track hip and knee arthroplasty. Dan Med J. 2019;66(7).

[3] Walters M, Chambers MC, Sayeed Z, Anoushiravani AA, El–Othmani MM, Saleh KJ. Reducing length of stay in total joint arthroplasty care. Orthop Clin North Am. 2016;47(4):653–60. https://doi.org/10.1016/j.ocl.2016.05.006.

[4] Kolisek FR, McGrath MS, Jessup NM, Monesmith EA, Mont MA. Comparison of outpatient versus inpatient total knee arthroplasty. Clin Orthop Relat Res. 2009;467(6):1438–42. https:// doi.org/10.1007/s11999–009–0730–0.

[5] Berger RA. Total hip arthroplasty using the minimally invasive two–incision approach. Clin Orthop Relat Res. 2003;417:232–41. https://doi.org/10.1097/01.blo.0000096828.67494.95.

[6] Berger RA, Sanders S, Gerlinger T, Della Valle C,

Jacobs JJ, Rosenberg AG. Outpatient total knee arthroplasty with a minimally invasive technique. J Arthroplast. 2005;20(7 Suppl 3):33–8. https://doi.org/10.1016/j.arth.2005.05.021.

[7] Pollock M, Somerville L, Firth A, Lanting B. Outpatient total hip arthroplasty, total knee arthroplasty, and unicompartmental knee arthroplasty: a systematic review of the literature. JBJS Rev. 2016;4(12). https://doi.org/10.2106/JBJS.RVW.16.00002

[8] Dorr LD, Thomas DJ, Zhu J, Dastane M, Chao L, Long WT. Outpatient total hip arthroplasty. J Arthroplast. 2010;25(4):501–6. https://doi.org/10.1016/j.arth.2009.06.005.

[9] Michalesko E. #5: 2018 Annual Report. American Joint Replacement Registry. http://www.ajrr.net/media–news/press–releases/598–american–joint–replacement–registry–ajrr–releases– 2018–annual–report. Accessed 20 Sept 2019.

[10] Berger RA, Sanders SA, Thill ES, Sporer SM, Della VC. Newer anesthesia and rehabilitation protocols enable outpatient hip replacement in selected patients. Clin Orthop Relat Res. 2009;467(6):1424–30. https://doi.org/10.1007/s11999–009–0741–x.

[11] Kelly B, Hoeffel D, Myers F. Patient reported outcomes: inpatient vs. outpatient total knee arthroplasty. Orthop Proc. 2016;98–B(SUPP_8):41. https://doi.org/10.1302/1358– 992X.98BSUPP_8.ISTA2015–041.

[12] Aynardi M, Post Z, Ong A, Orozco F, Sukin DC. Outpatient surgery as a means of cost reduction in total hip arthroplasty: a case–control study. HSS J. 2014;10(3):252–5. https://doi.org/10.1007/s11420–014–9401–0.

[13] Lovald ST, Ong KL, Malkani AL, et al. Complications, mortality, and costs for outpatient and short–stay total knee arthroplasty patients in comparison to standard–stay patients. J Arthroplast. 2014;29(3):510–5. https://doi.org/10.1016/j.arth.2013.07.020.

[14] Bertin KC. Minimally invasive outpatient total hip arthroplasty: a financial analysis. Clin Orthop Relat Res. 2005;435:154–63. https://doi.org/10.1097/01.blo.0000157173.22995.cf.

[15] Shah RP, Karas V, Berger RA. Rapid discharge and outpatient total joint arthroplasty introduce a burden of care to the surgeon. J Arthroplast. 2019;34(7):1307–11. https://doi.org/10.1016/j.arth.2019.03.052.

[16] Meneghini RM, Ziemba–Davis M, Ishmael MK, Kuzma AL, Caccavallo P. Safe selection of outpatient joint arthroplasty patients with medical risk stratification: the "outpatient arthroplasty risk assessment score". J Arthroplast. 2017;32(8):2325–31. https://doi.org/10.1016/j.arth.2017.03.004.

[17] Lovald ST, Ong KL, Lau EC, Joshi GP, Kurtz SM, Malkani AL. Patient selection in short stay total hip arthroplasty for medicare patients. J Arthroplast. 2015;30(12):2086–91. https://doi.org/10.1016/j.arth.2015.05.040.

[18] Lovald S, Ong K, Lau E, Joshi G, Kurtz S, Malkani A. Patient selection in outpatient and short–stay total knee arthroplasty. J Surg Orthop Adv. 2014;23(1):2–8.

[19] den Hartog YM, Mathijssen NMC, Vehmeijer SBW. Total hip arthroplasty in an outpatient setting in 27 selected patients. Acta Orthop. 2015;86(6):667–70. https://doi.org/10.3109/17453674.2015.1066211.

[20] Chen D, Berger RA. Outpatient minimally invasive total hip arthroplasty via a modified Watson–Jones approach: technique and results. Instr Course Lect. 2013;62:229–36.

[21] Husted H, Holm G, Jacobsen S. Predictors of length of stay and patient satisfaction after hip and knee replacement surgery: fast–track experience in 712 patients. Acta Orthop. 2008;79(2):168–73. https://doi.org/10.1080/17453670710014941.

[22] Ibrahim MS, Khan MA, Nizam I, Haddad FS. Peri-operative interventions producing better functional outcomes and enhanced recovery following total hip and knee arthroplasty: an evidence–based review. BMC Med. 2013;11:37. https://doi.org/10.1186/1741–7015–11–37.

[23] Giraudet–Le Quintrec J–S, Coste J, Vastel L, et al. Positive effect of patient education for hip surgery: a randomized trial. Clin Orthop Relat Res. 2003;414:112–20. https://doi.org/10.1097/01.blo.0000079268.91782.bc.

[24] Yoon RS, Nellans KW, Geller JA, Kim AD, Jacobs MR, Macaulay W. Patient education before hip or knee arthroplasty lowers length of stay. J Arthroplast. 2010;25(4):547–51. https://doi.org/10.1016/j.arth.2009.03.012.

[25] Sayeed Z, Abaab L, El–Othmani M, Pallekonda V, Mihalko W, Saleh KJ. Total hip arthroplasty in the outpatient setting: what you need to know (part 1). Orthop Clin North Am. 2018;49(1):17–25. https://doi.org/10.1016/j.ocl.2017.08.004.

[26] Memtsoudis SG, Danninger T, Rasul R, et al. Inpatient falls after total knee arthroplasty: the role of anesthesia type and peripheral nerve blocks. Anesthesiology. 2014;120(3):551–63. https://doi.org/10.1097/ALN.0000000000000120.

[27] Krause A, Sayeed Z, El–Othmani M, Pallekonda V, Mihalko W, Saleh KJ. Outpatient total knee arthroplasty: are we there yet? (part 2). Orthop Clin North Am. 2018;49(1):7–16. https://doi.org/10.1016/j.ocl.2017.08.003.

[28] Simons MJ, Amin NH, Cushner FD, Scuderi GR. Characterization of the neural anatomy in the hip

joint to optimize periarticular regional anesthesia in total hip arthroplasty. J Surg Orthop Adv. 2015;24(4): 221–4.

[29] Elkassabany NM, Antosh S, Ahmed M, et al. The risk of falls after total knee arthroplasty with the use of a femoral nerve block versus an adductor canal block: a double–blinded randomized controlled study. Anesth Analg. 2016;122(5):1696–703. https://doi. org/10.1213/ ANE.0000000000001237.

[30] Jinadu S, Pai P, Lai Y. Ambulatory knee replacements with IPACK block. J Clin Anesth. 2020;60:55–6. https://doi.org/10.1016/j.jclinane. 2019.08.021.

[31] Wang C–J, Long F–Y, Yang L–Q, et al. Efficacy of perineural dexamethasone with ropivacaine in adductor canal block for post–operative analgesia in patients undergoing total knee arthroplasty: a randomized controlled trial. Exp Ther Med. 2017;14(4):3942–6. https://doi. org/10.3892/etm. 2017.4974.

[32] Kort NP, Bemelmans YFL, van der Kuy PHM, Jansen J, Schotanus MGM. Patient selection criteria for outpatient joint arthroplasty. Knee Surg Sports Traumatol Arthrosc. 2017;25(9):2668–75. https://doi. org/10.1007/s00167–016–4140–z.

[33] Berger RA, Kusuma SK, Sanders SA, Thill ES, Sporer SM. The feasibility and perioperative complications of outpatient knee arthroplasty. Clin Orthop Relat Res. 2009;467(6):1443–9. https://doi.org/10.1007/s11999–009–0736–7.

[34] Husted H, Lunn TH, Troelsen A, Gaarn–Larsen L, Kristensen BB, Kehlet H. Why still in hospital after fast–track hip and knee arthroplasty? Acta Orthop. 2011;82(6):679–84. https://doi. org/10.3109/17453674.2011.636682.

[35] Schroer WC, Diesfeld PG, LeMarr AR, Morton DJ, Reedy ME. Does extended–release liposomal bupivacaine better control pain than bupivacaine after total knee arthroplasty (TKA)? A prospective, randomized clinical trial. J Arthroplast. 2015;30(9 Suppl):64–7. https://doi. org/10.1016/ j.arth.2015.01.059.

[36] Amundson AW, Johnson RL, Abdel MP, et al. A three–arm randomized clinical trial comparing continuous femoral plus single–injection sciatic peripheral nerve blocks versus periarticular injection with ropivacaine or liposomal bupivacaine for patients undergoing Total knee arthroplasty. Anesthesiology. 2017;126(6):1139–50. https://doi.org/10.1097/ ALN.0000000000001586.

[37] Kuang M–J, Du Y, Ma J–X, He W, Fu L, Ma X–L. The efficacy of liposomal bupivacaine using periarticular injection in total knee arthroplasty: a systematic review and meta–analysis. J Arthroplast.

2017;32(4):1395–402. https://doi.org/10.1016/ j.arth.2016.12.025.

[38] DeClaire JH, Aiello PM, Warritay OK, Freeman DC. Effectiveness of bupivacaine liposome injectable suspension for postoperative pain control in total knee arthroplasty: a prospective, randomized, double blind, controlled study. J Arthroplast. 2017;32(9S):S268–71. https://doi. org/10.1016/j.arth.2017.03.062.

[39] Premkumar A, Samady H, Slone H, Hash R, Karas S, Xerogeanes J. Liposomal bupivacaine for pain control after anterior cruciate ligament reconstruction: a prospective, double–blinded, randomized, positive–controlled trial. Am J Sports Med. 2016;44(7):1680–6. https://doi.org/10.1177/0363546516640772.

[40] Schurman DJ, Johnson BL, Amstutz HC. Knee joint infections with Staphylococcus aureus and Micrococcus species. J Bone Joint Surg Am. 1975;57(1):40–9.

[41] Godshaw BM, Mehl AE, Shaffer JG, Meyer MS, Thomas LC, Chimento GF. The effects of peri–operative dexamethasone on patients undergoing total hip or knee arthroplasty: is it safe for diabetics? J Arthroplast. 2019;34(4):645–9. https://doi. org/10.1016/j.arth.2018.12.014.

[42] Rytter S, Stilling M, Munk S, Hansen TB. Methylprednisolone reduces pain and decreases knee swelling in the first 24 h after fast–track unicompartmental knee arthroplasty. Knee Surg Sports Traumatol Arthrosc. 2017;25(1):284–90. https://doi. org/10.1007/s00167–014–3501–8.

[43] Cheng BLY, So EHK, Hui GKM, et al. Pre–operative intravenous steroid improves pain and joint mobility after total knee arthroplasty in Chinese population: a double–blind randomized controlled trial. Eur J Orthop Surg Traumatol. 2019;29:1473–9. https://doi. org/10.1007/ s00590–019–02469–5.

[44] Liu M, Zhou R–C, Zhou X–S, et al. Effect of perioperative dexamethasone on nausea, vomiting and pain after total knee arthroplasty. Zhongguo Gu Shang. 2019;32(5):423–7. https://doi. org/10.3969/ j.issn.1003–0034.2019.05.007.

[45] Kotzé A, Carter LA, Scally AJ. Effect of a patient blood management programme on preoperative anaemia, transfusion rate, and outcome after primary hip or knee arthroplasty: a quality improvement cycle. Br J Anaesth. 2012;108(6):943–52. https://doi. org/10.1093/bja/aes135.

[46] Rogers BA, Cowie A, Alcock C, Rosson JW. Identification and treatment of anaemia in patients awaiting hip replacement. Ann R Coll Surg Engl. 2008;90(6):504–7. https://doi.org/10.1308/ 003588408X301163.

[47] Husted H, Blønd L, Sonne–Holm S, Holm

G, Jacobsen TW, Gebuhr P. Tranexamic acid reduces blood loss and blood transfusions in primary total hip arthroplasty: a prospective randomized double–blind study in 40 patients. Acta Orthop Scand. 2003;74(6):665–9. https://doi.org/10.1080/00016470310018171.

[48] Melvin JS, Stryker LS, Sierra RJ. Tranexamic acid in hip and knee arthroplasty. J Am Acad Orthop Surg. 2015;23(12):732–40. https://doi.org/10.5435/JAAOS–D–14–00223.

[49] Brady M, Kinn S, Stuart P. Preoperative fasting for adults to prevent perioperative complications. Cochrane Database Syst Rev. 2003;4:CD004423. https://doi.org/10.1002/14651858. CD004423.

[50] Jones DL, Cauley JA, Kriska AM, et al. Physical activity and risk of revision total knee arthroplasty in individuals with knee osteoarthritis: a matched case–control study. J Rheumatol. 2004;31(7):1384–90.

第 11 章　麻醉的选择与变化
Anesthesia Considerations

Nishant A. Shah　Erdan Kayupov　Ritesh R. Shah　著

一、概述

在过去的 10 年里，在门诊进行初次全髋或全膝置换术（THA、TKA）的做法引起医者的更多兴趣。外科手术技术的发展促进了这一进程，特别是快速康复麻醉方案的发展。此外，目前，预计未来也是，在独立手术中心行初次 THA 和 TKA 的数量在增长，常规住院治疗将量逐渐减少。因此，仔细的患者选择和适当的麻醉给药以适应门诊手术已经变得至关重要。麻醉科医师是成功实施门诊全膝置换术（TJA）的重要人物，因为手术的成功不再仅仅连接手术安全和疼痛控制，而是连接术后的住院时间、手术当天安全出院回家，以及高患者满意度。这就意味着原麻醉策略需进行调整，以促进患者更好地参与术后立即的物理治疗，并在充分的镇痛与保持下肢肌力之间获得平衡，在整体精神警觉性与意识之间获得平衡。为确保安全、积极的患者疗效，很有必要组建一支多学科团队。外科医生和麻醉科医师都必须了解共同的治疗目标，以使患者在门诊手术期间获得积极、安全的体验，这一点至关重要。

在评估和制定术前、术中和术后计划时，骨科医生和麻醉医师之间需要加强协作针对每个患者量身定制。本章中，我们将讨论使门诊关节置换手术和术后快速康复成为现实的各种策略。

二、患者选择和术前照护

术前适当的患者选择是成功进行门诊全膝置换术的基石。研究表明，患者选择不仅影响围术期并发症，而且影响术后计划外入院和再入院率[1]。这也将带来新的挑战，因为当确定患者是否可以接受门诊关节置换并在同一天出院回家时，我们必须考虑到传统指标以外的相关因素。此外，多数手术是在独立的门诊中心进行的，他们没有直接的医院附属机构可以对突发情况进行辅助，必须提前对患者进行合适的审查，这一点非常关键。涉及患者临床经历的每个医护人员都必须确信、确认他们所提供的护理与传统医院外科手术所提供的护理水平相当、标准相当或更高。那些在外科手术中心无法解决的潜在不可预见的问题可能导致患者产生并发症，引起额外的费用支出，而这些费用原本可以通过更严格的患者选择来避免的。这些问题通常源于患者对外科手术的反应，包括手术方式和麻醉方式。最终，与传统住院患者 TJA 一样，患者安全仍然是重中之重。任何不适合住院治疗的患者肯定没有资格作为门诊患者进行关节置换术。

术前评估和患者筛查必须依靠多学科的方法，包括外科医生、麻醉科医师和辅助支持人员。在外科医生确定患者是门诊全膝置换术的候选者之后，下一步是由他们的基础医疗提供者（家庭医师或社区医生）对患者进行基础医疗条件的排查。理想情况下，患者还应在计划的手术日期前几周与麻醉科医师会面，以便有足够的时间来检查所有心、肺或其他专科的评估，并仔细检查所有医疗记录。通常，麻醉科医师和麻醉排查是患者进行手术之前的最后一道防线。与手术本身相比，患者及其家人可能更关心手术的麻醉部分。大部分担心源于缺乏全身麻醉或神经麻醉的教育或误信。骨科医生可以在术前就诊时解决一些问题，但是有关麻醉管理和相关风险的具体问题通常会推迟到术前评估就诊时进行。麻醉科医师必须为门诊患者提供全面的评估。

从麻醉角度出发，要利用这段时间来教育和保证患者及其家人对手术的了解。与骨科医生不同，他们在多次术前就诊访问中已经与患者建立了融洽和信任，而麻醉科医师他们要在一次术前访问中获得相同的信任度比较有难度。有时，患者可能要等到手术当天才能见到麻醉科医师。这增加了未知的变量，加剧了患者的焦虑感（图 11-1）。

在门诊关节置换术中，麻醉科医师在患者选择中的作用更大，因此外科医生与麻醉科医师之间的合作变得更加重要。是由外科医生和麻醉科医师共同决定患者是否可以耐受门诊手术、术后患者的风险如何、是否接收该患者入院治疗。某些门诊手术中心是否进行手术由麻醉科医师自行决定，但在其他中心，情况并非全都如此。因此，我们建议外科医生与麻醉科医师定期会面，共同回顾即将进行的手术病例，确定可能影响患者手术成功和安全的任何潜在问题，然后讨论这些问题，决定还需要哪些其他信息，应该采取哪种护理方式等。

多学科术前患者评估

在门诊关节置换手术中，患者在术后清醒后几个小时就已经回家，因此术后居家时间超出

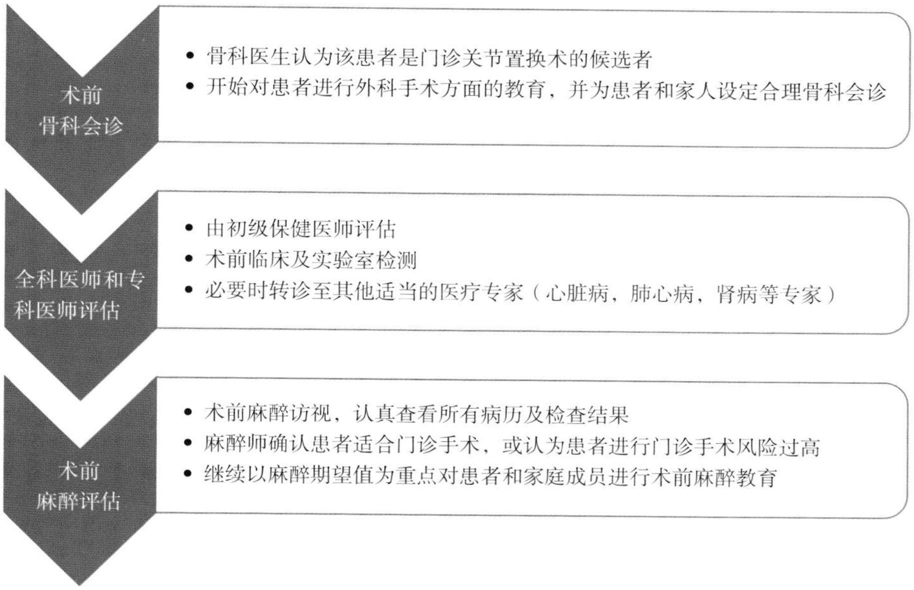

▲ 图 11-1　术前患者评估依靠多学科方法，包括骨科主治医师、初级保健医师、医学专家和麻醉科医师的意见。术前麻醉评估通常作为进行手术前的最终检查

了患者在院时间。需要重视的是，患者可能面临（如疼痛控制不当或恶心等）一系列问题的风险，必须单独面对并解决。此外，一些非医疗因素如社会支持、生活安排和交通便利等均对患者是否可以成功进行门诊关节置换有影响作用。因此，必须确定和优化术后潜在的可预防的疾病。在术前阶段对可能合格的患者进行门诊手术筛查时，外科医生与麻醉科医师之间的合作非常重要。

尽管患者有担忧，但研究表明，在正确的患者人群中进行关节置换是安全有效的[2]。患者选择决定了门诊关节手术的成功，同时必须考虑超出健康指标范围的其他因素，这一点很有挑战性。从医学和安全的角度来看，仅简单地"允许"患者接受手术已能满足条件。在过去的 10 年中，少数门诊医生成功地完成了门诊关节置换术，这种做法相对新颖[3, 4]，但大多数医生仍依靠传统标准进行术前评估，很少有专门针对当日门诊手术的文献。大多数研究还没有将门诊作为手术地点，他们侧重于以恢复期的时间安排来定义门诊手术。在本章，将重点讨论当日门诊手术，包含了可允许通宵住院的快速通道或门诊 TJA，这是大多数独立式手术中心所没有的安全协作机构。

传统上，外科医生和麻醉科医师依靠患者的整体健康状况来确定他们的手术资格。筛查患有多种并发症的患者很容易，这些患者通常术后需要住院，需要大量医疗和护理，独立的手术中心无法提供其他麻醉护理和资源。患有多种并发症的病重患者更需要医院提供三级护理。此外，这些患者更有可能在一夜之间需要接受急诊照护，这也是独立式手术中心无法提供的。即使在医院附属的手术中心或三级中心的主要手术室中对这些患者进行 TJA，但由于麻醉和快速恢复治疗方案的需要，这些复杂患者仍不适合作为手术候选人，原因与上相同。但是，现实中有不适当的行为，他们放宽尺度，认为可以在医院进行这些手术并对复杂病例采取"观望"态度，观察患者是否满足当天出院标准。这不恰当。因为当天成功出院，方案必须从头，包括患者、外科医生、麻醉科医师、护理和治疗等各方的心态，患者手术后除了回家，别无选择。

住院研究已建议具有慢性阻塞性肺疾病（COPD）、充血性心力衰竭（CHF）、冠状动脉疾病（CAD）和肝硬化病史的患者均不应接受短期住院的关节置换术。研究表明，在该患者人群中，需要医生额外干预的并发症有84%发生在术后24h以上[5]。因此，应根据患者的整体健康状况采取上述建议，无法对个人进行凭空评估。这种做法面临的挑战是如何识别出管理良好的慢性病患者，这些患者仍将是门诊手术的理想人选，同时，要排除那些无法诊断和未经治疗的病患，这些病可能会使患者面临更高的风险。此外，当患者相对健康时，挑选出合适的门诊手术者可能会有困难，因为存在混杂因素，使他们不适合作为门诊关节置换的理想人选。我们不能仅根据1~2个标准或仅根据个别并发症对患者进行评估，而必须综合各个方面（包括医学和非医学）进行整体评估。

美国麻醉医师协会身体状况分类系统（ASA-PS）评分是用于评估手术前患者健康状况的使用最广泛和最受欢迎的评分系统之一[6]。Charlson 共病指数（CCI）最初旨在预测患有多种并发症的患者10年生存率，现在也被用作了量化患者手术准备的量表[7]。虽然这两种评分系统都可用于评估患者的整体健康状况和接受大手术的风险，但根本上说，它们从来没有被设计成能够预测患者是否适合门诊手术候选人的量表。两种评分系统均未考虑对门诊关节置换有重要影响的其他变量，特别是没有考虑如术后住院时间、参加物理治疗的能力，以及出院的能力之类的变量；换言之，这些变量未被包括在最终评分分类中。与传统的住院经验相比，上述因素对于门诊关节置换的成功至关重要。针对这些缺点，现已开发并验证了其他评分系统，以帮助更好地评估患者的情况（表 11-1 和表 11-2）。

例如，由手术量大的关节置换术医生和围术期内科医学专家合作开发的"门诊关节置换术风险评估"（OARA）评分，旨在将患者分为"低危"和"不适合"早期出院[8, 9]。研究表明，对于同一天或第二天出院，OARA 评分的阳性预测值为81.6%，而 ASA-PS 和 CCI 分别为56.4% 和 70.3%。OARA 得分低的患者比得分 > 60 的患者早期出院的可能性高2倍，而 CCI 并未预测早期出院。由于从未将 ASA-PS 和 CCI 设计用于门诊关节置换方式，因此低 ASA 或 CCI 分数可能无法保证患者将是快速通道或门诊关节置换术（TJA）的适合候选者。

表 11-1　美国麻醉医师协会身体状况分类系统（ASA-PS）

ASA-PS 分级	定　义
ASA Ⅰ	健康患者
ASA Ⅱ	轻度系统性疾病
ASA Ⅲ	严重的系统性疾病
ASA Ⅳ	持续威胁生命的严重系统性疾病
ASA Ⅴ	病重患者，如果不进行手术就无法生存
ASA Ⅵ	脑死亡器官捐献者患者

请注意，没有将 es 分类为最终的化学药品，这从根本上限制了 ASA 分类系统的实用性，因为大多数接受门诊关节置换术的患者患有轻度或中度疾病

表 11-2　Charlson 共病指数（CCI）和分数细分

并发症	分　数
心肌感染、充血性心力衰竭、周围血管疾病、脑血管疾病、痴呆、慢性肺部疾病、结缔组织病 / 风湿性疾病、消化性溃疡、轻度肝病或无终末器官功能障碍的糖尿病的病史	每项 1 分
糖尿病伴终末器官功能障碍、偏瘫、截瘫、肾功能不全、实体肿瘤无转移、白血病、淋巴瘤	每项 2 分
中度至重度肝病	3 分
转移性实体瘤或获得性免疫缺陷综合征（AIDS）	每项 6 分

请注意，某些并发症可能很严重且使患者衰弱，但仅获得 1 分。同样，如痴呆症之类的病情可能会使患者无法在手术后一天（POD）顺利出院

　　尽管 ASA-PS，CCI 和 OARA 评分各有优缺点，但我们建议外科医生和麻醉科医师在进行手术前应全面检查患者。整个团队对患者进行全面评估，这有助于确保从多个角度对患者进行检查，每个角度都考虑了从门诊手术中成功康复的可行性。需要记住的是，成功的门诊 TJA 流程不仅包括有效的镇痛，还包括活动性，术后物理治疗和安全出院。

　　当天出院的几种预测因素以及出院后并发症的危险因素已经确定了。笔者在一项大型的美国国家外科手术质量改善计划（NSQIP）数据库中，对在术后 24h 内出院的 120 847 名患者中的 7474 名初次 TJA 进行了研究，发现这些患者更可能是年轻的（年龄＜ 50 岁），男性，ASA-PS 1 级或 2 级，不肥胖[10]。在这 24h 的术后出院队列中，严重不良事件发生率为 1.3%，出院后计划外再入院率为 1.9%。年龄＞ 80 岁、吸烟、出血性疾病、ASA 3 级或 4 级，以及出院前出现严重不良事件是再次入院的独立危险因素。

　　将来的研究中可能会发现其他风险因素。在查阅文献时，记住患者被视为"门诊患者"的时间范围也很重要。许多研究将门诊程序定义为在 24h 内出院的程序。这是一个问题，因为独立的手术中心和许多医疗设施没有能力让患者过夜观察。即使将患者的护理定义为"门诊"是

因为他们在 24h 内出院，但从实际的角度来看，患者不会成为独立手术中心的 TJA 候选人。出院 23h 与出院 2～6h 存在显著差异，这是麻醉科医师和医师必须考虑的问题。

患者取得外科医生和麻醉科医师同意，作为门诊关节置换术的合适人选之后，下一步就是被优化任何并发症。术前必须控制血糖，优化吸烟状况和营养状况[11, 12]。通常由初级保健医生和任何适当的专家来管理，以帮助患者在手术前优化病情。在这里，麻醉科医师务必与其他医师保持密切联系，以帮助从各个角度优化可改变的危险因素。一些大手术中心或骨科医生集团会专门雇用自己的内科医生来进行术前护理和优化，但是对于希望进行门诊 TJA 的医生们来说，这可能并不容易。

外科医生和麻醉科医师必须在术前进行患者和家庭教育。两者都需要传达出一致信息，以避免患者有错误的期望值，因为未满足的期望可能导致满意度下降。患者必须了解手术并非无痛，不适感是正常的且是预期的。患者必须意识到他们自己是康复的组成部分，单凭药物等待病情改善的想法很不明智，坐等而不参与康复会导致更糟的结果。在传统住院患者 TJA 的背景下，术前教育已被确定为临床路径的关键组成部分，额外的个性化患者教育已被证明可减少住院时间[13]。对于门诊 TJA，患者及其家人必须在术后护理中发挥更大的作用。家庭成员可能会因无医学知识，当为自己的爱人担当看守的角色时感到焦虑。减轻这些恐惧的最佳方法是教育和再次确认。多项研究表明，开展术前教育可以降低患者和家属的焦虑水平、降低用药和减少住院时间[14]。这对门诊手术尤其重要，术后焦虑症会使患者无法回家，使原本成功的临床路径"流产"。

术前患者教育也可以提高筛查工具的预测价值。经过充分教育和充分出院期望值的沟通，OARA 评分预测的 24h 内提前出院的可能性增加到 2.7。

患者经过教育后，ASA-PS 评分的预测价值并未提高。对于当天或第二天出院患者来说初次 TJA 的 OARA 评分比 ASA-PS 和 CCI 评分有更好的预测能力，并且该评分通过患者教育后建立适当的期望值得以提高[8]。已经证明，OARA 评分系统用于筛查初次全髋关节置换术后有延迟恢复风险的门诊患者的可靠方法[9, 15]。OARA 评分在 0～79 对识别那些可以安全选择接受门诊 TJA（定义为 24h 内）的患者非常有效。相对来说，ASA-PS 分类系统没有提供足够的区分度，无法安全地选择患者进行门诊关节置换术。尽管 OARA 在选择和筛查 TJA 患者方面很有用，但它仍有一定局限性，在应用的简便性和测试环境方面，它尤其不能识别当天出院的患者。因此，无论使用何种分类或术前筛查工具，对患者和家属进行培训对于帮助患者实现良好的结果都非常重要（表 11-3）。

术前另一重要概念就是康复。尽管不常使用，但一些住院研究表明，术前康复计划和加强

表 11-3　门诊关节置换术风险评估（OARA）分数细分

OARA 合并症	最大分值
一般健康状况	180
血液学	325
心脏	385
内分泌	165
胃肠道	185
神经学或精神病学	185
肾脏或泌尿系统	220
肺	250
传染	65
合计	1960

请注意，每个类别中可用的分数远远大于 ASA 或 CCI 中的分数，从而可以实现更精细的区分并改善患者筛查

治疗会导致更好的结果，在门诊患者中还需要进行更多的研究。我们应重视以肌肉增强、心血管调节和营养支持等形式的预备治疗[16]；应评估每位患者的术前营养状况。现已发现住院患者中较低的血清白蛋白和转铁蛋白水平可预测 TJA 术后更长的恢复时间和住院时间[17]。尽管门诊患者尚无此类数据，我们仍可以合理假设营养不良的患者在进行门诊 TJA 之前需要进行额外检查和进一步的术前优化。

三、术前镇痛

术前镇痛是麻醉成功的关键，疼痛管理有两个关键概念，超前镇痛和多模式镇痛。两者之间不仅是概念上密切相关，而且内容和作用是非常不同和同样重要的。

超前镇痛定义为在手术前开始的镇痛治疗，其作用是为了阻止手术部位的疼痛引起的中枢神经系统敏化[18]。超前镇痛比手术后开始的镇痛治疗更有效，它可以减轻术后即刻的疼痛，甚至可以防止慢性疼痛的发生[19]。

多模式疼痛管理是指同时使用两种或多种作用于中枢神经系统和周围神经系统的镇痛药[20-22]。通过干预多个部位的疼痛通路，我们能够得到更有效的镇痛效果，同时减少对止痛药物的依赖，并将任何一种药物的不良反应降至最低。传统方法中通过逐步增加阿片类药物给药

的单一疗法已不是理想的镇痛方法，特别不利于提早出院。因此，应采用多模式方法，首先使用对乙酰氨基酚和非甾体抗炎药（NSAID）之类的药物。从氯胺酮到 α_2 受体激动药，有很多药物可以作为多模式疗法的一部分，最常用的药物包括对乙酰氨基酚、NSAID 和加巴喷丁。

对乙酰氨基酚是世界上使用最广泛的止痛药和退热药之一。目前虽未完全了解其药效性质，但它可增强在中枢神经系统作用的水平。2008 年 Cochrane 综述和许多研究都显示，其在减轻疼痛方面有明显益处[23]。在随后对 21 项研究进行的回顾分析中，研究者比较了单独使用对乙酰氨基酚与 NSAID 联合使用的效果，发现单独使用两种药物与联合作用相比，组合组的疗效有所提高[24]。对乙酰氨基酚也经常与麻醉药合用，可以降低整体麻醉药的用量。静脉滴注（IV）与口服对乙酰氨基酚的系统评价发现，两种给药方法在临床疗效上没有显著差异[25]。因此，对于没有禁忌证的患者，单次口服对乙酰氨基酚可以作为超前镇痛的一部分。肝毒性是可能发生的主要危险，应避免用药过量。由于外科医生通常开出含有对乙酰氨基酚的麻醉药，如 Norco 用于术后镇痛，因此麻醉科医师和手术团队需要在术后当天就对乙酰氨基酚的剂量和每日总剂量进行沟通，这对于用药安全非常重要。

非甾体抗炎药（NSAID）涵盖了包括选择性和非选择性环氧合酶（Cox）抑制药的多种药物，其功能是抑制炎症性前列腺素的产生。非选择性抑制药（如布洛芬）在中度至重度术后疼痛的患者中，疼痛缓解率＞50%，而阿司匹林在中度至重度术后疼痛的患者中有 39% 的疼痛缓解率[26,27]。NSAID 具有不良反应，尤其是非选择性药物对 Cox-1 途径的抑制，可能会导致严重的出血、肾衰竭、胃肠道溃疡、胃肠道不适和支气管痉挛。选择性 Cox-2 抑制药（如塞来昔布）已显示出剂量依赖性地减轻疼痛的方式，当剂量从 200mg 增加至 400mg 时，达到 50% 以上的疼痛减轻所需的治疗量从 4.8 降低至 3.5[28]。有学者担心 NSAID 会增加心血管疾病的发病率，但通常情况下它们在非心脏手术中短期内是安全的。

加巴喷丁类药物是一类源自抑制性神经递质加巴喷丁（GABA）的药物，其作用是降低神经系统对疼痛反应的中枢敏感性。有评估加巴喷丁和普瑞巴林应用效果的研究表明这些药物已越来越多地用于术前治疗阶段，阿片类药物的消费量可减少 30%。虽然理想的剂量尚不清楚，但高剂量明显比低剂量更有效。镇静和头晕是这些药物潜在的不良反应，在门诊环境中应用尤其要注意。

超前镇痛和多模式联合镇痛给药方式不局限于口服/静脉内药物治疗，神经阻滞是其另一给药方式[29]。局部神经阻滞和关节周围注射分别在周围神经系统和手术部位水平上阻止疼痛。它们都是多模式疼痛控制方案的关键组成部分，通常在术前进行神经阻滞，术中进行关节周围注射。目前已证实，关节周围浸润镇痛虽然不是严格的"术前"进行，但它能减轻疼痛并降低阿片类药物的需求，这对于成功的门诊 TJA 至关重要。每个模块的效用和功能将在本章稍后详细讨论，作为多模式方法的一部分，读者应该牢记这一点。

总体而言，术前多模式治疗方案必须考虑多方面的因素综合制定计划。外科医生和麻醉科医师的个人偏好可能会导致方案略有不同或完全不同，但手术中心和医院会决定提供哪些药物。无论使用哪种确切的镇痛方案，超前镇痛和多模式疼痛管理对于门诊 TJA 的成功都是至关重要的，必须遵循。这种主动干预疼痛的方法可以使患者获得成功的门诊关节置换的最佳机会。

四、术中治疗

脊髓和椎管内麻醉通常用在住院患者的关节置换术中，因为它们避免了使用全麻药物相关的潜在不良影响（如心肺功能抑制）。多项研究发现，在住院的 TJA 患者中，术后并发症的发生率降低了，住院时间也减少了[30]。脊髓麻醉还有助于通过血管舒张和控制性低血压来减少失血，其在控制术后疼痛方面是安全有效的，但副作用是可能导致尿潴留、体位性低血压和下肢无力。一些学者主张将单次脊髓麻醉作为推荐的麻醉技术，但这样也有风险，因为每个麻醉计划必须根据外科医生和手术的预期持续时间来定制，不能千篇一律，所有上述不良反应可能导致术后活动的延迟和达到出院标准的时间延迟，最终门诊手术后可能需要按流程入院。

鉴于全身麻醉的安全性、复苏时机和术后恢复情况，在门诊快速恢复方案中首选全麻[31]。通常情况下使用吸入药物，但也考虑全静脉麻醉（TIVA）。这是一种基于丙泊酚的全身麻醉药，半衰期短，比吸入剂耐受性更好。无论采用哪种模式，全身麻醉的时间控制都更容易适应手术的进展。与脊髓麻醉相比，在使用全身麻醉时麻醉科医师可以更好地安排苏醒时间；也可以使麻醉期与手术时间更好地匹配，如果手术的时间比预期的长或短，在这种情况下，脊髓麻醉药量无法调整，可能会导致残留肌无力、恢复活动的时间延长和跌倒风险的增加；同时，全身麻醉下尿潴留的风险也更低。尽管脊髓麻醉已显示出减少失血量，但在膝关节使用止血带和氨甲环酸（TXA）情况下，它本身已可以降低出血风险和输血需求，此外，初次关节置换术通常也不会导致大量失血。

理想的快速全身麻醉技术还应提供快速恢复，不产生或几乎很少伴随的与催眠镇静药、阿片类药物和吸入气体有关的不良反应。应注意避免深度麻醉，它会出现迟发的风险和延迟苏醒。麻醉科医师，在评估手术过程中和每个步骤所需的麻醉深度时要时刻保持警惕，始终保持适当的麻醉水平，即使是在术后耐受的情况下，麻醉药过量仍然会产生明显的不良影响。此外，应谨慎使用肌肉松弛药，应根据外科医生的需要适当使用。如果没有适当评估而加以适用，可能会造成恢复延迟和再次插管的风险[32]。其实，脊椎麻醉和全身麻醉优缺点各有千秋，两者都可能是合适的麻醉技术，应视情况而用。每个外科医生都需要和麻醉科医师讨论他们的门诊关节置换手术计划，并弄清楚哪种麻醉技术最适合他们，以实现安全有效的出院。

必须慎用阿片类药物，术中过量的阿片类药物会导致患者意识恢复延迟，在手术结束时患者的自主呼吸恢复延迟。此时应立即识别出术中阿片类药物应用过量。术中应尽量减少麻醉药的使用，这有助于降低术后阿片类药物的需求，并降低阿片类药物引起的痛觉过敏[33]。一些麻醉科医师可能会根据患者的心率或血压来确定他们的阿片类药物剂量，这种试图通过阿片类药物严格控制血流动力学的做法会导致过度给药。实践中，确定血流动力学变化的根本原因非常重要，因为真正的原因将指导治疗，例如，血流动力学变化，其原因可能需要增加麻醉深度或控制先前存在的血压问题。无论是什么原因引起的生命体征变化，都必须先确定血流动力学变异性的根本原因，这样才能指导阿片类药物应用。过去，长效阿片类药物（如吗啡）通常作为术后镇痛的方案在手术快要结束时应用。但现在长效阿片类药物在控制术后疼痛方面不一定像局部阻滞、关节周围注射和活动那样有效，且长效阿片类药物还使患者处于呼吸抑制、心脏抑制、镇静和恶心增加的危险中，最终需要长期的急性护理和观察。这些都是可能危及生命的不良反应，是患者出院回家根本无法控制的不良反应，它需要更长时间的康复和住院治疗。我们应当使用非阿片类镇痛药以减少阿片类药物的不良反应并加快康复。这些非阿片类镇痛药通常在术前作为超前多模式镇痛方案的一部分进行术前给药，如果有必要也可在术中给药。

五、围术期的考虑

麻醉科医师无法控制如手术时间、组织解剖和失血等因素。如果这些变量没有得到控制，无论我们制定何种麻醉护理计划，患者都可能无法获得理想的结果。但是，麻醉科医师可以在多个领域进行干预，以改善患者的预后。体液消耗和脱水会影响患者对恶心的反应并降低其疼痛阈值。传统的做法要求患者在午夜后禁食禁饮，以便为第二天手术做准备[29]。但是，这样延长禁食时间，会引起脱水和可能的代谢分解。美国麻醉医师学会建议在手术前2h内允许流质饮食，这不仅可以使者保持水分充足的状态，还可以促进胃的排空[34]。尽管这可能是在手术前对患者进行术前准备的理想方法，但由于麻醉科医师的担心或后勤障碍，该方法在独立手术中心并不能得到常规应用。

无论如何，要认识到适当的补液可以带来更好的血流动力学控制、更少的恶心和更好的疼痛控制。麻醉类型决定可能的补液量，因为脊髓麻醉可能会导致尿潴留，而在全身麻醉中尿潴留却不常遇到。

任何希望进行门诊关节置换的外科医生都应确保术中止血充分，将出血降至最低。手术不可避免地会有一些失血，术者必须采取预防措施达到最佳效果。患者术前贫血，其输血风险增加，不适合进行门诊关节置换。贫血的临床症状有体位性低血压、心动过速和尿量减少等。体液耗尽的患者通过静脉输液通常能获得改善。在门诊 TJA 中尽管大量出血是很少见，但仍有可能，我们在评估低血压时必须进行原因鉴别；如果确定是出血的原因，在门诊手术室，特别在独立式手术中心，那里并不是理想的治疗环境，由于缺乏血液制品，我们可以在寻求更具体的措施，同时采取其他临时措施来治疗患者，例如，可以使用白蛋白以维持血流动力学稳定；如果最初未使用止血带，则可以应用止血带，以控制任何术中出血；如果发生血管损伤，手术中心必须配备可用的设备和器械来修补血管损伤，并安全地将患者送往医院接受更高级别的救治。

最后，氨甲环酸（TXA）可以减少失血量、减少输血风险。麻醉科医师在 TXA 应用中起着主要作用，在实际应用该药物之前。麻醉科医师必须确定患者是否由于先前的心肌梗死、脑卒中、短暂性脑缺血发作病史而有发生血栓栓塞事件的风险。然后，他 / 她必须将其告知外科医生并放弃 TXA 使用或建议局部 TXA 使用。静脉注射氨甲环酸的半衰期为 2h，重复给药的效用尚存争议，部分方案仍建议多剂量静脉输入 TXA[35]。至于静脉内输用氨甲环酸是否会通过全身作用而增加血栓栓塞事件的风险尚未显示，但某些医生为进一步降低风险，希望在特定患者人群中在伤口闭合时将氨甲环酸施用于伤口局部。其他选择包括口服氨甲环酸，在减少失血量方面与静脉应用氨甲环酸相当，但其用药成本较低[36, 37]。不论使用哪种给药方法，都已证明氨甲环酸在适当的患者人群中是安全有效的，这些患者在其他疾病中均未表现出下列禁忌证，血块、心脏瓣膜疾病和中度至重度肾功能不全的风险增加。麻醉科医师和外科医生必须熟悉 TXA 静脉给药的潜在禁忌证。

六、恶心呕吐的处理

术后恶心和呕吐（PONV）是延迟康复延迟出院最常见的原因之一。控制不佳的 PONV 对术后早期行动能力和患者满意度产生负面影响。据报道，在未提供预防性止吐的关节置换患者中，PONV 发生率高达 80%[29]。非卧床患者出院后恶心和呕吐可能更严重，必须通过常规的预防性多模式止吐治疗来及早解决。术中，地塞米松和昂丹司琼的组合可用于大多数患者。对于有 PONV 病史的患者，要在他们的止吐方案中加入东莨菪碱贴剂。在术后即刻需要急救止吐治疗的患者可以接受一定剂量的甲氧氯普胺或重复剂量的昂丹司琼。此外，应鼓励走动，因为走动可以很大程度地减轻疼痛和恶心。随着活动性的提高，疼痛的减轻进一步减少了术后对麻醉品的需求，减少了恶心的发生率，从而形成了一个良性循环，有助于最小化 PONV 的发生。同样重要的是要确保患者补液充足，并且血压不低，因为水分不足是恶心最容易发生的原因之一，应始终予以考虑。出院后，出现恶心和呕吐的危险因素是使用阿片类药物，这是可以纠正的。在围术期护理期间，麻醉科医师和复苏室（PACU）护理人员必须明智地使用阿片类药物，以最大限度地减少其不良反应。外科医生还应尽量减少阿片类药物出院后的使用，仅给患者开出医生认可的必要量的处方（图 11-2）。

术后恶心呕吐（PONV）治疗考虑
- 确保足够的围术期补液
- 尽可能避免术中深度麻醉
- 尽量减少术中和术后阿片类药物
- 术中使用地塞米松和昂丹司琼
- 如果恶心持续，应用甲氧氯普胺的抢救剂量或昂丹司琼的重复剂量
- 东莨菪碱透皮贴剂治疗 PONV 病史患者
- 鼓励活动和参与物理治疗

▲ 图 11-2　有效的止吐依赖于多模式方法。所有步骤均应使用药物和非药物干预

七、术后镇痛

术后疼痛是全膝置换术后延迟恢复和计划外再入院的最常见原因之一。术后即刻疼痛控制不良也是长期持续疼痛的危险因素[38]。疼痛管理应在术前开始，采用多模式方法，包括结合非阿片类镇痛药，以帮助减少阿片类药物的需求[39]。

减少阿片类药物在术后的使用，就能减少其发生镇静、恶心和尿潴留相关不良反应的风险，所有这些不良反应都会延迟出院。

术后药物镇痛有不同的阶段和形式。术后恢复即刻应用和等待物理治疗时应用，如果绝对需要，可以接受的少量静脉注射麻醉药，前提是必须客观评估患者，并对护理人员进行教育，

防止用药过度。患者在任何程度上都不得睡着或镇静。不应因为预期手术会痛苦或因为 PACU 人员工作习惯给予患者服用麻醉药品而进行过度药物治疗。术后护理的下一个阶段是在需要时过渡到口服药物。如果患者绝对需要，这些药物可以在物理治疗之前给予，并让患者走动，以尽量减少镇静和呼吸抑制的风险。

术前许多非阿片类镇痛药，如对乙酰氨基酚、非甾体抗炎药和加巴喷丁可用于术后期间。作为疼痛管理多模式方法的一部分，这些药物有助于减少阿片类药物的用量和相关的不良反应。地塞米松单次给药也可以起到双重作用，并可作为镇痛药，在术后期间发挥其止吐特性，且不增加并发症的发生率。

八、区域和局部阻滞麻醉

在过去的 10 年中，周围神经阻滞已被广泛采用，尤其是在全膝置换术中很常见。历史上曾经使用过股神经阻滞麻醉，但效果并不理想，特别是在门诊手术的设置中，因为股神经阻滞会导致股四头肌无力而产生明显的跌倒风险[40]。如果患者出院回家后因股四头肌无力而跌倒，就会有潜在的风险。内收肌管阻滞将麻醉位点定位在股神经运动分支更远端的股隐神经，并可以提供等效的疼痛控制，同时可以改善股四头肌强度和 TKA 后的活动[41]。与传统的神经硬膜外镇痛相比，采用导管留置下的持续内收肌管阻滞可获得更好的下肢活动、更低的疼痛评分、更快的出院，以及改善的患者满意度[42]。相比连续阻滞，单次内收肌管阻滞较方法更佳，它避免了将导管留在手术肢体，不必担心导管位置与手术侧肢体止血带位置的相互影响。内收肌管阻滞还使膝盖的后部畅通无阻，因此可以采用针对后侧关节囊的关节周围局部麻醉药物注射等其他干预措施。这种组合可以在整个膝关节周围提供持久的止痛效果。周围神经阻滞仍可导致肌无力并延迟出院。内收肌管阻滞麻醉后股四头肌无力也已有报道[43, 44]。

在患者术后尝试活动之前，必须对患者进行评估。对于全髋关节置换，已经提出了髂筋膜阻滞麻醉，不过，这些也会导致股四头肌无力，再次导致行走活动延迟和出院延迟，并有相当大的跌倒风险。

与单纯局部阻滞相比关节周围局部注射增加了许多优势，也越来越受欢迎，它通常是多种药物的混合物，包括局部麻醉药（如罗哌卡因 / 丁哌卡因）、酮咯酸和肾上腺素，以解决疼痛、炎症和出血问题。与神经阻滞不同，关节周围注射可以在医生直视的情况下直接对术野周围组织进行浸润注射[29, 45]。关节周围注射的效果取决于技术，并依赖于手术区域和切口各层的细致浸润。无论正确地与全膝关节的内收肌阻滞结合使用，还是与全髋关节置换术单独使用，正确阻滞完成后，关节周围注射都能很好地缓解疼痛，减少阿片类药物的需求并促进下床活动。

九、运动、物理治疗和团队合作

在术后照护单元中，参与患者护理的每个人都应参与到快速康复方案中，并了解方案所设定的目标这一点至关重要。使用全麻、内收管阻滞和局部关节周围注射多模式镇痛方案，而不是脊髓麻醉和（或）股神经阻滞方案的主要原因之一是尽量减少阿片类药物的使用并保持下肢肌肉力量。所有这些干预措施使患者可以方便地参加物理治疗，并可以出院回家。麻醉科医师必须避免下述两种情况，既采用全身麻醉而不能同时提供充分的镇痛方案，或采用脊髓麻醉，术后又由于肌无力和无法走动而造成延迟出院。如果全身麻醉或阻滞麻醉镇痛效果不足，患者可在 PACU 中使用其他镇痛药来缓解疼痛，而脊髓麻醉药导致的肌无力则不能轻易逆转。

护理人员应使用短效麻醉药以缓解突发的不适，应尝试鼓励病情稳定的患者走动并进行物理治疗。早活动有助于解决关节置换术后的术后疼痛和深层肌肉不适。让物理治疗师参与恢复计划至关重要，他们可以及时评估患者，确定立即接受物理治疗的一些障碍包括手术开始时间较晚、手术时间较长和当日手术病例增加等[46]。通常，患者在手术后不久身体情况就会稳定，但是在回家之前需等待物理疗法并评估排查风险。在住院患者中，研究表明，术后当天进行单独的物理疗法干预可缩短住院时间[47]。

当患者准备从门诊手术中心出院回家时，理想情况下，他们应该没有恶心症状、肢体力量恢复良好、不适感轻微和意识恢复良好，并且可以在协助下行走活动。

当所有这些目标都实现后，患者及其家人对康复计划就会充满信心，回家后感觉更加舒适自如。家庭成员通常是成功进行门诊关节置换的关键，因为社会和家庭支持在康复中起着重要作用。患者需要能够向家人寻求帮助。反过来，这些家庭成员需要有信心将患者带回家并充当他们的护理者。

十、结论

在过去的 10 年中，外科医师在门诊中进行初次全髋和全膝关节置换术的兴趣不断增长，且有望持续。决定门诊关节置换术成为现实的最重要因素之一就是快速康复麻醉方案的发展，以及多学科团队合作下使患者尽快安全出院。谨慎的患者选择、适合的门诊环境、适当的麻醉管理已变得至关重要。麻醉医师在门诊关节置换方案中遇到的挑战很大，因为门诊关节置换术的成功不再仅仅取决于手术安全性和疼痛控制，还取决于术后的停留时间，以及患者在手术当天即可出院回家的能力。患者必须依靠一个多学科团队来确保他们能够成功并取得预期的结果。这就要求外科医生和麻醉医师都必须了解方案的共同治疗目标，以便更好地在门诊手术期间为其患者提供积极和安全的治疗体验。

参 考 文 献

[1] Jørgensen CC, Kehlet H. Role of patient characteristics for fast-track hip and knee arthroplasty. Br J Anaesth. 2013;110(6):972–80.

[2] Shah RR, Cipparrone NE, Gordon AC, Raab DJ, Bresch JR, Shah NA. Is it safe? Outpatient total joint arthroplasty with discharge to home at a freestanding ambulatory surgical center. Arthroplast Today [Internet]. 2018;4(4):484–7. Available from: https://doi.org/10.1016/j.artd.2018.08.002.

[3] Berger RA, Jacobs JJ, Meneghini RM, Della Valle CJ, Paprosky W, Rosenberg AG. Rapid rehabilitation and recovery with minimally invasive total hip arthroplasty. Clin Orthop Relat Res. 2004;429:239–47.

[4] Berger RA, Sanders S, Gerlinger T, Della VC, Jacobs JJ, Rosenberg AG. Outpatient total knee arthroplasty with a minimally invasive technique. J Arthroplast. 2005;20(7):33–8.

[5] Courtney PM, Rozell JC, Melnic CM, Lee GC. Who should not undergo short stay hip and knee arthroplasty? Risk factors associated with major medical complications following primary total joint arthroplasty. J Arthroplasty [Internet]. 2015;30(9):1–4. Available from: https://doi.org/10.1016/j.arth.2015.01.056.

[6] Mayhew D, Mendonca V, Murthy BVS. A review of ASA physical status – historical perspectives and modern developments. Anesthesia. 2019;74:373–9.

[7] Charlson ME, Pompei P, Ales KL, MacKenzie CR. A new method of classifying prognostic in longitudinal studies: development and validation. J Chronic Dis. 1987;40(5):373–83.

[8] Meneghini RM, Ziemba-davis M, Ishmael MK, Kuzma AL, Caccavallo P. Safe selection of outpatient joint arthroplasty patients with medical risk stratification: the "outpatient arthroplasty risk assessment score." J Arthroplasty [Internet]. 2017;32(8):2325–31. Available from: https://doi.org/10.1016/j.arth.2017.03.004.

[9] Ziemba-Davis M, Caccavallo P, Meneghini RM. Outpatient joint arthroplasty d patient selection: update on the outpatient arthroplasty risk assessment score. J Arthroplasty [Internet]. 2019;34(7):S40–3. Available from: https://doi.org/10.1016/j.arth.2019.01.007.

[10] Sher A, Keswani A, Yao D, Anderson M, Koenig K, Moucha CS. Predictors of same-day discharge in primary total joint arthroplasty patients and risk factors for post-discharge complications. J Arthroplasty [Internet]. 2017;32(9):S150–S156.e1. Available from: https://doi.org/10.1016/j.arth.2016.12.017.

[11] Jørgensen CC, Madsbad S, Kehlet H. Postoperative morbidity and mortality in type-2 diabetics after fast-track primary total hip and knee arthroplasty. Anesth Analg. 2015;120(1):230–8.

[12] Kapadia BH, Johnson AJ, Naziri Q, Mont MA, Delanois RE, Bonutti PM. Increased revision rates after total knee arthroplasty in patients who smoke. J Arthroplast. 2012;27(9):1690–6.

[13] Yoon RS, Nellans KW, Geller JA, Kim AD, Jacobs MR, Macaulay W. Patient education before hip or knee arthroplasty lowers length of stay. J Arthroplast. 2010;25(4):547–51.

[14] Wongkietkachorn A, Wongkietkachorn N, Rhunsiri P. Preoperative needs-based education to reduce anxiety, increase satisfaction, and decrease time spent in day surgery: a randomized controlled trial. World J Surg. 2018;42(3):666–74.

[15] Kim KY, Feng JE, Anoushiravani AA, Dranoff E, Davidovitch RI, Schwarzkopf R. Rapid discharge in total hip arthroplasty: utility of the outpatient arthroplasty risk assessment tool in predicting same-

day and next–day discharge. J Arthroplasty [Internet]. 2018;33(8):2412–6. Available from: https://doi.org/10.1016/j.arth.2018.03.025.

[16] Ibrahim MS, Khan MA, Nizam I, Haddad FS. Peri–operative interventions producing better functional outcomes and enhanced recovery following total hip and knee arthroplasty: an evidence–based review. BMC Med [Internet]. 2013;11(1):37. Available from: http://www. biomedcentral.com/1741–7015/11/37.

[17] Bohl DD, Shen MR, Kayupov E, Della Valle CJ. Hypoalbuminemia independently predicts surgical site infection, pneumonia, length of stay, and readmission after total joint arthroplasty. J Arthroplast. 2016;31(1):15–21.

[18] Kissin I. Preemptive analgesia. Anesthesiology. 2000;93(4):1138–43.

[19] Woolf CJ, Chong M–S. Preemptive analgesia–treating postoperative pain by preventing the establishment of central sensitization. Anesth Analg. 1993;77:362–79.

[20] Gottschalk A, Smith DS. New concepts in acute pain therapy: preemptive analgesia. Am Fam Physician. 2001;63:1979–84.

[21] Gandhi K, Viscusi E. Multimodal pain management techniques in hip and knee arthroplasty. J N Y School Reg Anesth. 2009;12:1–10.

[22] Force AS of AT. Task force on acute pain management. Anesthesiology. 2012;116(2):248–73.

[23] Toms L, Hj M, Derry S, Ra M. Single dose oral paracetamol (acetaminophen) for postoperative pain in adults (review). Task Force on Acute Pain Management. Cochrane Database Syst Rev. 2008;4: 1–118.

[24] Ong CKS, Seymour RA, Lirk P, Merry AF. Combining paracetamol (acetaminophen) with nonsteroidal antiinflammatory drugs: a qualitative systematic review of analgesic efficacy for acute postoperative pain. Anesth Analg. 2010;110(4):1170–9.

[25] Jibril F, Sharaby S, Mohamed A, Wilby KJ. Intravenous versus oral acetaminophen for pain: systematic review of current evidence to support clinical decision–making. Can J Hosp Pharm. 2015; 68(3):238–47.

[26] Derry C, Derry S, Moore R, Mcquay H. Single dose oral ibuprofen for acute postoperative pain in adults (review). Cochrane Database Syst Rev. 2009;3:1–151.

[27] Derry S, Ra M, Derry S, Ra M. Single dose oral aspirin for acute postoperative pain in adults (review). Cochrane Database Syst Rev. 2012;4:1–121.

[28] Derry S, Ra M, Derry S, Ra M. Single dose oral celecoxib for acute postoperative pain in adults (review). Cochrane Database Syst Rev. 2013; 10: 1–49.

[29] Sculco PK, Pagnano MW. Perioperative solutions for rapid recovery joint arthroplasty: get ahead and stay ahead. J Arthroplasty [Internet]. 2015;30(4):518–20. Available from: https://doi.org/10.1016/j.arth.2015.01.036.

[30] Hu S, Zhang Z–Y, Hua Y–Q, Li J, Cai Z–D. A comparison of regional and general anaesthesia for total replacement of the hip or knee. J Bone Joint Surg Br. 2009;91–B(7):935–42.

[31] Harsten A, Kehlet H, Toksvig–Larsen S. Recovery after total intravenous general anaesthesia or spinal anaesthesia for total knee arthroplasty: a randomized trial. Br J Anaesth. 2013;111(3):391–9.

[32] Brull S, Kopman A. Current status of neuromuscular reversal and monitoring. Anesthesiology. 2017;126: 173–90.

[33] Hayhurst CJ, Durieux ME. Differential opioid tolerance and opioid–induced hyperalgesia. Anesthesiology. 2015;124(2):483–8.

[34] Force AS of AT. Practice guidelines for preoperative fasting and the use of pharmacologic agents to reduce the risk of pulmonary aspiration: application to healthy patients. Anesthesiology. 2017;3(March):376–93.

[35] Fillingham Y, Ramkumar D, Jevsevar D, Yates A, Bini SA, Sah A, et al. Tranexamic acid in total joint arthroplasty: the endorsed clinical practice guides of the American Association of Hip and Knee Surgeons, American Society of Regional Anesthesia and Pain Medicine, American Academy of Orthopaedic Surgeons, The Hip Society. AAOS. 2014;42(2):1–4.

[36] Fillingham YA, Kayupov E, Plummer DR, Moric M, Gerlinger TL, Della Valle CJ. The James A. Rand Young Investigator's award: a randomized controlled trial of oral and intravenous tranexamic acid in total knee arthroplasty: the same efficacy at lower cost? J Arthroplasty [Internet]. 2016;31(9):26–30. Available from: https://doi.org/10.1016/j.arth.2016.02.081.

[37] Kayupov E, Fillingham YA, Okroj K, Plummer DR, Moric M, Gerlinger TL, et al. Oral and intravenous tranexamic acid are equivalent at reducing blood loss following total hip arthroplasty. J Bone Jt Surg. 2017;99:373–8.

[38] Wylde V, Hewlett S, Learmonth ID, Dieppe P. Persistent pain after joint replacement: prevalence, sensory qualities, and postoperative determinants. Pain [Internet] 2011;152(3):566–72. Available from: https://doi.org/10.1016/j.pain.2010.11.023.

[39] Brander VA, Stulberg SD, Adams AD, Harden RN, Bruehl S, Stanos SP, et al. Ranawat award paper: predicting total knee replacement pain. Clin Orthop Relat Res. 2003;416(416):27–36.

[40] Sharma S, Iorio R, Specht LM, Davies–Lepie S, Healy WL. Complications of femoral nerve block for total knee arthroplasty. Clin Orthop Relat Res.

2010;468(1):135–40.

[41] Grevstad U, Mathiesen O, Valentiner LS, Jaeger P, Hilsted KL, Dahl JB. Effect of adductor canal block versus femoral nerve block on quadriceps strength, mobilization, and pain after total knee arthroplasty: a randomized, blinded study. Reg Anesth Pain Med. 2015;40(1):3–10.

[42] Kayupov E, Okroj K, Young AC, Moric M, Luchetti TJ, Zisman G, et al. Continuous adductor canal blocks provide superior ambulation and pain control compared to epidural analgesia for primary knee arthroplasty: a randomized, controlled trial. J Arthroplasty [Internet]. 2018;33(4):1040–1044. e1. Available from: https://doi.org/10.1016/j.arth. 2017.11.013.

[43] Chen J, Lesser JB, Hadzic A, Reiss W, Resta–Flarer F. Adductor canal block can result in motor block of the quadriceps muscle. Reg Anesth Pain Med. 2014;39(2):170–1.

[44] Veal C, Auyong DB, Hanson NA, Allen CJ, Strodtbeck W. Delayed quadriceps weakness after continuous adductor canal block for total knee arthroplasty: a case report. Acta Anaesthesiol Scand. 2014;58(3):362–4.

[45] Gibbs DMR, Green TP, Esler CN. The local infiltration of analgesia following total knee replacement. J Bone Joint Surg Br. 2012;94–B(9):1154–9.

[46] Warwick H, George A, Howell C, Green C, Seyler TM, Jiranek WA. Immediate physical therapy following total joint arthroplasty: barriers and impact on short–term outcomes. Adv Orthop. 2019; 2019:6051476.

[47] Chen AF, Stewart MK, Heyl AE, Klatt BA. Effect of immediate postoperative physical therapy on length of stay for total joint arthroplasty patients. J Arthroplasty [Internet]. 2012;27(6):851–6. Available from: https:// doi.org/10.1016/j.arth. 2012.01.011.

第 12 章　髋关节置换术的效率

Efficiency in Hip Surgery

Luke J. Garbarino　Peter A. Gold　Jonathan R. Danoff　著

一、手术效率的重要性

手术效率对于提供安全有效的全髋关节置换术（THA）、改善患者预后、降低不良事件、降低成本和风险至关重要。那些能够提高手术效率的策略贯穿术前、术后和术中，包括优化患者、确定手术团队之间的角色，以及应用手术技术来改善工作流程。这些策略和方法都可以用来减少患者、外科医生和医疗系统的压力，提供最好的治疗结果。

提高手术室效率不局限于手术过程本身[1]，它涵盖大量的步骤、清单和准备的内容，可以减少患者在手术室的停留时间和麻醉时间。Volpin 等证明在实施提高手术室效率项目后，通过团队合作和手术并行完成任务，其时间准备优势比（OR）能够降低 25.3%，每例节省成本 101 75 美元[2]。

二、与手术时间相关的治疗结果

各种研究表明，进行全髋关节置换术（THA）所用的时间与关节假体周围感染（PJI）和其他并发症的发生风险密切相关。在分析 89 802 例 THA 后，Surace 等发现，随着手术时间的增加，再次入院（OR 1.04，$P < 0.001$）、再次手术（OR 1.05，$P < 0.001$）、手术部位感染（SSI）（OR 1.09，$P < 0.001$）、伤口裂开的风险（OR 1.16，$P < 0.001$）、输血（OR 1.13，$P < 0.001$）、肾脏并发症（OR 1.05，$P < 0.001$）和全身性并发症（OR 1.09，$P < 0.001$）等风险均随之增加[3]。

手术时间 > 75～80min 后，再次入院、再次手术、手术部位感染（SSI）和输血的发生率进一步增加[3]。同样，Duchman 等回顾了 99 444 名初次关节置换术（TJA）患者，发现手术时间＞120min 的患者其并发症发生率为 5.9%，而持续时间＜60min 的患者并发症发生率为 4.6%。多变量分析发现，手术时间 120min 后，每隔 30min 间隔一次，这种风险就会进一步增加。其他研究也发现，肥胖、美国麻醉医师学会（ASA）评分为 3 或 4，老年患者、男性患者与手术时间延长＞120min 相关[4]。

手术部位感染与手术时间长短有时间相关性。Wills 等调查了 2006—2015 年的 103 044 名患者，以确定 SSI 与手术时间之间的关系。研究发现，手术时间每增加 10min，关节假体周围感染的风险就会增加 7%，而手术时间＞90min，浅表手术部位感染的风险就会增加 56%[5]。Wang 等还研究了 17 342 名患者，发现手术时间＞90min 与手术时间＜60min 的两组患者相比，感染风险增加了 2.1 倍。使用手术时间作为连续变量，每增加 20min，关节假体周围感染的风险就增加 25%（OR 1.3）[6]。

即使使用加速康复方案，住院时间也与手术时间有关。Sibia 等回顾性分析了参加加速康复计划的 273 名初次全髋关节置换术的患者。该加速康复流程包括患者优化、疼痛处理、积极复苏、止血和早期下地。多因素分析发现，手术时间较长（OR 1.04）、全身麻醉和失血量增加的患者，与住院时间＞2 天相关，同时也与增加 2900 美元的住院费用相关[7]。

三、手术前效率

"如果没有做计划，就等于计划着失败"。术前计划是现代全髋关节置换术的关键组成部分。成功的 THA 始于术前患者仍在办公室的时候。外科医生首先应仔细检查患者的临床记录并进行 X 线影像学评估，制订详尽的手术计划包括识别可能增加围术期或术后并发症风险的不可纠正和可纠正的风险因素，包括针对性的干预措施以减轻这些风险；此外，应鉴别出术后康复的任何障碍，了解患者及其家人对手术的期望值；应特别注意慢性病并发症、当前的医疗状况、患者年龄、性别、体育活动和适应水平、精神状况和精神病史、其他关节受累情况、影响拐杖或助行器使用的特殊情况，以及家庭护理人员在手术后提供支持的照护的能力。

一旦患者被认为是 THA 的候选者，外科医师需对患者的病理学和术前模板进行影像学分析，并选择合适的植入物，以确保手术后可重复的生物力学结果。该计划将提高手术人员的术中速度、准确性和对潜在并发症的预期。最终，术前计划的目标是实现稳定可重复的患者结果，同时使手术医生在手术中胸有成竹，更有效率[8]。

（一）患者选择

THA 术后围术期并发症和术后并发症不可改变的危险因素包括患者的年龄、种族、性别和慢性疾病，如充血性心力衰竭（CHF）、慢性阻塞性肺疾病（COPD）、慢性肾脏病（CKD）、凝血疾病和肝硬化[8]。术前应提高警惕对这些高危患者进行识别，应将患者转诊给相应的内科专科医生，以最佳优化那些不可改变的危险因素。应当确定围术期药物使用或住院患者特殊需求的任何变化，以便在手术和入院前就可以对关节置换术进行准备。在这种情况下，高效的术前准备和全面计划预案可保障患者安全，因为手术团队已经对不可改变的危险因素进行了相应的治疗。

可改变的危险因素包括病态肥胖、营养不良、糖尿病、吸烟/尼古丁滥用、阿片类药物使用、牙齿不良、心血管疾病、术前贫血、金黄色葡萄球菌定植、神经认知/心理/行为障碍和身体不适等，应予以明确并给予具体干预措施，在进入手术室之前应采取措施更好地优化这些患者。有研究发现初次 THA 患者在手术时如果具有一个或多个未经调控的风险因素［身体质量指数（BMI）> 40kg/m^2，HbA1c > 8%，牙列不良或吸烟］，在 2 年内接受翻修的风险增加[9]。

目前，已经开发出筛查工具以协助外科医生后续进行患者鉴别和治疗。使用 HgA1c ≤ 7%、Hgb ≥ 11g/dl、BMI ≤ 35kg/m^2 和白蛋白 ≥ 3.5g/dl 作为截止阈值，使感染和围术期并发症发生率降低[10]。Boraiah 等使用了再入院风险评估工具（RRAT），该工具为金黄色葡萄球菌定植、吸烟状况、肥胖（BMI）、心血管疾病史、静脉血栓栓塞、神经认知障碍、身体不适和糖尿病等病史分配了权重。研究发现 RRAT 评分 > 3 的患者围术期并发症和住院再住院的风险增加[11]。Meneghini 等开发并验证了可靠的基于医学的风险评估，即"门诊关节置换术风险评估评分"（OARA）[12]。最高 79 分的 OARA 评分能够识别出适合于当天和第二天出院的患者（阳性预测值 98.8%），这使医生可以设定患者期望值并改善手术前的计划和效率[13]。

（二）患者优化

通过制定客观的标准和术前优化方案，外科医生将创建一个更有效的 THA 程序。下面我们简要介绍这些重要的干预措施。

肥胖和营养不良：肥胖（BMI > 30kg/m^2）和病态肥胖（BMI > 40kg/m^2）人群的 THA 与手术时间延长、住院时间延长和再次入院的风险增加相关。该类人群接受手术增加了内科并发症、无菌性松动、浅表和深部关节假体周围感染、心肌梗死、静脉血栓栓塞、肾功能不全和脑卒中的风险[14-16]。与非肥胖的 TJA 患者相比，病态肥胖患者更有可能惟患营养不良，即白蛋白＜ 3.5g/dl[17]。研究表明，营养不良是 SSI、肺炎、住院时间增加和 THA 再次入院的更强预测因子[18-21]。BMI ＞ 30kg/m² 的患者应了解其增加的风险，而 BMI ＞ 40kg/m² 的患者应考虑延迟手术，尤其是在白蛋白水平＜ 3.5g/dl 时。可以将患者转介至减肥管理专家进行营养咨询。研究表明合适的方法饮食建议、心理支持和增加体育锻炼均可促进患者体重减轻和获得更好的营养[22-24]。

糖尿病：众所周知，糖尿病控制不良是导致 THA 后 SSI、PJI 和死亡率增加的危险因素。客观指标定义为 HbA1c ＞ 8%，空腹血糖＞ 200mg/dl[25, 26]。公认的增加 PJI 风险的阈值是 HbA1c ＞ 7.7%[27]，这也是患者的内分泌科医生在术前优化过程中进行血糖控制的目标。

心血管疾病：随着术后心脏意外事件风险的增加以及抗凝药物的影响，心脏专家和医疗评估团队应讨论这些患者用药的维持量，应重新开始抗凝药物的术前计划[28]。

术前贫血：贫血定义为女性血红蛋白＜ 12g/dl，男性＜ 13g/dl。术前贫血与输血、住院时间延长、PJI、翻修术、心脏和泌尿生殖系统并发症，以及死亡率有关[29]。贫血患者应接受血液病专科医师的铁质检查和评估。术中给患者静脉输用氨甲环酸（TXA）（切开前 30min 给药 1g，闭合切口时给药 1g）可减少围术期失血和术后输血[30]。

其他研究也证明了口服和局部使用氨甲环酸的功效[31]。美国髋膝关节外科医师协会（AAHKS）强烈建议使用静脉、局部或口服 TXA，以减少初次关节置换术期间的失血和输血需求[32]。

抑郁、神经认知、心理和行为问题：心理健康相关问题如焦虑症、抑郁症和疼痛敏化，使患者有更高的 ICU 停留、康复机构安置、较差的整体结局和更高的再入院率[33-36]。应当使用术前筛查工具，如患者健康调查表（PHQ-9）和疼痛敏化量表来筛查评估。如果确定患有精神疾病，则应将患者转介给精神科医生或其他行为健康方面的医护人员。

吸烟和阿片类药物的使用：尼古丁滥用和现行的吸烟状态是伤口愈合的最大威胁（OR 1.47；95%CI 1.21～1.178），它增加了关节假体周围感染的风险（OR 1.18；95%CI 1.06～1.31）[37, 38]。此外，吸烟者更有可能在 30 天内再次入院（OR 3.29；95%CI 1.40～7.73）[39, 40]。建议患者在手术前 6～8 周参加戒烟计划，这样可以将风险降低 52%[37]。

术前使用阿片类药物是另一个危险因素。美国髋膝关节外科医师协会（AAHKS）强烈建议临床医师不要使用阿片类药物治疗骨关节炎[41]。术前使用阿片类药物是术后该类药物需求的重要预测指标[42]。此外，阿片类药物的使用还与住院时间增加，出院到康复机构以及需要翻修手术有关[28, 43-45]。为确认患者是否停用麻醉药品和（或）尼古丁产品，可以测量尿中尼古丁代谢物和阿片类药物的水平。

牙齿不良和金黄色葡萄球菌定植：牙齿质量和卫生状况较差的患者可能会出现关节假体周围感染的风险。2014 年美国牙科协会现行指南建议在进行 TJA 之前进行适当的口腔卫生清洁[46]。此外，甲氧西林敏感金葡菌或耐甲氧西林金葡菌定植的患者发生 SSI 的风险增加。应该用鼻拭子对患者进行筛查，如果发现阳性则进行去定植治疗。术前开具鼻内莫匹罗星或聚维酮碘加洗必泰浴液应用，可有效减少细菌数量[47-50]。

四、手术计划策略

一旦患者经过排查和医学优化可以接受 THA，就需将注意力转移到患者髋关节的病理学评估和 X 线影像学评估上。为了提高手术室的效率，部分患者需要进行特殊的术前计划，以便在手术时为整个团队做好准备，准备好首选和备选的假体，并提高术后预防和警惕性。

（一）术前模板测量

模板测量的方法应与术中实际 THA 手术操作的步骤逐一对应。一些医生更喜欢使用手动模板测量，而新技术可使用 2D 或 3D 数字模板进行术前测量。首先要计划髋臼侧，然后是股骨侧（图 12-1）。评估专门针对屈曲挛缩畸形、固定的骨盆倾斜、脊柱骨盆畸形、股骨前倾异常，以及相对于梨状窝的股骨髓腔开口位置，以进行适当的假体选择和定位。还可以根据骨质决定使用水泥和非骨水泥假体的选择，例如，具有较厚皮质（Dorr A 股骨）的患者可能需要较短的柄，减小股骨假体的远端直径，或使用软扩髓钻头磨锉股骨髓腔，以避免远端柄的撞击和医源性骨折。

由于减少了股骨和髋臼植入物尺寸的预测误差（分别为 90% vs. 82% 和 78% vs. 67%），术前 2D 数字模板技术的现代技术优于传统的平片测量方法[51]。

3D 模板技术已被引入作为一种新的测量方法，它将植入假体精确地在髋臼和股骨中定位的比例分别达到 86% 和 94%[52-54]。Knight 和 Atwater 强调了模板的重要性，因为他们在术中遇到的困难 80% 可以在术前计划中得到预期和准备（如需要进行粗隆截骨术、髋臼自体和同种异体植骨、髋臼增强环或骨赘切除术）。

（二）为"飞行中（术中）紧急情况"做准备

大多数飞行员的飞行时间都花在观察山脉、玉米地和下面的水域上，因为乘客安坐在机舱内，飞机安全地飞行着，在飞行过程中，飞行员需要进行各种细微的调整，如监控燃油消耗、

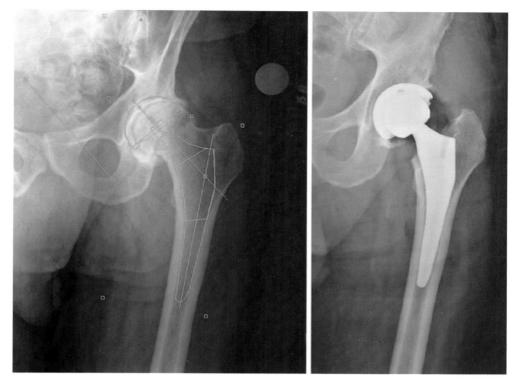

▲ 图 12-1　模板测量右侧全髋关节置换的影像

跟踪天气变化，甚至更改路线以获取平稳的大气情况，尽可能减少飞行时间。但是，飞行员的大部分培训不在学习这些操作上，而集中在如何处理机上紧急情况上。这种"最坏情况"的培训使他们可以为任何情况从处理发动机故障到减少所有液压系统损失做好应急准备。同理，骨科医生在踏入手术室之前亦与之相似，专家级的飞行员将为所有的可能做好预案，以确保在有效的飞行内使乘客安全着陆[55, 56]。有效率的关节置换医生完美的术前评估，仔细计划可能出现的术中紧急情况。如果可以，建议医生应该花时间在尸体解剖室练习出现这些最坏情况的应对方法。在这里，我们为手术室中的"飞行中紧急情况"准备了一些术前计划和有益经验。

术中股骨骨折是术中意外情况的一个例子，发生率为 1.7%[57]。高危患者包括女性、非骨水泥的股骨柄、既往同侧髋关节手术史和翻修手术[58]。建议关节置换术外科医生备用钢丝、钢板和环扎带，以备术中假体周围骨折时使用。如果骨折往远端延伸则需要转换为加长柄以绕过骨折，因此必须备有翻修型的骨干（远端）固定的假体，这一点非常重要。

如果干骺端骨质量较差，则必须准备好备用的股骨假体，以确保假体置入后获得良好的初始固定。可以选择 3 型锥形柄，它依赖于干骺端—骨干端连接处的固定[59]。锥形柄可以是在两个平面上均具有圆角的圆锥形，也可以是圆锥形设计，其远端锥度并有多个凸起棱可以嵌入皮质骨中，也可以是喷砂处理表面的矩形柄，其在髓腔内中保持 4 个固定点[60-62]。4 型圆柱形和 5

型组配股骨柄依靠远端固定，因此必须要准备股骨髓腔锉[63, 64]。最后，如果压配设计的生物型假体无法实现有效的初始固定，还可以考虑使用水泥假体作为备选项。

对于习惯性脱位的患者，可能需要更大直径的股骨头来增加跳跃距离，抬高 / 调整，应用防脱位髋臼内衬或高偏心矩股骨柄。此外，还可以考虑使用双动全髋关节[65]。

对于肥胖、高龄或以前有脊柱融合、神经肌肉系统疾病或认知障碍、先前股骨颈骨折和药物滥用史的患者，外科医生应特别为这些问题做出相应的准备。既往有髋关节手术史、外伤、假体周围或自然髋关节感染或儿童时期疾病后遗症（骨骺生长停止或先天性发育不良）的患者，有的存在肢体长短不一现象。为有效恢复这些患者的髋关节旋转中心并保持肢体长度相等，应为手术医生准备各种颈长度的选择，以及高偏距的股骨假体柄。髋臼假体也应准备充分，包括可以改变前倾的内衬和外移内衬，以便在需要时可以调整髋臼前倾角和增加髋臼的偏距。

最后，病态肥胖患者需要额外的术前计划。除了准备常规的初次置换术的设备器械，还应准备包括肥胖支持侧台、股骨抬起钩、加深加长的牵拉钩和长柄的手术器械。此外还应考虑使用术中透视检查，以应对肥胖造成的术中显露困难和术野受限。

五、手术安排时间

通过适当地安排手术顺序，医生可以对术中多种变量进行控制并获得流水线般的高效手术日。外科医生应确定可以当天出院或快速住院（23h 以下）的患者，并在一天开始时安排这些病例。在当天出院的手术患者之后，应遵循优先安排复杂度低的患者病例，以使手术团队能够在逐步标准化的工作流程中无缝工作。如同"自动驾驶"一样完成标准化关节置换病例之后，开始处理剩下的更困难的非常规复杂病例，如此可以避免因复杂病例意外延误而影响全天的手术安排。最后，如果可能的话，应在同一间手术室内进行同一侧的 THA，可以避免在衔接时因为不同侧肢体需要更多的周转时间和更换设备，避免出现错误。

序贯手术可以增加手术病例量并提高效率。在序贯手术中，随着患者 1 的完成，手术间将为下一台手术进行准备，而患者 2 则已经在另一个房间开始麻醉，因而从根本上消除了周转时间。在对 2833 例初次的关节置换术进行的回顾中，有 57% 被认为是重叠手术，而 43% 被认为是非重叠手术。重叠手术的定义是，由一名外科医生分别为两个独立手术室中患者手术，且有 ≥ 30min 的手术时间重叠。主刀医师在手术室中进行所有关键步骤的操作。有研究者在综述中报道，90 天并发症（重叠手术发生率 5.2%，非重叠手术发生率 6.6%，$P=0.104$），再入院率（重叠手术发生率

3.4%，非重叠手术发生率 4.3%，*P*=0.235）和再次手术（3.1%）无显著差异。重叠与非重叠的 3.1%，*P*=1.00）[66]。另一项研究对 9192 名行初次全膝置换术的患者进行了重叠研究和界定，当手术切口闭合时，该切口与同一位外科医生进行的其他任何手术重叠≥ 1min，则该定义为重叠手术。

他们发现重叠组的 90 天并发症没有增加[67]。重叠手术是提高效率和增加 THA 患者数量安全有效的途径。

六、术中效率

手术团队

手术团队的效率取决于团队成员间的沟通、熟悉程度、知识和共享经验，以及其他变量。一个有效的团队可以使各种变量最小，并营造出和谐的气氛，减少手术时间和患者治疗中的差错[68]。团队成员间的熟悉程度使彼此能够了解手术步骤、时间安排，以及如何按顺序何时进行下一步。手术团队之间的密切合作是适当时机准备下一台手术的基础，包括协调第一台手术最终的步骤和结束、手术间的准备和周转、患者转运、脊髓麻醉开始，以及下一个患者的术前准备。Attarian 等为了开发高效的手术室，进行了手术室效率分析。他们研究了 1 年时间里的手术，确定了手术室效率低下的原因，包括周转时间增加、手术开始晚、进而手术病例数减少。手术团队成员的不确定和团队合作不一致被确定为手术室效率低下的主要因素。建立稳定的手术室团队、平行进度手术、改进手术排序、有专门的麻醉团队和标准化的器械、对于改善手术室效率至关重要。这些策略使所进行的关节置换术数量增加了 29%，按时手术开始时＞ 90%，并且换台时间＜ 35min[69]。

外科手术团队的每个成员都可以在改进患者结果方面发挥作用。我们需要赋予这些成员适当的角色，以建立起基于团队合作的路径和流程，从而提供有效高效的手术护理（表12-1）。外科团队的凝聚力和熟悉度已被证明可以改善手术时间和患者预后[70]。Xiao 等回顾性分析了 1923 例关节置换，确定了团队一致性的影响。其中 3 个医生团队成员、巡回护士和手术技术人员被确定为 2 年内外科医生合作最为频繁的团队。不一致的团队与更长的手术时间（OR 1.52）、住院时间延长和再入院率增加相关[71]。此外，Maruthappu 等分析了与全膝置换术手术时间相关的基于经验的因素，对 1163 个不同的手术团队实施的总共 4276 个关节置换术进行了分析，他们发现手术团队之间的熟悉程度会显著影响手术时间：在没有经验的团队中，手术时间为 121.9min，在共同经历了 10 个患者以上的团队中，手术时间为 83.4min。此外，团队经验的

表 12-1 手术团队成员角色描述

手术团队成员	
手术医生	手术室中的团队领导
	制定手术方案，手术室布局
	进行有效的患者沟通
	开展高效手术
麻醉科医师	安全地提供适当的麻醉
	在手术过程中保持患者的松弛和疼痛的最小化
注册麻醉护士（CRNA）	协助麻醉科医师一起进行适当的麻醉操作
巡回护士	确保适当的手术室设置，打开手术器械
	进行有效的患者沟通
	确保患者安全
	协助手术室效率提高
手术器械护士	为手术准备适当的器械
	了解外科医生的手术步骤和偏好
	确保手术步骤之间的平稳转换
手术助手	可由医师助理、护士从业人员、骨科住院医师、注册护士第一助理（RNFA）或认证手术技术人员组成
翻台人员	保证房间及时清洁和周转
影像技师	操作透视设备
器械公司代表	确保所有器械和植入物可用

累积以及外科医生的经验与手术时间显著相关[72]。

七、器械

THA 的效率本质是减少托盘中不必要的和多余的仪器，从而创建一个高效的手术环境。当医生的器械托盘中只有他们偏爱的锯片、骨凿、拉钩、cobb 骨膜剥离器等时，器械护士传错器械的机会就会大大减少（图 12-2 和图 12-3）。一项对手术器械的研究结果显示，在手术中仅使用了 1%～22% 的为特定手术打开的器械[73]。使用通用手术托盘时，可以将托盘和器械的种类和数量减少 ≥ 50%。优化器械包括减少托盘数量、调整托盘配置以容纳更多器械，以及删除最

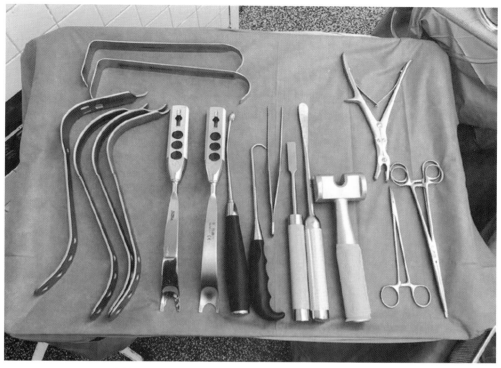

▲ 图 12-2　用于直接前方入路 THA 的典型 Mayo 支架器械台设置，器械整合后已减少了多余不必要的工具

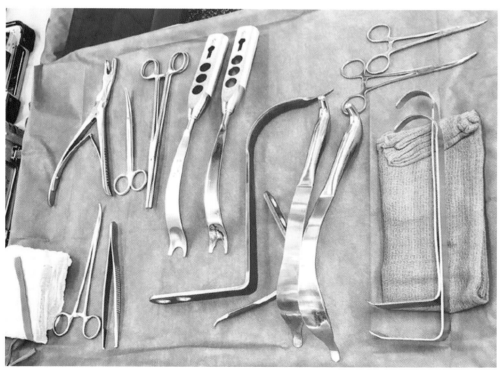

▲ 图 12-3　用于后外侧入路 THA 的典型 Mayo 支架器械台设置，器械整合后已减少了多余不必要的工具

不常用或不必要的器械。此外，医生和公司代表可以共同合作，通过使用术前模板测量的尺寸来准备一次性包装的特定尺寸的试模，以减少完整试模托盘的数量。总体来说，如此可以使手术周转的成本呈线性下降。

Capra 等在优化手术器械实施前后对 THA 手术效率进行了比较。他们将 THA 器械设置从包含 143 个工具的 14 个托盘减少到 118 个工具（减少 17.5%）和 6 个托盘（减少 57.1%）。此外，所用托盘的重量减少了 34%。平均准备时间减少了 3min（27.3min 减少到 24.8min），平均清理时间从 51.7min 减少到 31.5min。使用该设置的成本也有所降低，每年的无菌处理成本减少159 600 美元，每年的总手术时间减少的成本为 99 000 美元[74]。

八、高效手术技术

特种兵部队中流行的一句俗语是"缓则稳，稳即速"，表明用固化的模式化去执行任务可以精确的分步执行，而不会显得很仓促。实际上，以缓慢有条理并顺畅地完成每个步骤这种系统性方式进行操作，反而可以使整个过程保持更快、更高效的节奏。跳过关键步骤或出错则需要外科医生返回再次操作，重复某些步骤，这样会浪费更多的时间。对于关节置换术，通过每次执行相同的步骤来使得整个 THA 手术标准化，从患者准备到伤口闭合，每一台手术都以层层递进的方式向前推进，外科医生处理好手术中每个基本步骤，无须返工重复步骤或更正某些错误。最终，对于外科医生和团队而言，标准化的方法减少了术中变异，减少了错误并提高了整体效率。本节介绍了切口位置、止血、拉钩放置的位置和其他有关的术中技术的经验，这些技术可大大提高全髋关节置换术的手术效率。

高效的经验

虽然不同的外科医生手术时间会有不同，但某些技术仍可以用来提高术中效率、简化手术步骤、减少并发症、缩短手术时间。

1. 患者体位与手术床的选择

患者体位对于术中准确定位解剖参考点、帮助测量植入假体的位置和下肢长度非常重要。如果外科医生将手术床反转，使床头朝远端，使手术床的立柱避开髋部，这样能在需要时进行术中透视检查。此外，使用可上下移动的手术床能辅助术中 X 线检查，便于放射科技师放置 X射线照相板而不会干扰患者的位置或无菌区域（图 12-4 和图 12-5）。

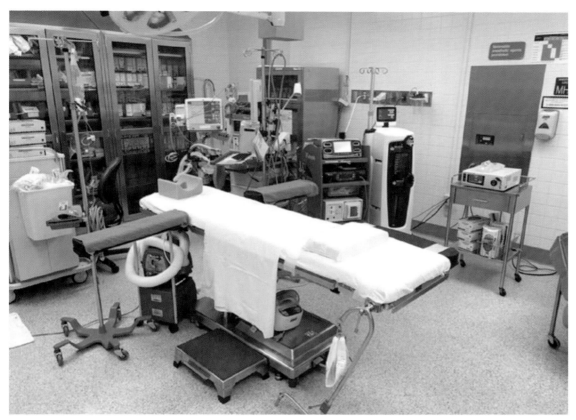

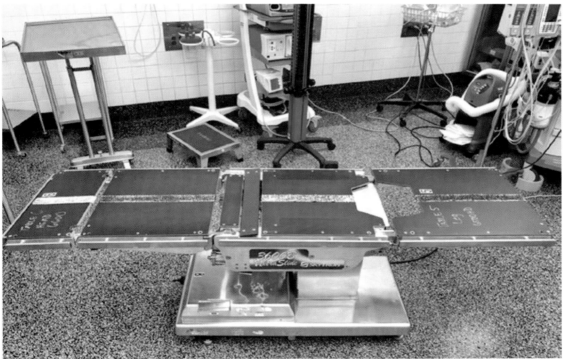

▲ 图 12-4 和图 12-5　手术床的位置

倒置的手术床便于术中使用透视检查，并避免平板上的空隙，从而防止患者肢体在空隙位置下陷。在非手术肢体的侧面使用托架可在手术过程中增加额外的手术床长度以便于下肢内收手术医生可以使用标准手术台，也可以使用专用手术床，如直接前路关节置换使用的牵引手术床。当使用标准手术床进行前路髋置换手术时，可以在臀部下方放置一到两个矩形硅胶垫，使髋关节过度伸展，并且在对侧增加侧面延展，以利于股骨显露期间的下肢内收。如果患者的体位使髋关节直接位于手术床折叠点的上方，则术中可以折弯手术床，从而在髋关节僵硬或挛缩的手术中使髋关节处于所需的对线的位置（图 12-6）。

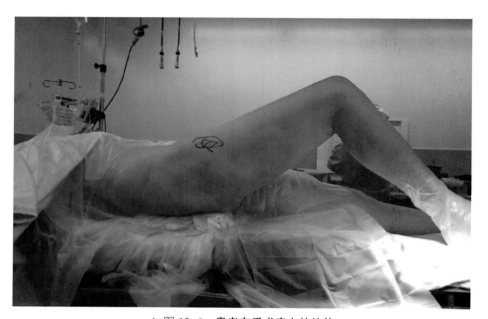

▲ 图 12-6　患者在手术床上的体位

患者位于手术床折叠点的边缘，以允许术中手术床折叠弯曲，从而使髋关节过伸以增加股骨侧的显露。放置一个硅胶垫，以便于髋关节过伸以及在髋臼显露期间为股骨后移提供空间

当采用后外侧入路时，将脚放到床尾的梅奥架上，将膝盖弯曲的下肢外展并内旋 20°～30°，有助于初始切口和解剖显露。如果进行前外侧手术或改良的 Watson-Jones 手术，使用的手术床应留出后半部空间，以便适当放置腿部以暴露股骨近端。这可以通过专用手术床或将前方扩展台放置在常规床上来实现。通过向前延伸手术床，可以使手术侧髋关节在后侧过伸，内收并外旋以便于显露股骨侧。

2. 特殊拉钩

髋臼照明系统可能仅限于直接前路手术，特别是在使用微创技术或对肌肉发达或肥胖患者进行手术时。使用带光源照明的前柱拉钩可以显著改善髋臼暴露和髋臼磨锉期间的术野显露。该拉钩放置在股直肌反折头的下方和骨盆前柱的上方，以增强对髋臼的照明。

当后路入路时，可以使用 Scoville 牵开器或小号双叶片可扩展牵开器以有效地增加显露。外科医生将牵开器的一个拉钩放置在髋臼后缘的后侧关节囊之下，将另一个放置在股骨后方转子线下方。这种小型撑开器减少了对 Charnley 牵开器的需要，且具有更大的显露程度，并且在器械托盘中所需的空间更少。与 Charnley 牵开器相比，通过更有效的股骨牵开有助于显露。在前外侧或改型的 Watson Jones 入路中使用钝头拉钩，应具有圆形边缘，以在手术中保留髋关节外展肌完整。

3. 止血

股骨近端和髋臼周围的血管倾向于回缩到骨盆侧的起点。因此，立即识别出血点并有效止血非常重要。直接止血技术包括使用镊子、弯钳和直接电灼、双极电凝或钳夹和（或）结扎较大的血管。间接止血的药物包括 Surgecel、Gelfoam 凝血酶、纤维蛋白喷雾剂、Arista 粉末和机械填塞[75-77]。外科医生必须权衡每种技术的有效性和这些技术的成本[78, 79]，但应制定计划实现快速止血，以防发生血管损伤。

具体而言，在后入路手术中髋臼暴露期间应将注意力集中在闭孔动脉上，因为清理软组织韧带及臼底脂肪时或将髋臼拉钩放在马蹄窝底部后，可能会造成该动脉出血，应立即发现并烧灼，否则它可能缩回到闭孔内和骨盆中。同样，在前路手术时，外科医师在确定缝匠肌与阔筋膜张肌的间隙后，应着重烧灼旋股外侧动脉，这将最大限度地减少失血并改善术野的清晰度。另外，在关节囊切开后股骨颈下方可能会出血，在关节囊内股骨颈下方放置拉钩前应彻底止血。

4. 术中自我检查

医师的手术是按步骤逐步进行的，在此过程中，按照术中固定的检查点进行核查，将使得手术步骤不断进步，如在股骨颈截骨后进行检查就很重要；如果截骨线太高，剩余较长的股骨颈会影响髋臼侧的显露，并妨碍髋臼锉磨和髋臼假体放置。如果截骨线太低，可能会造成术中股骨距骨折的风险，并可能影响到中心旋转和肢体长度的恢复。

我们可以将电刀头或剥离子放在截骨位置，像前路手术一样使用透视检查法，通过透视以正确识别截骨线高度和角度。股骨颈截骨后，术者可以用梨状肌腱止点作为解剖标志，以测量适当的截骨高度。如果肌腱止点不在应放置股骨假体的位置，则股骨距截骨线过高。在完成股骨颈截骨后，医师可以观察股骨颈是否自然前倾。如果患者的股骨颈前倾角度增加，医师需要将髋臼前倾减小，以获得适当的联合前倾角[80]。

在髋臼锉磨时进行检查可以确保正确臼杯放置，使医师进一步高效地手术，而无须重复磨锉或反复置入试模假体。通过标准化的磨锉顺序，器械护士和器械公司代表可以为选择适当尺寸的假体做好准备。在磨锉之前去除骨赘重建髋臼正常的外观将有助于医生以适当的角度进行扩孔，避免骨赘与髋臼锉撞击，避免可能出现的偏心磨锉。如果直接前方入路时使用透视进行检查，则术者可以使用单一磨锉方法，并在透视控制下直接磨锉至实际髋臼假体尺寸。在后侧入路过程中，股骨近端会将髋臼锉手柄推挤至后倾。了解这种机械性阻挡，术者需施加前倾的力量以平衡髋臼锉手柄收到的股骨近端向后的力量，或者可以使用带偏距髋臼锉手柄以获得适当的前倾和牢固的臼缘压配。髋臼磨锉完成后，术者可将最后的髋臼锉保留在髋臼中，并确保外展和前倾满意，确保髂腰肌腱不会撞击到杯缘上。使用髋臼锉作为试模便于术中检查是否获得同心圆的磨锉髋臼，且通过髋臼锉中的多个孔洞将可以直接观察"试模"髋臼的整体位置是否完全坐到臼底。

九、切口闭合技术

手术切口的闭合在全髋关节置换术中非常关键，直接影响手术部位的感染、失血、患者满意度和手术效率。传统的闭合技术通常包括间断缝合，然后再行皮下缝合或缝合钉。现如今倒刺缝合提供了更好的尝试，它减少了闭合时间且不影响伤口并发症发生率、不增加成本[81-83]。Borizo 等在全膝置换术后对倒刺与常规缝合进行了 Meta 分析，总共确定了 4 项一级研究，包括588 名患者。分析发现，倒刺缝合的缝合速度比传统缝合快 6.3min，相当于每例节省了 298 美元的成本；两组之间的手术部位并发症没有差异[84]。

皮肤缝合可以使用多种技术。Rui 团队随机对 165 例后外侧入路进行初次全髋置换的患者分别行皮肤吻合钉闭合或皮下缝合。发现缝合钉明显更快，仅需要 24.7s，而缝线缝合需 357.7s。但是，吻合钉与切口渗出的增加呈显著的统计学相关，切口渗出到切口干燥的时间影响到住院时间[85]。带刺的缝合线可用于皮下层的连续缝合，它进一步减少了手术时间且不会影响伤口。Thacher 等学者回顾比较了全髋关节置换患者的单丝带刺缝合线与编织间断缝合线技术，发现两种技术之间的浅表并发症（3.1% vs. 6.1%）或关节假体周围感染（0.62% vs. 0.47%）没有差异。该小组的结论是，皮下带刺缝合是一种安全、有效的皮肤闭合方法[86]。在表皮层封闭之后，可以应用纤维蛋白密封剂以维持封闭层与外部环境之间的隔绝。Li 等对 19 项临床试验包括 1489名在闭合过程中接受血纤蛋白封闭剂的关节置换患者进行了 Meta 分析，发现使用密封剂可减少伤口引流（$P < 0.001$）、住院时间（$P < 0.001$）和输血（$P < 0.001$）。尽管必须考虑该产品的成本，但使用密封剂不会增加感染的风险（$P=0.775$）[87]。

皮肤切口闭合后，应用外科手术敷料覆盖。银浸渍闭合敷料已显示可降低关节假体周围感染（PJI）风险的优势。Grosso 等回顾分析了 1173 名关节置换术后的患者，将纱布敷料与含银浸润闭合敷料进行了对比，结果显示，使用含银浸润闭合敷料覆盖的关节假体周围感染率显著降低（0.33% vs. 1.58%）。进一步的分析发现，银浸渍闭合敷料可保护切口避免关节假体周围感染（PJI），其优势比为 0.092（P=0.005）[88]。

十、术中疼痛控制

围术期疼痛控制方案可以标准化，并显著改善术后患者的康复和疼痛[89]。干预是在术前即开始使用镇痛药（如塞来昔布和曲马多）和抗恶心药物（如东莨菪碱透皮贴剂）。术前用药后，麻醉应采用脊髓麻醉或全身麻醉。如果为患者进行脊髓麻醉，则可以在指定的术前麻醉室中进行，也可以在患者进入手术室后直接在手术室中进行。麻醉团队可在术中给予酮咯酸和地塞米松等药物，预防疼痛和肿胀，以及术后恶心和低血压。这些方案应在麻醉和骨科手术之间进行流程标准化，以最大限度地缓解疼痛并最小化术中镇静药物应用量（表 12-2）。另外，关节周围注射也可以作为多模式疼痛治疗方案的一部分应用。

关节腔周围鸡尾酒注射应该在手术过程中进行，以便最大限度地提高效率和改善术后疼痛，其注射时间取决于手术医生自身的工作流程，但也应标准化，以便每次手术在同一阶段进行。可以在假体准备期间，在切口关闭前或水泥硬化前进行。

特殊的关节周围鸡尾酒注射一直是个有争议的话题。脂质体布比卡因在关节置换术患者中表现结果不一。

Mont 等对 140 名术中接受脂质体丁哌卡因或盐酸丁哌卡因的患者进行随机对照研究[90]。患者均应用了标准化、细致的注射技术。研究发现应用脂质体丁哌卡因药物术后 12~48h（P=0.0381）疼痛评分较低，阿片类药物消耗减少（18.7mg，84.9mg，P=0.0048）[90]。相反，Perets 等进行的前瞻性随机对照试验，研究了 107 名接受脂质体丁哌卡因与盐酸丁哌卡因的患者，发现鸡尾酒注射后患者在阿片类药物使用（P=0.249）、下地时间（P=0.282）或住院时间（P=0.452）方面无显著性差异。在膝关节置换术中，Danoff 等将以罗哌卡因为基础的鸡尾酒与脂质体丁哌卡因进行了比较，他们分析了 29 名接受双侧膝关节置换术的患者，随机将患者分为 3 组进行关节周围注射，分别是脂质体丁哌卡因组；0.25% 丁哌卡因和生理盐水组；以及罗哌卡因、肾上腺素、酮洛拉克、可乐定和生理盐水组。发现两组鸡尾酒注射[91]在任何时间点（P=0.82）VAS 疼痛评分无差异。此外，有效的关节周围注射使非毒麻性药物脊髓麻醉成为可能。Barrington 等对 119 名接受不同组合的腰麻、鞘内吗啡和关节周围注射的患者进行了多中心、双

表 12-2　THA 术后镇痛方案样本

术前用药	泮托拉唑 40mg, PO	
	泰诺 975mg, PO	
	曲马多 50mg, PO	
	加巴喷丁 300mg	> 70 岁 100mg
术中用药	非全身麻醉性椎管内	麻醉的定义
	氨甲环酸	1g 切皮前 1g 缝合前
	地塞米松 8mg, IV	术后第一天 6am 如果胰岛素依赖则停用
	昂丹司琼 8mg, IV	单次（麻醉标准剂量）
	关节周围鸡尾酒注射 和（或）收肌管阻滞	仅在手术室或复苏室用于全膝置换 *
复苏室	快速恢复准则	
	第 1 阶段标准	根据 AARP 工作组
	第 2 阶段标准	如果停留 > 2h，开始饮用清水，进食固体食物
	液体复苏	
	手术后在 PACU 500cc, NS	
	患者下地后 500cc, NS	术后当天下地（不伴有充血性心力衰竭）
	500cc, NS, 6am	术后第一天（不伴有充血性心力衰竭）
术后疼痛控制头 24h	对乙酰氨基酚 1000mg, IV, 每日 3 次，应用 24h，然后 PO，第一个 24h 待命药物	
	酮咯酸 30mg, IV, 每日 4 次 × 48 h	PACU 开始应用 酮咯酸 15mg（> 75 岁） 如果 Cr > 1.5 则停用
术后疼痛控制术后第一天出院	Labs I 仅术后第一天！术后第二天（仅合理情况），术后第 3 天如果患者还在院	
	对乙酰氨基酚 975mg，每日 3 次，PO，3 次 IV 后开始口服	
	塞来昔布 200mg，每日 2 次，在酮咯酸后应用	萘普生 500mg，如果磺胺过敏
	泮托拉唑 40mg，每日 1 次	每日 1 次
	曲马多 50mg，PO，每日 4 次	PRN 疼痛评分（1～3 分）
	氧可酮 5mg，PRN，每日 6 次	PRN 疼痛评分（4～7 分）
	氧可酮 10mg，PRN，每日 6 次	PRN 疼痛评分（8～10 分）
	地塞米松 8mg，IV	6am 术后第一天
DVT 预防	阿司匹林，BID	* 初次手术抗凝计划	术后当天开始 ×1 月 SCD（加压气囊靴）B/L 在 PACU 开始直至出院
出院	疼痛控制	
	对乙酰氨基酚 975mg，每日 3 次	
	萘普生 500mg，BID / 塞来昔布	×1 个月
	奥美拉唑 40mg，每日	×1 个月
	曲马多 50mg，PO，每日 4 次，PRN（如果疼痛评分 1～3 分）	
	氧可酮 5～10mg，IR，PO，每日 4 次，PRN（如果疼痛评分 4～10 分）	
	切口护理	
	Aquacel 敷料	出院后 14 天去除

标准化的疼痛控制方案提高了术后疼痛管理的院内效率，允许患者早期活动和出院。IV.静脉滴注；BID.每日 2 次；IR.速释；PO.口服；PRN.必要时；NS.0.9% 的氯化钠注射液

盲随机试验。他们发现毒麻性脊髓麻醉组和非毒麻性脊髓麻醉组术后疼痛控制相似，但应用鞘内吗啡组其不良反应如瘙痒之类增加[92]。关节周围注射不仅可以减少毒麻药椎管麻醉的有害影响，还可以减少所有镇静和术后静脉注射毒麻药物的需要量，从而减少术后低血压、尿潴留的发生，减少与麻醉药使用相关的跌倒率等问题。

十一、术后效率

正如本文其他章节所讨论的，术后管理是全髋关节置换术的重要组成部分。通过术后疼痛管理、物理治疗、康复训练，以及医生监测下患者的康复，每个部分都对患者的预后和满意度起着重要作用。目前已经开发了部分策略来将这些步骤融入转化为高效、安全的术后方案。物理治疗也被集成到基于互联网的应用程序中，允许患者在自己的家中继续进行规定的物理治疗。Klement 等进行了一项回顾性研究：941 名全髋关节置换术后的患者，被纳入一个基于网络的物理治疗计划中。该项目的特色是自我指导的治疗练习，手术医生通过术后随访对患者进行监测。在 941 名患者中，646 人能够完成为期 10 周的网络指导下的物理治疗，而不需要转到门诊进行康复治疗。男性患者和那些术前功能评分较高的患者具有更高完成该方案的可能。能够完成自我指导治疗的患者明显表现出更高的功能结果评分。该小组的研究结论是：基于网络指导的物理治疗对于大多数接受全髋关节置换术的患者是一个安全的选择[93]。

术后患者监测可以集成到信息系统中，以减少患者回医院复查的负担，减轻术后忧虑，改进沟通效率。居家患者监测也可以延伸到手术伤口愈合监测和一般患者沟通。Zhang 等回顾性分析了 1434 名关节置换术患者使用基于网络的术后护理沟通平台，41 名患者利用该程序表达了对其手术伤口的关切，大多数患者只需要医生的关注和肯定、鼓励，并持续进行随访。平台沟通中发现了 7 名伤口异常的患者，其中 2 名需要手术干预。研究得出结论：基于网络的通信系统是患者术后沟通和伤口监测的有效工具[94]。

十二、技术和效率

关节置换术中的创新技术将在本书其他章节中讨论。在全髋关节置换术中新技术新方法应用可以提高假体安装的准确性，减少重复的手术步骤，提高整体手术效率[95, 96]。髋臼骨床的磨锉可以用 1～2 个髋臼锉完成，而不是连续的 5 个或更多个髋臼锉。Kamara 等回顾了医生在前方入路全髋关节置换术中的学习曲线，比较了他们的第一个前方入路病例，分别通过透视引导下和机器人辅助下进行关节置换。他们发现，尽管术者仍处在学习曲线内，但是髋臼假体的定位可以通过新技术应用来改善。透视引导的直接前方入路病例被发现有 84% 将髋臼假体放置在 Lewinnek 安全区内，而使用透视之前是 76%。机器人辅助手术显示，97% 的髋臼假体可以放置在安全区内。利用这些技术可以使外科医生克服他们早期的学习曲线[97]。同样，Illgen 等将徒手安装的前 100 例和后 100 例人工全髋关节置换术与前 100 例机器人辅助置换术的病例进行比较，比较三者之间的髋臼假体定位。其中 77% 的病例，机器人手臂辅助手术将髋臼假体放置在安全区内，而在晚期 100 例和早期 100 例病例中，安全区放置准确率分别为 45% 和 30%。此外，机器人辅助手术病例中没有脱位病例，而早期徒手放置的手术病例中脱位病例占 5%，后期的 100例徒手手术脱位病例占 3%[98]。

新技术应用不仅提高手术室效率，而且依据三维髋关节运动的动态显示新技术也能提高术前计划效率。动态三维关节运动规划允许外科医生在整个运动弧线中查看他们的模板测量计划，查看植入假体，并在术前更好地理解髋关节 – 脊柱关系，有效处理可能的假体撞击风险[99, 100]。

十三、结论

全髋关节置换术的效率是术前、术中和术后计划共同努力和执行的结果。在术前计划中，鉴别可改变的危险因素，术前进行患者优化可以获得更好的患者功能结果，最终可以更好地为患者提供医疗服务。细致的放射学评估和术前模板测量能为潜在的风险、术中可能遇到的挑战提供有价值的术前信息。外科医生和他 / 她的团队应预见到潜在的"气流"，为任何"飞行中的紧急情况"做好准备，有充分能力应对意外的发生。作为团队的领导者，主刀医生应该创造一个有明确步骤的手术流程，以顺利地进行每一台手术，使团队有着最小的冗余和减少错误的发生。通过关注关键步骤，如患者体位、止血、拉钩放置位置和镇痛方案，THA 手术正在以更快的恢复时间、更少的患者对麻药的需求量、更短的在院时间和更低的整体并发症发生率向前进行。

无论是手术医生还是接受 THA 的患者，未来都是光明的。在继续推动手术技术、不断提高患者体验的大路上，我们关节置换医师要敢于拥抱明天的变化，不断改进日常工作流程，提高效率。我们要以军队和航空业等成功机构例子为榜样，齐心团结、共同努力，为髋部疾病的患者、为受病痛折磨的病友提供最佳的医疗和护理。

参 考 文 献

[1] Husted H, Kristensen BB, Andreasen SE, Skovgaard Nielsen C, Troelsen A, Gromov K. Timedriven activity–based cost of outpatient total hip and knee arthroplasty in different set–ups. Acta Orthop. 2018;89(5):515–21.

[2] Volpin A, Khan O, Haddad FS. Theater cost is pound16/minute so what are you doing just standing there? J Arthroplast. 2016;31(1):22–6.

[3] Surace P, Sultan AA, George J, Samuel LT, Khlopas A, Molloy RM, et al. The association between operative time and short–term complications in total hip arthroplasty: an analysis of 89,802 surgeries. J Arthroplast. 2019;34(3):426–32.

[4] Duchman KR, Pugely AJ, Martin CT, Gao Y, Bedard NA, Callaghan JJ. Operative time affects short–term complications in total joint arthroplasty. J Arthroplast. 2017;32(4):1285–91.

[5] Wills BW, Sheppard ED, Smith WR, Staggers JR, Li P, Shah A, et al. Impact of operative time on early joint infection and deep vein thrombosis in primary total hip arthroplasty. Orthop Traumatol Surg Res. 2018;104(4):445–8.

[6] Wang Q, Goswami K, Shohat N, Aalirezaie A, Manrique J, Parvizi J. Longer operative time results in a higher rate of subsequent periprosthetic joint infection in patients undergoing primary joint arthroplasty. J Arthroplast. 2019;34(5):947–53.

[7] Sibia US, MacDonald JH, King PJ. Predictors of hospital length of stay in an enhanced recovery after surgery program for primary total hip arthroplasty. J Arthroplast. 2016;31(10):2119–23.

[8] Della Valle AG, Padgett DE, Salvati EA. Preoperative planning for primary total hip arthroplasty. J Am Acad Orthop Surg. 2005;13(7):455–62.

[9] Kee JR, Mears SC, Edwards PK, Barnes CL. Modifiable risk factors are common in early revision hip and knee arthroplasty. J Arthroplast. 2017;32(12):3689–92.

[10] Nussenbaum FD, Rodriguez–Quintana D, Fish SM, Green DM, Cahill CW. Implementation of preoperative screening criteria lowers infection and complication rates following elective total hip arthroplasty and total knee arthroplasty in a veteran population. J Arthroplast. 2018;33(1):10–3.

[11] Boraiah S, Joo L, Inneh IA, Rathod P, Meftah M, Band P, et al. Management of modifiable risk factors prior to primary hip and knee arthroplasty: a readmission risk assessment tool. J Bone Joint Surg Am. 2015;97(23):1921–8.

[12] Meneghini RM, Ziemba–Davis M, Ishmael MK, Kuzma AL, Caccavallo P. Safe selection of outpatient joint arthroplasty patients with medical risk stratification: the "outpatient arthroplasty risk assessment score". J Arthroplast. 2017;32(8): 2325–31.

[13] Ziemba–Davis M, Caccavallo P, Meneghini RM. Outpatient joint arthroplasty–patient selection: update on the outpatient arthroplasty risk assessment score. J Arthroplast. 2019;34(7S):S40–S3.

[14] Daniilidis K, Yao D, Gosheger G, Berssen C, Budny T, Dieckmann R, et al. Does BMI influence clinical outcomes after total knee arthroplasty? Technol Health Care. 2016;24(3): 367–75.

[15] Watts CD, Houdek MT, Wagner ER, Sculco PK, Chalmers BP, Taunton MJ. High risk of wound complications following direct anterior total hip arthroplasty in obese patients. J Arthroplast. 2015;30(12):2296–8.

[16] Yu S, Garvin KL, Healy WL, Pellegrini VD Jr, Iorio R. Preventing hospital readmissions and limiting the complications associated with total joint arthroplasty. J Am Acad Orthop Surg. 2015;23(11):e60–71.

[17] Courtney PM, Rozell JC, Melnic CM, Sheth NP, Nelson CL. Effect of malnutrition and morbid obesity on complication rates following primary total joint arthroplasty. J Surg Orthop Adv. 2016;25(2):99–104.

[18] Fu MC, D'Ambrosia C, McLawhorn AS, Schairer WW, Padgett DE, Cross MB. Malnutrition increases with obesity and is a stronger independent risk factor for postoperative complications: a propensity-adjusted analysis of total hip arthroplasty patients. J Arthroplast. 2016;31(11):2415–21.

[19] Fu MC, McLawhorn AS, Padgett DE, Cross MB. Hypoalbuminemia is a better predictor than obesity of complications after total knee arthroplasty: a propensity score–adjusted observational analysis. HSS J. 2017;13(1):66–74.

[20] Walls JD, Abraham D, Nelson CL, Kamath AF, Elkassabany NM, Liu J. Hypoalbuminemia more than morbid obesity is an independent predictor of complications after total hip arthroplasty. J Arthroplast. 2015;30(12):2290–5.

[21] Bohl DD, Shen MR, Kayupov E, Della Valle CJ. Hypoalbuminemia independently predicts surgical site infection, pneumonia, length of stay, and readmission after total joint arthroplasty. J Arthroplast. 2016;31(1):15–21.

[22] Groen VA, van de Graaf VA, Scholtes VA, Sprague S, van Wagensveld BA, Poolman RW. Effects of bariatric surgery for knee complaints in (morbidly)

obese adult patients: a systematic review. Obes Rev. 2015;16(2):161–70.

[23] Mantzios M, Wilson JC. Mindfulness, eating behaviours, and obesity: a review and reflection on current findings. Curr Obes Rep. 2015;4(1):141–6.

[24] Tobias DK, Chen M, Manson JE, Ludwig DS, Willett W, Hu FB. Effect of low–fat diet interventions versus other diet interventions on long–term weight change in adults: a systematic review and meta–analysis. Lancet Diabetes Endocrinol. 2015;3(12):968–79.

[25] Chrastil J, Anderson MB, Stevens V, Anand R, Peters CL, Pelt CE. Is hemoglobin A1c or perioperative hyperglycemia predictive of periprosthetic joint infection or death following primary total joint arthroplasty? J Arthroplast. 2015;30(7):1197–202.

[26] Hwang JS, Kim SJ, Bamne AB, Na YG, Kim TK. Do glycemic markers predict occurrence of complications after total knee arthroplasty in patients with diabetes? Clin Orthop Relat Res. 2015;473(5):1726–31.

[27] Tarabichi M, Shohat N, Kheir MM, Adelani M, Brigati D, Kearns SM, et al. Determining the threshold for HbA1c as a predictor for adverse outcomes after total joint arthroplasty: a multicenter, retrospective study. J Arthroplasty. 2017;32(9S):S263–S7.e1

[28] Ben–Ari A, Chansky H, Rozet I. Preoperative opioid use is associated with early revision after total knee arthroplasty: a study of male patients treated in the veterans affairs system. J Bone Joint Surg Am. 2017;99(1):1–9.

[29] Noticewala MS, Nyce JD, Wang W, Geller JA, Macaulay W. Predicting need for allogeneic transfusion after total knee arthroplasty. J Arthroplast. 2012;27(6):961–7.

[30] Hsu CH, Lin PC, Kuo FC, Wang JW. A regime of two intravenous injections of tranexamic acid reduces blood loss in minimally invasive total hip arthroplasty: a prospective randomised double–blind study. Bone Joint J. 2015;97–B(7):905–10.

[31] Fillingham YA, Ramkumar DB, Jevsevar DS, Yates AJ, Shores P, Mullen K, et al. The efficacy of tranexamic acid in total hip arthroplasty: a network meta–analysis. J Arthroplast. 2018;33(10):3083–9.e4

[32] Fillingham YA, Ramkumar DB, Jevsevar DS, Yates AJ, Bini SA, Clarke HD, et al. Tranexamic acid in total joint arthroplasty: the endorsed clinical practice guides of the American Association of Hip and Knee Surgeons, American Society of Regional Anesthesia and Pain Medicine, American Academy of Orthopaedic Surgeons, Hip Society, and Knee Society. Reg Anesth Pain Med. 2019;44(1):7–11.

[33] Gold HT, Slover JD, Joo L, Bosco J, Iorio R, Oh C. Association of depression with 90–day hospital readmission after total joint arthroplasty. J Arthroplast.

2016;31(11):2385–8.

[34] Klement MR, Nickel BT, Penrose CT, Bala A, Green CL, Wellman SS, et al. Psychiatric disorders increase complication rate after primary total knee arthroplasty. Knee. 2016;23(5): 883–6.

[35] Ricciardi BF, Oi KK, Daines SB, Lee YY, Joseph AD, Westrich GH. Patient and perioperative variables affecting 30–day readmission for surgical complications after hip and knee arthroplasties: a matched cohort study. J Arthroplast. 2017;32(4): 1074–9.

[36] Riddle DL, Wade JB, Jiranek WA, Kong X. Preoperative pain catastrophizing predicts pain outcome after knee arthroplasty. Clin Orthop Relat Res. 2010;468(3):798–806.

[37] Moller AM, Villebro N, Pedersen T, Tonnesen H. Effect of preoperative smoking intervention on postoperative complications: a randomised clinical trial. Lancet. 2002;359(9301): 114–7.

[38] Duchman KR, Gao Y, Pugely AJ, Martin CT, Noiseux NO, Callaghan JJ. The effect of smoking on short–term complications following total hip and knee arthroplasty. J Bone Joint Surg Am. 2015;97(13):1049–58.

[39] Sahota S, Lovecchio F, Harold RE, Beal MD, Manning DW. The effect of smoking on thirty–day postoperative complications after total joint arthroplasty: a propensity score–matched analysis. J Arthroplast. 2018;33(1):30–5.

[40] Singh JA. Smoking and outcomes after knee and hip arthroplasty: a systematic review. J Rheumatol. 2011;38(9):1824–34.

[41] Surgeons AAoHaK. Opioid use for the treatment of osteoarthritis of the hip and knee. http:// www.aahks. org2019.

[42] Rozell JC, Courtney PM, Dattilo JR, Wu CH, Lee GC. Preoperative opiate use independently predicts narcotic consumption and complications after total joint arthroplasty. J Arthroplast. 2017;32(9):2658–62.

[43] Halawi MJ, Vovos TJ, Green CL, Wellman SS, Attarian DE, Bolognesi MP. Opioid–based analgesia: impact on total joint arthroplasty. J Arthroplast. 2015;30(12):2360–3.

[44] Kim KY, Anoushiravani AA, Chen KK, Roof M, Long WJ, Schwarzkopf R. Preoperative chronic opioid users in total knee arthroplasty–which patients persistently abuse opiates following surgery? J Arthroplast. 2018;33(1):107–12.

[45] Sing DC, Barry JJ, Cheah JW, Vail TP, Hansen EN. Long–acting opioid use independently predicts perioperative complication in total joint arthroplasty. J Arthroplast. 2016;31(9 Suppl):170–4.e1.

[46] Berbari EF, Osmon DR, Carr A, Hanssen AD,

Baddour LM, Greene D, et al. Dental procedures as risk factors for prosthetic hip or knee infection: a hospital–based prospective case–control study. Clin Infect Dis. 2010;50(1):8–16.

[47] Chen AF, Heyl AE, Xu PZ, Rao N, Klatt BA. Preoperative decolonization effective at reducing staphylococcal colonization in total joint arthroplasty patients. J Arthroplast. 2013;28(8 Suppl):18–20.

[48] Chen AF, Wessel CB, Rao N. Staphylococcus aureus screening and decolonization in orthopaedic surgery and reduction of surgical site infections. Clin Orthop Relat Res. 2013;471(7):2383–99.

[49] Moroski NM, Woolwine S, Schwarzkopf R. Is preoperative staphylococcal decolonization efficient in total joint arthroplasty. J Arthroplast. 2015;30(3): 444–6.

[50] Sporer SM, Rogers T, Abella L. Methicillin–resistant and methicillin–sensitive Staphylococcus aureus screening and decolonization to reduce surgical site infection in elective total joint arthroplasty. J Arthroplast. 2016;31(9 Suppl):144–7.

[51] Phillips JH, Albregts AE, Kling TF Jr, Cohen MJ. Digital radiography in pediatric orthopaedics: a prospective, controlled, and randomized trial. J Pediatr Orthop. 1994;14(3): 377–80.

[52] Wako Y, Nakamura J, Miura M, Kawarai Y, Sugano M, Nawata K. Interobserver and intraobserver reliability of three–dimensional preoperative planning software in total hip arthroplasty. J Arthroplast. 2018;33(2):601–7.

[53] Hassani H, Cherix S, Ek ET, Rudiger HA. Comparisons of preoperative three–dimensional planning and surgical reconstruction in primary cementless total hip arthroplasty. J Arthroplast. 2014;29(6):1273–7.

[54] Sariali E, Mouttet A, Pasquier G, Durante E, Catone Y. Accuracy of reconstruction of the hip using computerised three–dimensional pre–operative planning and a cementless modular neck. J Bone Joint Surg Br. 2009;91(3):333–40.

[55] Administration FA. Introduction to scenario–based training. https://www.faasafety.gov/ files/gslac/library/ documents/2007/Sep/19529/Introduction%20to%20 Scenario–Based%20 Training.pdf, Federal Aviation Administration; 2007.

[56] Administration FA. Handling abnormal and emergency situations. https://www.faa.gov/ news/ safety_briefing/2010/media/NovDec2010.pdf, Federal Aviation Administration; 2010.

[57] Abdel MP, Watts CD, Houdek MT, Lewallen DG, Berry DJ. Epidemiology of periprosthetic fracture of the femur in 32 644 primary total hip arthroplasties: a 40–year experience. Bone Joint J. 2016;98–B(4):461–7.

[58] Moroni A, Faldini C, Piras F, Giannini S. Risk factors for intraoperative femoral fractures during total hip replacement. Ann Chir Gynaecol. 2000;89(2):113–8.

[59] Khanuja HS, Vakil JJ, Goddard MS, Mont MA. Cementless femoral fixation in total hip arthroplasty. J Bone Joint Surg Am. 2011;93(5):500–9.

[60] Kolb A, Grubl A, Schneckener CD, Chiari C, Kaider A, Lass R, et al. Cementless total hip arthroplasty with the rectangular titanium Zweymuller stem: a concise follow–up, at a minimum of twenty years, of previous reports. J Bone Joint Surg Am. 2012;94(18):1681–4.

[61] Park MS, Choi BW, Kim SJ, Park JH. Plasma spray–coated Ti femoral component for cementless total hip arthroplasty. J Arthroplast. 2003;18(5):626–30.

[62] Schuh A, Schraml A, Hohenberger G. Long–term results of the Wagner cone prosthesis. Int Orthop. 2009;33(1):53–8.

[63] Belmont PJ Jr, Goodman GP, Kusnezov NA, Magee C, Bader JO, Waterman BR, et al. Postoperative myocardial infarction and cardiac arrest following primary total knee and hip arthroplasty: rates, risk factors, and time of occurrence. J Bone Joint Surg Am. 2014;96(24):2025–31.

[64] Biant LC, Bruce WJ, Assini JB, Walker PM, Walsh WR. The anatomically difficult primary total hip replacement: medium– to long–term results using a cementless odular stem. J Bone Joint Surg Br. 2008;90(4):430–5.

[65] Sculco PK, Cottino U, Abdel MP, Sierra RJ. Avoiding hip instability and limb length discrepancy after total hip arthroplasty. Orthop Clin North Am. 2016;47(2):327–34.

[66] Suarez JC, Al–Mansoori AA, Borroto WJ, Villa JM, Patel PD. The practice of overlapping surgery is safe in total knee and hip arthroplasty. JB JS Open Access. 2018;3(3):e0004.

[67] George J, Newman JM, Faour M, Messner W, Klika AK, Barsoum WK, et al. Overlapping lower extremity total joint arthroplasty does not increase the risk of 90–day complications. Orthopedics. 2018;41(5):e695–700.

[68] Cima RR, Brown MJ, Hebl JR, Moore R, Rogers JC, Kollengode A, et al. Use of lean and six sigma methodology to improve operating room efficiency in a high–volume tertiary–care academic medical center. J Am Coll Surg. 2011;213(1):83–92; discussion 3–4.

[69] Attarian DE, Wahl JE, Wellman SS, Bolognesi MP. Developing a high–efficiency operating room for total joint arthroplasty in an academic setting. Clin Orthop Relat Res. 2013;471(6):1832–6.

[70] Pulido RW, Kester B, Schwarzkopf R. Effects of intervention and team culture on operating room traffic.

Qual Manag Health Care. 2017;26(2):103–7.

[71] Xiao Y, Jones A, Zhang BB, Bennett M, Mears SC, Mabrey JD, et al. Team consistency and occurrences of prolonged operative time, prolonged hospital stay, and hospital readmission: a retrospective analysis. World J Surg. 2015;39(4):890–6.

[72] Maruthappu M, Duclos A, Zhou CD, Lipsitz SR, Wright J, Orgill D, et al. The impact of team familiarity and surgical experience on operative efficiency: a retrospective analysis. J R Soc Med. 2016;109(4):147–53.

[73] Stockert EW, Langerman A. Assessing the magnitude and costs of intraoperative inefficiencies attributable to surgical instrument trays. J Am Coll Surg. 2014;219(4):646–55.

[74] Capra R, Bini SA, Bowden DE, Etter K, Callahan M, Smith RT, et al. Implementing a perioperative efficiency initiative for orthopedic surgery instrumentation at an academic center: a comparative before–and–after study. Medicine (Baltimore). 2019;98(7):e14338.

[75] Falez F, Meo A, Panegrossi G, Favetti F, La Cava F, Casella F. Blood loss reduction in cementless total hip replacement with fibrin spray or bipolar sealer: a randomised controlled trial on ninety five patients. Int Orthop. 2013;37(7):1213–7.

[76] Marulanda GA, Ulrich SD, Seyler TM, Delanois RE, Mont MA. Reductions in blood loss with a bipolar sealer in total hip arthroplasty. Expert Rev Med Devices. 2008;5(2):125–31.

[77] Thoms RJ, Marwin SE. The role of fibrin sealants in orthopaedic surgery. J Am Acad Orthop Surg. 2009;17(12):727–36.

[78] Morris MJ, Barrett M, Lombardi AV Jr, Tucker TL, Berend KR. Randomized blinded study comparing a bipolar sealer and standard electrocautery in reducing transfusion requirements in anterior supine intermuscular total hip arthroplasty. J Arthroplast. 2013;28(9):1614–7.

[79] Zeh A, Messer J, Davis J, Vasarhelyi A, Wohlrab D. The Aquamantys system––an alternative to reduce blood loss in primary total hip arthroplasty? J Arthroplast. 2010;25(7):1072–7.

[80] Dorr LD, Malik A, Dastane M, Wan Z. Combined anteversion technique for total hip arthroplasty. Clin Orthop Relat Res. 2009;467(1):119–27.

[81] Faour M, Khlopas A, Elmallah RK, Chughtai M, Kolisek FR, Barrington JW, et al. The role of barbed sutures in wound closure following knee and hip arthroplasty: a review. J Knee Surg. 2018;31(9):858–65.

[82] Maheshwari AV, Naziri Q, Wong A, Burko I, Mont MA, Rasquinha VJ. Barbed sutures in total knee arthroplasty: are these safe, efficacious, and cost–effective? J Knee Surg. 2015;28(2):151–6.

[83] Smith EL, DiSegna ST, Shukla PY, Matzkin EG. Barbed versus traditional sutures: closure time, cost, and wound related outcomes in total joint arthroplasty. J Arthroplast. 2014;29(2):283–7.

[84] Borzio RW, Pivec R, Kapadia BH, Jauregui JJ, Maheshwari AV. Barbed sutures in total hip and knee arthroplasty: what is the evidence? A meta–analysis. Int Orthop. 2016;40(2):225–31.

[85] Rui M, Zheng X, Sun SS, Li CY, Zhang XC, Guo KJ, et al. A prospective randomised comparison of 2 skin closure techniques in primary total hip arthroplasty surgery. Hip Int. 2018;28(1):101–5.

[86] Thacher RR, Herndon CL, Jennings EL, Sarpong NO, Geller JA. The impact of running, monofilament barbed suture for subcutaneous tissue closure on infection rates in total hip arthroplasty: a retrospective cohort analysis. J Arthroplast. 2019;34:2006.

[87] Li J, Li HB, Zhai XC, Qin L, Jiang XQ, Zhang ZH. Topical use of topical fibrin sealant can reduce the need for transfusion, total blood loss and the volume of drainage in total knee and hip arthroplasty: a systematic review and meta–analysis of 1489 patients. Int J Surg. 2016;36(Pt A):127–37.

[88] Grosso MJ, Berg A, LaRussa S, Murtaugh T, Trofa DP, Geller JA. Silver–impregnated occlusive dressing reduces rates of acute periprosthetic joint infection after total joint arthroplasty. J Arthroplast. 2017;32(3):929–32.

[89] von Dincklage F, Jakuscheit A, Weth J, Lichtner G, Jurth C, Rehberg–Klug B. Higher doses of intraoperative analgesia are associated with lower levels of persistent pain and less analgesic consumption six months after total hip arthroplasty. Eur J Pain. 2018;22(4):691–9.

[90] Mont MA, Beaver WB, Dysart SH, Barrington JW, Del Gaizo DJ. Local infiltration analgesia with liposomal bupivacaine improves pain scores and reduces opioid use after total knee arthroplasty: results of a randomized controlled trial. J Arthroplast. 2018;33(1):90–6.

[91] Danoff JR, Goel R, Henderson RA, Fraser J, Sharkey PF. Periarticular ropivacaine cocktail is equivalent to liposomal bupivacaine cocktail in bilateral total knee arthroplasty. J Arthroplast. 2018;33(8):2455–9.

[92] Barrington JW, Emerson RH, Lovald ST, Lombardi AV, Berend KR. No difference in early analgesia between liposomal bupivacaine injection and intrathecal morphine after TKA. Clin Orthop Relat Res. 2017;475(1):94–105.

[93] Klement MR, Rondon AJ, McEntee RM, Kheir M, Austin MS. Web–based, self–directed physical

therapy after total hip arthroplasty is safe and effective for most, but not all. Patients J Arthroplasty. 2019;34(3):513–6.

[94] Zhang J, Dushaj K, Rasquinha VJ, Scuderi GR, Hepinstall MS. Monitoring surgical incision sites in orthopedic patients using an online physician–patient messaging platform. J Arthroplasty. 2019;34(9): 1897–900.

[95] Nodzo SR, Chang CC, Carroll KM, Barlow BT, Banks SA, Padgett DE, et al. Intraoperative placement of total hip arthroplasty components with robotic–arm assisted technology correlates with postoperative implant position: a CT–based study. Bone Joint J. 2018;100–B(10):1303–9.

[96] Bradley MP, Benson JR, Muir JM. Accuracy of acetabular component positioning using computer–assisted navigation in direct anterior total hip arthroplasty. Cureus. 2019;11(4):e4478.

[97] Kamara E, Robinson J, Bas MA, Rodriguez JA, Hepinstall MS. Adoption of robotic vs fluoroscopic guidance in total hip arthroplasty: is acetabular positioning improved in the learning curve? J Arthroplast. 2017;32(1):125–30.

[98] Illgen RLN, Bukowski BR, Abiola R, Anderson P, Chughtai M, Khlopas A, et al. Robotic–assisted total hip arthroplasty: outcomes at minimum two–year follow–up. Surg Technol Int. 2017;30:365–72.

[99] Inaba Y, Kobayashi N, Suzuki H, Ike H, Kubota S, Saito T. Preoperative planning for implant placement with consideration of pelvic tilt in total hip arthroplasty: postoperative efficacy evaluation. BMC Musculoskelet Disord. 2016;17:280.

[100] Schmid J, Chenes C, Chague S, Hoffmeyer P, Christofilopoulos P, Bernardoni M, et al. MyHip: supporting planning and surgical guidance for a better total hip arthroplasty : a pilot study. Int J Comput Assist Radiol Surg. 2015;10(10):1547–56.

第 13 章　膝关节置换术的效率

Efficiency in Knee Surgery

Dexter K. Bateman　Robert W. Dow　Alfred J. Tria　著

一、概述

全膝置换术（TKA）是一种成功治疗终末期退行性关节疾病的外科手术方法。预计到 2030 年[1]，美国的年手术量将 > 100 万台。同时，在不断发展的基于价值的健康保障体系中，需求匹配则需要通过提高 TKA 手术所有阶段的效率、最大化手术疗效和患者满意度，同时降低成本来实现。优化基于系统的临床路径，改进外科手术技术和应用新技术，可以提高 TKA 的效率，同时尽量减少并发症，允许快速康复和术后早期出院。

效率非常重要高效手术室（OR）与降低并发症发生率和改善患者的结果息息相关[2, 3]。手术室效率可以用"利用时间"来衡量（麻醉、手术间准备和周转的总 OR 时间与实际手术时间相比）[4]。最大限度地利用时间需要外科医生、医院人员、麻醉科医师和器械代表的共同协作。效率也非常必要，对于非常复杂的手术，手术室的成本费用高达每分钟 80 美元[5, 6]。

Attarian 等回顾了如何制定用于关节置换术（TJA）高效手术的策略[7]。其中手术安排和手术间调度策略有助于将固定的时间分配区间与特定手术的特定医生其历史手术时间相匹配。

及时进行术前医疗优化，对患者给予术前提醒，遵守既定的围术期协议，均有助于减少手术的临时取消[8-10]。术前教育计划可以设定合理的患者期望值，缓解照顾者的焦虑，优化支持性心理社会家庭环境，从而促进康复和早期出院[8]。充足和组织良好的辅助人员配置可以加快手术接台和准备过程，并加速患者术后进入到复苏区的流程[9]。

脊髓麻醉、局部神经阻滞和静脉通道的建立最好在患者进入手术间之前完成。已经证明靠近 OR 的单独的"预麻间"可以允许上一台手术进行同时对下一台手术进行诱导麻醉，可以减少病例之间的非手术时间延迟（改善利用时间），增加在正常工作日手术的病例数量[11-14]。应用多模式镇痛和区域麻醉，包括关节周围注射，可减少 TKA 术后毒麻药物的使用、减少住院时间[8]。氨甲环酸（TXA）可减少术后失血和输血，如果没有已知的禁忌证，应根据美国骨科医师学会（AAOS）指南使用[15]。

一个熟悉手术常规和手术器械的专门骨科手术团队也被证明可以减少手术和周转时间，而不增加不良事件的发生[7, 16]。那些节省时间的小改进能提高员工满意度。使用"秋千样推动"（swing）或平行手术模式外加明确分工协作一致的外科团队，可以获得最大的每日 TKA 手术量[3, 13, 16]。Cendan 和 Good 对手术室周转时间进行了多学科工作流程分析和优化，他们改进器械管理和防止术后患者转移到麻醉复苏室的延迟，可以为每台手术节省 16min 的周转时间，平均每天增加 0.5 例手术量[17]。

高效手术需要一个外科医生领导下的团队努力；需要协调所有利益相关者，以促进手术室效率的提高；需要通过流程和资源分析，改进团队交流，加强团队工作，并行处理问题[2, 3, 18]；需要经常进行流程评估，追求持续改善和保持最高水平的医疗质量[10]。加速康复临床治疗路径、仔细选择患者和提高手术效率，可以带来安全有效的门诊快速恢复 TKA[8, 19-21]。

从术前优化和麻醉考虑促进术后康复的进一步系统性策略，将在单独章节详细介绍。本章主要讨论基于循证医学的外科手术技术和术中考量，以提高 TKA 手术效率。

二、止血带

气囊止血带在 TKA 中用于减少手术失血、提高术野清晰度，并且有利于骨水泥硬化[22, 23]。已有多项研究证明使用止血带可以限制术中失血[23-27]。

然而，总失血量（术中＋术后出血）似乎随着止血带的使用反而增加[22-24, 26-28]。这种增加被认为是由于止血带释放后激活纤维蛋白溶解所致[28, 29]。有学者 Meta 分析了在使用止血带和不使用止血带的情况下相似的输血需求[23, 25]。另一项随机对照试验（RCT）的 Meta 分析显示，应用止血带组手术时间明显更长（95%CI 3.53～11.64min；P=0.0002），总失血量更大（95%CI 134～234ml；$P < 0.0001$），但在伤口闭合前止血带放气，而不是在敷料后放气[30]，并发症的发生率降低了。

无止血带 TKA 可以减轻术后疼痛并改善早期膝关节功能，有助于快速康复。应用视觉模拟疼痛量表（VAS）进行大腿疼痛评分，无止血带组术后 2～3 周疼痛显著降低，功能结局得到改善[27, 31-34]。无止血带 TKA 可以在术后早期提前直腿抬高的时间，改善膝盖的运动范围

（ROM）[27, 32]。相比较之下，止血带的使用与伤口愈合障碍、神经麻痹和增加血栓栓塞事件的发生率有关 [23, 25, 26]。

尽管对水泥覆盖层厚度的最终影响尚存争议，但人们认为在 TKA 期间使用止血带可通过促进骨表面干燥进行固结来改善水泥渗透性。Pfitzner 等报道，使用止血带时胫骨水泥套的中位厚度较高（14.2mm vs. 13mm；P=0.009）[33]，而其他报道发现常规 TKA 使用止血带和无止血带 TKA 之间无显著差异 [31, 35]。3 项随机试验使用放射立体分析法（RSA）评估了有无止血带的 TKA 后胫骨假体的移位情况，术后 3～6 个月、1 年和 2 年的平移、旋转或最大总点运动均无显著差异 [34, 36, 37]。另一方面，止血带的使用对 TKA 的影响和长期植入物的存活率尚无文献报道。似乎无止血带的 TKA 与减少的失血量和较少的术后并发症相关，且植入物固定的风险最小。无止血带手术对无菌性松动是否有长期效果尚需进一步研究，但止血带的常规使用应被严格评估。

三、手术入路

TKA 最常用的外科手术方法是内侧髌旁关节囊切开入路（MPPA），它可提供良好的暴露，为大多数外科医生所熟悉 [38]。采用股四头肌保留（QS）技术可以避免向外侧牵开伸膝装置，避免股四头肌或肌腱切开（图 13-1）。该方法是由微创手术（MIS）的支持者推动的，理由是 MIS 减轻术后疼痛、改善髌骨轨迹和膝关节活动范围（ROM）、促进功能更快恢复 [39, 40]。

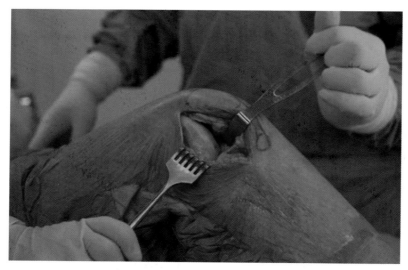

▲ 图 13-1　保留股四头肌（QS）的内侧膝关节切开入路

但是，使用 MIS 技术，仍然有造成皮肤损伤、假体位置不佳和术中显露不良等方面的担忧[40-42]。对严重肥胖、低位髌骨、屈曲挛缩和先前曾行截骨术的患者，应当禁用 QS 技术[43,44]。

Tomek 等对 129 名 TKA 患者采用 QS 技术，随机分成股内侧肌下方入路组和常规内侧髌旁入路组（MPPA）。虽然 QS 技术在早期恢复期（< 3 天）报告疼痛明显减轻，但两组之间均未观察到明显的功能优势或阿片类药物用量的显著差异[45]。对随机对照试验（RCT）进行的系统评价和 Meta 分析发现，采用股内侧肌下方入路的患者与 MPPA 相比，表现出较早恢复的直腿抬高（1.7 天前，95%CI 1.04～2.33；$P < 0.001$），第一天疼痛评分较低（0.8 分获益，95%CI 0.22～1.35；$P=0.006$）和 7 天的 ROM 改善（7°；95%CI 3.2°～10.7°；$P < 0.0005$）。采用股四头肌下方入路的患者观察到较少的外侧松解（OR 0.36，95%CI 0.19～0.68；$P=0.001$）和较少的围术期失血（58ml；95%CI 10.5～106.4；$P=0.02$），但是手术时间相对延长（10min；95%CI 3.88～15.57；$P=0.001$）[38]。

与 MPPA 相比，采用经股内侧肌入路时在早期疼痛管理和膝关节 ROM 增大方面具有早期优势，缺点是手术时间更长[46]。但在术后 6 周的评估对比中，QS 方法的任何功能优势似乎都被否定了[38,44,46]。另外，与 MPPA 相比，QS 方法与假体置入位置不良发生率较高相关。对 RCT 进行的 Meta 分析显示，QS 与 MPPA 相比，股骨（OR 4.92，95%CI 1.62～14.96；$P=0.005$）和胫骨假体（OR 4.34，95%CI 1.42～13.29；$P=0.01$），以及机械轴（OR 4.77，95%CI 1.66～13.36；$P=0.004$）具有更高的偏离值[41]。

大多数研究表明髌骨翻转和牵开之间没有显著差异。Reid 等在一项前瞻性随机双盲研究中，有 68 名患者通过标准 MPPA 进行了 TKA，分别采用髌骨翻转和牵开。患者在住院时间、假体位置、Insall-Salvati 比和胫骨后倾等方面，在临床上没有显著差异[39]。

然而，在髌骨牵开的队列中观察到髌腱损伤和假体位置不良的风险增加，胫骨假体外侧悬挂的比例更高。Jenkins 等在另一项随机前瞻性研究中发现，髌骨牵开并没有带来更高的股四头肌术后力量、ROM 或影像学上的髌骨低位或髌骨倾斜[47]。Meta 分析发现：髌骨翻转的止血带应用时间明显缩短（5.5min；95%CI 1.9～9.1），但对股四头肌力量没有影响，皮肤切口长度却略有增加[30]。

基于这些发现，似乎没有哪种入路是 TKA 最好的入路，其选择应基于患者的具体考虑和外科医生的经验，以最大限度地提高手术效率。应用 MIS 软组织处理原则可减少软组织损伤，但对髌骨翻转者建议需提供足够的术野显露以保证快速截骨，并确保准确一致的假体放置位置。

四、假体的考量

有多种技术可帮助外科医生获得所需的假体位置和机械力线，包括传统的髓外（EM）和髓内（IM）定位器、计算机辅助手术（CAS）导航系统、患者专用器械（PSI），以及依据模板测量定制（TDI）的一次性工具（SU）。简化手术器械可减少托盘总数、减少器械的搬运、减少存储和灭菌，从而提高 TKA 的效率[48]。

五、计算机辅助外科手术

计算机辅助手术（CAS）导航已经用于辅助 TKA 术中假体定位[49]。CAS 的 3 个主要类型包括基于影像的大型控制台导航、无须图像的大控制台导航和基于加速度计算的手持系统。与传统 TKA 中的仪器相比，基于图像的和无图像的大型控制台导航系统均已被证明可减少力线偏离，并能提供更好的精度和准度[49-51]。对 2541 名患者进行系统评价，对比总体机械力线偏离中立位 3° 以上的发生率，发现应用 CAS 手术的患者发生率为 12.8%，而传统 TKA 患者发生率为 30.1%（$P < 0.001$）[51]。但是，CAS 学习曲线长，手术时间更长，需要更多的资本投入来购买额外的导航系统，某些导航系统中应用切口外定位针存在潜在骨折风险[49]，在改善功能预后和（或）降低长期翻修率方面，仍缺乏明确的临床优势证据。最近的一项系统评价发现，CAS 中期随访时功能结局评分在统计学上有显著差异但在临床上功能结局评分没有显著增加[52]。与传统的 TKA 相比，CAS 的止血带应用时间至少增加了 12min，成本增加了 1500 美元。

六、个体定制化工具

患者个体定制化器械（PSI）利用术前先进的影像资料如磁共振成像（MRI）或计算机断层扫描（CT）来生成特定于患者的截骨导板（图 13-2）[53]。PSI 的优点包括假体冠状力线的准确性更高，偏离病例减少，并且能缩短手术时间和缩短周转率来提高手术效率。多位作者认为使用 PSI 可显著减少手术时间（6～20min）和总手术时间（15～28min）[3, 48, 50, 53-57]。由于减少了所需的托盘数量，因此减少了周转时间和手术间准备时间，从而使工作人员能够协助完成其他任务[48, 53, 55]。

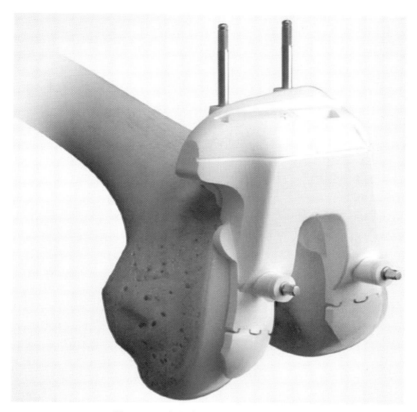

▲ 图 13-2　患者个体化定制的股骨截骨块

其他作者没有发现使用 PSI 可以节省大量的手术时间[58-62]。一项系统综述表明，与传统的器械相比，PSI 可以实现较好的冠状面力线，所需的手术托盘更少，但不能一致性地减少手术时间[63]。此外，Stronach 等报道了使用 PSI 的技术难度，术中在确定诸如截骨量、力线维持、比照假体大小时，平均需要 2.4 次调整（77% 的股骨和 52% 的胫骨）[62]。

韧带的平衡、软组织的松解、正确的假体固定和假体旋转对于成功使用 PSI 仍然是必要的且是至关重要的。

PSI 的成本差异很大。Barrack 等研究发现，在该医院系统中，因手术时间和假体植入物灭菌而节省的 322 美元成本被 MRI 的额外成本（400 美元增至 1250 美元）和截骨导板的制造成本（950 美元）所超过[58]。其他作者认为提高 PSI 的手术室效率可以节省费用，从而抵消了定制截骨模块和术前高级影像成像的成本[53]。成本效益很大程度上取决于器械托盘灭菌成本和手术室的每分钟成本。Slover 等利用 Markov 模型确定，要使 PSI 变得具有更高的成本效益，必须使 20 年翻修率比传统的 TKA 降低 50%[64]。临床结果是否能够证明额外费用产生的合理性，需要在广泛采用之前进一步研究。

七、基于加速计的导航

基于便携式加速计的设备（PAD）已作为一种更微创更简单的技术而被引入，以执行精确导航的 TKA（图 13-3）。多项研究表明，与经过验证的 CAS 系统相比，使用 PAD 在机械力线和假体位置方面具有相似的准确性，同时减少了手术时间并降低了成本[65, 66]。Nam 等报道了一项随机对照试验，其中包括 100 名使用 Knee Align（OrthAlign Inc., Aliso Viejo，CA）的 PAD

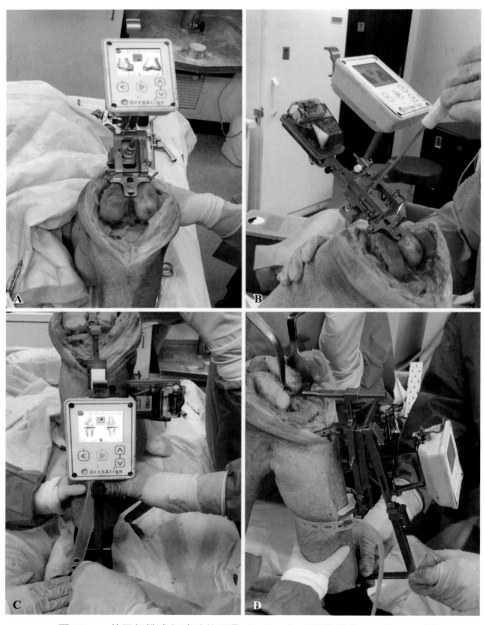

▲ 图 13-3　基于便携式加速计的股骨（A 和 B）和胫骨截骨（C 和 D）导航

或髓外（EM）胫骨力线杆接受 TKA 的患者。精确度方面，使用 PAD 组植入的胫骨假体中有 95.7% 位于冠状面中立对线 2° 以内，而在髓外力线杆组中则为 68.1%（P < 0.001）。相对于 72.1% 的 EM，95% 的 PAD 胫骨组件的胫骨后倾在 2° 以内（P=0.007）。但是，使用基于加速计系统使进行胫骨截骨术所需的时间平均增加了 3.7min。在类似的前瞻性 RCT 中，Gharaibeh 等发现基于 PAD 截骨和常规器械的冠状面对线和手术时间相似[67]。

八、术前模板测量

术前准确的 TKA 模板测量可帮助手术团队在术前预测必要的器械和假体型号，减少总的手术时间、减少灭菌器械数量和手术所需的现场库存[68]。尽管传统的透明塑料模板和数字模板都已被证明是确定 TKA 组件尺寸的准确工具，但由于需要真实放大率的正位 X 线片，因此许多医生并没有常规使用它们[69–71]。目前已经开发了一种基于患者特定人口统计学信息的数字模型，以替代模板测量来准确预测假体的大小[71–73]。

Ren 等在研究中用患者的性别、年龄、体重和身高创建了一个统计模型，该模型在 > 92% 的病例中能准确预测一个尺寸内的胫骨假体尺寸。Sershon 等对 474 名患者进行了基于人口统计学的 TKA 植入物尺寸计算器的前瞻性验证。胫骨和股骨的准确度分别为 97% 和 95%，在预测值的 ±2 范围内。作者的结论是，该模型提供了一种验证模板测量假体大小的安全便捷方法。有关术前数字模板策略的文献综述报道了准确的股骨假体尺寸（42%～83%），±1 号股骨假体（92%～100%），准确胫骨假体尺寸（48%～90%）和 ±1 号胫骨（99%～100%）[68]。

九、模板引导器械（TDI）

模板引导器械（template-directed instrumentation，TDI）可通过预先选择植入假体的型号来简化手术室工作流程并降低成本，最大限度地减少特定病例所需的器械托盘数量[74]。减少托盘数量与加快术前准备、减少手术间周转时间相关，手术室员工与器械公司代表良好协作可以提高器械托盘存储和灭菌的物流效率[69, 71, 75]。Hsu 等与手术团队成员和供应商共享术前模板组件的大小，已将必要的托盘数量压缩了 60%，因而 1 年内节省成本 9612 美元[75]。McLawhorn 等开发了一种经济决策模型，确定 ≥ 50% 的 TKA 术前模板估计需要为 ±1 植入物大小才能以经济有效的方式利用 TDI。这些作者还观察到与既往历史队列相比，其 OR 转换时间（6min）和总手术时间（14min）有统计学上的显著改善[68]。

十、一次性器械使用

一次性（single-use SU）无菌包装器械是提高 TKA 器械效率的另一种策略（图 13-4）。一次性无菌器械最终可减少托盘灭菌、物流进出、器械处理的需求，从而改善 OR 准备和周转时间[55, 59, 76, 77]。Siegel 等认为，一次性器械使用与可重复使用的 TKA 仪器相比，总共可节省 30min 的 OR 时间，并节省 480～600 美元的成本，使用一次性器械的手术感染率明显减少（0.2% vs. 3%；$P=0.006$）[77]。Abane 等发现，使用一次性器械与 PSI 器械的手术时间和机械对线恢复相似[59]。Goldberg 及其同事使用概率建模技术分析了一次性器械对 TKA 的后勤影响和经济意义。SU 的平均总成本节省费用为每箱 994 美元，这主要是由托盘灭菌和管理成本缩减推动的。作者还发现，由于 SU 应用，平均周转时间节省了 17.5min，在同一时间范围内，有 11%～51% 的情

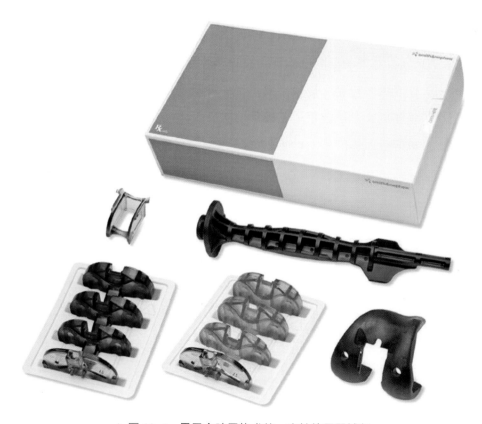

▲ 图 13-4　用于全膝置换术的一次性使用器械包

况下能够多进行一例额外的外科手术[78]。相比传统消毒的器械，SU 器械具有巨大潜力，它显著提高时间和效率，提供可靠的 TKA 手术。然而，托盘灭菌成本和员工工资的变化极大地影响了在不同医疗保健体系中使用 SU 仪器节省成本的可能性。

十一、切口闭合

高质量的切口闭合对于 TKA 成功快速恢复、更积极的康复和更早的出院影响明显。成功闭合切口的目的是增强愈合的潜力、减少伤口引流、防止感染、允许早期运动，并使瘢痕更加美观。目前还没有最佳的闭合技术共识，但是人们对双向倒刺缝合给予了极大关注，这种缝合方式可以在无张力的情况下进行无结缝合[79-83]。多项生物力学研究表明，带刺缝合线可提供更高水密性的关节囊封闭，与标准间断缝合线修复相比，其应对周期性负荷的强度更大[84-86]。

Gililland 等在 411 名患者的多中心 RCT 研究中，比较了倒刺线和标准间断缝合技术效果。倒刺线队列平均缝合时间较短（9.8min vs. 14.5min；$P < 0.001$），成本节省（ 324 美元 vs. 419 美元；$P < 0.001$）主要节省了 OR 时间。各组之间的早期并发症和功能结果是相似的[80]。另一项关于双侧 TKA 的前瞻性随机对照研究报道，使用带刺缝线进行深部和浅部闭合术可节省 5min 的时间（$P < 0.001$），每例节省成本 175 美元[81]。对 TKA 闭合方法的两个系统评价表明，与常规缝合相比，带倒刺的缝合可以更快地进行关节囊缝合术，术后并发症发生率相似[82, 83]。钉皮钉可以获得进行最快的表皮闭合，而皮肤胶黏剂的皮肤并发症发生率最低[82, 87, 88]。传统的连续性皮下缝合能促进皮肤氧合作用，仍然可以在脆弱的皮肤上使用[89, 90]。所有皮肤缝合方法之间的美容效果均相似[82, 87, 88]。

十二、引流管

在 TKA 之后是否使用封闭式引流管（CSD）一直是有争议的。近年来，常规使用引流管已显著减少。引流管理论上可预防血肿的形成，但它可能对伤口愈合产生影响，它限制了患者术后的活动，增加了深层感染的可能性[91-93]，引流管可作为细菌污染的直接逆行管道，且引流后填塞作用的减少反而增加了术后失血[91]。

Watanabe 等检查了 63 名同时进行双侧 TKA 的患者，随机分为双侧 CSD 组，单侧 CSD 组或无引流组。与无引流组相比，术后第一天使用双侧和单侧 CSD 可使血红蛋白平均下降幅度更大。两组之间在并发症、ROM 或功能结局方面无差异[94]。另一个 RCT 研究认为，无 CSD 引流的膝关节 ROM 更好、恢复时间更快、住院时间也更短[95]。Bjerke-Kroll 报道称，CSD 后致使住院时间较长和输血风险略高，因此与 CSD 相关的额外费用为 455 美元[92]。多项 Meta 分析未能证明 CSD 的任何优势，反而发现失血和输血可能性增加，关节感染的风险增加[93, 96]。因此，在初次 TKA 后 CSD 并不应该作为常规应用。

十三、导尿管

关节置换术后尿潴留（POUR）的发生率为 0.8%～46%[97]。发生 POUR 的常见风险因素有前列腺增生、老年、男性、肾脏疾病、手术时间延长、脊柱麻醉、术中大量输注液体，以及基于阿片类药物的镇痛[98-100]。

常规留置导尿管会影响术后快速恢复路径中所必须的患者早期下地活动[99]。Huang 报道在 314 名患者的前瞻性 RCT 中，术中留置尿管并不能降低初次 TKA 后 POUR 的发生率。此外，留置尿管与尿路感染的发生率显著增加有关（5.1% vs. 0.6%；$P=0.036$）。而且，常规监测术后残留尿液可能无法提供治疗 POUR 的有用信息[99]。对于大多数接受 TKA 手术快速恢复的患者，不需要导尿管，应尽量减少过多的输液，仅在高危患者中才建议选择性使用留置导尿管[97, 98]。

十四、结论

由主刀的外科医生和多学科医护团队对 TKA 手术的各个方面进行严格的评估，将提高膝关节手术的效率。与传统序列手术安排相比，运用稳定的手术团队进行平行手术，可以并行处理手术准备等事宜，最大化每天的手术量；简化手术器械有助于减少成本和准备时间；需尽量减少使用如闭式引流管和留置导尿管之类的额外器械，鼓励患者术后早期活动和康复；基于循证医学的 TKA 手术路径是通过标准化治疗和护理的有效工具，它可以最小化并发症、降低成本并最大限度提高患者满意度、提高效率[19-21, 101, 102]。外科技术进步和基于系统的持续效率提升将使外科医生能够满足未来对 TKA 日益增长的需求。

参 考 文 献

[1] Sloan M, Premkumar A, Sheth NP. Projected volume of primary total joint arthroplasty in the U.S., 2014 to 2030. J Bone Joint Surg Am. 2018;100:1455–60.

[2] Scott WN, Booth RE, Dalury DF, Healy WL, Lonner JH. Efficiency and economics in joint arthroplasty. J Bone Joint Surg Am. 2009;91:33–4.

[3] Duffy GP. Maximizing surgeon and hospital total knee arthroplasty volume using customized patient instrumentation and swing operating rooms. Am J Orthop (Belle Mead NJ). 2011;40:5–8.

[4] Cowley RJ, Frampton C, Young SW. Operating time for total knee arthroplasty in public versus private sectors: where does the efficiency lie?: private vs public operating time. ANZ J Surg. 2019;89:53–6.

[5] Macario A. What does one minute of operating room time cost? J Clin Anesth. 2010;22:233–6.

[6] Volpin A, Khan O, Haddad FS. Theater cost is £16/minute so what are you doing just standing there? J Arthroplast. 2016;31:22–6.

[7] Attarian DE, Wahl JE, Wellman SS, Bolognesi MP. Developing a high–efficiency operating room for total joint arthroplasty in an academic setting. Clin Orthop Relat Res. 2013;471:1832–6.

[8] Krause A, Sayeed Z, El–Othmani M, Pallekonda V, Mihalko W, Saleh KJ. Outpatient total knee arthroplasty. Orthop Clin North Am. 2018;49:1–6.

[9] Saleh KJ, Novicoff WM, Rion D, MacCracken LH, Siegrist R. Operating–room throughput: strategies for improvement. J Bone Joint Surg Am. 2009;91:2028–39.

[10] Jacofsky D, Lyman J. The efficient delivery of elective orthopedic care. J Arthroplast. 2007;22:2–5.

[11] Williams BA, Kentor ML, Williams JP, et al. Process analysis in outpatient knee surgery: effects of regional and general anesthesia on anesthesia–controlled time. Anesthesiology. 2000;93:529–38.

[12] Head SJ, Seib R, Osborn JA, Schwarz SKW. A "swing room" model based on regional anesthesia reduces turnover time and increases case throughput. Can J Anesth. 2011;58:725–32.

[13] Smith MP, Sandberg WS, Foss J, Massoli K, Kanda M, Barsoum W, Schubert A. High–throughput operating room system for joint arthroplasties durably outperforms routine processes. Anesthesiology. 2008;109:25–35.

[14] Torkki PM, Marjamaa RA, Torkki MI, Kallio PE, Kirvelä OA. Use of anesthesia induction rooms can increase the number of urgent orthopedic cases completed within 7 hours. Anesthesiology. 2005;103:401–5.

[15] Fillingham YA, Ramkumar DB, Jevsevar DS, et al. Tranexamic acid in total joint arthroplasty: the endorsed clinical practice guides of the American Association of Hip and Knee Surgeons, American Society of Regional Anesthesia and Pain Medicine, American Academy of Orthopaedic Surgeons, Hip Society, and Knee Society. Reg Anesth Pain Med. 2019;44: 7–11.

[16] Small TJ, Gad BV, Klika AK, Mounir–Soliman LS, Gerritsen RL, Barsoum WK. Dedicated orthopedic operating room unit improves operating room efficiency. J Arthroplasty. 2013;28:1066–1071.e2.

[17] Cendán JC, Good M. Interdisciplinary work flow assessment and redesign decreases operating room turnover time and allows for additional caseload. Arch Surg. 2006;141:5.

[18] Friedman DM, Sokal SM, Chang Y, Berger DL. Increasing operating room efficiency through parallel processing. Ann Surg. 2006;243:10–4.

[19] Hoffmann JD, Kusnezov NA, Dunn JC, Zarkadis NJ, Goodman GP, Berger RA. The shift to same–day outpatient joint arthroplasty: a systematic review. J Arthroplast. 2018;33:1265–74.

[20] Kolisek FR, McGrath MS, Jessup NM, Monesmith EA, Mont MA. Comparison of outpatient versus inpatient total knee arthroplasty. Clin Orthop Relat Res. 2009;467:1438–42.

[21] Berger RA, Sanders S, Gerlinger T, Della Valle C, Jacobs JJ, Rosenberg AG. Outpatient total knee arthroplasty with a minimally invasive technique. J Arthroplast. 2005;20:33–8.

[22] Schnettler T, Papillon N, Rees H. Use of a tourniquet in total knee arthroplasty causes a paradoxical increase in total blood loss. J Bone Joint Surg Am. 2017;99:1331–6.

[23] Zhang W, Li N, Chen S, Tan Y, Al–Aidaros M, Chen L. The effects of a tourniquet used in total knee arthroplasty: a meta–analysis. J Orthop Surg. 2014;9:13.

[24] Tetro AM, Rudan JF. The effects of a pneumatic tourniquet on blood loss in total knee arthroplasty. Can J Surg. 2001;44:33.

[25] Smith TO, Hing CB. Is a tourniquet beneficial in total knee replacement surgery? Knee. 2010;17:141–7.

[26] Tai T–W, Lin C–J, Jou I–M, Chang C–W, Lai K–A, Yang C–Y. Tourniquet use in total knee arthroplasty: a meta–analysis. Knee Surg Sports Traumatol Arthrosc. 2011;19:1121–30.

[27] Zhou K, Ling T, Wang H, Zhou Z, Shen B, Yang J, Kang P, Pei F. Influence of tourniquet use in primary total knee arthroplasty with drainage: a prospective randomised controlled trial. J Orthop Surg. 2017;12:172.

[28] Mutlu S, Guler O, Mutlu H, Karaman O, Duymus

TM, Parmaksizoglu AS. Tourniquet use during total knee arthroplasty does not offer significant benefit: a retrospective cohort study. Int J Surg. 2015;18:123–7.

[29] Aglietti P, Baldini A, Vena LM, Abbate R, Fedi S, Falciani M. Effect of tourniquet use on activation of coagulation in total knee replacement. Clin Orthop. 2000;371:169–77.

[30] Zan PF, Yang Y, Fu D, Yu X, Li GD. Releasing of tourniquet before wound closure or not in total knee arthroplasty: a meta–analysis of randomized controlled trials. J Arthroplast. 2015;30:31–7.

[31] Ozkunt O, Sariyilmaz K, Gemalmaz HC, Dikici F. The effect of tourniquet usage on cement penetration in total knee arthroplasty: a prospective randomized study of 3 methods. Medicine (Baltimore). 2018;97:e9668.

[32] Tai T–W, Chang C–W, Lai K–A, Lin C–J, Yang C–Y. Effects of tourniquet use on blood loss and soft–tissue damage in total knee arthroplasty: a randomized controlled trial. J Bone Joint Surg Am. 2012;94:2209–15.

[33] Pfitzner T, von Roth P, Voerkelius N, Mayr H, Perka C, Hube R. Influence of the tourniquet on tibial cement mantle thickness in primary total knee arthroplasty. Knee Surg Sports Traumatol Arthrosc. 2016;24:96–101.

[34] Ejaz A, Laursen AC, Jakobsen T, Rasmussen S, Nielsen PT, Laursen MB. Absence of a tourniquet does not affect fixation of cemented TKA: a randomized RSA study of 70 patients. J Arthroplast. 2015;30:2128–32.

[35] Herndon CL, Grosso MJ, Sarpong NO, Shah RP, Geller JA, Cooper HJ. Tibial cement mantle thickness is not affected by tourniquetless total knee arthroplasty when performed with tranexamic acid. Knee Surg Sports Traumatol Arthrosc. 2019. https://doi.org/10.1007/ s00167–019–05559–3.

[36] Ledin H, Aspenberg P, Good L. Tourniquet use in total knee replacement does not improve fixation, but appears to reduce final range of motion: a randomized RSA study involving 50 patients. Acta Orthop. 2012;83:499–503.

[37] Molt M, Harsten A, Toksvig–Larsen S. The effect of tourniquet use on fixation quality in cemented total knee arthroplasty a prospective randomized clinical controlled RSA trial. Knee. 2014;21:396–401.

[38] Berstock JR, Murray JR, Whitehouse MR, Blom AW, Beswick AD. Medial subvastus *versus* the medial parapatellar approach for total knee replacement: a systematic review and meta–analysis of randomized controlled trials. EFORT Open Rev. 2018;3:78–84.

[39] Reid MJ, Booth G, Khan RJK, Janes G. Patellar eversion during total knee replacement: a prospective, randomized trial. J Bone Joint Surg Am. 2014;96:207–13.

[40] Picard F, Deakin A, Balasubramanian N, Gregori A. Minimally invasive total knee replacement: techniques and results. Eur J Orthop Surg Traumatol. 2018;28:781–91.

[41] Kazarian GS, Siow MY, Chen AF, Deirmengian CA. Comparison of quadriceps–sparing and medial parapatellar approaches in total knee arthroplasty: a meta–analysis of randomized controlled trials. J Arthroplast. 2018;33:277–83.

[42] Yuan F–Z, Wang S–J, Zhou Z–X, Yu J–K, Jiang D. Malalignment and malposition of quadriceps–sparing approach in primary total knee arthroplasty: a systematic review and meta–analysis. J Orthop Surg. 2017;12:129.

[43] Shah N, Nilesh G, Patel N. Mini–subvastus approach for total knee arthroplasty in obese patients. Indian J Orthop. 2010;44:292–9.

[44] Jung YB, Lee YS, Lee EY, Jung HJ, Nam CH. Comparison of the modified subvastus and medial parapatellar approaches in total knee arthroplasty. Int Orthop. 2009;33:419–23.

[45] Tomek IM, Kantor SR, Cori LA, Scoville JM, Grove MR, Morgan TS, Swarup I, Moschetti WE, Spratt KF. Early patient outcomes after primary total knee arthroplasty with quadriceps– sparing subvastus and medial parapatellar techniques: a randomized, double–blind clinical trial. J Bone Joint Surg Am. 2014;96:907–15.

[46] Liu H–W, Gu W–D, Xu N–W, Sun J–Y. Surgical approaches in total knee arthroplasty: a meta–analysis comparing the midvastus and subvastus to the medial peripatellar approach. J Arthroplast. 2014;29:2298–304.

[47] Jenkins D, Rodriguez J, Ranawat A, Alexiades M, Deshmukh A, Fukunaga T, Greiz M, Rathod P, McHugh M. A randomized, controlled, prospective study evaluating the effect of patellar eversion on functional outcomes in primary total knee arthroplasty. J Bone Joint Surg. 2014;96:851–8.

[48] Lachiewicz PF, Henderson RA. Patient–specific instruments for total knee arthroplasty. J Am Acad Orthop Surg. 2013;21:6.

[49] Jones CW, Jerabek SA. Current role of computer navigation in total knee arthroplasty. J Arthroplast. 2018;33:1989–93.

[50] MacDessi SJ, Jang B, Harris IA, Wheatley E, Bryant C, Chen DB. A comparison of alignment using patient specific guides, computer navigation and conventional instrumentation in total knee arthroplasty. Knee. 2014;21:406–9.

[51] Hetaimish BM, Khan MM, Simunovic N, Al–Harbi HH, Bhandari M, Zalzal PK. Meta–analysis of navigation vs conventional total knee arthroplasty. J

Arthroplast. 2012;27:1177–82.

[52] Panjwani TR, Mullaji A, Doshi K, Thakur H. Comparison of functional outcomes of computer-assisted vs conventional total knee arthroplasty: a systematic review and meta–analysis of high-quality, prospective studies. J Arthroplast. 2019;34:586–93.

[53] DeHaan AM, Adams JR, DeHart ML, Huff TW. Patient–specific versus conventional instrumentation for total knee arthroplasty: peri–operative and cost differences. J Arthroplast. 2014;29:2065–9.

[54] Noble JW, Moore CA, Liu N. The value of patient-matched instrumentation in total knee arthroplasty. J Arthroplast. 2012;27:153–5.

[55] Mont MA, McElroy MJ, Johnson AJ, Pivec R. Single–use instruments, cutting blocks, and trials increase efficiency in the operating room during total knee arthroplasty. J Arthroplast. 2013;28:1135–40.

[56] Watters TS, Iii RCM, Browne JA, Berend KR, Lombardi AV, Bolognesi MP. Analysis of procedure– related costs and proposed benefits of using patient–specific approach in total knee arthroplasty. J Arthroplast. 2011;20:5.

[57] Nunley RM, Ellison BS, Ruh EL, Williams BM, Foreman K, Ford AD, Barrack RL. Are patient–specific cutting blocks cost–effective for total knee arthroplasty? Clin Orthop Relat Res. 2012;470:889–94.

[58] Barrack RL, Ruh EL, Williams BM, Ford AD, Foreman K, Nunley RM. Patient specific cutting blocks are currently of no proven value. J Bone Joint Surg Br. 2012;94–B:95–9.

[59] Abane L, Zaoui A, Anract P, Lefevre N, Herman S, Hamadouche M. Can a single–use and patient–specific instrumentation be reliably used in primary total knee arthroplasty? A multicenter controlled study. J Arthroplast. 2018;33:2111–8.

[60] Ng VY, Arnott L, Li J, Hopkins R, Lewis J, Sutphen S, Nicholson L, Reader D, McShane MA. Comparison of custom to standard TKA instrumentation with computed tomography. Knee Surg Sports Traumatol Arthrosc. 2014;22:1833–42.

[61] Hamilton WG, Parks NL, Saxena A. Patient–specific instrumentation does not shorten surgical time: a prospective, randomized trial. J Arthroplast. 2013;28:96–100.

[62] Stronach BM, Pelt CE, Erickson J, Peters CL. Patient–specific total knee arthroplasty required frequent surgeon–directed changes. Clin Orthop Relat Res. 2013;471:169–74.

[63] Sassoon A, Nam D, Nunley R, Barrack R. Systematic review of patient–specific instrumentation in total knee arthroplasty: new but not improved. Clin Orthop Relat Res. 2015;473:151–8.

[64] Slover JD, Rubash HE, Malchau H, Bosco JA. Cost-effectiveness analysis of custom total knee cutting blocks. J Arthroplast. 2012;27:180–5.

[65] Goh GS-H, Liow MHL, Lim WS–R, Tay DK–J, Yeo SJ, Tan MH. Accelerometer–based navigation is as accurate as optical computer navigation in restoring the joint line and mechanical axis after total knee arthroplasty. J Arthroplast. 2016;31:92–7.

[66] Nam D, Weeks KD, Reinhardt KR, Nawabi DH, Cross MB, Mayman DJ. Accelerometer–based, portable navigation vs imageless, large–console computer-assisted navigation in total knee arthroplasty. J Arthroplast. 2013;28:255–61.

[67] Gharaibeh MA, Solayar GN, Harris IA, Chen DB, MacDessi SJ. Accelerometer–based, portable navigation (KneeAlign) vs conventional instrumentation for total knee arthroplasty: a prospective randomized comparative trial. J Arthroplast. 2017;32:777–82.

[68] McLawhorn AS, Carroll KM, Blevins JL, DeNegre ST, Mayman DJ, Jerabek SA. Template–directed instrumentation reduces cost and improves efficiency for total knee arthroplasty: an economic decision analysis and pilot study. J Arthroplast. 2015;30: 1699–704.

[69] Gaizo D, Soileau E, Lachiewicz P. Value of preoperative templating for primary total knee arthroplasty. J Knee Surg. 2009;22:284–93.

[70] Peek AC, Bloch B, Auld J. How useful is templating for total knee replacement component sizing? Knee. 2012;19:266–9.

[71] Miller AG, Purtill JJ. Total knee arthroplasty component templating. J Arthroplast. 2012;27:1707–9.

[72] Sershon RA, Courtney PM, Rosenthal BD, Sporer SM, Levine BR. Can demographic variables accurately predict component sizing in primary total knee arthroplasty? J Arthroplast. 2017;32:3004–8.

[73] Ren AN, Neher RE, Bell T, Grimm J. Using patient demographics and statistical modeling to predict knee tibia component sizing in total knee arthroplasty. J Arthroplast. 2018;33:1732–6.

[74] Levine B, Fabi D, Deirmengian C. Digital templating in primary total hip and knee arthroplasty. Orthopedics. 2010. https://doi.org/10.3928/01477447–20100924–04.

[75] Hsu AR, Gross CE, Bhatia S, Levine BR. Template-directed instrumentation in total knee arthroplasty: cost savings analysis. Orthopedics. 2012;35:e1596–600.

[76] Dell'Osso G, Celli F, Bottai V, Bugelli G, Citarelli C, Agostini G, Guido G, Giannotti S. Single–use instrumentation technologies in knee arthroplasty: state of the art. Surg Technol Int. 2016;28:243–6.

[77] Siegel GW, Patel NN, Milshteyn MA, Buzas D, Lombardo DJ, Morawa LG. Cost analysis and surgical site infection rates in total knee arthroplasty comparing traditional vs. single–use instrumentation. J Arthroplasty. 2015;30:2271–4.

[78] Goldberg TD, Maltry JA, Ahuja M, Inzana JA. Logistical and economic advantages of sterile–packed, single–use instruments for total knee arthroplasty. J Arthroplasty. 2019;34(9):1876–1883.e2. S0883540319302347.

[79] Chan VWK, Chan P–K, Chiu K–Y, Yan C–H, Ng F–Y. Does barbed suture lower cost and improve outcome in total knee arthroplasty? A randomized controlled trial. J Arthroplast. 2017;32:1474–7.

[80] Gililland JM, Anderson LA, Barney JK, Ross HL, Pelt CE, Peters CL. Barbed versus standard sutures for closure in total knee arthroplasty: a multicenter prospective randomized trial. J Arthroplast. 2014; 29:135–8.

[81] Sah AP. Is there an advantage to knotless barbed suture in TKA wound closure? A randomized trial in simultaneous bilateral TKAs. Clin Orthop Relat Res. 2015;473:2019–27.

[82] Krebs VE, Elmallah RK, Khlopas A, Chughtai M, Bonutti PM, Roche M, Mont MA. Wound closure techniques for total knee arthroplasty: an evidence–based review of the literature. J Arthroplast. 2018;33:633–8.

[83] Zhang W, Xue D, Yin H, Xie H, Ma H, Chen E, Hu D, Pan Z. Barbed versus traditional sutures for wound closure in knee arthroplasty: a systematic review and meta–analysis. Sci Rep. 2016;6:19764.

[84] Vakil JJ, O'Reilly MP, Sutter EG, Mears SC, Belkoff SM, Khanuja HS. Knee arthrotomy repair with a continuous barbed suture. J Arthroplast. 2011;26:710–3.

[85] Nett M, Avelar R, Sheehan M, Cushner F. Water–tight knee arthrotomy closure: comparison of a novel single bidirectional barbed self–retaining running suture versus conventional interrupted sutures. J Knee Surg. 2011;24:055–60.

[86] Kobayashi S, Niki Y, Harato K, Udagawa K, Matsumoto M, Nakamura M. The effects of barbed suture on watertightness after knee arthrotomy closure: a cadaveric study. J Orthop Surg. 2018;13:323.

[87] Eggers MD, Fang L, Lionberger DR. A comparison of wound closure techniques for total knee arthroplasty. J Arthroplasty. 2011;26:1251–1258.e4.

[88] Khan RJK, Fick D, Yao F, Tang K, Hurworth M, Nivbrant B, Wood D. A comparison of three methods of wound closure following arthroplasty: a Prospective, Randomised, Controlled Trial. J Bone Joint Surg Br. 2006;88–B:238–42.

[89] Graham DA, Jeffery JA, Bain D, Davies P, Bentley G. Staple vs. subcuticular vicryl skin closure in knee replacement surgery: a spectrophotographic assessment of wound characteristics. Knee. 2000;7:239–43.

[90] Wyles CC, Jacobson SR, Houdek MT, Larson DR, Taunton MJ, Sim FH, Sierra RJ, Trousdale RT. The Chitranjan Ranawat Award: running subcuticular closure enables the most robust perfusion after TKA: a randomized clinical trial. Clin Orthop Relat Res. 2016;474:47–56.

[91] Hooper J, Schwarzkopf R. Additional tools to prevent blood loss in total joint arthroplasty. Tech Orthop. 2017;32:34–40.

[92] Bjerke–Kroll BT, Sculco PK, McLawhorn AS, Christ AB, Gladnick BP, Mayman DJ. The increased total cost associated with post–operative drains in total hip and knee arthroplasty. J Arthroplast. 2014;29:895–9.

[93] Parker MJ, Livingstone V, Clifton R, McKee A. Closed suction surgical wound drainage after orthopaedic surgery. Cochrane Database Syst Rev. 2007. https://doi.org/10.1002/14651858. CD001825.pub2.

[94] Watanabe T, Muneta T, Yagishita K, Hara K, Koga H, Sekiya I. Closed suction drainage is not necessary for total knee arthroplasty: a prospective study on simultaneous bilateral surgeries of a mean follow–up of 5.5 years. J Arthroplast. 2016;31:641–5.

[95] Wang D, Xu J, Zeng W, Zhou K, Xie T, Chen Z, Yu H, Li J, Zhou Z, Pei F. Closed suction drainage is not associated with faster recovery after total knee arthroplasty: a prospective randomized controlled study of 80 patients. Orthop Surg. 2016;8:226–33.

[96] Zhang Q, Guo W, Zhang Q, Liu Z, Cheng L, Li Z. Comparison between closed suction drainage and nondrainage in total knee arthroplasty. J Arthroplast. 2011;26:1265–72.

[97] Halawi MJ, Caminiti N, Cote MP, Lindsay AD, Williams VJ. The most significant risk factors for urinary retention in fast–track total joint arthroplasty are iatrogenic. J Arthroplast. 2019;34:136–9.

[98] Tischler EH, Restrepo C, Oh J, Matthews CN, Chen AF, Parvizi J. Urinary retention is rare after total joint arthroplasty when using opioid–free regional anesthesia. J Arthroplast. 2016;31:480–3.

[99] Scholten R, Kremers K, van de Groes SAW, Somford DM, Koëter S. Incidence and risk factors of postoperative urinary retention and bladder catheterization in patients undergoing fast–track total joint arthroplasty: a prospective observational study on 371 patients. J Arthroplast. 2018;33:1546–51.

[100] Halawi MJ, Vovos TJ, Green CL, Wellman SS, Attarian DE, Bolognesi MP. Opioid–based analgesia: impact on total joint arthroplasty. J Arthroplast. 2015;30:2360–3.

[101] Featherall J, Brigati DP, Arney AN, Faour M, Bokar DV, Murray TG, Molloy RM, Higuera Rueda CA. Effects of a total knee arthroplasty care pathway on cost, quality, and patient experience: toward measuring the triple aim. J Arthroplast. 2019;34(11):2561–8. S0883540319305625.

[102] Hamilton WG. Protocol development for outpatient total joint arthroplasty. J Arthroplast. 2019;34:S46–7.

第 14 章 创新技术在日间关节置换的应用

The Place for Innovative Technology

Hytham S. Salem Kevin B. Marchand Kevin K. Mathew

John M. Tarazi Joseph O. Ehiorobo Michael A. Mont 著

一、概述

近年来，下肢关节置换术（TJA）围术期管理发生了很大变化。加速康复方案已在普及实施，这些方案的多个方面都依赖于现代技术。成功实施 TJA 加速康复，其关键点包括减少围术期并发症、促进早期功能恢复、降低急诊就诊率和再入院率、改善长期功能结局，以及提高患者满意度。为了达到这些目标，需将不断进展的新技术引入到术前、术中和术后。在本章中，将回顾诸多旨在优化 TJA 加速康复的创新技术。

二、术前阶段

通常，计划进行 TJA 的患者会接受体格检查、影像学检查、各种实验室检查，以便从骨科和内科学的角度进行优化。这些诊断有助于临床医生个性化调整每个患者的治疗方案，但它们并不能完全满足患者的需求。患者渴望达到成功的围术期治疗，渴望得到必需的高质量信息，因此患者教育价值凸显，其在减少住院时间方面的作用已得到充分的认可和证明[1]。然而患者可能会上网寻找此类信息，但这些杂乱的信息不一定能恰当弥补他们在知识方面的空白。

利用通信和信息技术的进步，临床医生可以有效地提供相关的教育。从术前评估到康复，市面上已经开发出多种移动医疗平台，并将其作为对患者连续照护的一部分。

许多研究想要发现髋关节或膝关节置换术患者的信息需求和对获取信息来源的偏好[2-6]。他们根据患者的文化素质和对新技术方法的适应程度，对各种健康信息来源的偏好进行研究。事实证明，使用远程通信技术对居住在偏远地区的患者进行术前教育是有利的，因为这些患者不可能到医院参加现场患者教育会[7]。因此，实施基于网络的患者教育计划对于某些关节置换术之前的特定患者人群是非常有益的。现已证明完成术前康复或预先康复计划可改善全髋关节或全膝置换术患者的预后[8]。在最近的一项随机对照试验中，研究者评估了远程康复计划的可行性[9]。拟行全髋关节置换术（n=17）或全膝置换术（n=17）的 34 名患者被随机分配到面对面现场的 12 周康复计划组、远程康复计划组或常规护理康复组中，研究者关注的结局指标包括下肢功能量表（LEFS）、西安大略省和曼彻斯特大学骨关节炎指数（WOMAC）、简表（SF-36）、整体变化评定量表（GRC）和各种身体功能表现的监测。参与者中＞ 90% 的表示在参与研究中对远程交流感到满意；远程康复组的所有患者均报告了有关其经历的积极反馈，并认为他们达到了康复前的目标；两组之间在 LEFS、WOMAC、SF-36 或身体功能指标方面无显著差异；对于接受全膝置换术（TKA）的患者，GRC 评估的远程康复治疗组的治疗成功率为 100%，面对面康复治疗组的成功率为 80%（P=0.99）。远程康复和面对面康复的成功率显著高于对照组（0%；P=0.02 和 P=0.015）；对于接受全髋关节置换术（THA）的患者，远程康复组的成功率为 67%，面对面康复组的成功率为 33%，而对照组为 0%（所有患者的 P ＞ 0.05）。作者得出的结论是：使用互联网技术进行的远程康复治疗是一种安全可行的方法，因而使纳入的受试者感到满意。

在另一项评估远程康复效用的研究中，研究者对 114 名参加了基于网络的术前康复教育项目的患者进行了比较，其中该程序提供了功能锻炼、营养建议、医学和安全教育，以及疼痛管理信息，研究者将结果与未使用该项目的 362 名患者进行了比较。术前康复教育组的平均住院天数为 2 天（范围 1～5 天），对照组为 2.7 天（范围 1～9 天）（P ＜ 0.001）。此外，出院前评估中，教育组中有 21.1% 的人出院后需要居家照护，而对照组为 31.8%（P=0.04）。术前康复教育组有 1.8% 的出院后转入专业护理机构，而对照组为 21.8%（P ＜ 0.0001）[10]。总之，远程康复计划是可行的，可以与面对面康复计划相提并论，且可以增加患者对术前强化和教育计划的参与度。

在 TJA 围术期中已经使用了数种新方法来控制术后疼痛，这些方法对于加速康复的方案至关重要。这些新型的超前镇痛技术将在其他章节中讨论，但是，在下一节中，我们将讨论两种最近使用的方法，这些方法能更好地控制 TJA 患者疼痛。

神经肌肉电刺激（NMES）已被用来减轻患有骨关节炎的患者，以及接受 TKA 患者的术前疼痛。该技术刺激肌肉收缩，使用方法 20min，每日 2 次，每周 5 天。在对仅接受物理疗法（n=86）

或接受辅助 NMES 物理疗法（$n=120$）的 TKA 患者的回顾性研究中，研究者观察到使用 NMES 疗法的患者中需要进行麻醉下纤维化关节手法松解的发生率（7.5%）较单纯的物理疗法（19.8%；$P=0.009$）降低[11]。经皮电神经刺激（TENS）是一项类似的技术，它作用于感觉神经而不是运动神经通路。该研究系统评价了 17 项随机对照试验，旨在比较 NMES、TENS 和电针（EA）的疗效[12]。EA 与 TENS 有相似之处，它们均通过刺激感觉神经来提供止痛作用，但 EA 不通过皮肤传输电流，而是通过针灸针发送的。该评价的作者得出结论，在 TKA 后使用 NMES 可以改善股四头肌的强度促进功能恢复。此外，TENS 和 EA 在用作辅助性疼痛管理策略时可有效提供镇痛效果[12]。

经皮低温神经靶向治疗是控制 TKA 患者疼痛的一种创新方法，其靶向治疗作用于支配膝关节的感觉神经。最近开发出了一种新型手持设备，该设备通过将液态一氧化二氮转化为气体而在周围神经中形成可逆性损伤，液态一氧化二碳沿着 3 个长度为 6mm 的中空封闭式 27 号针头达到局部，气化后产生的温度低至 -87℃。当在目标部位经皮穿刺进入时，会产生一个 5mm 的冰球，在保持局部结构不变的同时，引起神经的可逆变性达到止痛。Dasa 等[13] 比较了术前 5 天接受冷冻神经溶解治疗的 49 名患者和接受标准多模式疼痛管理的 46 名患者，评估了该技术的作用。冷冻神经治疗的目标是股前皮神经和隐神经的髌下分支。与对照组相比，治疗组患者住院时间≥ 2 天的比例明显更低（6% vs. 67%，$P < 0.0001$）。随访 12 周后，治疗组的吗啡麻醉品当量比对照组少了 45%（$P < 0.0001$）。此外，与对照组相比，在术后 6 周（$P=0.0037$）和 12 周（$P=0.0011$）时，治疗组的膝关节损伤和骨关节炎结果评分（KOOS）显著提高。总之，上述一些方法应被纳入多模式疼痛管理方案中。

三、术中阶段

最新的进步技术会改善全髋关节和全膝置换术后患者的恢复时间和预后，如，为 TJA 手术开发的计算机辅助导航，可以提高截骨和植入物位置的准确性[14, 15]。最近，通过计算机辅助和机器人辅助新技术，对导航方式进行了增强和改良。多项研究表明，与传统技术相比，使用机器人辅助的 TJA 可以改善假体力线和位置[16-18]。

Kayani 等[19] 评估了 40 名接受常规 TKA 患者的术后疼痛、功能和住院时间，而另一组 40 名患者则接受了机器人辅助 TKA（RATKA）。结果发现，RATKA 组的患者在术后第 1 天、第 2 天和第 3 天的疼痛减轻（$P < 0.001$）；但平均术后血红蛋白水平降低（18.7g/L；范围 8～37g/L；

$P < 0.001$），传统的 TKA 组数据为（26.1g/L；范围 5～50g/L）。此外，RATKA 组的患者需要更少的物理疗法疗程次数（5 vs. 11；$P < 0.001$），并且出院时间更短（77h vs. 105h；$P < 0.001$）。

Cool 等[20] 进行了 Medicare 数据库搜索，以评估 90 天内的 RATKA（$n=519$）和人工 TKA（$n=2595$）结果。发现 RATKA 患者的住院时间明显低于传统的 TKA 患者（1.84 天 vs. 2.53 天；$P < 0.0001$）；两组的出院后情况也有显著差异，RATKA 患者出院后回家，仅需日常辅助更常见（$P < 0.0001$），出院后转至专业护理机构 SNF（$P < 0.0001$）或住院康复单元的频率也较低（$P=0.0007$）。这表明患者和医护人员对患者的术后进展更加自信，回家使患者感到舒适。

然而，机器人辅助 THA（RATHA）在术后加速康复中的实用性一直是争论的话题。Bohl 等[21] 进行了一项回顾性队列研究，评估 THA 的结局，他们将计算机辅助导航（$n=14\ 540$）和传统技术（$n=789\ 192$）对比。结果发现，使用导航系统可以显著缩短住院时间（$P < 0.01$）。各组之间的出院情况也有显著差异，RATHA 组的 66.1% 和常规组的 51.6% 出院后回家，RATHA 组的 26.1% 和常规组的 35.3% 出院后转到专业护理机构，7.0%RATHA 组与 11.6% 的常规组出院后转往康复机构（$P < 0.001$）。

TJA 机器人辅助导航的发展带来了手术技术的进步和发展，那些设计工具以提高其准确性和手术效率的公司也如雨后春笋不断增加。但是，在评估创新技术在 TJA 加速康复中的地位时，还须考虑到与优化医疗照护、疼痛管理和患者监护能力有关的进步。

关节置换术后仍有一些因素可能阻碍康复并延迟出院，如体液消耗、失血、疼痛和恶心[22]。直观来讲，创新解决这些问题可以为关节置换术快速康复的成功做出贡献。保血策略包括射频电凝、自体输血系统和抗纤溶药物（氨甲环酸）应用。众所周知，血液管理在 TJA 后缩短住院时间中起着至关重要的作用[23-26]，所以有必要讨论相关的创新技术。

在过去的 10 年中，氨甲环酸（TXA）的应用减少了相关的失血量和输血需求，彻底改变了下肢 TJA 领域[27]。TXA 有静脉、口服和局部用药等形式，相比安慰剂，它们都具有明显的优越性。有 Meta 分析对 67 项评估 TXA 疗效的随机对照试验进行了比较，引用了有力的证据来支持其具有降低 TKA 后失血和输血风险的能力[27]。

四、术后在院阶段

在过去的 10 年中，我们一直不断地在努力促进日间 TJA 手术的发展。通过减少住院时间，人们意识到关节置换加速康复可以减少与手术恢复相关的生理和心理压力。加速康复计划的主要目标是鼓励早期功能恢复和适当的疼痛控制，同时最大限度地减少并发症并提高患者总体满意度。但是疼痛的多种治疗方法都与并发症有关（恶心、呕吐、本体感受和活动能力下降等），所以镇痛方式是 TJA 加速康复可行性的主要决定因素。因此，本节将讨论各种新颖的疼痛处理方式。

关节置换术是引起大量组织损伤和炎症反应的重大手术。冷冻疗法被认为通过增加疼痛阈值、增加内啡肽的释放、减少水肿、减轻炎症和肌肉痉挛而发挥作用。这些机制共同作用以提供止痛效果，消炎消肿，增强了早期活动的恢复[28]。最近的一项研究评估了在 TKA 后完全包裹在膝关节上的冷冻治疗垫的疗效[29]。有 90 名在 1 年内接受过 TKA 的患者参与研究。研究者比较了接受冷冻疗法的患者和未接受冷冻疗法的患者其血红蛋白水平、术后疼痛、大腿周围情况和住院时间。作者报道，使用膝关节冷冻疗法包裹治疗垫与术后 24h 和 48h 血红蛋白水平显著增加有关（$P < 0.001$）。

在 6h、24h 和 48h 的随访期间，冷冻治疗组的疼痛值明显降低（$P < 0.001$）。冷冻治疗组术前和术后屈膝与对照组相比高 117%（$P < 0.001$）。最后，接受冷冻疗法的患者平均住院时间（3.4 天；范围 3～4 天）比未接受治疗的患者（6.3 天；范围 5～8 天）短得多（$P < 0.001$）。

五、出院后阶段

目前医院正在努力将术后住院时间减少到 TJA 后 1～3 天，在某些情况下甚至可以当天出院。我们增加了有关快速康复优化的知识，因此这些目标变得可行。但是，大手术后不久随即出院的患者仍然应当继续监测短期术后并发症。术后住院时间的缩短给医护人员对关节置换术后患者进行充分教育和培训带来了挑战。得益于电信技术的进步，创新 TJA 出院后患者监测方法已成为可能。从医疗专业人员的角度来看，新颖的通信技术具有支持和简化髋和膝关节置换术加速康复的潜力。

最近一项随机对照试验评估了 THA 术后快速路径远程医疗支持的效果[30]。对治疗组（$n=36$）的患者，在其电视机上建立了远程医疗平台，供家庭使用，并结合了以下材料：①交互式书面信息，增加了语音和可视化功能；②描述髋关节炎和 THA 原理的动画；③所有推荐练习的视频；④指导视频，介绍辅助工具的使用；⑤视频介绍如何进行日常生活活动；⑥处方药的互动概览；⑦术前和术后 X 线片；⑧由患者或医疗保健提供者发起视频会议功能进行互动。与传统的 THA 快速康复患者相比，远程医疗支持组的患者平均住院时间减少了 0.72 天（$P < 0.0001$）。

与远程医疗支持组（0.92 个呼叫；范围为 0.56～0.73 个呼叫）相比，对照组中计划外与医院进行电话联系的平均次数（1.5 个呼叫；范围为 1.1～1.9 个呼叫）要高得多。在 12 个月的随访中，客观和主观结果指标没有差异。

已经显示，在接受 TJA 的患者术后实施远程医疗可以提高患者满意度。Sharareh 和 Schwarzkopf[31] 对外科医生与患者之间的术后远程医疗通信进行了分析，以确定其在减少计划外的临床就诊和电话联系以及提高患者满意度和临床结果方面的效用。在这项研究中，78 名 TJA 患者被要求在术后通过 Skype（卢森堡的 Skype Communications SARL）与他们的外科医生进行沟通。

术后第 1 周、第 3 周、第 4 周、第 6 周和 9 周分别进行了 30min 的视频随访。在 3 个月的随访中，患者根据术后经验填写了一份问卷。参加远程医疗随访的患者（8.8%）与未参加远程医疗随访的患者（29.5%；$P < 0.01$）相比，计划外就诊率降低了。此外，在术后未使用 Skype 的 44 例患者中，有 28 例（63.3%）进行了 40 次"医疗咨询"呼叫，而远程医疗组中仅有 6 例患者进行了 6 次呼叫（$P < 0.01$）。3 个月跟踪调查表结果表明，与非远程医疗组相比，远程医疗组的满意度提高了（9.88，满分 10；范围 9～10），而非远程医疗组的满意度（8.1；范围 7～10；$P=0.05$）。但两组之间在临床结局评分上没有显著差异。

出院后护理费用占 TJA 总费用的 36%。实施基于互联网的自我指导物理治疗（SDPT）可以提供节省成本的机会[32]。基于网络的 SDPT 程序提供交流平台，可通过电子邮件提供日常锻炼以及随手术时间而每周更改的书面说明、图像和视频[33]。这些平台不仅节省了成本，还改善了术后效果，超出了患者和医生的期望。Klement 等[33] 评估了 296 名 TKA 患者中基于网络的 SDPT 使用情况。术后 2 周对患者进行评估，并对屈曲度 < 90° 的患者进行门诊物理治疗（OPPT）（$n=101$）。进行基于网络的 SDPT 的 195 名患者中，没有一个需要麻醉下手法松解（MUA），相比之下，SDPT-OPPT 合并组为 6.9%。多变量分析表明，查尔森并发症指数和身体质量指数增加与 OPPT 需求独立相关。作者表示难以预测哪些患者将单独对基于网络的治疗产生反应，也许应该将其仅限于更健康、非肥胖的患者，直到完成进一步的风险分层工作为止。

使用智能手机应用程序进一步增强了患者与医生之间的沟通。Gwam 等[34] 描述了一种医患互动式的程序软件（IPSP）使用，该软件由一系列问题组成，以筛查各种术后并发症。患者记录的相关信息会被自动记录并被分配给适当的对应医疗保健提供者，并启动医患之间的对话。一项回顾性研究将术后使用该软件的 TKA 和 THA 患者（$n=1111$）与实施该软件之前的一组患者（$n=1030$）进行了比较[34]。使用 IPSP 的患者其平均患者满意度得分显著高于未使用 IPSP 的患者（97.4±5.1）（89.2±5.6；$P < 0.001$），尽管入院率没有显著降低（0.2% vs. 0.3%）；

P=0.32），与对照组（17.3%；P=0.035）相比，IPSP 组的 90 天并发症发生率（11.2%）显著降低。总之，基于智能手机的应用程序能优化患者与医者之间的交流，在提高患者满意度，以及降低术后并发症发生率方面发挥作用。

可穿戴移动跟踪系统是另一新的技术形式，已被开发出来以协助关节置换术后的康复[35]。

这些系统使用便携式传感器贴附在大腿前部和胫骨上，利用这些传感器收集运动数据，以确定患者的运动范围和身体活动，还收集其他数据点如疼痛评分和运动依从性。然后这些数据由每个系统各自的软件和应用程序合成，以识别关节置换术后患者功能表现的任何暂时变化。患者和涉及其护理的医疗保健提供者均可轻松访问此信息。一些系统还提供诸如患者伤口照片更新和锻炼计划建议等功能，这些功能可以在家中完成。利用这些数据，可以根据患者的具体情况个性化决策治疗，并促进关节置换术后康复。研究表明，这些传感器捕获运动数据的能力是准确的[36, 37]，目前正在进一步研究以阐明该技术的实用性。

Ramkumar 等[37] 研究了 25 名 TKA 手术患者，这些患者均使用了与个人手机绑定的护膝。该设备收集的数据包括移动性、运动范围、主观结果指标、阿片类药物的消费量，以及家庭锻炼计划的依从性。术后 3 个月对患者进行了评估，并对 22 名（88%）进行了随访，所有入组患者 100% 进行了不间断的被动数据收集；在 3 个月的随访中，平均膝关节屈曲度为 119°，与临床测量的 3 个月值无差异（P=0.31）。这项研究的结果表明，该技术具有在术后准确评估患者病情进展的能力，同时为将来的研究建立了运动数据注册表。

六、结论

下肢 TJA 的创新技术进展前景广阔。在术前期间，进步技术包括远程患者教育和利用电信联络进行超前康复；术前疼痛管理包括 NMES、电针和冷冻神经溶解在内的各种方式。在术中，多个公司已对机器人辅助导航进行了实质性改进，并能在优化 TJA 加速康复中发挥作用。同时，想要推动短期住院和无须住院的 TJA 手术，必须在出院后进行有效的术后患者监测。大量的基于互联网的应用程序，无论是否使用内置的可穿戴跟踪设备，都使居家术后监测成为可能，并且在准确收集数据和患者依从性方面已取得成功。所有这些新技术都有可能在初期临时增加成本，但从长远来看，这些创新最终将降低成本、保持甚至提高效率、提高患者满意度和改善结果。将这些新技术纳入下肢 TJA 患者的护理能改善关节置换加速康复的现有模式。

参 考 文 献

[1] Sisak K, Darch R, Burgess LC, Middleton RG, Wainwright TW. A preoperative education class reduces length of stay for total knee replacement patients identified at risk of an extended length of stay. J Rehabil Med. 2019;51(10):788–96.

[2] Kennedy D, Wainwright A, Pereira L, Robarts S, Dickson P, Christian J, et al. A qualitative study of patient education needs for hip and knee replacement. BMC Musculoskelet Disord. 2017;18(1):413.

[3] Gaglio B, Glasgow RE, Bull SS. Do patient preferences for health information vary by health literacy or numeracy? A qualitative assessment. J Health Commun. 2012;17(Suppl 3):109–21.

[4] Macario A, Schilling P, Rubio R, Bhalla A, Goodman S. What questions do patients undergoing lower extremity joint replacement surgery have? BMC Health Serv Res. 2003;3(1):11.

[5] Soever LJ, Mackay C, Saryeddine T, Davis AM, Flannery JF, Jaglal SB, et al. Educational needs of patients undergoing total joint arthroplasty. Physiother Can. 2010;62(3):206–14.

[6] Soeters R, White PB, Murray–Weir M, Koltsov JCB, Alexiades MM, Ranawat AS. Preoperative physical therapy education reduces time to meet functional milestones after total joint arthroplasty. Clin Orthop Relat Res. 2018;476(1):40–8.

[7] Thomas K, Burton D, Withrow L, Adkisson B. Impact of a preoperative education program via interactive telehealth network for rural patients having total joint replacement. Orthop Nurs. 2004;23(1):39–44.

[8] Moyer R, Ikert K, Long K, Marsh J. The value of preoperative exercise and education for patients undergoing total hip and knee arthroplasty: a systematic review and meta–analysis. JBJS Rev. 2017;5(12):e2.

[9] Doiron–Cadrin P, Kairy D, Vendittoli PA, Lowry V, Poitras S, Desmeules F. Feasibility and preliminary effects of a tele–prehabilitation program and an in–person prehabilitation program compared to usual care for total hip or knee arthroplasty candidates: a pilot randomized controlled trial. Disabil Rehabil. 2019: 1–10.

[10] Chughtai M, Shah NV, Sultan AA, Solow M, Tiberi JV, Mehran N, et al. The role of prehabilitation with a telerehabilitation system prior to total knee arthroplasty. Ann Transl Med. 2019;7(4):68.

[11] Gwam CU, McGinnis T, Etcheson JI, George NE, Sultan AA, Delanois RE, et al. Use of neuromuscular electrical stimulation during physical therapy may reduce the incidence of arthrofibrosis after total knee arthroplasty. Surg Technol Int. 2018;32:356–60.

[12] Yue C, Zhang X, Zhu Y, Jia Y, Wang H, Liu Y. Systematic review of three electrical stimulation techniques for rehabilitation after total knee arthroplasty. J Arthroplast. 2018;33(7):2330–7.

[13] Dasa V, Lensing G, Parsons M, Harris J, Volaufova J, Bliss R. Percutaneous freezing of sensory nerves prior to total knee arthroplasty. Knee. 2016;23(3):523–8.

[14] Bae DK, Song SJ. Computer assisted navigation in knee arthroplasty. Clin Orthop Surg. 2011;3(4): 259–67.

[15] Tabatabaee RM, Rasouli MR, Maltenfort MG, Fuino R, Restrepo C, Oliashirazi A. Computer–assisted total knee arthroplasty: is there a difference between image–based and imageless techniques? J Arthroplast. 2018;33(4):1076–81.

[16] Chia ZY, Pang HN, Tan MH, Yeo SJ. Gap difference in navigated TKA: a measure of the imbalanced flexion–extension gap. SICOT J. 2018;4:30.

[17] Choong PF, Dowsey MM, Stoney JD. Does accurate anatomical alignment result in better function and quality of life? Comparing conventional and computer–assisted total knee arthroplasty. J Arthroplast. 2009;24(4):560–9.

[18] Hoffart HE, Langenstein E, Vasak N. A prospective study comparing the functional outcome of computer–assisted and conventional total knee replacement. J Bone Joint Surg Br. 2012;94(2):194–9.

[19] Kayani B, Konan S, Tahmassebi J, Pietrzak JRT, Haddad FS. Robotic–arm assisted total knee arthroplasty is associated with improved early functional recovery and reduced time to hospital discharge compared with conventional jig–based total knee arthroplasty: a prospective cohort study. Bone Joint J. 2018;100–b(7):930–7.

[20] Cool CL, Jacofsky DJ, Seeger KA, Sodhi N, Mont MA. A 90–day episode–of–care cost analysis of robotic–arm assisted total knee arthroplasty. J Comp Eff Res. 2019;8(5):327–36.

[21] Bohl DD, Nolte MT, Ong K, Lau E, Calkins TE, Della Valle CJ. Computer–assisted navigation is associated with reductions in the rates of dislocation and acetabular component revision following primary total hip arthroplasty. J Bone Joint Surg Am. 2019;101(3):250–6.

[22] Sculco PK, Pagnano MW. Perioperative solutions for rapid recovery joint arthroplasty: get ahead and stay ahead. J Arthroplast. 2015;30(4):518–20.

[23] Harper RA, Sucher MG, Giordani M, Nedopil AJ. Topically applied epsilon–aminocaproic acid reduces blood loss and length of hospital stay after total knee

arthroplasty. Orthopedics. 2017;40(6):e1044–e9.

[24] Li G, Weng J, Xu C, Wang D, Xiong A, Zeng H. Factors associated with the length of stay in total knee arthroplasty patients with the enhanced recovery after surgery model. J Orthop Surg Res. 2019;14(1):343.

[25] Monsef JB, Della Valle AG, Mayman DJ, Marx RG, Ranawat AS, Boettner F. The impact of blood management on length of stay after primary total knee arthroplasty. Open Orthop J. 2014;8:108–13.

[26] White CC, Eichinger JK, Friedman RJ. Minimizing blood loss and transfusions in total knee arthroplasty. J Knee Surg. 2018;31(7):594–9.

[27] Fillingham YA, Ramkumar DB, Jevsevar DS, Yates AJ, Shores P, Mullen K, et al. The efficacy of tranexamic acid in total knee arthroplasty: a network meta–analysis. J Arthroplasty. 2018;33(10):3090. e1–8.e1.

[28] Markert SE. The use of cryotherapy after a total knee replacement: a literature review. Orthop Nurs. 2011;30(1):29–36.

[29] Karaduman ZO, Turhal O, Turhan Y, Orhan Z, Arican M, Uslu M, et al. Evaluation of the clinical efficacy of using thermal camera for cryotherapy in patients with total knee arthroplasty: a prospective study. Medicina (Kaunas). 2019;55(10).

[30] Vesterby MS, Pedersen PU, Laursen M, Mikkelsen S, Larsen J, Soballe K, et al. Telemedicine support shortens length of stay after fast–track hip replacement. Acta Orthop. 2017;88(1):41–7.

[31] Sharareh B, Schwarzkopf R. Effectiveness of telemedical applications in postoperative follow–

up after total joint arthroplasty. J Arthroplasty. 2014;29(5):918.e1–22.e1.

[32] Bozic KJ, Ward L, Vail TP, Maze M. Bundled payments in total joint arthroplasty: targeting opportunities for quality improvement and cost reduction. Clin Orthop Relat Res. 2014;472(1): 188–93.

[33] Klement MR, Rondon AJ, McEntee RM, Greenky MR, Austin MS. Web–based, self–directed physical therapy after total knee arthroplasty is safe and effective for most, but not all, patients. J Arthroplasty. 2019;34(7s):S178–s82.

[34] Gwam CU, Urquico KB, Etcheson JI, George NE, Higuera Rueda CA, Delanois RE. Use of new interactive patient–provider software improves patient satisfaction and outcomes–a retrospective single–center study. Arthroplast Today. 2019;5(1):73–7.

[35] Bahadori S, Immins T, Wainwright TW. A review of wearable motion tracking systems used in rehabilitation following hip and knee replacement. J Rehabil Assist Technol Eng. 2018; 5:2055668318771816.

[36] Ockendon M, Gilbert RE. Validation of a novel smartphone accelerometer–based knee goniometer. J Knee Surg. 2012;25(4):341–5.

[37] Ramkumar PN, Haeberle HS, Ramanathan D, Cantrell WA, Navarro SM, Mont MA, et al. Remote patient monitoring using mobile health for total knee arthroplasty: validation of a wearable and machine learning–based surveillance platform. J Arthroplast. 2019;34(10):2253–9.

第 15 章　关节置换术中的多模式镇痛策略

Multimodal Pain Management Strategies in Total Joint Arthroplasty

Benjamin M. Wooster　　Mark W. Pagnano　　著

一、概述

在过去 10 年中，对于某些特定的人工置换术（TJA），（美国）全国朝着当日手术当日出院的方向发展。具体来说，2012—2015 年，美国门诊 TJA 的数量增长了 47%，预计在未来 10 年内将增长 77%（译者注：原文数据有误，已修改）[1]。TJA 患者围术期管理的巨大变化在当今手术量增加中起了重要作用。传统模式下接受全髋关节置换术（THA）或全膝关节置换术（TKA）的患者通常采用"疾病患者"（sick-patient）模式进行治疗[2]。在此模式中，假定患者需要大量医院干预，医患共同配合，延迟出院，以促进康复。如今，接受现代 TJA 治疗的患者已采用"健康患者"（well-patient）模式[2]。在该模式中，患者接受手术前的优化，并假设该过程随后不会产生疾病患者，也不需要大量的术后医院干预。因此，现代 THA 或 TKA 患者通常需要较少的医院服务，这有助于快速康复并促进当日出院，不会增加并发症的发生率或影响患者的满意度。当天 TJA 的成功与否取决于诸多因素：如患者的因素，系统的因素等，但适当的围术期疼痛管理仍然是快速恢复的重头戏。TJA 后的最佳疼痛管理需要外科和麻醉团队之间的精诚协作，并采用积极主动的多模式策略，使患者能够在围术期的所有阶段保持超前镇痛[2, 3]。

二、术前镇痛

术前即开始使用各种镇痛药物可有效降低神经纤维敏化程度，减少手术过程中炎性细胞因子的释放[4, 5]。这些药物易于应用，起效快，但具有与手术类型相应的不良反应[5]。常用的可以帮助患者在与疼痛赛跑中"抢跑"的超前镇痛药物包括对乙酰氨基酚、非甾体抗炎药（NSAID）、加巴喷丁类药物和糖皮质激素。这些药物的理想组合仍在争论中。

（一）对乙酰氨基酚

对乙酰氨基酚是多模式围术期疼痛治疗方案中最常用和最便宜的镇痛药。确切的对乙酰氨基酚作用机制仍难以捉摸，有研究表明其止痛作用是通过调节中枢神经系统的几种途径介导的[6, 7]。对乙酰氨基酚是一种相对安全的镇痛药，几乎没有禁忌证且不良反应有限。在Mayo 诊所，术前对乙酰氨基酚的剂量包括在切口前 1～2h 口服（PO）施用 1000mg。对乙酰氨基酚在肝病患者中应谨慎使用，因为它是通过肝脏代谢的，过量时会导致肝毒性[6]。目前关于对乙酰氨基酚最大每日剂量仍存在争议。传统上，美国食品药品管理局（FDA）建议将对乙酰氨基酚的最大日剂量设为 4000mg，而其他人则根据片剂的药量推荐了较低的最大日剂量，包括 3000mg、3250mg 和 3500mg[8]。最近，人们对在 TJA 中使用对乙酰氨基酚的静脉（IV）制剂产生更大兴趣。与口服制剂相比，静脉注射对乙酰氨基酚可绕过肝脏的首过代谢，因此生物利用度提高了 5%～15%[6]。尽管如此，最近的多项随机对照试验（RCT）仍未能证明静脉（IV）制剂与口服制剂相比有任何显著差异[9, 10]。在对 2 个 RCT 的 Meta 分析中，Sun等比较了对乙酰氨基酚 IV 和 PO 制剂对 236 名选择性 THA 和 TKA 患者的镇痛效果[11]。两组在 12h 的术后疼痛评分无明显差异［加权平均差异（WMD）：-0.407，95%CI -0.994～0.131，$P=0.138$］（WMD -0.340，95%CI -0.888～0.208，$P=0.223$）或 48h（WMD -0.286，95%CI -0.598～0.025，$P=0.669$）。此外，两组在术后 12h（WMD -0.593，95%CI -3.798～2.612，$P=0.717$）24h（WMD 1.983，95%CI -0.975～4.941，$P=0.189$）或 48h（WMD -0.159，95%CI -2.238～1.920，$P=0.881$）之间的阿片类药物消耗量无显著差异。

在美国，对乙酰氨基酚静脉制剂目前比口服制剂贵。因此，Mayo 诊所在选择性 TJA 中不常规使用对乙酰氨基酚 IV，而是保留给无法通过进食任何食物的患者使用。

（二）非甾体抗炎药

NSAID 是多模式 TJA 疼痛治疗方案中另一种常见且廉价的镇痛药。NSAID 的作用机制已得到充分描述，涉及抑制环氧合酶（COX-1 和 COX-2）[12]。这些酶在花生四烯酸产生前列腺素的过程中起作用，导致炎症性疼痛致敏[12, 13]。NSAID 通常可分为非特异性和 COX-2 特异性抑制药。与 COX-1 异构体不同，COX-2 在胃黏膜或血小板中均不形成表达，但可在炎症部位诱导其产生[12]。因此，由于降低了包括胃和血小板功能障碍在内的不良反应风险，在术前 TJA 疼痛控制策略中，COX-2 特异性抑制药通常比非特异性抑制药更可取。然而，两种 COX 同工酶均在肾脏中持续表达[12]。因此，肾功能不全的患者使用这种药物时必须谨慎。目前，塞来昔布是唯一被 FDA 批准在美国使用的 COX-2 特异性抑制药[6]。Mayo 诊所的塞来昔布常规术前剂量取决于年龄和肾脏功能，对于 < 65 岁且肾小球滤过率（GFR）> 50ml/ min 的患者使用 400mg；对于 > 65 岁且肾小球滤过率 GFR < 50ml/ min 的患者使用 200mg，在切皮前 1～2h 口服。应注意塞来昔布不要超过最大每日剂量 400mg，因为超过此上限的剂量可能会增加发生心血管事件的风险[14]。

多个 RCT 已证明 COX-2 特异性抑制药在选择性 TJA 中具有镇痛作用[15-17]。Lin 等进行了 8 项 RCT 的 Meta 分析，评估了选择性 COX-2 抑制药对 571 名行选择性 TKA 患者的镇痛效果[18]。与接受安慰剂的患者相比，接受选择性 COX-2 抑制药的患者在术后期间消耗的阿片类药物明显减少（WMD -1.63，95%CI -2.79～0.46，$P=0.006$），并且术后疼痛评分明显降低。术后 24h（WMD -0.87，95%CI -1.38～0.37，$P=0.0007$），24-48h（WMD -0.62，95%CI -1.12～ -0.13，$P=0.01$）和 48～72h（WMD -1.09，95%CI -1.59～0.59，$P=0.0001$）。阿片类药物的常见不良反应［包括瘙痒（OR：0.45、95%CI 0.26～0.79，$P=0.00$）、恶心和呕吐（OR：0.49，95%CI 0.31～0.79，$P=0.003$）］在接受 COX-2 受体抑制药的患者中较少见。此外，两组在手术后最初的 24h 内未观察到失血量的显著差异（WMD-2.81，95%CI -7.21～1.60，$P=0.21$）。

（三）加巴喷丁

在围术期多模式镇痛策略中常规使用加巴喷丁类药物，特别是普瑞巴林和加巴喷丁联合应用仍存争议。加巴喷丁是抑制性神经递质 γ- 氨基丁酸（GABA）的结构类似物[19]，其作用机制复杂多因，镇痛作用是通过阻断中枢神经系统中的电压门控钙通道来抑制神经元兴奋性介导的[6, 19]。

加巴喷丁类药物在慢性神经性疼痛中的疗效已在文献中有很好的描述[20]，但在 TJA 术后围术期疼痛治疗中，多种 RCT 试验产生了矛盾的结果[21-23]。Hamilton 等在包括 1100 名初次 TKA 患者在内的 12 项 RCT 的 Meta 分析中，评估了加巴喷丁和普瑞巴林的镇痛效果[24]，围术期给予的加巴喷丁类药物剂量为每天加巴喷丁 300～1300mg 和每天普瑞巴林 100～600mg。在围术期接受加巴喷丁类药物的患者在 48h 内表现出比安慰剂更低的疼痛评分［标准化平均差异（SMD）：–0.15，95%CI –0.28～0.02，P=0.03］，但镇痛作用仅限于普瑞巴林组（SMD –0.24，95%CI –0.45～0.03，P = 0.003），而加巴喷丁未观察到（SMD –0.09，95%CI –0.26～0.08，P=0.29）。尽管用加巴喷丁组观察到的术后疼痛评分在统计学上显著降低，但作者给出的结论是，这种改善在临床上是无关紧要的，因为其作用在 0～10 分的疼痛量表上仅减少了 0.3 分（95%CI 0～0.6 点）。同样，接受加巴喷丁治疗的患者术后 48h 阿片类药物累积使用量与安慰剂无差异（MD：–6.66mg，95%CI –23.78～10.47mg，P=0.45），接受普瑞巴林治疗的患者阿片类药物的摄入量显著降低（MD：–33.14mg，95%CI –53.98～–12.29mg，P=0.002）。因此，作者得出结论，加巴喷丁药物应用与术后阿片类药物的消耗量减少 15%（少量且临床上无意义）有关。尽管接受加巴喷丁的患者镇静的风险没有增加（风险比：0.95，95%CI 0.76～1.20，P=0.68），但接受普加巴林的患者发生加巴喷丁类药物常见不良反应的人数明显更高且与临床相关（风险比：1.44，95%CI 1.07～1.94，P=0.02）。目前，Mayo 诊所不对接受选择性 TJA 的患者进行常规的术前加巴喷丁类药物治疗。

（四）糖皮质激素

糖皮质激素也是在多模式 TJA 疼痛治疗方案中应用越来越多的一种药物。地塞米松是一种强效长效糖皮质激素，具有止吐和止痛作用，其作用取决于剂量[25]。De Oliveira 等在涉及 2700 名患者的 24 项 RCT 试验的 Meta 分析中，研究了在 TJA 中使用不同剂量的地塞米松 IV 的镇痛效果，以及其他各种骨科和非骨科手术的镇痛效果[26]。

作者将研究分为 3 个剂量组，包括低剂量组（＜ 0.1mg/kg）、中剂量组（0.11～0.2mg/kg）和高剂量组（≥ 0.21mg/kg），以评估围术期地塞米松对术后镇痛的作用。围术期接受任何地塞米松剂量的患者在静息时（SMD –0.491，95%CI –0.671～–0.311，P=0.000）和运动时（SMD –0.472，95%CI –0.707～–0.238，P=0.000）24h 术后疼痛评分与安慰剂相比明显降低。但是，进一步的分析表明，高剂量地塞米松与低剂量组（P=0.14）或中等剂量组（P=0.13）的患者进行比较时，24h 静息疼痛评分并无差异；接受中等剂量的患者（SMD –0.824，95%CI –1.229～–0.420，P=0.000）和高剂量地塞米松（SMD –0.849，95%CI –1.241～–0.457，P=0.000）与安慰剂相比阿片类药物总使用量显著降低，但在接受低剂量地塞米松的患者中观察到阿片类药物消耗与安慰剂相比无差异（SMD –0.177，95%CI –0.386～0.032，P=0.097）。进一步的分析表明，接受中剂量和高剂量地塞米松的患者之间阿片类药物消耗量没有差异（P=0.94）。Mayo 诊所通常在手术切皮前 1～2h 给予中等剂量地塞米松，以患者体重（0.1mg/kg）为基础，最高为8mg。

由于糖皮质激素可暂时增加血糖水平并抑制宿主免疫系统，因此，在接受选择性 TJA 的糖尿病患者中，常规使用地塞米松会引起担忧。但是，最近的研究表明，术前使用地塞米松不会增加术后高血糖[27] 和关节假体周围感染（PJI）[28] 的风险。Godshaw 等在对 2317 例选择性初次TJA 的回顾性研究中，比较了在一组糖尿病和非糖尿病患者围术期静脉给予地塞米松（6mg 或12mg）的 PJI 风险[28]。糖尿病患者中 PJI 的总体发生率（2.59%）显著高于非糖尿病患者（0.48%；OR 5.69，95%CI 2.44～13.26，$P < 0.001$）。然而，与未接受地塞米松的糖尿病患者（0.90%，P=0.646）相比，围术期接受地塞米松的糖尿病患者 PJI 发生率无差异（0.63%）。这些结果表明，静脉内地塞米松给药并没有直接影响糖尿病患者中 PJI 的增加率。

三、术中麻醉

用于 TJA 的麻醉类型需要手术团队和麻醉团队之间的协调，并且取决于各种与手术相关、患者相关，以及医院特定的自身因素。现代 TJA 中常见麻醉方式包括全身吸入麻醉、全静脉麻醉和椎管内麻醉。无论为 TJA 患者选择哪种麻醉方式，都应在整个手术过程中提供可靠的感觉和运动神经阻滞，并且在手术完成后不应持续其作用，以免妨碍快速康复的进行。

（一）全身吸入麻醉

历史上，吸入卤化麻醉药的全身麻醉是 TJA 麻醉的主要方式。这些麻醉药的作用机制仍未完全清楚，但被认为与中枢神经系统兴奋性神经递质的抑制有关[29]。传统的全身吸入麻醉可能不利于当天 TJA 的快速恢复。在对医疗机构数据库的回顾性研究中，Saku 等探讨了在专科医院单年接受单侧初次性 TKA 的 849 名患者延迟出院的危险因素[30]。多元回归分析表明，全身麻醉是延迟出院的独立危险因素（OR 3.00，95%CI 1.67～5.37，$P < 0.001$）。除增加住院时间外，全身吸入麻醉还使 TJA 患者围术期并发症的风险更高。在对国家医疗保健数据库的回顾性研究中，Memtsoudis 等比较了 2006—2010 年在 400 多家机构中接受过选择性初次性 THA 528 名和 TKA 495 名患者的各种麻醉方式的围术期效果[31]。对 THA 和 TKA 队列多因素回归分析表

明，全身吸入麻醉的患者围术期与接受椎管内麻醉的患者相比，肺部损害的风险显著较高（THA OR=3.34，95%CI 2.10～5.32，$P \leq 0.0001$；TKA OR 1.83，95%CI 1.43～2.35，$P \leq 0.0001$），肺炎（THA OR 1.51；95%CI 1.13～2.01，$P=0.0029$；TKA OR 1.27；95%CI 1.05～1.53，$P=0.0083$），感染（THA OR 1.45，95%CI 1.27～1.65，$P < 0.0001$；TKA OR 1.38，95%CI 1.26～1.52，$P < 0.0001$），非心肌梗死心脏并发症（THA OR 1.13，95%CI 1.02～1.25，$P=0.0171$；TKA OR 1.09；95%CI 1.02～1.16，$P=0.0086$）和急性肾衰竭（THA OR 1.70；95%CI 1.35～2.13，$P < 0.0001$；TKA OR 1.44，95%CI 1.24～1.67，$P < 0.0001$）。此外，与接受椎管内麻醉的患者相比，在 TKA 队列中全身麻醉患者的 30 天死亡风险也有所增加（OR 1.83，95%CI 1.08～3.1，$P=0.0211$）。因此，最近在门诊 TJA 中使用替代麻醉方式引起了人们的兴趣。

（二）全静脉麻醉

全静脉麻醉（TIVA）是在当天（same-day）TJA 中普及的一种较新的全身麻醉方法。TIVA 主要避免了使用长效卤代麻醉药，从而与一般吸入麻醉有所不同，取而代之的是通过连续输注各种药物来诱导并维持麻醉，这些药物通常包括丙泊酚、短效阿片类药物和短效麻醉药[32]。

接受 TIVA 麻醉的患者在手术过程中仍需要机械通气；然而，TIVA 麻醉的复苏更加可控，并且避免了卤化麻醉药的长期不良影响如恶心、呕吐和疲劳[32]。

目前，TIVA 在初次 TJA 中的安全性和有效性的研究有限。最近一些研究表明，与其他麻醉方式结合使用时，TIVA 是这些患者快速恢复的优良选择。在回顾性综述中，Klavas 等在一系列接受初次 THA 和 TKA 的患者中评估了 TIVA 联合短效脊髓麻醉的围术期益处[32]。在他们的研究中，将 116 名接受 TIVA 单次丁哌卡因脊髓麻醉的患者与 228 名接受吸入药物联合单次吗啡脊髓麻醉的全身麻醉患者进行了比较。作者报道说，TIVA 队列中患者更有可能在手术当天接受物理治疗（87.1% vs. 66.7%，$P < 0.05$），与接受传统吸入式全身麻醉的患者相比，2.4 ± 0.1 天（$P < 0.05$），其能够提早近 1 天出院（1.5 ± 0.1 天）。在最近的另一个回顾性综述中，Stanbough 等评估了 2015—2018 年在一家医疗机构接受择期初次 THA 和 TKA 治疗的 1527 名患者接受现代全身麻醉方案的结果[33]。研究中所有患者均以体重为基础，静脉注射芬太尼、利多卡因和丙泊酚进行麻醉诱导，然后通过吸入七氟醚或连续输注丙泊酚维持麻醉。使用此现代方案，手术当天有 97.2% 的患者能够参加物理治疗，术后 1 天成功出院的患者达 96.3%。术后住院时间＞1 天的主要原因包括手术相关问题（1.6%）、各种医疗并发症（1.2%）和麻醉不良反应（0.3%）。

（三）椎管内麻醉

椎管内神经麻醉涉及将麻醉药注入椎管的鞘内或鞘外空间，以引起短暂但密集的感觉和运动阻滞[34]。神经麻醉可以单次、连续或通过硬膜外导管进行。单次脊髓麻醉是现代当日 TJA 所使用的神经麻醉最常见形式[2]。当前市场上有多种麻醉药，但是最常用的包括丁哌卡因、甲哌卡因和利多卡因。这些药物的作用机制很复杂，麻醉作用主要是通过抑制神经细胞膜上的电压门控钠通道来介导的，这可以防止去极化阻止动作电位的传播[35]。

目前，丁哌卡因是美国 TJA 中最常用的麻醉药[36]。丁哌卡因麻醉时间相对较长，可持续 3～9h，这可能会延迟恢复而成为早期出院的障碍[3, 36]。已有研究聚焦使用较低剂量的鞘内丁哌卡因来减少其麻醉作用的持续时间[37]。Lemoine 等在对 23 种研究的系统评价中，探讨了在各种骨科和非骨科门诊手术中丁哌卡因的最佳剂量，得出结论是确保门诊手术过程中充分麻醉和术后快速恢复所需的剂量范围狭窄[38]。因此，当日 TJA 常使用短效麻醉药，以促进术后早期活动并促进快速出院而不影响术后疼痛管理。

甲哌卡因是一种具有 90～150min 的持续时间，在 TJA 中越来越受欢迎的中效麻醉药[36]。最近在一个单盲 RCT 中，Mahan 等对 32 名择期初次 TKA 并单次行脊髓麻醉的患者评估了其神经功能恢复的时间，该麻醉药包含 10.5～12mg 的 0.75% 丁哌卡因或 60～68mg 的 2% 甲哌卡因[36]。接受甲哌卡因的患者表现出明显更快的感觉恢复（164 ± 38.6 vs. 212 ± 54.2min，$P=0.015$），更快的运动功能恢复（153 ± 47.4 vs. 200 ± 45.2min，$P=0.025$）和直腿抬高功能恢复（148）± 43.5 与 194 ± 50.8min，$P=0.023$）。甲哌卡因组其基线运动和感觉功能恢复的平均时间快了将近 1h（$P=0.002$）。此外，甲哌卡因组患者尿潴留问题更少，并且术后自主排尿的时间明显缩短（344 ± 154.4 vs. 416 ± 96.3min，$P=0.039$）。但是，接受甲哌卡因的患者在术后恢复中疼痛评分明显更高（2.7 ± 2.3 vs. 1.0 ± 1.7，$P=0.046$），术后任何时间点的阿片类药物总使用量或疼痛评分在其他任何方面均无差异。

利多卡因的麻醉作用相对较短，仅持续 90～120min[3, 36]。鉴于延长手术时间的潜力，以及术后出现暂时性神经系统症状的风险，其在 TJA 中的使用仍存在争议[39]。最近，Frisch 等在一项前瞻性研究中对 50 名行门诊 THA 和 TKA 应用利多卡因行脊髓麻醉的患者，评估了其安全性和有效性[40]。作者报道说，单次注射 2% 异丁酸利多卡因其运动阻滞的平均持续时间为 2.89 ± 0.65h（范围 1.73～5.17h）。从门诊入院到术后恢复室平均时间为 5.84 ± 2.66（范围 1.87～11.17h），所有研究患者均在手术当天成功出院。该研究中没有患者出现短暂的神经系统症状。椎管内麻醉后短暂的神经系统症状的发生率仍然很少，但与其他麻醉药相比，利多卡因发生潜在的并发症似乎更常见[39]。暂时性神经系统症状通常表现为暂时性神经根炎，通常在麻醉后 24h 内发生，在几天之内即可消失，无须干预[3, 39, 40]。

四、术中镇痛辅助治疗

外围神经阻滞和关节周围注射是现代门诊 TJA 多模式疼痛管理策略中常用的辅助手段。这两种策略都可以提供有效的术后镇痛，具体采用哪种方法取决于外科手术方式，需要麻醉师评估每种方式所特有的风险和收益。

（一）周围神经阻滞

周围神经阻滞可以通过单次注射或留置导管的方式连续注入麻醉药来进行。其优点包括能够提供有效可靠的镇痛作用且几乎没有全身性不良反应[6]；主要缺点包括阻滞所需的技术要求高、额外的时间消耗、可能的周围其他神经阻滞、长时间运动阻滞会延迟早期活动并增加跌倒风险、医源性神经损伤等风险[41]。在 TJA 中联合使用多种麻醉药的周围神经阻滞已有描述，最常见的靶向神经有腰丛、股神经及其分支以及坐骨神经及其分支[6, 42]。在 THA 中，选择周围神经阻滞受到限制。两种最常用的技术是针对整个腰神经丛的腰大肌室阻滞和针对股神经、闭孔神经和股外侧皮神经的髂筋膜阻滞[2, 6]。TKA 中选择周围神经阻滞的更多，常见的技术有三合一股动脉周围阻滞（作用目标在股神经、股外侧皮神经和闭孔神经），坐骨神经阻滞和内收肌管阻滞（目标为股神经的隐神经分支）[2, 5, 6]。

大量文献支持将各种周围神经阻滞纳入 TJA 的多模式联合疼痛管理方案。在对包括 2700 名患者的 45 项 RCT 的 Meta 分析中，Chan 等将单次和连续股神经阻滞在初次 TKA 中的镇痛效果与多种替代性疼痛管理策略进行了比较[43]。他们发现术后 24h，接受任何类型股神经阻滞的患者与仅使用患者自控的阿片类镇痛（PCA）相比在休息时疼痛减轻（SMD –0.72，95%CI –0.93～–0.51，$P < 0.00001$）、在运动时疼痛亦减轻（SMD –0.94，95%CI –1.32～–0.55，$P < 0.00001$）；此外，接受任何类型的股神经阻滞患者在 24h 内摄入的阿片类药物较少（MD –14.74mg，95%CI –18.68～–10.81mg，$P < 0.00001$）、术后恶心和呕吐的风险较低（风险比：0.47，95%CI 0.33～0.68，P=0.000070），与仅接受 PCA 的患者相比，能够获得更高的膝关节屈曲活动度（MD：6.48°，95%CI 4.27°～8.69°，$P < 0.00001$），并显示出更高的患者满意度评分（SMD 1.68，95%CI 0.79～2.58，P=0.00023）。当比较单次与连续股神经阻滞时，在 24h

内的时间点无论是休息时（SMD −0.62，95%CI −1.17～−0.07，P=0.027）还是运动时（SMD −0.42，95%CI −0.67～−0.17，P=0.0011）连续神经阻滞均优于单次阻滞的镇痛效果。此外，与单次用药相比，持续的神经阻滞导致阿片类药物的消耗减少（MD：−13.81mg，95%CI −23.27～−4.35mg，P=0.0042）。

除了减轻疼痛提高患者满意度外，在 TJA 中使用周围神经阻滞有助于提早出院。Guay 等对 51 项研究（包括 2793 名患者）进行了 Meta 分析，他们评估了择期 THA 患者周围神经阻滞的风险和获益[44]，使之与全身性镇痛措施相比。研究发现周围神经阻滞不仅在术后护理的静息状态下提供了更有效的镇痛效果（SMD −1.12，95%CI −1.67～−0.56，P=0.000 090），而且与全身镇痛相比还降低了术后谵妄的风险（风险比：0.10，95%CI 0.02～0.54，P < 0.05）和瘙痒（风险比：0.16，95%CI 0.04～0.70，P=0.0015）。此外，接受周围神经阻滞的患者比接受全身镇痛的患者具有更高的患者满意度得分（SMD 0.67，95%CI 0.45～0.89，P < 0.00 001）和更短的术后住院时间（SMD −0.75，95%CI −1.02～−0.48，P < 0.00 001）。该队列研究仅报道了与周围神经阻滞有关的两种并发症，1 名患者在注射部位出现局部血肿，1 名患者在周围神经阻滞后发生持续性轻瘫。然而，与接受全身镇痛组相比，接受单次或连续周围神经阻滞组术后第 1 天能够行走的患者数量没有差异（风险差异：0.01，95%CI − 0.03～0.05，P=0.67）。这些结果表明，周围神经阻滞可以成功避免运动障碍的风险，而不会影响术后的疼痛管理。

（二）局部浸润性镇痛

局部浸润性镇痛是当日 TJA 多模式镇痛方案中常用的另一种方式。关节周围注射由术者进行，操作简单，且不需要特殊的技术培训[2]。与周围神经阻滞不同，关节周围注射直接从源头解决了疼痛产生，且没有潜在影响术后肌肉功能恢复的风险，并降低了持续性感觉不良或医源性神经损伤的风险[2, 3]。多项研究调查了 TJA 后关节周围注射在疼痛控制的功效。Seangleulur 等对包括 3000 多名患者的 38 项 RCT 进行了系统回顾和 Meta 分析，评估了各种类型的关节周围注射在初次 TKA 术后疼痛管理中的疗效[45]。他们发现，接受任何局部浸润镇痛的患者与未接受注射或安慰剂的患者相比，在术后 24h（WMD −0.96，95%CI −1.31～−0.61，P=0.000）和 48h（WMD −0.72，95%CI −1.13～−0.31，P=0.000）静息时的疼痛较少），术后 24h（WMD −1.43，95%CI −2.04～−0.82，P=0.000）和 48h（WMD −0.75，95%CI −1.27～−0.23，P=0.000）活动时疼痛更少。此外，在 24h（WMD −13.68mg，95%CI −18.07～−9.29mg，P=0.000）和 48h（WMD −6.98mg，95%CI −9.75～−4.21mg，P=0.000）接受任何类型的关节周围阻滞的患者，术后阿片类药物的摄入量显著减少。

在关节周围注射中可以使用多种药物，许多外科医生更喜欢使用药物组合的混合物。一组医生报道通过关节周围注射鸡尾酒（包括 30ml 0.5% 罗哌卡因、10mg 吗啡、30mg 酮咯酸、40mg 甲基泼尼松龙和 0.5mg 肾上腺素与生理盐水混合）获得 TKA 满意的镇痛效果[3]。在 Mayo 诊所，THA 和 TKA 首选的关节周围注射为 120ml 的鸡尾酒混合物包括异丁酸罗哌卡因（200mg、300mg 或 400mg）+ 酮咯酸（30mg）+ 肾上腺素（0.1mg、0.2mg 或 0.3mg）+0.9% 的生理盐水。对于局部浸润性镇痛，在 TJA 局部使用缓释麻醉药（如脂质体丁哌卡因）引起了人们的兴趣。但是，目前尚无足够的证据证明 TJA 中缓释药优于单纯麻醉药。Zhao 等对包括 55 800 多名患者的 12 项 RCT 进行了回顾性研究和 Meta 分析，比较了 THA 和 TKA 后关节周围脂质体丁哌卡因与传统关节周围注射治疗疼痛的疗效[46]。他们发现，与传统的关节周围麻醉相比，脂质体丁哌卡因确实减少了术后 24h（SMD –0.19，95%CI –0.27～–0.10，P=0.0001）和 48h（SMD –0.17，95%CI –0.27～–0.07，P=0.0008）的阿片类药物总消耗量，但并没有改善 24h 的术后疼痛减轻程度（SMD –0.07，95%CI –0.16～0.01，P=0.09）或 48h（SMD 0.00，95%CI –0.09～0.10，P=0.97）。此外，脂质体丁哌卡因和关节周围注射对术后恶心和呕吐的发生率（SMD –0.08，95%CI –0.21～0.06，P=0.27）或住院时间（SMD 0.84，95%CI 0.34～2.12，P=0.72）没有显著差异。由于脂质体丁哌卡因持续释放麻醉药的当前成本明显高于替代制剂，因此 Mayo 诊所目前尚未将其用于 TJA。

多项研究比较了围术期疼痛管理周围神经阻滞和局部浸润麻醉之间的差异[47-49]。Spangehl 等在一项包括了 160 名患者的 RCT 研究结果表明，初次 TKA 后关节周围注射，以及股神经周围连续性和单次性坐骨神经阻滞均可获得相似的减轻疼痛的效果[47]。在他们的研究中，接受外围神经阻滞的患者在到达住院病房时（VAS 评分 1.3 ± 1.9 vs. 2.0 ± 1.9 分，P=0.02）和晚上（VAS 评分 1.6 ± 2.0 vs. 2.3 ± 1.9 分，P=0.02）确实显示出明显减轻的疼痛，但在术后任何其他时间点均未观察到疼痛评分的差异。同样，接受周围神经阻滞的患者在术中（17.4 ± 10.1 vs. 23.6 ± 8.5mg，P < 0.001）和手术当天（4.6 ± 9.1 vs. 11.7 ± 13.1mg，P < 0.001）吗啡当量计算阿片类药物应用更少，但两组之间在任何其他时间点均未观察到阿片类药物的摄入量差异。

术后股四头肌长时间功能障碍在接受周围神经阻滞的患者中更为常见。术后第 1 天，只有 24% 接受周围神经阻滞的患者能够进行直腿抬高，而接受关节周围注射的患者有 79%（P=0.001）。然而，在术后第二天结束时，两组的股四头肌功能相似（分别为 83% 和 82%，P=0.97）。最后，与接受周围神经阻滞的患者相比，接受关节周围注射的患者平均安全提前 0.4 天出院（2.44 ± 0.65 vs. 2.84 ± 1.34 天，P=0.02），并且在术后 6 周的随访中出现周围神经感觉异常（1% vs. 12%，P=0.009）可能性较低。

五、术后镇痛

当日 TJA 使用的术后镇痛方案应设计成允许患者早于疼痛"起跑"、促进早期活动并限制全身药物不良反应的方案。虽然这主要通过使用超前镇痛药物和术中镇痛药来实现，但术后镇痛通常需要添加阿片类药物。

在北美医学历史上，阿片类药物是 TJA 术后镇痛的主要方式。阿片类药物被认为通过对 μ、∂ 和 k 受体的拮抗作用发挥镇痛作用，从而抑制有害刺激在中枢神经系统和周围神经系统中的传播[50]。阿片类药物虽然是有效的镇痛药，但会上瘾，并伴有许多不利于快速康复的不良反应，如镇静、便秘、恶心、瘙痒和呼吸抑制[51]。尽管有这些不利影响，骨科医生开出的阿片类药物仍比其他任何专科医师都要多的多[52]。Huang 和 Copp 回顾性研究了阿片类药物的处方实践和在初次 THA 和 TKA 中的利用，他们发现，接受选择性治疗的患者通常过度处方使用阿片类药物[53]，出院时开给患者的阿片类药物的中位数为 90 片。在 30 天的随访中，THA（37 片）和 TKA（67 片，$P < 0.001$）的患者服用的片剂中位数显著降低。在考虑了无替换并转换为口服吗啡当量（OME）后，发现外科医生在初次 TKA 和 THA 中处方阿片类药物的比例分别超量了 34% 和 140%。

为了消除 TJA 后阿片类药物的过量处方，2017 年 Mayo 诊所制定了关于初次择期 THA 或 TKA 术后给予阿片类药物处方实践指南。指南建议任何骨科手术后这些 OME 与 50 片 5mg 羟考酮、80 片 5～325mg 氢可酮 – 对乙酰氨基酚或 80 片 50mg 曲马多相当。Mayo 诊所出院时提供给患者的最常见处方包括 25 片 5mg 羟考酮和 25～40 片 50mg 曲马多的组合。Wyles 等最近报道了这些处方指南的早期结果[54]。在计划启动的 5 个月内，初次 THA［750 OME，四分位间距（QR）：575～900 OME 与 388 OME，IQR：350～389 OME，$P < 0.001$］和 TKA（750 OME，IQR：600～900 OME 与 388 OME，IQR：338～463，$P < 0.001$）术后阿片类药物中位数均显著减少。尽管这段时间内处方的阿片类药物的数量有所减少，但 THA（16% vs. 17%，P=0.55）和 TKA（35% vs. 35%，P=0.77）的该计划开始前的术后 30 天补充剂量对比没有差异。在考虑了潜在的混杂因素之后，作者发现实施此简单方案是将阿片类药物处方减少低于 400 OME 的主要因素（OR 36，95%CI 25～52；$P < 0.001$）。要注意的是，阿片类药物治疗急性疼痛的处方指南目前因各州法律而异。因此，在 TJA 后开具阿片类药物处方时，外科医生应了解当地的指导原则并遵守所在州法律。

六、结论

多模式围术期疼痛管理方案的广泛采用很大程度上促进了当日 TJA 手术量的增加。成功的围术期疼痛管理需要外科手术团队和麻醉团队之间精心设计和协调，使患者能够在整个围术期对疼痛管理"领先并保持领先"。术前疼痛管理策略应包括超前给药以限制炎症和疼痛敏感性药物。外科手术的麻醉方法取决于各种与患者相关的因素，通常应避免吸入可能延迟恢复的卤化麻醉药和长效脊髓镇痛药。应谨慎使用辅助镇痛手段，如周围神经阻滞和关节周围注射，应用时以能有效缓解疼痛又不影响早期活动为原则。阿片类药物在术后应尽量少用，应严格限制出院时常规使用吗啡当量总量，考虑遵从处方指南。有效实施多模式疼痛管理策略可以促进快速恢复并促进当日出院，且不会增加围术期并发症的风险，不会影响患者的满意度。

参 考 文 献

[1] Bert JM, Hooper J, Moen S. Outpatient total joint arthroplasty. Curr Rev Musculoskelet Med. 2017;10(4):567–74.

[2] Sculco PK, Pagnano MW. Perioperative solutions for rapid recovery joint arthroplasty: get ahead and stay ahead. J Arthroplast. 2015;30(4):518–20.

[3] Russo MW, Parks NL, Hamilton WG. Perioperative pain management and anesthesia: a critical component to rapid recovery total joint arthroplasty. Orthop Clin North Am. 2017;48(4):401–5.

[4] Woolf CJ, Chong MS. Preemptive analgesia–treating postoperative pain by preventing the establishment of central sensitization. Anesth Analg. 1993;77(2):362–79.

[5] Moucha CS, Weiser MC, Levin EJ. Current strategies in anesthesia and analgesia for total knee arthroplasty. J Am Acad Orthop Surg. 2016;24(2):60–73.

[6] Halawi MJ, Grant SA, Bolognesi MP. Multimodal analgesia for total joint arthroplasty. Orthopedics. 2015;38(7):e616–25.

[7] Smith HS. Potential analgesic mechanisms of acetaminophen. Pain Physician. 2009;12(1):269–80.

[8] Krenzelok EP, Royal MA. Confusion: acetaminophen dosing changes based on NO evidence in adults. Drugs R D. 2012;12(2):45–8.

[9] O'Neal JB, Freiberg AA, Yelle MD, Jiang Y, Zhang C, Gu Y, et al. Intravenous vs oral acetaminophen as an adjunct to multimodal analgesia after total knee arthroplasty: a prospective, randomized, double–blind clinical trial. J Arthroplast. 2017;32(10):3029–33.

[10] Politi JR, Davis RL 2nd, Matrka AK. Randomized prospective trial comparing the use of intravenous versus oral acetaminophen in total joint arthroplasty. J Arthroplast. 2017;32(4):1125–7.

[11] Sun L, Zhu X, Zou J, Li Y, Han W. Comparison of intravenous and oral acetaminophen for pain control after total knee and hip arthroplasty: a systematic review and meta–analysis. Medicine (Baltimore). 2018;97(6):e9751.

[12] Lane JM. Anti–inflammatory medications: selective COX–2 inhibitors. J Am Acad Orthop Surg. 2002;10(2):75–8.

[13] Kidd BL, Urban LA. Mechanisms of inflammatory pain. Br J Anaesth. 2001;87(1):3–11.

[14] Graham DJ. COX–2 inhibitors, other NSAIDs, and cardiovascular risk: the seduction of common sense. JAMA. 2006;296(13):1653–6.

[15] Buvanendran A, Kroin JS, Tuman KJ, Lubenow TR, Elmofty D, Moric M, et al. Effects of perioperative administration of a selective cyclooxygenase 2 inhibitor on pain management and recovery of function after knee replacement: a randomized controlled trial. JAMA. 2003;290(18):2411–8.

[16] Huang YM, Wang CM, Wang CT, Lin WP, Horng LC, Jiang CC. Perioperative celecoxib administration for pain management after total knee arthroplasty – a randomized, controlled study. BMC Musculoskelet Disord. 2008;9:77.

[17] Meunier A, Lisander B, Good L. Effects of celecoxib

on blood loss, pain, and recovery of function after total knee replacement: a randomized placebo-controlled trial. Acta Orthop. 2007;78(5):661–7.

[18] Lin J, Zhang L, Yang H. Perioperative administration of selective cyclooxygenase-2 inhibitors for postoperative pain management in patients after total knee arthroplasty. J Arthroplast. 2013;28(2):207–13.e2.

[19] Chincholkar M. Analgesic mechanisms of gabapentinoids and effects in experimental pain models: a narrative review. Br J Anaesth. 2018;120(6):1315–34.

[20] Wiffen PJ, Derry S, Bell RF, Rice AS, Tolle TR, Phillips T, et al. Gabapentin for chronic neuropathic pain in adults. Cochrane Database Syst Rev. 2017;6:Cd007938.

[21] Paul JE, Nantha-Aree M, Buckley N, Cheng J, Thabane L, Tidy A, et al. Gabapentin does not improve multimodal analgesia outcomes for total knee arthroplasty: a randomized controlled trial. Can J Anaesth. 2013;60(5):423–31.

[22] Clarke H, Page GM, McCartney CJ, Huang A, Stratford P, Andrion J, et al. Pregabalin reduces postoperative opioid consumption and pain for 1 week after hospital discharge, but does not affect function at 6 weeks or 3 months after total hip arthroplasty. Br J Anaesth. 2015;115(6):903–11.

[23] Clarke H, Pereira S, Kennedy D, Andrion J, Mitsakakis N, Gollish J, et al. Adding gabapentin to a multimodal regimen does not reduce acute pain, opioid consumption or chronic pain after total hip arthroplasty. Acta Anaesthesiol Scand. 2009;53(8):1073–83.

[24] Hamilton TW, Strickland LH, Pandit HG. A meta-analysis on the use of gabapentinoids for the treatment of acute postoperative pain following total knee arthroplasty. J Bone Joint Surg Am. 2016;98(16):1340–50.

[25] Meng J, Li L. The efficiency and safety of dexamethasone for pain control in total joint arthroplasty: a meta-analysis of randomized controlled trials. Medicine (Baltimore). 2017;96(24):e7126.

[26] De Oliveira GS Jr, Almeida MD, Benzon HT, RJ MC. Perioperative single dose systemic dexamethasone for postoperative pain: a meta-analysis of randomized controlled trials. Anesthesiology. 2011;115(3):575–88.

[27] Nurok M, Cheng J, Romeo GR, Vecino SM, Fields KG, YaDeau JT. Dexamethasone and perioperative blood glucose in patients undergoing total joint arthroplasty: a retrospective study. J Clin Anesth. 2017;37:116–22.

[28] Godshaw BM, Mehl AE, Shaffer JG, Meyer MS, Thomas LC, Chimento GF. The effects of peri-operative dexamethasone on patients undergoing total hip or knee arthroplasty: is it safe for diabetics? J Arthroplast. 2019;34(4):645–9.

[29] Torri G. Inhalation anesthetics: a review. Minerva Anesthesiol. 2010;76(3):215–28.

[30] Saku SA, Makinen TJ, Madanat R. Reasons and risk factors for delayed discharge after total knee arthroplasty using an opioid-sparing discharge protocol. J Arthroplast. 2019;34(10):2365–70.

[31] Memtsoudis SG, Sun X, Chiu YL, Stundner O, Liu SS, Banerjee S, et al. Perioperative comparative effectiveness of anesthetic technique in orthopedic patients. Anesthesiology. 2013;118(5):1046–58.

[32] Klavas DM, Karim A, Lambert BS, Ferris MS, Delgado D, Incavo SJ. Does total intravenous anesthesia with short-acting spinal anesthetics in primary hip and knee arthroplasty facilitate early hospital discharge? J Am Acad Orthop Surg. 2018;26(10):e221–e9.

[33] Stambough JB, Bloom GB, Edwards PK, Mehaffey GR, Barnes CL, Mears SC. Rapid recovery after total joint arthroplasty using general anesthesia. J Arthroplast. 2019;34(9): 1889–96.

[34] Parvizi J, Miller AG, Gandhi K. Multimodal pain management after total joint arthroplasty. J Bone Joint Surg Am. 2011;93(11):1075–84.

[35] Becker DE, Reed KL. Local anesthetics: review of pharmacological considerations. Anesth Prog. 2012;59(2):90–101; quiz 2–3.

[36] Mahan MC, Jildeh TR, Tenbrunsel T, Adelman BT, Davis JJ. Time of return of neurologic function after spinal anesthesia for total knee arthroplasty: mepivacaine vs bupivacaine in a randomized controlled trial. Arthroplast Today. 2019;5(2):226–33.

[37] van Egmond JC, Verburg H, Derks EA, Langendijk PNJ, Icli C, van Dasselaar NT, et al. Optimal dose of intrathecal isobaric bupivacaine in total knee arthroplasty. Can J Anaesth. 2018;65(9):1004–11.

[38] Lemoine A, Mazoit JX, Bonnet F. Modelling of the optimal bupivacaine dose for spinal anaesthesia in ambulatory surgery based on data from systematic review. Eur J Anaesthesiol. 2016;33(11):846–52.

[39] Zaric D, Christiansen C, Pace NL, Punjasawadwong Y. Transient neurologic symptoms (TNS) following spinal anaesthesia with lidocaine versus other local anaesthetics. Cochrane Database Syst Rev. 2005(4):Cd003006.

[40] Frisch NB, Darrith B, Hansen DC, Wells A, Sanders S, Berger RA. Single-dose lidocaine spinal anesthesia in hip and knee arthroplasty. Arthroplast Today. 2018;4(2):236–9.

[41] Merritt CK, Mariano ER, Kaye AD, Lissauer J, Mancuso K, Prabhakar A, et al. Peripheral

nerve catheters and local anesthetic infiltration in perioperative analgesia. Best Pract Res Clin Anaesthesiol. 2014;28(1):41–57.

[42]　Horlocker TT, Kopp SL, Pagnano MW, Hebl JR. Analgesia for total hip and knee arthroplasty: a multimodal pathway featuring peripheral nerve block. J Am Acad Orthop Surg. 2006;14(3):126–35.

[43]　Chan EY, Fransen M, Parker DA, Assam PN, Chua N. Femoral nerve blocks for acute postoperative pain after knee replacement surgery. Cochrane Database Syst Rev. 2014(5):Cd009941.

[44]　Guay J, Johnson RL, Kopp S. Nerve blocks or no nerve blocks for pain control after elective hip replacement (arthroplasty) surgery in adults. Cochrane Database Syst Rev. 2017;10:Cd011608.

[45]　Seangleulur A, Vanasbodeekul P, Prapaitrakool S, Worathongchai S, Anothaisintawee T, McEvoy M, et al. The efficacy of local infiltration analgesia in the early postoperative period after total knee arthroplasty: a systematic review and meta–analysis. Eur J Anaesthesiol. 2016;33(11):816–31.

[46]　Zhao B, Ma X, Zhang J, Ma J, Cao Q. The efficacy of local liposomal bupivacaine infiltration on pain and recovery after Total Joint Arthroplasty: a systematic review and meta–analysis of randomized controlled trials. Medicine (Baltimore). 2019;98(3):e14092.

[47]　Spangehl MJ, Clarke HD, Hentz JG, Misra L, Blocher JL, Seamans DP. The Chitranjan Ranawat Award: periarticular injections and femoral & sciatic blocks provide similar pain relief after TKA: a randomized clinical trial. Clin Orthop Relat Res. 2015;473(1): 45–53.

[48]　Amundson AW, Johnson RL, Abdel MP, Mantilla CB, Panchamia JK, Taunton MJ, et al. A three–arm randomized clinical trial comparing continuous femoral plus single–injection sciatic peripheral nerve blocks versus periarticular injection with ropivacaine or liposomal bupivacaine for patients undergoing total knee arthroplasty. Anesthesiology. 2017;126(6): 1139–50.

[49]　Johnson RL, Amundson AW, Abdel MP, Sviggum HP, Mabry TM, Mantilla CB, et al. Continuous posterior lumbar plexus nerve block versus periarticular injection with ropivacaine or liposomal bupivacaine for total hip arthroplasty: a three–arm randomized clinical trial. J Bone Joint Surg Am. 2017;99(21):1836–45.

[50]　Pathan H, Williams J. Basic opioid pharmacology: an update. Br J Pain. 2012;6(1):11–6.

[51]　Benyamin R, Trescot AM, Datta S, Buenaventura R, Adlaka R, Sehgal N, et al. Opioid complications and side effects. Pain Physician. 2008;11(2 Suppl):S105–20.

[52]　Volkow ND, McLellan TA, Cotto JH, Karithanom M, Weiss SR. Characteristics of opioid prescriptions in 2009. JAMA. 2011;305(13):1299–301.

[53]　Huang PS, Copp SN. Oral opioids are overprescribed in the opiate–naive patient undergoing total joint arthroplasty. J Am Acad Orthop Surg. 2019;27(15): e702–e8.

[54]　Wyles CC, Hevesi M, Trousdale ER, Ubl DS, Gazelka HM, Habermann EB, et al. The 2018 Chitranjan S. Ranawat, MD award: developing and implementing a novel institutional guideline strategy reduced postoperative opioid prescribing after TKA and THA. Clin Orthop Relat Res. 2019;477(1):104–13.

第 16 章 术后即刻康复治疗
Immediate Postoperative Rehabilitation

Tony George　Ali Mostoufi　Bobby Oommen　Carolyn Yuse　Didier Demesmin　著

疼痛是功能进展的障碍，在围术期和术后阶段控制疼痛非常重要。术前关节力学的限制，包括股四头肌萎缩和髋外展肌无力，假体有问题或位置不良需要额外的手术干预，会影响康复进展。临床并发症，如深静脉血栓形成（DVT）可以导致肺栓塞，使康复工作停滞，需要进一步的诊断和治疗。已有的内科并发症如充血性心力衰竭的加重，需要医疗干预来稳定和延长康复目标。药物不良反应，如阿片类药物引起的低血压或头晕，导致血流动力学波动，增加跌倒风险，延误物理治疗（PT）；不适当的房间设置，如较小面积的浴室或狭窄的走廊会限制行动；照明不足或不适当会限制能见度，增加跌倒的风险。这些都是关节置换术后即刻康复阶段可能出现的问题。注重价值和成本控制的关节置换方法的转变取得了很好的结果，康复治疗在引导这些结果方面发挥着积极的作用。分析麻醉、关节置换术技术、围术期管理、PT 和护理协调等领域，可以揭示是什么在推动这种变化，并有助于功能恢复。

一、麻醉方案和围术期结局

直到最近，有关麻醉类型对围术期结果影响的证据都依赖于一些相对较小的、通常是单一机构的研究，这些研究不足以检测围术期发病率和死亡率的差异 [1]。在过去的 10 年中，关节置换围术期护理有了显著进展。区域麻醉、周围神经阻滞和多模式镇痛方案是推动这一变化的动力，使其朝着缩短住院时间和加速康复进程的方向发展。

大多数情况下，麻醉类型和术后疼痛控制类型取决于手术的持续时间、手术类型和麻醉医师的偏好。表 16-1 中列出了的一系列可供麻醉医师选择的方案，麻醉类别包括全麻、神经阻滞、外周阻滞和多模式围术期疼痛管理。

表 16-1　全髋、膝置换术的常用麻醉和术后技术

全身麻醉
- 椎管内麻醉
- 硬膜外麻醉
- 骶管硬膜外麻醉
- 脊髓麻醉
- 外周神经阻滞麻醉

单针股神经阻滞
- 连续股神经阻滞
- 连续内收肌管阻滞

多部位局部浸润性镇痛
伤口导管注入技术
多模式口服和静脉镇痛

在接受调查的有委员会认证资格的关节置换医生中，对于关节置换术的最佳多模式麻醉和镇痛方案还没有达成共识[2]。但这些多模式互补的技术越来越得到科学支持。优化麻醉技术可以带来诸多好处，包括减少疼痛、减少对重症护理服务的需求、减少住院时间、减少费用、降低发病率和死亡率、改善长期功能和效果、减少住院期间跌倒、减少感染、降低输血率、降低慢性疼痛的发生率、提高患者的满意度等[3-9]。住院患者术后护理期受麻醉方式和术后疼痛管理规划的影响。降低跌倒风险、早期活动、控制疼痛、减少阿片类药物消耗、缩短住院时间（LOS）是关节置换术的期望目标。

基于人群的分析发现，在接受全髋关节或全膝置换术的患者亚人群中，椎管内麻醉比全麻有优势[1]。与无心肺疾病的年轻组（4.5%）相比，老年患者和病情较重患者的主要并发症发生率明显较高（26.1%）。此外，在所有年龄段和并发症人群中，使用椎管内麻醉均与更好的预后相关。与接受全身麻醉的人相比，使用椎管内麻醉的人发生跌倒的概率更低。

与术后初期接受传统静脉注射阿片类药物的患者相比，使用多模式镇痛方案（强调周围神经阻滞）进行 THA 或 TKA 的患者，围术期结局显著改善，不良事件更少。围术期结局的改善包括缩短住院时间，术后尿潴留和肠梗阻明显减少[10]。包含 29 项研究的最新 Meta 分析（包括 10 488 名患者）显示，与全麻相比，椎管内麻醉使住院时间缩短了近半天[11]。

连续股神经阻滞和单次股神经阻滞均常用于关节置换术。单次注射股神经阻滞已被广泛用于提供强效镇痛，但在注射局麻药期间内，同时会引起股四头肌严重无力。与单次注射相比，连续股神经阻滞显示出更长的镇痛持续时间[1]。两者具有相同的止痛特性，并且术后阿片类药物的摄入量和 PT 结局或住院时间没有重大差异[12]。

Elkassabany 等的双盲随机对照研究表明，与股神经阻滞相比，内收肌管阻滞可以使股四头

肌肌力得到更大程度地保留，可在一定程度上降低跌倒风险[13]。Li D 等在 RTC 研究中比较了多部位浸润镇痛与内收肌管和股神经阻滞的效果。该研究表明，与常用的神经阻滞相比，TKA 术后关节内和关节周围联合浸润注射镇痛对静息期疼痛控制更有效，对早期康复疗效更好，且更易操作[14]。

强调围术期使用非阿片类药物（NSAID、加巴喷丁、对乙酰氨基酚）的多模式镇痛与 THA 和 TKA 围术期使用阿片类药物的减少有关[15]。局部镇痛，包括周围神经阻滞和局部浸润镇痛，也与 THA 和 TKA 围术期阿片类药物的使用减少有关[15]。

目前，基于已发表的证据，在没有禁忌的情况下，术中椎管内麻醉联合周围神经阻滞、关节周围注射，以及术后多模式药物治疗疼痛是下肢关节置换术的最佳镇痛方案。

二、术后疼痛管理及康复

先前存在的疼痛、焦虑 / 心理困扰、年龄和手术类型是 4 个最常见的变量，始终被认为是术后疼痛的重要预测因素[16]。关节置换术是伴有相当强烈术后疼痛的外科手术之一[17]。术后疼痛阻碍了早期的活动和康复，对后续的活动能力和整体恢复产生一定影响。

几乎所有关节置换术后的疼痛都是由于手术部位的组织损伤引起的。关节置换术会产生组织炎症，引发前列腺素（prostaglandin，PG）的产生，尤其是 PGE2，而前列腺素与急性术后疼痛有关[1]。还有一些额外的介质包括组胺和缓激肽被释放。此外，c-fos、一氧化氮合酶和环氧酶 2（COX-2）基因的表达也会导致疼痛超敏[1]。多模式镇痛技术是利用单个药物与各种介质与其靶点相互作用而产生更好的止痛效果。

在过去的几年中，加速康复路径方案已在世界范围内引入，用于包括髋关节和膝关节在内的择期初次关节置换术。加速康复是一种协调的围术期方法，旨在减少手术压力，促进术后恢复。这些方法部分基于疼痛管理方案，包括严格的围术期疼痛管理方案，使围术期得到优化。许多机构采用的多模式镇痛方案，旨在减少急性术后疼痛，加速活动和康复进程，这种方法在整个围术期护理的所有阶段进行干预。用以节省阿片类药物使用的药物有对乙酰氨基酚、加巴喷丁胺、非甾体抗炎药、利多卡因、NMDA- 拮抗药、糖皮质激素和 α_2 受体激动药等[18]。文献中仍存在有争议的较新的术后镇痛药物包括 HTX-011、SABER- 丁哌卡因和脂质体丁哌卡因[18]。

术后即刻开始的活动（从第 0 天开始）有助于更快的恢复、缩短住院时间和增加活动范围[19]。充分的疼痛控制和对肌肉组织的最小干扰是允许患者在术后早期住院期间进行个体化的肌肉强化练习和获得活动能力的基本条件。多模式疼痛管理方案优化了术后阶段的镇痛效果，使康复团队能更有效地进行早期活动，最大限度地扩大活动范围，提早出院，最终提高患者的满意度。

三、影响即刻康复的围术期因素

（一）入院和康复时间

全髋关节和膝关节置换是可以减少疼痛，改善功能和生活质量的成功手术。在不危及患者安全的前提下，减少术后住院时间得到了越来越多的应用。文献表明，手术的日期和手术时间对出院计划有影响。Husted 等推断，在周四和周五进行的手术由于临近周末，住院的时间更长，因此建议在 1 周的前 3 天进行关节置换术。据报道，手术当天的物理治疗（PT）可减少住院时间，但 15:00 后手术结束时间过晚，导致手术当天物理治疗（PT）减少[20]。全身麻醉、手术开始时间过晚或手术时间过长也会成为当天接受 PT 的障碍。

（二）手术入路

在髋关节置换术中，一项关于手术入路的回顾性队列研究表明，与直外侧（SL）入路相比，仰卧位前方肌间隙（ASI）入路和后外侧（PL）入路的住院时间较短[21]。ASI 和 PL 入路的住院时间没有差异。

最近的一项系统回顾性 Meta 分析推荐股内侧肌下方入路可以促进膝关节置换术后的恢复。微创治疗可以最大限度地减少术后疼痛，加快愈合，从而实现早期康复目标，并促进更快出院。

（三）手术应激反应

接受关节置换术的患者术前若已有炎症，它可以使痛觉过敏，且术后会造成睡眠障碍和认知功能障碍。术后认知功能障碍存在记忆和部分执行功能的下降，在 15% 的术后患者中可见，特别是在有认知功能障碍的老年患者中。在全膝关节置换术和髋关节置换术中，术前用甲泼尼龙控制炎症可减少术后即刻的疼痛和疲劳[22]。然而，使用类固醇是有争议的，因为它的不良反应有不稳定的情绪及其对肌腱和肌肉的影响。一些初步数据表明，选择再生性制品，如富血小板血浆，可能有望促进患者恢复[23]。

（四）血液保护

住院时间的延长和死亡率的提高均与贫血和输血有关。术前纠正贫血很重要，尤其是对高危人群。术前给予补铁剂和促红细胞生成素可纠正贫血，降低输血的发生率。在手术过程中，硬膜外麻醉可使失血量降到最低。近年来，氨甲环酸（TXA）药物干预取代了血液回收措施[24]。TXA是氨基酸赖氨酸的合成类似物，具有抗纤维蛋白溶解作用。其特性已被用于骨科手术中，以最大限度地减少术中和术后出血，而不会明显增加深静脉血栓、肺栓塞或脑卒中等并发症。另一种将失血量降到最低的技术是采用低血压硬膜外麻醉，在手术过程中，通过联合广泛的硬膜外麻醉和静脉输注肾上腺素，将平均动脉血压（MAP）降低到50mmHg。减少贫血并发症可以使患者更早地参与到即刻功能锻炼的目标中。

（五）抗生素

头孢唑啉是目前推荐用于关节置换术的抗生素。在对头孢菌素过敏的情况下，克林霉素和万古霉素也可以被替代使用。大型系统性综述发现抗生素可以降低关节置换术的感染发生率，而全膝关节置换手术的证据则是不明确的。当使用骨水泥时，含抗生素的骨水泥可降低全髋关节置换术后的感染率，但对全膝关节置换术缺乏证据[25]。随着感染发生率的降低，即刻康复目标得以实现，出院后再入院率也有所降低。

（六）止血带和引流的影响

全膝置换术中使用止血带是为了获得无血的区域，从而减少手术时间；但是，止血带与术后疼痛、缺血和虚弱有关。来自丹麦的一项前瞻性随机对照研究观察到，不使用止血带手术的患者在初期康复时功能更好，疼痛减轻，而两组的手术时间相近[26]。一项全膝关节置换术中关于闭式引流的前瞻性随机研究显示，在骨水泥关节置换术中应用闭式引流没有获益。意大利最近的一项研究显示，负压引流与较低的血红蛋白值和较高的输血率有关。

四、假体的类型：骨水泥假体与非骨水泥假体

在美国，大多数髋关节置换的假体是生物型的，其他大多数国家的趋势是使用生物型的假

体。骨科医生的培训和技术能力与植入物的选择一样，都对植入物的成功率至关重要。生物型关节置换术需要较短的手术时间，因此，康复时间较早[27]。然而，未加固的股骨部件与早期股骨周围骨折的风险增加有关，尤其是在老年、女性和骨质疏松症患者中[28]。Zhang 等对 5 个国际髋关节置换术登记注册的回顾性研究显示，骨水泥固定比生物型固定有更高的整体长期存活率。

（一）活动

手术当天的活动是早期出院的预测因素。早期活动可以降低临床深静脉血栓和肺栓塞的风险。多项研究显示通过加速康复路径的关节置换术，患者血栓栓塞的发生率与传统路径描述的水平相同或更低[29]。疼痛、无力、头晕是延迟出院的主要原因。股四头肌无力时有必要进行早期的 PT，除了活动范围的训练和转移外，还包括肌力训练。随意肌不活动被认为是导致无力的主要原因[30]。可穿戴技术和基于手机的应用程序可以监测运动强度和坚持运动计划的程度。它们可以作为出院后继续锻炼的激励工具。围术期使用的神经肌肉电刺激（NMES）可以潜在地加速肌肉恢复；然而，在推荐之前还需要进一步研究。在关节置换术加速康复路径中，头晕会延迟康复。预防可能导致头晕的体位性低血压[31]，对于开始早期康复和减少住院时间至关重要（表 16-2）。

表 16-2　对早期康复和出院有积极影响的围术期因素

因　素	对康复和出院的影响
手术时间	周一、周二、周三的手术可以缩短住院时间，15:00 前手术结束时间可以缩短住院时间
手术入路	髋关节的 ASI 和 PL 可以缩短住院时间，股内侧肌下方入路可以促进膝关节更快的愈合
麻醉	脊髓 / 椎管内麻醉与早期康复有关
手术应激反应	术前加甲泼尼龙可减少术后疼痛，提高活动耐受性
凝血酸	减少输血有助于早期出院
抗生素	减少全髋关节置换术后的感染和再入院
镇痛	优化疼痛控制有助于早期康复和出院
骨水泥 vs. 生物型	生物型假体关节置换术手术时间短，便于出院
活动	当日活动是早期出院的积极预测因素

ASI. 仰卧位前方肌间隙入路；PL. 仰卧位前方肌后外侧入路

（二）自身免疫性患者的治疗方法

类风湿关节炎，是一种常见的影响滑膜关节和其他身体器官的全身性自身免疫性疾病。类风湿关节炎患者骨量差，髋关节畸形和挛缩，可出现髋臼内陷，导致手术时间和康复时间增加。而骨水泥型髋关节和膝关节置换术比生物型置换术的存活率要高。髋臼内陷需要术前计划好植骨，在全膝关节置换术中，髌骨成形也有更好的效果[32]。在回顾性分析中，Nguyen 等发现类风湿关节炎患者的住院时间增加，他们的功能独立度也较低[33]。类风湿关节炎患者髋关节和膝关节置换术的存活率低于骨关节炎患者，关节翻修术的预后更差。认识到独特的患者亚群及其面临的挑战将有利于优化术后即刻康复和住院时间。

（三）伤口愈合药

最近的研究表明，从患者血小板中提取的自体血小板凝胶能加速伤口愈合，促进成骨，减少术后疼痛。血小板凝胶是血小板衍生生长因子（plateletderived growth factor，PDGF）和转化生长因子的良好来源。自体血小板的使用还可以最大限度地减少失血和止痛药物的使用[34]。然而，目前文献指出研究方案和血小板分离技术缺乏标准化，降低了对其使用的支持率。

五、物理治疗注意事项

（一）术前康复

目前缺乏关于术前 PT 或术前康复对需要进行全髋关节或全膝置换术的患者影响的研究。目前关于转诊到术前 PT 的做法因患者情况、外科医生和保险公司的不同而有所差异。关于正规 PT 项目的益处有不同的证据；最重要的是术前越活跃，术后功能越好，恢复时间也越短[35, 36]。也有一些证据表明，对等待 TKR 的患者进行术前大运动量的渐进式力量训练可以提高术后膝关节伸膝力量的恢复和功能表现[37, 38]。

"术前康复"的一个组成部分是术前患者教育（PPE），它已显示出良好的效果。PPE 通过适当的自我护理和康复教育，由各种医护专家（包括护理协调、护理、物理治疗师和医生）设定现实的期望，使沟通和期望标准化，从而提高患者的依从性和结果。Feng 等认为 PPE 对于患者和医生来说是一种宝贵的资源[37]。其内容应包括以下内容。

- 为什么要进行手术的信息。
- 患者和家人应该为自己和家庭环境准备什么环境。
- 确定一个在整个护理过程中来帮助患者的教练。

- 手术后可能需要的耐用医疗设备（DME）。

- 围术期优化：麻醉、手术、植入物的简要说明。

- 从手术中醒来后会发生什么。

- 止痛。

- 潜在的术后注意事项。

- 患者在医院将会见哪些人，以及他们的角色。

- 预期住院时间。

- 术后护理环境中 PT 的期望和训练。

- D/C 后推荐使用哪些服务。

- 锻炼。

（二）术后即刻康复

术后早期活动是关键。目前的最佳做法是在手术当天通过 PT 和（或）护理人员来帮助患者下床。患者应该在吃饭、如厕和卫生活动时都下床活动。事实证明，手术当天 24h 内的活动能力对减少住院时间（LOS）、减少疼痛和改善身体功能（平衡、肌肉力量和膝关节活动范围）至关重要，而生活质量没有差别[39]。团队应经常帮助患者活动，包括护理人员和护理助理。Okamoto 等比较了手术当天的活动与平时的护理，发现手术当天的活动降低了 LOS[40, 41]。早期活动要想成功，必须包括多模式止痛药的使用、教育、恶心控制和营养[38]。实际的干预治疗将取决于患者的表现，需注重早期独立活动。而在住院期间，重点应放在功能恢复上，同时确保理解肌肉功能下降的潜在机制[42]。也有一些证据表明，TJR 后，以运动为基础的康复似乎优于无康复或以最小运动为基础的康复，尽管以运动为基础的康复并没有明确的定义[43]。总的目标是最大限度地提高患者的功能独立性，促进安全出院。

（三）术后即刻护理康复

关于术后即刻护理康复服务选择的文献是多种多样的。对于那些直接出院回家的患者，什么样的服务模式（家庭 PT、门诊 PT、远程医疗、自我主导的家庭锻炼计划）效果最好还没有达成共识。关节置换临床共识小组在康复设置或用药时间、频率、治疗次数等参数上没有达成共识。大多数 PT 建议采用个体化的治疗方法。该小组对术后即刻护理康复的必要性达成共识，通过术前筛查来确定 TJR 后最需要结构化康复的患者。然而，对于专业督导的水平没有达成共识。最佳实践基于几个因素，包括但不限于家庭 / 社会支持、动机、先前的功能水平和文化程度，决定出院后需立即进行的适当的 PT 水平[43]。最初由物理治疗师监督，但仍支持居家功能锻炼，以改善功能、活动范围和术后 3～4 个月的生活质量[43]。在术后即刻护理康复的时间方面，大多数临床共识组建议 THR 术后 1～3 周开始护理，TKR 术后 72h～1 周开始 1∶1 治疗。TKR 和 THR 临床共识组一致认为的干预措施分为适当且有点重要的干预措施、适当且非常重要的干预措施（表 16-3）。

表 16-3 关节置换术临床共识组对干预措施达成一致

	适当且有点重要	适当且非常重要
THR	• AROM • 力量训练 • 姿势和核心稳定性训练 • 转移、围绕安全使用卫生间、性活动、重返工作和运动、疼痛管理、使用辅助设备和矫正鞋类的教育	• 拉伸 • 家庭锻炼计划 • 动态平衡训练 • 爬楼梯 • 步态训练 • 围绕并发症的监测、注意事项、恢复驾驶等方面对患者进行教育
TKR	• AROM • PROM • 姿势训练 • 转移 • 静态平衡 • 神经肌肉再教育 • 转移训练 • 步态训练 • 使用固定脚踏车 • 手法治疗，包括瘢痕按摩、关节松动和手工治疗 • 围绕安全使用浴室、性活动、重返工作和运动、疼痛管理、辅助设备的使用和矫正鞋的教育	• 力量训练 • 家庭锻炼 • 动态平衡训练 • 爬楼梯 • 步态训练 • 围绕监测并发症对患者进行教育

1. THR

• AROM、力量训练、姿势和核心稳定性训练、转移和安全使用浴室、性活动、重返工作和运动、疼痛管理、使用辅助设备和矫正鞋。

被评为适当且非常重要的干预措施

• 伸展运动，家庭锻炼计划，动态平衡训练，爬楼梯，步态训练，围绕并发症的监测和预防和重返驾驶的患者教育[42]。

2. TKR

干预被评为适当且有点重要，适当且非常重要

• AROM、PROM、姿势训练、转移、静态平衡、神经肌肉再教育、转移训练、步态训练、使用固定自行车、手法疗法，包括瘢痕按摩、关节松动和手动疗法，以及关于安全使用卫生间、性活动、重返工作和运动、疼痛管理、使用辅助设备和矫正鞋类的教育。

被评为适当且非常重要的干预措施

- 力量训练、家庭运动计划、动态平衡训练、爬楼梯、步态训练、围绕监测并发症进行患者教育[43]。

六、护理协调注意事项

（一）健康代理因素

一些医护人员在协调即刻康复方面发挥着关键作用。在护理协调中，外科医生、护士等个人辅助人员评估患者手术前后的需求是很重要的[44]。其他的整体医疗成员是康复人员，包括理疗师、物理治疗师、职业治疗师和护士。即使是辅助医疗人员，如护士助手，也在协调患者术后阶段的护理工作中发挥着关键作用。

外科医生在促进早期康复方面起主导作用，因为整个团队都重视外科医生的期望。比起团队其他人，患者会更考虑信任并在乎外科医生的观点。因此，外科医生成为了从术前到术后阶段的护理协调者或总协调者。早期为患者设定的期望值，例如，在第 0 天步行和鼓励患者出院回家，作为远离易感染环境（包括疗养院和其他阶梯式设施）的更安全的选择，由外科医生发起，并由护士和护理协调团队贯彻执行[44]。

研究表明实施护士来协调护理，增加了手术当日出院回家的人数，缩短了住院时间，而且90 天并发症没有增加[44]。有效的引导包括在手术前几周协调患者的需求，改善患者手术后的准备[44]；创建一个实用检查单在术前安排预约时给出的，并在随访的入院前检测时进行复查，开始为患者在术后恢复阶段的需求做准备。患者有机会预览检查单，能够在以后的接触中提出疑虑。护士引导员通过电话或视频界面安排及时的随访，监测检查单完成的进展，直到手术前一天[45]。纳入检查单的内容，包括出院后的交通安排、手术前后是否有近亲属协助满足自我护理需求、出院后头几天的膳食计划、评估之前和最近的跌倒史，以及评估之前的功能独立水平。

护理协调是促进及时和安全出院到社区的重要组成部分，沟通对于促进即刻和早期康复至关重要。协调团队努力在整个护理过程中满足患者的需求，打消顾虑，在手术当天和手术前后十分关键的阶段巩固患者需求。那些通过术前教育课、安全评估清单和术前风险评估对潜在的挫折有所了解的患者，能够应对术后出现的挑战。研究表明，社会经济地位如受教育程度越高，手术后效果越好，而受教育程度越低，关节置换术后疼痛程度越高，功能效果越差[46]。护理协调认识到这种差异，努力将有效沟通和对健康目标的理解作为优先事项，无论社会经济地位如何，鼓励患者在手术前沟通，以帮助早日出院。

在手术当天，术后即刻目标集中在 20～30min 的高强度 PT，包括尝试转移和站立。然而，治疗课程之间的时间段对促进功能独立的进展至关重要。例如，当患者需要上厕所时，护士助理或护士会提示并协助患者使用助行器到卫生间，而不是使用床边的便器。通过这种鼓励患者利用辅助工具更快地实现目标，并消除恐惧回避或灾难性行为。由物理治疗师对辅助人员进行交叉培训，通过采用全员参与的方法来实现早期出院目标，由此加快实现目标的速度。一个准备好应对出院后潜在挑战的患者，在术后过程中会充满信心，并参与到康复中来。一个没有顾虑的患者可以全身心地参与，以达到康复目标。一个积极的支持人员能帮助鼓励患者实现目标。医护人员的配合以提供一致的护理是为早期出院做准备的重要方面。

（二）患者及家庭因素

自力更生是调动患者在创造和管理自己健康方面发挥主动性。在婚姻关系中，丈夫或妻子可能在管理个人健康和照顾配偶方面表现出主动行为；反之，他或她可能在管理健康方面扮演被动角色。较强的自理能力或主动性能增强独立完成任务的信心。较低的自理能力或被动行为被认为会增加医疗保健费用[47]。在加速康复路径中，以患者自我依赖性作为衡量他们卫生事务的积极支持晴雨表，或寻求主要的照顾者来履行这一角色。主导性强或有影响力的成员被教导在患者的康复过程中扮演积极主动的教练角色。与患者交流和合作的工作人员可以鼓励和促进患者主动自理。总而言之，提高患者的自理能力可以缩短住院时间、减少费用，并改善手术后的效果[47]。

在一个疗程中，从开始到手术后几个月，当功能目标达到或处于平稳状态时，目标进展的关键决定因素是家庭的参与。患者的焦虑和担忧会传染并影响家庭成员[47]。解决家庭成员焦虑问题可以间接降低患者的焦虑水平。让患者和家属了解手术进展、护送患者到安静的等候区、手术完成后向患者汇报最新情况，是降低家属焦虑的重要措施。鼓励家属参与，确定推动者或指导者，有助于向目标迈进。

使用社交媒体，包括在手术前与工作人员和治疗师面对面交谈，可以减少焦虑，让患者放心。最近提出了一种可行的解决方案，包括远程康复技术，以帮助那些难以坚持 PT 计划的患者。通过使用视频会议和预先录制的教学视频，物理治疗师可以观察和指导患者在家中[48]舒适地完成锻炼。视频面对面的互动是通过视觉交流建立患者信心的有效工具，但对于缺乏视频资源和不熟悉其使用的患者来说实现起来可能有障碍。

　　术后即刻康复阶段为出院后的进一步康复奠定了基础，十分重要。坚持督导、测试的现代方案将有助于患者的功能恢复。一些显性和隐性因素也在患者康复中发挥作用。社会因素如家庭对护理的影响和患者的主动性，在调整患者术后即刻康复的功能恢复方面发挥着重要作用。独立的技术方法在麻醉、关节置换术和围术期管理中对即刻康复产生影响，而理疗和物理治疗作为康复的中坚力量，有助于患者在术后第一时间恢复。

参 考 文 献

[1] Kopp SL, et al. Anesthesia and analgesia practice pathway options for total knee arthroplasty: an evidence-based review by the American and European societies of regional anesthesia and pain medicine. Reg Anesth Pain Med. 2017;42(6):683–97.

[2] Hannon CP, et al. Anesthesia and analgesia practices in total joint arthroplasty: a survey of the American association of hip and knee surgeons membership. J Arthroplast. 2019;34:2872.

[3] Chang CC, et al. Anesthetic management and surgical site infections in total hip or knee replacement: a population-based study. Anesthesiology. 2010;113(2):279–84.

[4] Liu J, et al. Neuraxial anesthesia decreases postoperative systemic infection risk compared with general anesthesia in knee arthroplasty. Anesth Analg. 2013;117(4):1010–6.

[5] Memtsoudis SG, et al. Inpatient falls after total knee arthroplasty: the role of anesthesia type and peripheral nerve blocks. Anesthesiology. 2014;120(3):551–63.

[6] Memtsoudis SG, et al. Does the impact of the type of anesthesia on outcomes differ by patient age and comorbidity burden? Reg Anesth Pain Med. 2014;39(2):112–9.

[7] Memtsoudis SG, et al. Utilization of critical care services among patients undergoing total hip and knee arthroplasty: epidemiology and risk factors. Anesthesiology. 2012;117(1):107–16.

[8] Perlas A, Chan VW, Beattie S. Anesthesia technique and mortality after total hip or knee arthroplasty: a retrospective, propensity score-matched cohort study. Anesthesiology. 2016;125(4):724–31.

[9] Zorrilla-Vaca A, et al. The impact of neuraxial versus general anesthesia on the incidence of postoperative surgical site infections following knee or hip arthroplasty: a meta-analysis. Reg Anesth Pain Med. 2016;41(5):555–63.

[10] Hebl JR, et al. A pre-emptive multimodal pathway featuring peripheral nerve block improves perioperative outcomes after major orthopedic surgery. Reg Anesth Pain Med. 2008;33(6):510–7.

[11] Johnson RL, et al. Neuraxial vs general anaesthesia for total hip and total knee arthroplasty: a systematic review of comparative-effectiveness research. Br J Anaesth. 2016;116(2):163–76.

[12] Dixit V, et al. Effectiveness of continuous versus single injection femoral nerve block for total knee arthroplasty: a double blinded, randomized trial. Knee. 2018;25(4):623–30.

[13] Elkassabany NM, et al. The risk of falls after total knee arthroplasty with the use of a femoral nerve block versus an adductor canal block: a double-blinded randomized controlled study. Anesth Analg. 2016;122(5):1696–703.

[14] Li D, et al. Effects of multi-site infiltration analgesia on pain management and early rehabilitation compared with femoral nerve or adductor canal block for patients undergoing total knee arthroplasty: a prospective randomized controlled trial. Int Orthop. 2017;41(1):75–83.

[15] Soffin EM, Wu CL. Regional and multimodal analgesia to reduce opioid use after total joint arthroplasty: a narrative review. HSS J. 2019;15(1):57–65.

[16] Ip HY, et al. Predictors of postoperative pain and analgesic consumption: a qualitative systematic review. Anesthesiology. 2009;111(3):657–77.

[17] den Hartog YM, et al. Which patient-specific and surgical characteristics influence postoperative pain after THA in a fast-track setting? BMC Musculoskelet Disord. 2017;18(1):363.

[18] Gabriel RA, et al. State of the art opioid-sparing strategies for post-operative pain in adult surgical patients. Expert Opin Pharmacother. 2019;20(8):949–61.

[19] Lenssen AF, de Bie RA. Role of physiotherapy in peri-operative management in total knee and hip surgery. Injury. 2006;37 Suppl 5:S41–3.

[20] Chen AF, et al. Effect of immediate postoperative PT on length of stay for total joint arthroplasty patients. J Arthroplast. 2012;27(6):851–6.

[21] Mathijssen NM, et al. Factors influencing length of hospital stay after primary total knee arthroplasty in a fast-track setting. Knee Surg Sports Traumatol Arthrosc. 2016;24(8):2692-6.

[22] Aasvang EK, Luna IE, Kehlet H. Challenges in postdischarge function and recovery: the case of fast-track hip and knee arthroplasty. Br J Anaesth. 2015;115(6):861-6.

[23] Fitzpatrick J, et al. Leucocyte-rich platelet-rich plasma treatment of gluteus medius and minimus tendinopathy: a double-blind randomized controlled trial with 2-year follow-up. Am J Sports Med. 2019;47(5):1130-7.

[24] Oremus K, et al. Influence of tranexamic acid on postoperative autologous blood retransfusion in primary total hip and knee arthroplasty: a randomized controlled trial. Transfusion. 2014;54(1):31-41.

[25] Hinarejos P, et al. Use of antibiotic-loaded cement in total knee arthroplasty. World J Orthop. 2015; 6(11):877-85.

[26] Ejaz A, et al. Faster recovery without the use of a tourniquet in total knee arthroplasty. Acta Orthop. 2014;85(4):422-6.

[27] Akan B, et al. Cemented versus uncemented Oxford unicompartmental knee arthroplasty: is there a difference? Adv Orthop. 2013;2013:245915.

[28] Lindberg-Larsen M, et al. Increased risk of intraoperative and early postoperative periprosthetic femoral fracture with uncemented stems. Acta Orthop. 2017;88(4):390-4.

[29] Guerra ML, Singh PJ, Taylor NF. Early mobilization of patients who have had a hip or knee joint replacement reduces length of stay in hospital: a systematic review. Clin Rehabil. 2015;29(9):844-54.

[30] Mizner RL, et al. Early quadriceps strength loss after total knee arthroplasty. The contributions of muscle atrophy and failure of voluntary muscle activation. J Bone Joint Surg Am. 2005;87(5):1047-53.

[31] Husted H, et al. Why still in hospital after fast-track hip and knee arthroplasty? Acta Orthop. 2011; 82(6):679-84.

[32] Clement ND, Breusch SJ, Biant LC. Lower limb joint replacement in rheumatoid arthritis. J Orthop Surg Res. 2012;7:27.

[33] Nguyen-Oghalai TU, et al. The impact of rheumatoid arthritis on rehabilitation outcomes after lower extremity arthroplasty. J Clin Rheumatol. 2007;13(5):247-50.

[34] Gardner MJ, et al. The efficacy of autologous platelet gel in pain control and blood loss in total knee arthroplasty. An analysis of the haemoglobin, narcotic requirement and range of motion. Int Orthop. 2007;31(3):309-13.

[35] Rooks DS, et al. Effect of preoperative exercise on measures of functional status in men and women undergoing total hip and knee arthroplasty. Arthritis Rheum. 2006;55(5):700-8.

[36] American Academy of Orthopaedic Surgeons. Osteoarthritis of the Knee (Arthroplasty). In: Ortho guidelines. 2015. http://www.orthoguidelines.org/guideline-detail?id=1375. Accessed 1 May 2019.

[37] Feng JE, et al. Total knee arthroplasty: improving outcomes with a multidisciplinary approach. J Multidiscip Healthc. 2018;11:63-73.

[38] Larsen K, et al. Accelerated perioperative care and rehabilitation intervention for hip and knee replacement is effective: a randomized clinical trial involving 87 patients with 3 months of follow-up. Acta Orthop. 2008;79(2):149-59.

[39] Labraca NS, et al. Benefits of starting rehabilitation within 24 hours of primary total knee arthroplasty: randomized clinical trial. Clin Rehabil. 2011;25(6):557-66.

[40] Galbraith AS, McGloughlin E, Cashman J. Enhanced recovery protocols in total joint arthroplasty: a review of the literature and their implementation. Ir J Med Sci. 2018;187(1):97-109.

[41] Okamoto T, et al. Day-of-surgery mobilization reduces the length of stay after elective hip arthroplasty. J Arthroplast. 2016;31(10):2227-30.

[42] Bandholm T, Wainwright TW, Kehlet H. Rehabilitation strategies for optimisation of functional recovery after major joint replacement. J Exp Orthop. 2018;5(1):44.

[43] Westby MD, Brittain A, Backman CL. Expert consensus on best practices for post-acute rehabilitation after total hip and knee arthroplasty: a Canada and United States Delphi study. Arthritis Care Res (Hoboken). 2014;66(3):411-23.

[44] Phillips JLH, et al. A nurse navigator program is effective in reducing episode-of-care costs following primary hip and knee arthroplasty. J Arthroplast. 2019;34(8):1557-62.

[45] Courtney PM, West ME, Hozack WJ. Maximizing physician-hospital alignment: lessons learned from effective models of joint arthroplasty care. J Arthroplast. 2018;33(6):1641-6.

[46] Stoicea N, et al. Post-acute transitional journey: caring for orthopedic surgery patients in the United States. Front Med (Lausanne). 2018;5:342.

[47] Krause A, et al. Outpatient total knee arthroplasty: are we there yet? (part 2). Orthop Clin North Am. 2018;49(1):7-16.

[48] Sah A. Considerations for office and staff protocols for outpatient joint replacement. J Arthroplast. 2019;34(7S):S44-5.

第 17 章　术后即刻康复治疗的里程碑

Achieving Milestones in Post–acute Rehabilitation

Tony George　Ali Mostoufi　Carolyn Yuse　Timothy Tiu　著

骨关节炎（OA）的特点是关节软骨退行性变性和消失，导致关节疼痛和功能障碍[1]。当 OA 保守治疗失败且个人整体生活质量持续下降时，关节置换术是首选的手术治疗方法，它减轻关节破坏、减少疼痛、提高生活质量，被认为是最成功的手术之一，近 10 年来手术量明显增加。它主要是为了减少疼痛和改善功能，包括爬楼梯和行走的能力。根据患者报告结局指标，关节置换手术的整体结果与运动范围呈正相关[2]。也有报道称全髋关节置换术（THA）或全膝置换术（TKA）术后出现 5%～20% 的慢性疼痛，导致生活质量差、生理和心理后遗症，以及工作和休闲的障碍[3, 4]。在 THA 和 TKA 术后的早期恢复阶段，会出现伸膝力量下降的情况，需要通过康复训练来解决[5]。

一般来说，关节置换术的康复分为 3 个阶段：①术前康复，通常在手术前进行，以改善患者的平衡、力量和功能；②术后即刻康复，通常在患者出院前在住院环境中进行；③术后康复，在关节置换术后数周内进行，以改善功能，减少疼痛，最大限度地增加手术关节的活动范围。

一、术前康复

已有研究探究通过物理治疗进行术前康复，它假设术前康复能改善术前功能，并能在关节置换术后得到术后恢复。最初，人们认为强度较大的渐进式力量训练要优于强度较小的基于日常生活活动（ADL）的无渐进式力量训练。然而，多项研究表明，在促进术后恢复方面，一种类型的训练方式优于另一种的观点尚没有确切的证据支持[6, 7]。

Wang 等的研究表明，术前康复可能会略微改善关节置换术患者术后早期的疼痛和功能；然而，效果仍然太小，而且是短期的，不能被认为具有重要的临床意义，并且不影响关键的结果（即住院时间、生活质量和费用）[8]。

二、住院患者术后康复

物理治疗已被证明可以减轻肿胀，增加活动范围，增强肌力，并使 THA 和 TKA 术后的患者恢复到更高的功能水平[8]。住院物理治疗服务通常在 THA 或 TKA 术后使用，是术后管理的重要组成部分。Guerrera 等基于随机临床试验研究了物理治疗对术后住院时间的影响。根据该研究，如果实施早期物理治疗 / 康复训练，髋关节和膝关节置换手术后的住院时间会有所缩短[9]。早期康复的另一个方面是其对整体护理费用的影响。目前已经做了很多研究，包括 Puo 和 Ong 进行的研究，他们认为实施早期康复可以降低护理费用。目前的思路是，THA 或 TKA 术后尽早开始康复治疗与缩短住院时间和降低总体护理费用有关，而且不良反应的发生率并没有增加。也有研究报道早期物理治疗可以减少 THA 和 TKA 术后的静脉血栓栓塞等不良反应[10]。

三、出院规划和出院后康复

与健康成年人相比，接受膝关节置换手术的患者，在股四头肌力量（弱 41%）、步行距离（少 28%）、爬楼梯速度（慢 105%）等方面存在差异[11]。因此，经过关节置换手术的患者几乎都会参加物理治疗。门诊物理治疗的频率取决于患者的表现和目标，但通常为每周 2～3 次，持续 6～12 周。

关节置换术的患者出院后可能会到专业护理机构进行康复治疗，最终转为门诊治疗。如果病情复杂，出院后可能会到急症康复机构，在那里接受更多的医疗护理并开始康复，当病情稳定后，再出院继续门诊 PT。部分患者出院后直接回家，会严格按照门诊治疗的方式参加物理治疗。无论在什么环境下，物理治疗都要持续 6～8 周，直到达到出院目标。术后物理治疗的目的是改善活动范围，加强腘绳肌和股四头肌的力量，改善静态和动态平衡，提高行走和上下楼梯的能力，最终提高功能。

全髋、膝关节置换术后的物理治疗技术包括高强度渐进式康复方案与低强度康复方案。高强度渐进式康复方案包括针对所有主要下肢肌肉群和快速进展到负重功能、平衡功能和敏捷性训练。低强度干预最初关注的是等长运动和主动运动，较慢地进展到负重运动和活动。研究表明，在测量股四头肌和腘绳肌力量、股四头肌激活、起立 – 行走计时（TUG）和 6min 步行（6MW）测试时，高强度或低强度康复之间没有显著差异。这些结果是在术前、术后 1 个月、2

个月、3 个月、6 个月、12 个月进行评估的[12]。

四、后期康复

在经过结构化 PT 计划的 6～12 周后，大多数接受髋 / 膝关节置换术的患者将继续受益于持续锻炼。这可能是一种多模式运动 / 治疗，包括水疗、物理疗法和运动疗法（表 17-1）[13]。Marek Lyp 等的一项研究证明水疗在术后阶段是有益的，可显著减轻疼痛，增加活动范围和平衡，增加下肢肌肉力量并减少使用非甾体抗炎药（NSAID）的使用[14]。

表 17-1　后期康复的多模式运动 / 治疗

运动疗法
辅助主动训练
无辅助的主动训练
抗阻训练
治疗性按摩
臀肌和臀部肌肉的等长运动
髋关节和膝关节的等张训练
呼吸训练
平衡和姿势稳定性训练
步行控制
使用健身器材进行锻炼
作业治疗包括所有的日常生活活动（ADL）
电刺激股四头肌和臀部肌肉

五、关节置换术后的康复时间轴

（一）手术当天 / 术后 24h

有证据表明，手术当天的下床活动对于预防并发症，如深静脉血栓形成（DVT）非常重要。有证据显示，24h 内进行下床活动的患者住院天数减少，疼痛减轻，身体功能包括平衡、肌肉力量和膝关节活动范围均得到改善[15, 16]。

（二）术后第 0～3 天

术后住院期间的目标是用口服药物很好地控制疼痛，并将患者的安全活动能力（包括转移、步态和楼梯）进展到使用最少的辅助设备独立活动，以便安全出院回家[17-19]。大多数初次关节置换术患者能够在 24～48h 进展到安全出院回家的水平。种族、年龄、保险、发病率都是影响患者出院的重要因素[20]。

目标包括以下几个方面。

1. 增加膝关节主动辅助活动范围（ROM）：伸膝 ≤ 8°，屈膝（TKR）≥ 80°～90°。

2. 使患者能够尽可能独立地进行床上活动，并从床上转移到椅子 / 厕所 / 便器上。

3. 指导患者正确使用助行器、拐杖和（或）手杖进行行走和上下楼梯。

4. 启动家庭锻炼计划，重点是增加 ROM，减少水肿和疼痛。

5. 教育安全意识，运动计划的进展，以及适用的预防措施。

6. 减少炎症、肿胀和疼痛。

（三）第 1～6 周

患者回家后，应根据患者表现，酌情进行家庭锻炼计划和（或）参加家庭物理治疗。活动应包括被动 / 主动、辅助 / 主动的膝关节活动、轻柔伸展、强化、平衡活动，并酌情使用上肢支持。使用辅助器具时需要考虑的事项包括步态质量、静态和动态平衡、跌倒史和患者的家庭环境。大多数患者能够在 2 周内过渡到个性化的门诊物理治疗计划。随着患者的进展，应根据患者对术后恢复的期望、患者进行锻炼和体力活动的意愿以及术前的功能表现等，对不同的患者进行具体的康复干预[17, 18, 21]。

这一阶段的目标包括以下几点。

1. 增加膝关节主动辅助活动范围至 ≥ 0°～110°（TKR）。

2. 增加手术肢体的力量，重点是膝关节的屈伸和髋关节近端力量。

3. 提高步行质量，逐步实现家庭和社区远距离的无障碍行走。

4. 减少水肿。

5. 控制疼痛。

（四）第 7 周以后

大多数患者在术后 6～8 周完成了正式的门诊物理治疗，但重要的是要继续执行患者的个性化方案。大多数患者预期在 3 个月内完全康复，有些患者预期在 6 周内得到改善。预测更快恢复的特征包括术前膝关节疼痛最小、术前日常生活的限制较少、对自己的健康持积极态度，以及术前焦虑较少[19]。

这一阶段的目标包括以下几点。

1. 膝关节 ROM ≥ 0°～120°（TKR）。

2. 加强整个手术肢体的力量 ≥ 4/5 级。

3. 重返工作。

4. 恢复娱乐活动和运动（12 周以上）。

全膝置换术（TKR）和全髋关节置换术（THR）在不同时间段内进行的更具体干预措施（表 17–2 和表 17–3）。

六、肌肉萎缩、恢复和障碍

股四头肌是作用于膝关节的一组最大的肌肉，可以产生和吸收膝关节周围的力量。其拮抗的腘绳肌有屈膝和伸髋的功能[22]。腘绳肌和股四头肌的共同收缩对膝关节本体感觉和关节稳定性有重要作用[23]。在骨关节炎中，股四头肌和腘绳肌无力会导致功能下降[22, 23]。其他可能无力的肌肉群包括小腿肌肉和髋外展肌[23]。主要原因似乎是失用性萎缩和激活障碍，这可能是为了保护膝关节免受进一步的损伤[22, 24]。关节源性肌肉抑制（AMI）描述了这种神经肌肉抑制，即肌肉纤维补充减少，但不伴有相关的肌肉或神经损伤[24-26]。

TKA 术后肌力减弱持续存在，事实上在术后的前几周可能会有 > 50% 的肌力下降[22, 24]。在术后的前 2 周，已手术和未手术的肢体都会出现萎缩[25]，这是由于制动等多种因素造成的，是手术本身的直接后果[26]。收缩疼痛只占无力的一小部分，但却很重要[24]。大多数可归因于 AMI[24, 26]（表 17–4）。

虽然手术可以减轻疼痛，但患者仍表现出功能、力量和活动能力的缺失。根据 TUG、6MW、西安大略省和曼彻斯特大学关节炎指数（WOMAC）的测量，与不包含肌肉训练的治疗相比，包含渐进式锻炼计划的术后护理改善了关节置换术的结果[26]。对于中度至重度无力的患者，神经肌肉电刺激（NMES）可促进肌力增加。大多数患者能够耐受 NMES，其强度足以引起股四头肌收缩，并且在增强肌肉的推荐范围内[27]。

表 17-2　TKR 康复时间表

术前 2 周	POD 0	POD 1~2	1~6 周	7~12 周	12~20 周
• 参加术前评估 • 完整的风险评估预测工具（RAPT） • 参加术前教育	• 下床 • 关注功能 • 仰卧和坐姿	• 使患者能够独立地进行床上活动，并尽可能独立地从床上转移到椅子 / 厕所 / 便器上 • 指导患者正确使用助行器或拐杖进行行走和上下楼梯 • 开展家庭锻炼计划，强调增加 ROM，减少水肿和疼痛 • 消炎、止痛、出院回家	• 根据需要进行家庭或门诊 PT • 增加 AAROM 至≥ 0°~110° • 增加手术肢体的力量，重点是膝关节的屈伸和髋关节近端力量 • 改善步行质量，并在家庭和社区距离内实现独立步行 • 减轻水肿，控制疼痛	• 将膝关节 AROM 提高到≥ 0°~120° • 提高髋关节和膝关节肌肉的整体力量，达到≥ 4/5 级 • 上下楼梯呈交互模式 • 在适当的情况下重返工作岗位 • 回到轻松的娱乐活动	• 恢复适当的娱乐活动 • 改善所有 ADL 和娱乐活动的力量、平衡、ROM 和耐力 • 重返运动

*. 目前建议最大限度地延长关节置换术的寿命和成功率。一般不鼓励冲击力较大的活动，包括跑步、足球、篮球，但必须要考虑到患者的目标。此外，一些研究表明，如游泳、步行、双打网球或骑自行车，远足或骑马等低冲击力的活动，当建议患者恢复到锻炼，患者的娱乐活动经验水平是一个重要的考虑因素

表 17-3　THR 康复时间表

术前 2 周	POD0	POD1~2	1~6 周	7~12 周	12~20 周
• 参加术前评估 • 完整的风险评估的预测工具（RAPT） • 参加术前教育	• 关于任何活动的预防措施的教育 • 下床活动 • 注重功能 • 仰卧和坐姿	• 使患者能够尽可能独立地进行床上活动，和从床上转移到椅子 / 厕所 / 便器上 • 指导患者正确使用助行器或拐杖进行行走和上下楼梯 • 开展家庭锻炼计划，重点是增加 ROM，减少水肿和疼痛 • 减少炎症、肿胀和疼痛 • 由职业治疗师诊治，进行 ADL 辅助器具训练 • 出院回家	• 术后第 2 周开始门诊物理治疗 • 手术肢体及整个腰部的肌肉强化，以及腰、骨盆和核心的稳定性和肌力训练 • 还应注意手术肢体存在的任何无力以及上肢、躯干或对侧下肢的任何全身性无力 • 进行体感训练，提高手术肢体在功能活动中的身体 / 空间意识 • 耐力训练，提高心血管水平 • 进行功能训练，以促进日常生活和行动的独立性 • 步行训练 • 当患者能够在没有 Trendelenburg 测试阳性的情况下行走时，改善脱位体内的运动范围（ROM） • 增加肌力 • 消炎和消肿 • 重返功能性活动	• 下肢各肌群力量良好 • 恢复大部分的功能活动，并开始轻度的娱乐活动（例如，游泳或步行）	• 按规定恢复适当的娱乐运动 • 根据日常生活和娱乐活动的需要，增强力量、耐力和本体感觉

*. 目前建议最大限度地延长关节置换术的寿命和成功率。鼓励恢复被认为是低冲击力的活动，如游泳、步行、双打网球或骑自行车，远足或骑马等低冲击力的活动，一般不鼓励冲击力较大的活动，包括跑步、足球、篮球，但必须要考虑到患者的目标。此外，一些研究表明，远足或骑马等低冲击力的活动，患者的娱乐活动经验水平是一个重要的考虑因素

表 17-4　与骨关节炎无力有关的原因

原　因	手术前	手术后即刻	手术后长期
关节源性肌肉抑制	×	×	×
废用性肌萎缩	×	×	
信号诱导的肌萎缩	×		×
疼痛	×	×	
直接的软组织损伤		×	×

　　尽管进行了以力量为中心的康复治疗，AMI 仍然存在[22]，甚至在 TKA 术后 3 年仍有明显的障碍[22, 23]。这些障碍包括肌肉萎缩、力量下降和功能受损[25]。需要注意的是，在术后阶段，萎缩不是股四头肌无力的主要病因[24]。相反，原本健康的患者在固定不动的情况下，如果出现废用性萎缩，经过 4~8 周的再训练，几乎都能恢复 100% 的肌力[24]。早期康复有短期效益，但对功能或肌肉恢复没有长期改善[25]。

　　医源性骨骼肌损伤是不可避免的，随手术入路的不同而不同[28-30]，受损肌肉的再生有可能在功能恢复中发挥作用。肌肉再生包括急性炎症、免疫细胞浸润、蛋白质合成、蛋白质溶解和卫星细胞激活。然而，慢性炎症具有抑制性，因此肌肉炎症易感性（MuIS）是另一个需要考虑的因素。MuIS 被定义为独立于循环细胞因子水平的骨骼肌促炎信号的基础升高状态。已有研究表明，在有 MuIS 的手术肢体中，蛋白分解和炎症基因的表达增加，肌肉蛋白合成率下降，抗炎药物似乎没有效果[28]。

七、未来的发展方向

　　虽然再生医学治疗通常用于避免或延迟手术干预，但它们有可能在术中和术后阶段发挥作用。目前的文献表明，间质干细胞和去血小板血浆［非富含血小板的血浆（PRP）］可能通过肌生成和血管生成促进肌肉再生[31, 32]。在术中给予富血小板血浆时，可以在短期和长期内改善运动范围，降低 WOMAC 评分和疼痛强度，而不会增加感染风险[33]。另一项 Meta 分析表明，术中 PRP 可减少术后失血[34]。有研究表明，富血小板血浆在治疗臀中肌和臀小肌肌腱病时，在改善疼痛和功能方面优于皮质类固醇注射，分别在 2 年与 24 周时持续获益[35]，这对全髋关节置换术患者可能特别有意义。需要注意的是，富含血小板的血浆成分存在可变性，其因素包括患者的基线血小板计数、注射液是否富含白细胞或贫血、是否使用影像引导等。

从营养方面来看，氨基酸补充药已被证实可以增加老年人的肌肉。Dreyer 等进行的一项前瞻性、双盲、安慰剂对照的随机试验表明，术前 7 天和术后 6 周补充必需氨基酸 20g，每日 2 次，可显著减轻 TKA 术后肌肉萎缩，但在功能移动性和力量方面没有显著差异[36]。

八、出院环境

在计划关节置换时，全膝或全髋关节置换术从手术当天起至术后 90 天内都需要花费一定的资金来支持患者的护理。研究表明，医院设施的使用占成本的 43.5%，而 40% 以上的成本发生在出院后[37]。在不影响康复质量的前提下，以经济有效的护理方式优化出院后康复是很重要的。大部分节省的成本可能来自于手术前的早期护理协调和规划，合并效率可以显著降低出院后产生的费用。

典型的术后即刻护理康复机构包括住院康复机构（IRF）、亚急性康复机构（SAR）、长期护理医院（LTAC）、专业护理机构（SNF）和围术期外科病房（PSH）。这些短期医疗机构在患者急性出院后继续进行康复治疗。这些机构的另一种选择是出院回家，提供居家康复服务。一些研究表明，出院回家是安全和有效的[37]，急性出院后对术后即刻护理的需求并不明确[38]。医疗保险支付咨询委员会向美国国会提交的报告阐明，改善医疗保险支付是具有挑战性的，因为对于任何一个特定的患者来说，对术后即刻护理的需求并不明确，而且关于哪种环境是最好的，什么样的服务组合能达到最佳效果，这样的证据是有限的[38]。

减少术后即刻护理机构应用和出院回家在捆绑支付措施中起到了节省费用的作用，IRF 和 SAR 都占了很大一部分支出。即使对于独自生活的患者，在术后出院后通过即刻护理机构回家是安全的。此外，出院并没有引发并发症的增加、患者满意度或功能结果评分的降低[40]。哺乳动物或其他生物在回归其熟悉的栖息地时，会更好地茁壮成长，这与将患者放回其舒适休养的家庭环境的概念是相似的。此外，研究表明，出院到专业护理机构会导致较差的结果和较高的并发症发生率[39, 40]。众所周知，照顾具有多种感染性病因患者的医院机构比相对无菌的环境（如家庭环境）具有更高的感染风险。

九、标准化需求

康复出院后入住与开始护理医院不一致的机构，会导致护理分散。由于缺乏复制不同的术后即刻护理环境的标准化工具，这限制了功能目标的进展[38]。例如，一个患者在出院当天已经可以辅助站立行走，如果因为沟通上的失误，导致接受的术后即刻照护的机构将此理解为最低限度的辅助，下调了进度，那么该患者在关节置换术后，护理过渡就会被延迟。实施标准化的功能锻炼是在一致性方面向前迈进的关键一步，其目标是在所有术后即刻护理机构之间应用统一质量测量标准，减少护理的碎片化。这些标准化的工具可以一致地测量功能进展，以保持不同环境下的统一评估。这些标准化工具可以在关节置换术等事件发生前确定患者的日常功能能力，并在关节置换术后不同的护理阶段测量其改善情况。功能独立性测量包括独立程度，如完全独立、部分独立和完全依赖，测量日常生活中不同自理活动的独立性，包括洗澡、穿衣、上厕所和吃饭。它将通过室内活动能力和上下楼梯（无论是否使用辅助设备）来衡量独立性，通过计划简单任务、记住吃药和记录购物清单来衡量认知独立性。然而，由于其烦琐的要求或难以在不同环境下实施，一些标准化的尝试实施起来困难重重。

与首选的康复机构建立联系，有助于实现康复目标。相反，与非首选康复机构缺乏协调，可能会增加住院时间，增加待在急诊室的时间，并引发不必要的费用，造成捆绑支付超额度[41]。与具有共同价值观和目标的机构建立联盟，作为出院的初级医疗机构，可以提高价值和降低成本。在急诊医院建立联络点，如护士引导员，以协调机构人员之间的沟通，有助于最大限度地减少护理的差异性，并提醒其注意出院后可避免的并发症和再入院。在从术前就诊到出院后 90 天的整个护理过程中，与最初的护士引导员保持一致的联系，可以保持患者在康复过程中的连续性和信心[42]。

十、风险分层和运动强度

较高风险的患者会占用更多的资源，而对患者进行术后即刻护理分级将通过考虑医疗风险因素、病前功能限制和社会风险因素的资源利用来实现[43]。在这种情况下，高风险患者会被建议在出院后进行短暂的康复治疗，而低风险患者则可以被送回家。患者的功能能力与其并存的医疗问题有关。例如，患有频繁的慢性阻塞性肺疾病（COPD）或充血性心力衰竭（CHF）加重和劳累性呼吸困难的患者可能需要在手术后进行更密切的监测，以保持功能目标的及时进展。

加速康复的模式是快速安全地观察促进和增强患者功能的恢复。在评估术后即刻康复环境时，IRF 本质上具有康复能力，而不是 SAR 或 SNF[44]。平均而言，急性康复机构每天提供 3～5h 的治疗，而熟练的护理机构每天提供 1～2h 的治疗。继续在机构模式中实现即刻康复护理，以保持先前存在的功能独立水平，而不是迅速提高和实现新的独立水平。与 SAR 和 SNF 相比，IRF 的再住院率更低[41]。这可能归因于医师的有效性，对高敏锐度患者提供更密切监测以及 IRF 中的高强度康复，而不是在医生覆盖面有限、患者监督较少和康复有限的机构中提供有限的服务。

　　近年来，治疗全膝和全髋关节置换术的方法发生了巨大的变化，在单位时间内实现功能性目标变得至关重要。了解康复过程是康复的关键，因为超出康复范围的压力会恶化功能结局。置换术后，医学风险因素和术前功能限制会继续存在。但是，围术期管理、手术后康复和护理协调方面的变革正在加速实现里程碑式的康复成就。术后即刻康复机构的需求仍然受到质疑，关于其需求的辩论仍在继续。家庭环境是相对安全的，因此，对于那些择期全膝或全髋关节置换术的患者来说，回归家庭是首选。

参 考 文 献

[1] Lawrence RC, et al. Estimates of the prevalence of arthritis and other rheumatic conditions in the United States. Part II. Arthritis Rheum. 2008;58(1):26–35.

[2] Luna IE, et al. Early patient–reported outcomes versus objective function after total hip and knee arthroplasty: a prospective cohort study. Bone Joint J. 2017;99–B(9):1167–75.

[3] Beswick AD, et al. What proportion of patients report long-term pain after total hip or knee replacement for osteoarthritis? A systematic review of prospective studies in unselected patients. BMJ Open. 2012;2(1):e000435.

[4] Smith T. "On their own": social isolation, loneliness and chronic musculoskeletal pain in older adults. Qual Ageing Older Adults. 2017;18:87–92.

[5] Kehlet H. Fast–track hip and knee arthroplasty. Lancet. 2013;381(9878):1600–2.

[6] Artz N, et al. Effectiveness of physiotherapy exercise following total knee replacement: systematic review and meta-analysis. BMC Musculoskelet Disord. 2015;16:15.

[7] Wang L, et al. Does preoperative rehabilitation for patients planning to undergo joint replacement surgery improve outcomes? A systematic review and meta-analysis of randomised controlled trials. BMJ Open. 2016;6(2):e009857.

[8] Bruyere O, et al. Health–related quality of life after total knee or hip replacement for osteoarthritis: a 7–year prospective study. Arch Orthop Trauma Surg. 2012;132(11):1583–7.

[9] Pua YH, Ong PH. Association of early ambulation with length of stay and costs in total knee arthroplasty: retrospective cohort study. Am J Phys Med Rehabil. 2014;93(11):962–70.

[10] Chandrasekaran S, et al. Early mobilization after total knee replacement reduces the incidence of deep venous thrombosis. ANZ J Surg. 2009;79(7–8):526–9.

[11] Bade MJ, Kohrt WM, Stevens–Lapsley JE. Outcomes before and after total knee arthroplasty compared to healthy adults. J Orthop Sports Phys Ther. 2010; 40(9):559–67.

[12] Bade MJ, et al. Early high–intensity versus low–intensity rehabilitation after total knee arthroplasty: a randomized controlled trial. Arthritis Care Res (Hoboken). 2017;69(9):1360–8.

[13] Krastanova MS, Ilieva EM, Vacheva DE. Rehabilitation of patients with hip joint arthroplasty (late post–surgery period – hospital rehabilitation). Folia Med (Plovdiv). 2017;59(2):217–21.

[14] Lyp M, et al. A water rehabilitation program in patients with hip osteoarthritis before and after total hip replacement. Med Sci Monit. 2016;22:2635–42.

[15] Labraca NS, et al. Benefits of starting rehabilitation within 24 hours of primary total knee arthroplasty: randomized clinical trial. Clin Rehabil. 2011;25(6):557–66.

[16] Larsen K, et al. Accelerated perioperative care and rehabilitation intervention for hip and knee replacement is effective: a randomized clinical trial involving 87 patients with 3 months of follow–up.

Acta Orthop. 2008;79(2):149–59.

[17] Arthroplasty., H.D.T.H., PT now clinical summaries. 2016. https://www.ptnow.org/clinicalsummaries-detail/total–hip–arthoplasty–tha. Accessed 1 Aug 2019.

[18] Arthroplasty., K.J.T.K., PT now clinical summaries. 2017. https://www.ptnow.org/clinicalsummaries-detail/total–knee–arthroplasty–tka. Accessed 1 Aug 2019.

[19] Causey–Upton R, et al. Factors influencing discharge readiness after total knee replacement. Orthop Nurs. 2019;38(1):6–14.

[20] Schwarzkopf R, et al. Factors influencing discharge destination after total knee arthroplasty: a database analysis. Geriatr Orthop Surg Rehabil. 2016;7(2):95–9.

[21] Bandholm T, Wainwright TW, Kehlet H. Rehabilitation strategies for optimisation of functional recovery after major joint replacement. J Exp Orthop. 2018;5(1):44.

[22] Cavanellas NT, et al. Comparative analysis of quadriceps and hamstrings strength in knee osteoarthritis before and after total knee arthroplasty: a cross–sectional study. Rev Bras Ortop. 2018;53(2):158–64.

[23] Schache MB, McClelland JA, Webster KE. Lower limb strength following total knee arthroplasty: a systematic review. Knee. 2014;21(1):12–20.

[24] Mizner RL, Petterson SC, Snyder–Mackler L. Quadriceps strength and the time course of functional recovery after total knee arthroplasty. J Orthop Res. 2005;21(5):14.

[25] Franz A, et al. Skeletal muscle health in osteoarthritis and total joint replacement therapy: effects of prehabilitation on muscular rehabilitation. Dtsch Z Sportmed. 2019;2019(6):145–52.

[26] Pozzi F, Snyder–Mackler L, Zeni J. Physical exercise after knee arthroplasty: a systematic review of controlled trials. Eur J Phys Rehabil Med. 2013;49(6):24.

[27] Laufer Y, Snyder–Mackler L. Response of male and female subjects after total knee arthroplasty to repeated neuromuscular electrical stimulation of the quadriceps femoris muscle. Am J Phys Med Rehabil. 2010;89(6):464–72.

[28] Bamman MM, et al. Muscle inflammation susceptibility: a prognostic index of recovery potential after hip arthroplasty? Am J Physiol Endocrinol Metab. 2015;308(8):E670–9.

[29] Khodarahmi I, Fritz J. Advanced MR imaging after total hip arthroplasty: the clinical impact. Semin Musculoskelet Radiol. 2017;21(05):616–29.

[30] Petis S, et al. Surgical approach in primary total hip arthroplasty: anatomy, technique and clinical outcomes. Can J Surg. 2015;58(2):128–39.

[31] Miroshnychenko O, Chang W–t, Dragoo JL. The use of platelet–rich and platelet–poor plasma to enhance differentiation of skeletal myoblasts: implications for the use of autologous blood products for muscle regeneration. Am J Sports Med. 2017;45(4):945–53.

[32] Nakamura Y, et al. Mesenchymal–stem–cell–derived exosomes accelerate skeletal muscle regeneration. FEBS Lett. 2015;589(11):1257–65.

[33] Li F–X, et al. Topical use of platelet–rich plasma can improve the clinical outcomes after total knee arthroplasty: a systematic review and meta–analysis of 1316 patients. Int J Surg. 2017;38:109–16.

[34] Ma J, et al. The effect of platelet–rich plasma on reducing blood loss after total knee arthroplasty: a systematic review and meta–analysis. Medicine. 2017;96(26):e7262.

[35] Fitzpatrick J, et al. Leucocyte–rich platelet–rich plasma treatment of gluteus medius and minimus tendinopathy: a double–blind randomized controlled trial with 2–year follow–up. Am J Sports Med. 2019;47(5):1130–7.

[36] Dreyer HC, et al. Essential amino acid supplementation mitigates muscle atrophy after total knee arthroplasty: a randomized, double–blind, placebo–controlled trial. JBJS Open Access. 2018;3(2):e0006.

[37] Barnett ML, et al. Two–year evaluation of mandatory bundled payments for joint replacement. N Engl J Med. 2019;380(3):252–62.

[38] Butzer JF, Kozlowski AJ, Virva R. Measuring value in postacute care. Arch Phys Med Rehabil. 2019;100(5):990–4.

[39] Yanik JM, et al. Rapid recovery total joint arthroplasty is safe, efficient, and cost–effective in the veterans administration setting. J Arthroplast. 2018;33(10):3138–42.

[40] Galbraith AS, McGloughlin E, Cashman J. Enhanced recovery protocols in total joint arthroplasty: a review of the literature and their implementation. Ir J Med Sci. 2018;187(1):97–109.

[41] Flanagan SR, et al. Physical medicine and rehabilitation value in bundled payment for total joint replacement and cardiac surgery: the rusk experience. PM R. 2017;9(11):1167–70.

[42] Phillips JLH, et al. A nurse navigator program is effective in reducing episode–of–care costs following primary hip and knee arthroplasty. J Arthroplast. 2019;34(8):1557–62.

[43] Krause A, et al. Outpatient total knee arthroplasty: are we there yet? (part 2). Orthop Clin North Am. 2018;49(1):7–16.

第 18 章　专业护理机构：可共享的合作关系

Skilled Nursing Facilities: It Is a Shared Partnership

John R. Steele　Michael P. Bolognesi　著

一、概述

到 2030 年，择期关节置换术（TJA）的患者每年将增加到 400 万例以上 [1]。在与诊断相关的分类支付系统（diagnosis-related group，DRG）下，全髋关节和全膝置换术是医疗保险和医疗救助服务中心（center for medicare and medicaid service，CMS）支出的最大部分 [2-4]，因此医疗保险和医疗保健中心已尝试了各种策略以减少这些花费。最近，捆绑支付模式已成为一种提高护理价值同时降低成本的手段。捆绑支付模式可支付手术及术后 90 天内的护理费用。医院和医生已经适应了这些新的支付模式，已有研究致力于确定医疗的财务驱动因素。这些研究清楚地揭示，出院后在专业护理机构（skilled nursing facility，SNF）进行恢复的患者花费将增加，同时更难达到这一期间的目标费用。出院后在专业护理机构恢复的患者伤口并发症、感染和再入院率更高 [5-8]，较高的成本和 90 天的不良结果导致许多人质疑专业护理机构的效用，使得出院后至专业护理机构恢复的患者数量不断减少 [9]。

除了上述模式转变，随着时代的发展，择期关节置换术的围术期护理也得到了稳步改善，大多数患者无须在择期关节置换术后转至专业护理机构。更有效的围术期评估和优化、麻醉的改善、多模式疼痛管理，以及对早期活动的重视，都减少了患者出院后需要专业护理的数量。目前，仅有 12.5%～30% 的患者在全膝置换术后转至专业护理机构 [5, 10, 11]。

大多数患者不会选择出院后转至专业护理机构，且在捆绑支付模式下，在专业护理机构的支出将占总支出的很大一部分，但对于出院后需要再住院恢复的患者来说，专业护理机构在患者安全方面仍扮演着重要的角色。目前患者在专业护理机构接受到的护理存在很大差异，这反映在他们 90 天后的患者结局和费用上[4, 10, 12]。因此，为使择期关节置换术后出院的患者接受安全、有效的护理，并控制相应成本，医院和医生必须与提供优质护理并具有成本效益的专业护理机构保持良好合作关系。

二、择期关节置换术后入住专业护理机构的趋势

随着关节置换术围术期护理和付款模式的改变，患者术后出院倾向也发生了变化。目前，12.5%～30% 的患者术后选择到专业护理机构[4, 8, 9]。根据医疗保险和医疗保健中心年度报道，近年来，医疗保险受益人的数量整体有所减少。参加捆绑支付模式的医院［如改善照护绑定支付（BPCI）和关节置换综合照护（CJR）］，出院后选择至专业护理机构的患者数量也有所减少[2, 9, 13]。

多项研究表明，患者的某些人口统计学特征和因素可能导致患者在择期关节置换术后选择至专业护理机构。为了识别这些患者，提升其护理效率，同时确定出院后至专业护理机构的危险因素，可通过早期识别干预下列危险因素，进而优化其健康状况和家庭状况，潜在地减少出院转至专业护理机构的概率。研究数据表明，非洲裔美国人、女性、年龄较大、拥有医疗保险且社会经济地位较低[5, 11, 14-19]、患有多种并发症、术前依赖型功能状态、抑郁、BMI > 40kg/m^2[2]、糖尿病、肺部疾病，以及 ASA 3 级或 4 级的患者[5, 15, 18, 19] 在择期关节置换术后转至专业护理机构的概率更高。

患者对出院目的地的期望是关节置换术后最终去向的另一个重要预测指标。Halawi 等[20] 对 372 名在单一机构接受了初次全髋关节或全膝置换术的患者进行了回顾性研究发现，患者对出院目的地的期望是预测目的地最重要的变量。如果患者表现出相应的期望，相当于为医生提供了对患者进行出院意向和安全性教育的机会。因此，医师在患者出院前通过教育和鼓励对患者出院目的地期望进行管理，不失为节省成本且不损害患者安全性和满意度的一种有效手段。

三、出院目的地对疾病结局、并发症和再入院的影响

已有大量研究探索出院后至专业护理机构对患者疾病结局、并发症和再入院的影响。研究

结果表明，与出院后直接回家的患者相比，出院后至专业护理机构的患者在 30 天和 90 天时的再入院率显著增高 [6-8, 15, 21]。随着捆绑支付越来越普遍，再入院率成为衡量医院质量的重要指标。在全球范围内，再入院率对成本和医院评级产生负面影响。同样，择期关节置换术出院后至专业护理机构使患者并发症发生率高于出院后直接回家的患者。大样本研究表明，出院后至专业护理机构的患者伤口、感染、呼吸系统并发症的发生率更高 [8, 14, 15]。Gholson 等的报道指出，出院后至专业护理机构的患者 30 天死亡率比出院后直接回家的患者高出 10 倍以上 [14]。表 18-1 列出了文献中报道的与专业护理机构有关的患者因素和转归。

表 18-1　文献中报道的与专业护理机构相关的患者因素和结局

与出院后至专业护理机构相关的患者一般人口学资料	• 非洲裔美国人 • 女性 • 年龄较大 • 拥有医疗保险 • 社会经济地位较低
与出院后至专业护理机构相关的患者并发症特征	• 患有多种并发症 • 术前依赖型功能状态 • 抑郁 • BMI > 40kg/m² • 糖尿病 • 肺部疾病 • ASA 3 级或 4 级的患者
与出院后至专业护理机构相关的患者不良结局	• 高再入院率 • 高死亡率 • 高并发症发生率（包括伤口、呼吸及感染）

BMI. 身体质量指数；ASA. 美国麻醉医师学会评分

公开报道的专业护理机构质量指标与择期关节置换术后临床结局之间的相关性尚不清楚。当前，专业护理机构通常根据医疗保险和医疗保健中心开发的五星级质量体系进行评级 [22]。该系统基于 3 个基本指标，包括健康检查、人员配备和质量评估 [22]。但是，许多人质疑这种与临床结局有关的评级系统是否能有效地对专业护理机构进行真实评级。Snyder 等 [23] 的研究发现，总体评分并不能预测 90 天再入院率或严重并发症发生率，也不能预测 90 天捆绑支付费用是否会超过接受择期关节置换术的目标价格。相反，Kimball 等 [12] 的研究结果发现，随着专业护理机构的整体评分从 1 增加到 5，全膝置换术和全髋关节置换术后 30 天再入院率的发生率降低。这两个小组的研究都发现，更高的专业护理机构人员配备率与结局改善（包括再入院率和成本）相关 [12, 23]。该数据表明，尽管专业护理机构的总体评分可能与患者结局和费用无关，但更高的人员配备会改善择期关节置换术患者的护理质量，这是评估专业护理机构时要考虑的重要指标。

四、专业护理机构与成本控制之间的关系

择期关节置换术后至专业护理机构会显著增加术后费用。在当前的捆绑支付模式中，在专业护理机构的支出可能占总支出的很大一部分，并且难以满足全髋关节置换术或全膝置换术在这一护理阶段分配的目标价格。来自多个机构的研究表明，与专业护理机构相关的护理费用最多可占总费用的 27%～35%[4, 24, 25]。一家机构的进一步分析表明，如果专业护理机构的总费用超过整体付款的 24.6%，则目标价格就难以实现，这意味着医院将赔钱治疗该患者[4]。此外，专业护理机构的花费似乎存在很大差异，但这些差异与护理质量或临床结果并无关联[4, 25]。

这些问题必须通过降低术后至专业护理机构发生率以控制成本。Slover 等[26] 假设在择期关节置换术后，通过更长时间的医院照护使得患者能够出院后直接回家，可能更具成本效益。他们的决策模型和成本分析发现，与较早出院至专业护理机构相比，在条件允许的情况下，让患者多住院 5 天再出院是控制花费的有效途径。此外，可以通过建立明确的临床途径和多学科护理路径，以减少住院时间，减少术后向专业护理机构的转院率。Tessier 等[27] 的报道指出，使用规范的临床路径可降低关节置换术后转至专业护理机构的成本和转院率。围术期患者之家（perioperative surgical homes，PSH），是由麻醉科医师管理的多学科路径，已证明可降低术后至专业护理机构的概率[28, 29]。

值得注意的是，缩短住院时间和降低出院后至专业护理机构的转院率的努力并没有损害患者的临床结局[30-32]。实际上，如前所述，转至专业护理机构与更高的再入院率和并发症发生率相关。所有这些数据共同表明，外科医生必须确定临床路径，以便有效地对患者进行术后管理，并将他们带到适当的出院目的地。

五、择期关节置换术后早期出院目的地

明确的临床路径，结合能够预测患者出院目的地的评估工具和建立制度化的临床实践，可能会提高术后护理的效率。多位作者发表了关于出院目的地倾向预测工具的文章[14, 33-35]（表 18-2）。这些工具依赖于多种变量，包括但不限于患者的一般人口学资料、活动水平，以及社区支持。他们在预测出院地点方面的灵敏度在 80%，甚至更高水平[14, 33-35]。对于可能"有风险"出院至专业护理机构的患者而言，这种工具的好处是双重的。首先，对于那些已知在择期关节

置换术后需要继续治疗的患者，这样的工具可以使他们更快地转至专业护理机构。其次，将预测工具与加速康复项目结合在一起，可以使原来意愿出院后至专业护理机构而实际上并不需要的人群在实际出院后回家。London 等的研究结果表明，同时使用加速康复及出院目的地预测工具的患者比其他患者出院回家的概率增加了 45%[36]。

表 18-2　出院目的地预测工具比较

作　者	预测工具	结　果
Barsoum 等[35]	通过多学科专家咨询，形成了包含 17 个变量的关节置换术后列线图用于预测患者出院目的地	该工具非常准确，ROC 曲线下面积为 0.861。但它低估了低危患者不回家的可能性，而高估了高危患者不回家的可能性
Gholson 等[14]	NSQIP 出院计算器使用 5 个常规的术前变量，包括患者年龄、因骨折而做全髋关节置换、依赖型功能状态、手术前除家外的居住地点，以及较高的 ASA 等级	该模型的 ROC 曲线下面积为 0.7，并证明了确定每种出院后目的地概率的有效性。它还可以帮助确定那些将从干预中受益的患者，以减少出院后去护理机构的可能性
Hansen 等[34]	风险评估和预测工具（RAPT）是一项包含 6 项的调查，该工具对年龄、性别、术前步行距离、使用步态辅助工具、社区支持，以及居家照顾者进行评分	RAPT 的灵敏度为 78%。在确定出院而不是至专业护理机构时，这种方法更为准确
Menendez 等[33]	"6 点行动得分"是急性病后照护的活动性，它是理疗师根据术后的基本评估任务的内容所收集的	"6 点行动得分"的 ROC 曲线下面积为 0.777，对全膝置换术的预测比对全髋关节置换术的预测更高

六、改进的空间：现在是时候选择合作伙伴了

如上所述，出院后至专业护理机构会增加护理成本，难以达到医保和医健中心在捆绑式护理支付模型中的目标价格。另外，不同专业护理机构费用差异很大，且这些差异与护理质量及临床结局无关。

综上所述，医院或外科医生与专业护理机构之间的选择性关系可以为择期关节置换术患者提供优质的护理，同时可以将成本降至最低，这对各方都有利，并有助于实现医疗保险和医疗保健中心旨在提供高质量，实施成本效益护理的目标。Behery 等[25] 的研究表明，在捆绑支付提升模型中建立专业护理机构合作关系，可使得住院时间明显缩短，成本降低，并且在患者临床结局上没有任何差异。

但是，有一些医疗保险和医疗保健中心的法规和法律限制了医院以这种方式有效控制成本的能力。目前，医疗保险和医疗保健中心要求出院至专业护理机构的患者必须住院 3 天，其效用在文献中经常被质疑[37-39]。为了有资格豁免 3 天的住院，专业护理机构必须达到一定的质量

测量标准，包括 3 级或更高的星级才可以接诊转来的患者[40]。但是，医疗保险和医疗保健中心不允许将患者引导至任何一个固定机构，不论这家专业护理机构的等级或护理质量如何，这使得专业护理机构很难利用这种豁免。当前的报销模型并不限制受益人选择机构，这意味着患者可以选择他们喜欢的任何专业护理机构，而不论其质量或成本如何[41]。通常，患者对机构的选择是基于便利性、位置和实用性，几乎没有考虑临床结局或成本变化。斯塔克尔法规使得问题进一步复杂化，该法律阻止医生将患者转诊至他们有经济利益的中心[42, 43]。目前，法律已允许医院或外科医生与术后即刻护理机构建立伙伴关系，以试图提高效率并降低捆绑支付模式中的成本。但是，美国联邦医疗保险受益人选择出院机构的能力仍然没有限制[41]。

七、结论

随着择期关节置换术围术期护理的进步，目前只有少数接受全膝置换或全髋关节置换术的患者出院需要转至专业护理机构。出院至专业护理机构与高成本及差预后密切相关，这在捆绑付款时代已成为越来越重要的问题。但是，专业护理机构在一小部分关节置换术出院后继续治疗的患者安全护理方面仍起着至关重要的作用。因此，对于外科医生和医院而言，与提供高质量护理、具有成本效益护理的专业护理机构之间保持良好关系尤为重要。

参 考 文 献

[1] Kurtz S, Ong K, Lau E, Mowat F, Halpern M. Projections of primary and revision hip and knee arthroplasty in the United States from 2005 to 2030. J Bone Joint Surg Am. 2007;89(4):780.

[2] Williams SN, Wolford ML, Bercovitz A. Hospitalization for total knee replacement among inpatients aged 45 and over: United States, 2000–2010. NCHS data brief (210): 1, 2015.

[3] Wolford ML, Palso K, Bercovitz A. Hospitalization for total hip replacement among inpatients aged 45 and over: United States, 2000–2010. NCHS data brief (186): 1, 2015.

[4] Ryan SP, Goltz DE, Howell CB, Attarian DE, Bolognesi MP, Seyler TM. Skilled nursing facilities after total knee arthroplasty: the time for selective partnerships is now! J Arthroplast. 2018;33(12):3612.

[5] Ramkumar PN, Gwam C, Navarro SM, Haeberle HS,

Karnuta JM, Delanois RE, Mont MA. Discharge to the skilled nursing facility: patient risk factors and perioperative outcomes after total knee arthroplasty. Ann Transl Med. 2019;7(4):65.

[6] Owens JM, Callaghan JJ, Duchman KR, Bedard NA, Otero JE. Short–term morbidity and readmissions increase with skilled nursing facility discharge after total joint arthroplasty in a medicare–eligible and skilled nursing facility–eligible patient cohort. J Arthroplast. 2018;33(5):1343.

[7] Welsh RL, Graham JE, Karmarkar AM, Leland NE, Baillargeon JG, Wild DL, Ottenbacher KJ. Effects of postacute settings on readmission rates and reasons for readmission following total knee arthroplasty. J Am Med Dir Assoc. 2017;18(4):367.e1.

[8] Fu MC, Samuel AM, Sculco PK, MacLean CH, Padgett DE, McLawhorn AS. Discharge to inpatient

facilities after total hip arthroplasty is associated with increased postdischarge morbidity. J Arthroplast. 2017;32(9s):S144.

[9] Dundon JM, Bosco J, Slover J, Yu S, Sayeed Y, Iorio R. Improvement in total joint replacement quality metrics: year one versus year three of the bundled payments for care improvement initiative. J Bone Joint Surg Am. 1949;98(23):2016.

[10] Snyder DJ, Kroshus TR, Keswani A, Bozic KJ, Fillingham YA, Koenig KM, Jevsevar DS, Poeran J, Moucha CS. Skilled nursing facility placement process after total hip and total knee arthroplasty: revised rating system and opportunities for intervention. J Arthroplast. 2019;34(6):1066.

[11] Schwarzkopf R, Ho J, Quinn JR, Snir N, Mukamel D. Factors influencing discharge destination after total knee arthroplasty: a database analysis. Geriatr Orthop Surg Rehab. 2016;7(2):95.

[12] Kimball CC, Nichols CI, Nunley RM, Vose JG, Stambough JB. Skilled nursing facility star rating, patient outcomes, and readmission risk after total joint arthroplasty. J Arthroplast. 2018;33(10):3130.

[13] Plate JF, Ryan SP, Black CS, Howell CB, Jiranek WA, Bolognesi MP, Seyler TM. No changes in patient selection and value-based metrics for total hip arthroplasty after comprehensive care for joint replacement vundle implementation at a single center. J Arthroplast. 2019;34(8):1581.

[14] Gholson JJ, Pugely AJ, Bedard NA, Duchman KR, Anthony CA, Callaghan JJ. Can we predict discharge status after total joint arthroplasty? A calculator to predict home discharge. J Arthroplast. 2016;31(12):2705.

[15] Keswani A, Tasi MC, Fields A, Lovy AJ, Moucha CS, Bozic KJ. Discharge destination after total joint arthroplasty: an analysis of postdischarge outcomes, placement risk factors, and recent trends. J Arthroplast. 2016;31(6):1155.

[16] Inneh IA, Clair AJ, Slover JD, Iorio R. Disparities in discharge destination after lower extremity joint arthroplasty: analysis of 7924 patients in an urban setting. J Arthroplast. 2016;31(12):2700.

[17] Jorgenson ES, Richardson DM, Thomasson AM, Nelson CL, Ibrahim SA. Race, rehabilitation, and 30-day readmission after elective total knee arthroplasty. Geriatr Orthop Surg Rehab. 2015;6(4):303.

[18] Tarity TD, Swall MM. Current trends in discharge disposition and post-discharge care after total joint arthroplasty. Curr Rev Musculoskelet Med. 2017;10(3):397.

[19] Schwarzkopf R, Ho J, Snir N, Mukamel DD. Factors influencing discharge destination after total hip arthroplasty: a California state database analysis. Geriatr Orthop Surg Rehab. 2015;6(3):215.

[20] Halawi MJ, Vovos TJ, Green CL, Wellman SS, Attarian DE, Bolognesi MP. Patient expectation is the most important predictor of discharge destination after primary total joint arthroplasty. J Arthroplast. 2015;30(4):539.

[21] Bini SA, Fithian DC, Paxton LW, Khatod MX, Inacio MC, Namba RS. Does discharge disposition after primary total joint arthroplasty affect readmission rates? J Arthroplast. 2010;25(1):114.

[22] CMS.gov. Five-star quality rating system. In. 2018.

[23] Snyder DJ, Kroshus TR, Keswani A, Garden EB, Koenig KM, Bozic KJ, Jevsevar DS, Poeran J, Moucha CS. Are medicare's nursing home compare ratings accurate predictors of 90-day complications, readmission, and bundle cost for patients undergoing primary total joint arthroplasty? J Arthroplast. 2019;34(4):613.

[24] Bozic KJ, Ward L, Vail TP, Maze M. Bundled payments in total joint arthroplasty: targeting opportunities for quality improvement and cost reduction. Clin Orthop Relat Res. 2014;472(1):188.

[25] Behery OA, Kouk S, Chen KK, Mullaly KA, Bosco JA, Slover JD, Iorio R, Schwarzkopf R. Skilled nursing facility partnerships may decrease 90-day costs in a total joint arthroplasty episode under the bundled payments for care improvement initiative. J Arthroplast. 2018;33(3):639.

[26] Slover JD, Mullaly KA, Payne A, Iorio R, Bosco J. What is the best strategy to minimize after-care costs for total joint arthroplasty in a bundled payment environment? J Arthroplast. 2016;31(12):2710.

[27] Tessier JE, Rupp G, Gera JT, DeHart ML, Kowalik TD, Duwelius PJ. Physicians with defined clear care pathways have better discharge disposition and lower cost. J Arthroplast. 2016;31(9 Suppl):54.

[28] Chimento GF, Thomas LC. The perioperative surgical home: improving the value and quality of care in total joint replacement. Curr Rev Musculoskelet Med. 2017;10(3):365.

[29] Cyriac J, Garson L, Schwarzkopf R, Ahn K, Rinehart J, Vakharia S, Cannesson M, Kain Z. Total joint replacement perioperative surgical home program: 2-year follow-up. Anesth Analg. 2016;123(1):51.

[30] Rossman SR, Reb CW, Danowski RM, Maltenfort MG, Mariani JK, Lonner JH. Selective early hospital discharge does not increase readmission but unnecessary return to the emergency department is excessive across groups after primary total knee arthroplasty. J Arthroplast. 2016;31(6):1175.

[31] Bini SA, Inacio MC, Cafri G. Two-day length of stay is not inferior to 3 days in total knee arthroplasty with regards to 30-day readmissions. J Arthroplast.

2015;30(5):733.

[32] Trimba R, Laughlin RT, Krishnamurthy A, Ross JS, Fox JP. Hospital–based acute care after total hip and knee arthroplasty: implications for quality measurement. J Arthroplast. 2016;31(3):573.

[33] Menendez ME, Schumacher CS, Ring D, Freiberg AA, Rubash HE, Kwon YM. Does "6–clicks" day 1 postoperative mobility score predict discharge disposition after total hip and knee arthroplasties? J Arthroplast. 1916;31(9):2016.

[34] Hansen VJ, Gromov K, Lebrun LM, Rubash HE, Malchau H, Freiberg AA. Does the risk assessment and prediction tool predict discharge disposition after joint replacement? Clin Orthop Relat Res. 2015;473(2):597.

[35] Barsoum WK, Murray TG, Klika AK, Green K, Miniaci SL, Wells BJ, Kattan MW. Predicting patient discharge disposition after total joint arthroplasty in the United States. J Arthroplast. 2010;25(6):885.

[36] London DA, Vilensky S, O'Rourke C, Schill M, Woicehovich L, Froimson MI. Discharge disposition after joint replacement and the potential for cost savings: effect of hospital policies and surgeons. J Arthroplast.

2016;31(4):743.

[37] Haghverdian BA, Wright DJ, Schwarzkopf R. Length of stay in skilled nursing facilities following total joint arthroplasty. J Arthroplast. 2017;32(2):367.

[38] Sibia US, Turcotte JJ, MacDonald JH, King PJ. The cost of unnecessary hospital days for medicare joint arthroplasty patients discharging to skilled nursing facilities. J Arthroplast. 2017;32(9):2655.

[39] Sisko ZW, Lu M, Puri L. The 72–hour Medicare mandate after total joint arthroplasty: is this medically necessary? J Arthroplast. 2016;31(5):947.

[40] CMS.gov. Centers for medicare & medicaid services. In. 2018.

[41] Verma S LD. Notice of waivers of certain fraud and abuse laws in connection with the comprehensive care for joint replacement model. In. 2017.

[42] S P. Start law review in the works, says Verma. In.: HealthLeaders. 2018.

[43] AHC A. Comprehensive Care for Joint Replacement: a guide to collaboration agreements for post–acute care providers participating in the CJR demonstration. In 2016.

第 19 章　关节置换术患者调查问卷

Patient Surveillance in Total Joint Arthroplasty

Andrew Luzzi　Andrew Fleischman　Javad Parvizi　著

医患沟通一直是医疗保健的核心[1]，是信息交流、建立和加强医患关系所必需的内容。在提供医疗服务中不可或缺。研究证明有效的沟通对各种重要的结局指标（包括患者满意度、药物依从性和住院时间）的积极作用显而易见[2-6]。在关节置换术患者的护理中，术前交流有助于评估患者的手术是否可以实施，管理患者的期望，交流后勤保障信息并提供优化的术前健康指导。如果患者在手术后被送往医院，则交流对于评估镇痛及患者日常活动能力十分重要，可以确定患者何时安全出院。术后的疼痛评估、手术完整性评估、康复进展和潜在并发症均通过交流来实现。在整个围术期，交流还用于回答患者问题及收集护理质量改善所需数据。社会及医疗保健的变化导致人们越来越重视降低成本和改善健康状况，这在很大程度上取决于有效的医患沟通，对于关节置换，这一点显得更为明显。2016 年 4 月，"关节置换综合护理"模式的实施，将关节置换的报销结构从服务付费改为捆绑式支付，在该模式中，医院和医生在围术期的 90 天对患者的结局负有经济责任[7, 8]。技术的发展加上报销激励机制的转变，从根本上改变了社会沟通方式，人们采取各种努力来增强医患沟通。现在，护理机构将文本消息传递、手机应用程序、网络平台和视频会议整合到医患沟通中，以提高质量并降低护理成本[9-13]。本章将回顾在关节置换后促进医患沟通的新方法。

近年来沟通的性质发生了变化，特别是在远程医疗的出现后。远程医疗被定义为"不在一起的参与者之间使用电子信息和通信技术来提供医疗保健"[9-12]。19 世纪 50 年代，人们已经开始使用闭路电视来促进精神科医生和囚犯之间的沟通，这是文献中关于远程医疗的最早记载，随后其技术种类和普及程度都在不断增长[14, 15]。当前，大多数急诊医院都使用某种形式的远程医疗，预计远程医疗市场将成倍增长[16, 17]。自动化的文本消息［短消息服务（SMS）］、手机应用程序、网络平台、结构化的电话呼叫、视频会议和可穿戴技术，以及各种形式的远程医疗，已被用于提醒患者、指导患者、发送激励性信息等，加强了数据收集并促进了医患有效交流[9-12, 18, 19]。

　　远程医疗和数字技术的潜在用途和好处非常多，最明显的莫过于促进远程护理的发展。诸如交互消息传递和视频会议之类的远程医疗技术使患者能够通过远程通信来替代传统的医患双方面对面交流。一些研究还调查了完全使用远程医疗代替面对面交流的可行性[20, 21]。除了促进患者与医护人员之间的远程通信外，远程医疗还可将重要信息传输给患者。自动文本消息传递和结构化的电话已用于向患者发送提醒及传达指导性和激励性信息[10, 18]。远程医疗同样有潜力成为促进数据收集的工具。自动化的文本消息、手机应用程序和网络平台都已用于记录患者自我结局报告[22, 23]。结构化的电话和交互式消息已用于术后监护，可穿戴技术使远程观察和记录健康相关的数据（例如肢体运动和活动水平）成为可能[9, 19]。医患双方都可从远程医疗中受益，使用远程通讯代替亲身互动可减少医疗保健相关差旅，进而节省患者的时间和金钱[20, 24]。此外，远程医疗可提高医疗质量并降低医疗成本。有证据表明，在某些情况下使用远程医疗技术会改善治疗依从性，减少急诊就诊率，降低再入院率[25-30]，还有证据支持使用远程医疗可提高患者满意度。各种研究表明，在某些情况下，相对于传统医疗方式，患者更喜欢使用远程医疗[10, 11, 31, 32]。在医疗保健时代，人们越来越注重改善医疗质量，同时降低医疗费用，远程医疗所带来的众多潜在好处尤为吸引人。

　　用于发送提醒和说明信息以及收集数据的自动文本消息传递是一种远程医疗模式，已被纳入关节置换护理[10, 22]。手机的普及和通过文本接收信息的便利性促进了自动文本消息传递。在美国居住的 18 岁以上的人群中，有 95% 拥有手机，而 77% 拥有智能手机[33]。另外，由于消息可自动发送且没有收到需要回复的消息，工作人员的负担最小[34]。因此，自动文本消息传递会是一种相对低成本的干预措施[35, 36]。随机对照试验已证明，自动短信干预可以改善患者的依从性[25, 26, 37]。关节置换文献中的第一个自动文本消息传送研究了其对患者满意度的影响。该研究通过发送包含术前术后指导、提醒和运动信息的短信，得出自动化短信系统可提高患者满意度，并使患者对自己的护理更加了解（表 19-1 和图 19-1）的结论[10]。最近的一项随机对照试验研究了自动短信干预对关节置换后患者行为和预后指标的影响，包括情绪、麻醉药使用量、家庭锻炼时间、全膝置换术后膝关节活动范围（ROM），以及患者向医护人员打电话的次数[34]。自动文本消息的内容包括鼓励性的消息和有关治疗的教学视频。研究发现，干预组的情绪有所改善，麻醉药使用时间减少，家庭锻炼时间延长，患者向医护人员打电话的次数减少。此外，干预组术后 3 周膝关节活动范围增大，但遗憾的是，术后 6 周后两组差异不再明显[34]。自动文本消息传递也已被用作管理调查的一种方法，从而减少了打印纸质调查材料、访调员电话调查方面的消耗。一项在关节置换和腰椎间盘摘除或减压术后使用自动文本消息数据收集的研究发现，对自动文本消息的响应率显著高于通过电子邮件进行的调查的响应率[22]。作者得出的结论是，

表 19-1 自动化文本消息内容 [10]

术后天数	术后信息	对更多请求的回应
1	今天是手术后的第1天！我们有完善的团队将全力照顾您并帮助您康复。通常，患者术后会在医院住1~3天。出院前需完成的目标包括下床、适当的疼痛控制、能够进食、喝水和使用浴室、行走和使用辅助设备爬楼梯。了解如何预防的伤害。发送"更多"以获取更多信息。	物理疗法将帮助您实现这些目标。您的团队由外科医生、护士、理疗师和社会工作者组成，我们将确保您在术后得到及时有效的照顾。
2	今天是术后的第2天。请您仅在需要时服用止痛药。如果您需要任何东西，请随时联系我们。我们的目标是使您尽可能地减轻疼痛。发送"更多"以获取更多信息。	您的目标是继续活动。尝试坐在椅子上用餐，步行到浴室，尽可能下床活动。仅在需要时才服用止痛药，因为止痛药会对您的身体产生负面影响，如便秘、头晕和胃部不适等。
3	您的护理团队希望您尽可能地感到舒适。不适是术后恢复的必经阶段。感到剧痛或酸痛、刺痛性抽筋或拽动都是正常表现。请您根据需要、限制服用止痛药以保持舒适。请您坚持保持活动。发送"更多"以获取更多信息。	术后便秘是常见并发症，通常是由于麻醉和止痛药物引起。吃流食、全谷类食物和服用大便软化剂，以帮助肠功能恢复正常。
4	从医院回家是一种适应。在康复过程中尽早获得帮助很重要。您进行了一次大手术，不要害怕向家人、朋友和邻居寻求帮助，这将有助于减轻疼痛并恢复功能。您正在恢复过程中！发送"更多"以获取更多信息。	以下提示可以使您的房间更安全、更舒适。移开地毯和电线等障碍物，安装淋浴间坐椅，使用高脚椅和脚凳来抬高您的患肢。
5	在头几天天保持活动很重要。可能有助于减轻术后的不适感。必要时止痛药可以帮助您达到运动目标。发送"更多"以获取更多信息。	在帮助下爬楼梯、尽可能抓住栏杆。前进继续、恢复也将继续。
6	术后睡眠通常会受到影响。您可能会感到不适，并且晚上难以入睡，抬高下肢或使用冰袋可减轻一些不适。发送"更多"以获取更多信息。	避免使用咖啡因和酒精、并尝试保持规律的睡眠时间。每晚8h的睡眠会使您感觉最佳。
7	您已完成手术1周！关节置换术后，预计会肿胀3~6个月。肿胀可能会引起疼痛并限制活动。发送"更多"以获取更多信息。	如发生肿胀，请将腿抬高至心脏上方（将软枕放在小腿下方）。然后将冰直接敷在手术部位。根据需要继续抬高肢体并冰敷，以减少肿胀和不适。
8	您已完成关节置换术>1周！您的疼痛和活动程度将继续改善。花一些时间来反思您所取得的进步！发送"更多"以获取更多信息。	我们鼓励您继续增加运动量，同时减少止痛药。手术后保持活动，并最终停止服用止痛药非常重要。
9	多吃健康食品，以增加能量，促进伤口尽快愈合。水果、蔬菜和大量蛋白质将帮助您恢复健康！发送"更多"以获取更多信息。	每日至少3餐非常重要。另外，请确保您每日饮用足够量的水。考虑吃一顿大餐，您值得这顿大餐。
10	在早期阶段继续进行理疗锻炼对于关节置换术后取得最佳效果非常重要。频繁的短途步行是成功康复的关键！发送"更多"以获取更多信息。	定个目标，每天走1h。一般来说，您运动越多、锻炼就越容易，并且您将恢复更快地恢复日常活动。
11	您从术中恢复过来，请保重身体！关节置换术后，可以散步、看书、看电影、听音乐或冥想。发送"更多"以获取更多信息。	继续摄入大量的液体，限制咖啡的摄入并避免饮酒。饮食均衡，保持健康的体重、避免在新的关节上施加额外的压力。
12	关节置换术后的感染极为罕见。感染迹象包括切口引流物增多，持续发热>38.5℃，或手术切口周围发红。发送"更多"以获取更多信息。	手术切口需要几周时间才能愈合。而瘢痕完全消失可能需要3~6个月。有关早期阶段护理伤口方面的内容，请参阅出院说明。
13	接下来的几个月您在持续恢复中。恢复正常活动取决于完成物理治疗锻炼，以及恢复患肢运动、力量和信心。发送"更多"以获取更多信息。	继续活动！但请保持平衡，因为术后过多的操作可能会导致疼痛、肿胀、皮肤温度升高和疼痛。如果出现这些症状，请以较小的强度进行锻炼或放慢放缓速度
14	恭喜，您完成手术两个星期期！您的首次复查将通过新的系统对您进行电话调查。期待您的配合	继续观察您的手术切口并遵循锻炼计划。如有任何疑问，请致电***（办公时间，下班时间）。今天是您最后一条信息。我们会通过首次复查对您进行电话回访

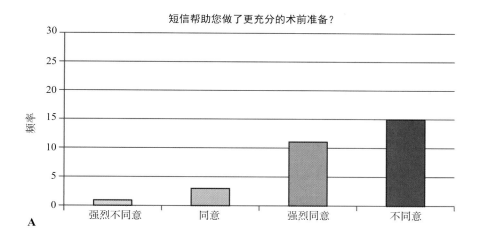

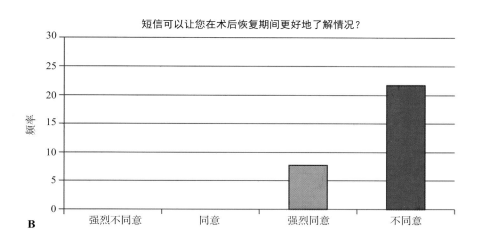

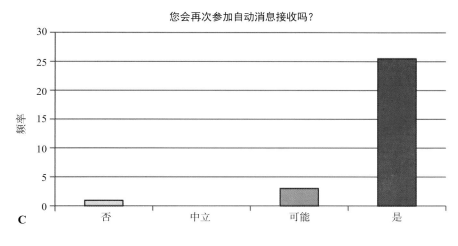

▲ 图 19-1　自动消息传送对患者满意度的影响[10]

自动文本消息传递可以改善患者自我报告的结局指标。尽管相对于其他远程医疗模式，自动文本消息传递可能缺少一些动态功能，例如传输视觉信息的能力或交互式通信的能力，但将自动文本消息传递纳入关节置换护理的好处是显而易见的。手机的普遍存在，自动文本消息接收的简便性，发送自动消息所需的人力减少，以及支持自动文本消息效果的研究，均有助于证明自动文本消息传送是在关节置换照护中增强医患交流的有效工具。

手机应用程序和网络平台最近也运用到关节置换的照护中。相对于短信，手机应用程序和基于网络的平台优势在于界面和通过图片和视频进行交流[30, 38]。像自动文本消息传递一样，手机应用程序和网络平台已用于提供指导信息并收集患者自我报告的领域[23]。此外，在作者看来，关节置换专业文献中尚未有交互式文本消息传递报道，但有很多关于使用手机应用程序和基于网络平台促进关节置换护理中的交互式消息传递的新闻报道[9, 39]。

所有手机都可以接收短信，而使用手机应用程序和网络平台需要使用智能手机和（或）计算机访问，居住在美国的18岁以上人群中有77%的人使用智能手机，2016年有89.3%的家庭拥有电脑[30, 40]。网络平台被用作调查管理的工具，具有整合交互功能，是调查的首选方式；相对于纸质调查，它无须打印材料；相对于电话调查，它无须使用调查员[31, 41-43]。已经有许多研究，研究基于网络的与基于纸质的调查对满意度、成本和响应率等结局测量的影响。许多研究支持以下发现，基于网络的调查比纸质调查更加便宜[41, 44, 45]。另一些研究也发现，患者更青睐电子调查[31, 32]。尽管基于网络的调查可能较便宜且受患者青睐，但其管理对调查响应率的影响可能并不理想。Meta分析结果发现相对于其他调查方法，基于网络的调查回收率较低[46, 47]。但是，一项调查各种因素对关节置换患者完成调查的影响的研究发现，在增加基于网络的选项后，调查完成率显著增加，因此，作者推荐将基于网络的调查作为一种提高回收率的有效方式[48]。自动文本消息方式的出现，使得调查的最佳模式问题更加复杂。如前所述，一项研究发现，与关节置换术和脊柱外科手术患者通过自动文本信息进行网络调查的回收率比电子邮件更高[22]。尽管基于网络的调查管理具有多个明显的好处，但仍需要进一步的研究，比较其与其他调查管理模式的优缺点及适用性，特别是在关节置换患者中。

手机程序和网络平台另一个吸引人的特征是它们提升交互式的医患沟通能力。使用交互式消息传递平台作为医患沟通的方式有许多潜在的好处，包括交互式通信、自动消息传递的能力，以及非同步的交流，非同步交流使医护人员可以在方便的时候回复患者。尽管交互式消息传递具有一定的吸引力，但其效能却是喜忧参半。一项研究发现，在初级保健人群中使用交互式消息传递平台可以减少拨打电话的次数和就诊的次数。因此，作者得出结论，这种平台的实施有可能减少医护人员的工作量[49]。然而，另一项研究调查了交互式消息传递平台在基层医疗就诊中的作用，发现该平台对上门诊治的频率没有任何影响[50]。此外，一项研究发现在线访问与病历记录之间存在关联，它能够促进医患之间的交流互动，提升患者对医疗保健服务的使用率[51]。已证明在关节置换护理中，患者可以有效地使用了基于网络的交互式消息传递功能，以向医护人员准确传达重要事件[9]。然而，另一项研究发现，在关节置换护理中使用互动消息，未能减少关节置换后急诊就诊或再入院的比例[39]。显然，需要进一步的研究来阐明交互式信息传递对关节置换护理中各种结局指标的潜在影响。

手机程序和网络平台也已用作改善关节置换康复过程的手段。一项随机对照试验使用软件生成的 3D 化身演示全膝置换术后康复锻炼[52]。运动测量通过可穿戴技术记录下来，并通过网络平台传达给治疗师。治疗师可以根据数据调整锻炼方案。研究结果发现，干预组和对照组之间的结局指标并无差异，作者由此得出结论，全膝置换术后患者远程康复干预与传统康复治疗的疗效相同[52]。考虑到智能手机和个人计算机的普及，手机应用程序和网络平台的众多吸引人的功能，以及多样化的技术方式，手机应用程序和网络平台的在关节置换护理中的应用潜力巨大。但是，在广泛使用这些技术之前，有必要进行进一步研究，探究其在各种情况下的使用效果，包括调查管理和交互式消息传递的促进。

尽管电话似乎不如手机应用程序和网络平台先进，但电话属于远程医疗范畴，并且已证明以各种方式使用均可提高关节置换的护理质量。由于医患双方可实现实时对话，因此电话发挥了交互式交流（相对于自动文本消息传递）和同步通信（相对于交互式消息传递）的潜在优势。如前所述，电话在我们的生活中无处不在，95% 居住在美国的 18 岁以上的人拥有手机[33]。电话通讯已在关节置换护理中以多种方式应用，用以促进术后患者观察，增强数据收集并提供指导性信息[9, 18, 53]。机构开设电话咨询服务，患者可以致电询问术后问题[54]。文献中有许多关于这些各种用途效果的报道。研究者开展了一项随机对照试验，以确定通过结构化会话向全膝置换术后患者提供家庭锻炼电话提醒、指导信息和激励信息提高患者依从性的效果[18]。所有患者在出院前都接受了相同的指导和教育、有关家庭物理治疗的知识。但是干预组患者在出院后的第 1 周、第 3 周和第 6 周接到了经验丰富的护士的电话。在打电话时，专业护士会询问患者的疼痛不适和锻炼依从性，并强调进行家庭锻炼的有效性。研究结果显示，干预组花费了更多的时间进行家庭锻炼。因此，作者得出结论，结构化电话指导可以提高全膝置换术后患者对家庭锻炼计划的依从性[18]。而另一项随机对照试验比较了结构化电话干预和自动短信干预对全膝置换术后各种结局指标的影响[53]。

患者在全膝置换术之后的多个时间点收到自动短信或结构化电话，都包含相同的指导和激励信息。作者发现，对患者膝关节功能，日常生活活动或生活满意度的干预措施之间没有影响[53]。另一项研究调查了关节置换后咨询电话服务对不必要的急诊室（ED）就诊的影响[54]。每周工作1天，由受过培训的护士提供的免费咨询电话服务将为接受关节置换的患者提供。应答护士可以响应电话采取各种措施，包括通过电话提供指导，将患者引导到急诊室（ED），以及咨询其他医疗保健提供者。研究发现，有＞2/3的患者担忧完全由应答护士充分处理，只有12.5%的呼叫患者被送往急诊室。尽管疼痛是全膝置换术后急诊就诊的最常见原因，也是全髋关节置换术后急诊就诊的第二个普遍原因，在与咨询服务部门联系的128位患者中，只有3位是针对药物用法的，其中最常见的是止痛药，被直接引导到ED[54, 55]。此外，该研究声称"通过告知患者如何正确使用止痛药，解决了许多与药物有关的问题"[54]。这些调查结果一致表明，使用电话咨询服务可以减少关节置换后急诊就诊的次数。电话呼叫也已用于执行常规的术后监测和数据收集。一项研究发现，通过结构化电话和在线消息进行的术后监视能够有效地捕获在医院以外发生的临床上重要的术后事件，否则这些事件将被忽略[9]。允许患者和提供者之间进行交互式和实时通信的电话肯定有可能用于关节置换护理中，以增强术后的监护和数据收集。然而，尽管通过电话进行通信的积极方面可以归因于电话呼叫中固有的人机交互，但是在某种意义上，这种人机交互也可以被认为是一个缺点，因为它需要提供者方面的人工输入。因此，在以类似于自动文本消息传递的方式来实现结构化电话呼叫之前（作为传递教学信息和激励信息的一种手段），进一步的研究应该证明结构化电话呼叫相对于自动文本消息传递具有更好的结果，或者与两种方法的费用等值。

为了进一步促进医患远程交流，视频会议也于近期被纳入医疗保健领域。使用视频会议作为交流手段有很多潜在的好处。与电话不同，视频会议能够提供实时的视觉信息交流。在某些研究中，视频会议已被用于提升甚至是取代面对面的医患沟通[11, 21]。此外，视频会议已被用来代替人际互动，而人际互动一直以来都是术后康复的核心[56, 57]。两种方式都有可能节省患者与出行相关的时间和金钱，并用以提高患者满意度[11, 20, 21]。但是，相对于文本消息和电话，视频会议需要更高水平的技术和访问能力。一项研究调查了视频会议作为补充关节置换术后随访方法的功效[11]，该研究中，关节置换术的患者在常规术后随访的基础上，在康复期间的预定时间使用视频会议与医生进行沟通。在整个术后期间，43.6%的患者至少使用过一次视频会议，而56.4%的患者声称没有必要的互联网访问或技术。而通过视频会议与医生进行至少一次沟通的患者比未使用视频会议的患者进行计划外就诊的次数要少得多。更重要的是，患者计划外访问花费的时间比进行预定视频会议花费的时间更多。此外，参加视频会议的患者还可以加入自选小组，他们的术后自我护理水平比未参加视频会议的患者更高。部分使用过视频会议的患者更愿意选择视频会议随访，而不是面对面的传统随访方式。通过视频会议进行随访可以提高患者满意度[11]。由于绝大多数关节置换患者仅接受了简单的康复，而接受面对面的出院随访会增加患者出行负担，因此关节置换术随访视频会议非常具有吸引力，甚至有可能完全取代传统随访[20, 58]。据作者所知，尚无研究调查使用视频会议代替关节置换术患者面对面随访的可能性。但是，最近的几项研究尝试在其他情况下用视频会议代替面对面医患交流的可行性。接受择期神经外科手术且并发症发生率较低的患者可以选择通过视频会议或亲自预约完成随访[21]。该研究发现，如果让患者在视频会议和亲自随访之间选择，大多数患者（82%）选择使用视频会议。作者发现，两组之间记录的症状，急诊就诊和再次入院的发生率相似。此外，在选择使用视频会议的患者中，所有人都对会议感到满意，并且大多数人表示，将来他们更喜欢视频会议而不是亲自预约。因此，作者得出结论，该研究支持在部分患者中使用视频会议代替亲自随访的安全性和价值[21]。一项随机对照试验调查了闭合性骨折患者使用视频会议代替面对面随访的可行性[20]。作者发现两组的并发症发生率和患者满意度的测量结果相似，并得出结论，该研究支持视频会议作为闭合性骨伤患者的后续护理手段。但是作者指出，必须进行大样本研究，以进一步确定使用视频会议的安全性。值得注意的是，在关节置换术患者中用视频会议代替面对面随访的一个潜在的特别复杂因素，关节置换随访需要 X 线片。但是，这种必要性并不能消除患者通过视频会议获得的益处。尽管仍然需要进行 X 线检查，但在当地行 X 线检查并接受视频会议随访的患者的花费远远少于在预约点行 X 线检查并进行面对面随访的患者[20]。视频会议已被纳入关节置换康复中，随机对照试验证明，通过视频会议进行的远程康复的效果与现场康复相当（图 19-2 和图 19-3）[56, 57]。视频会议具有实时传输音频和视频信息的能力，它最接近于复制远程医疗模式的面对面互动。视频会议就像面对面的会议一样，导致一些人试图用远程医疗代替面对面的医患沟通。尽管有几项研究支持在某些情况下，用视频会议代替面对面的医患沟通，但在关节置换护理中采取类似措施之前，必须进行更多研究以确保这种行为的安全性和有效性。

与之前提到的远程医疗技术不同，可穿戴技术主要用于记录和传输数据。可穿戴技术被定义为"在智能手机和平板电脑上的可以远程收集与健康相关的数据的传感器和（或）软件应用程序"，可以有多种形式，包括腕带或手表、皮肤贴片、头带等，并且可以收集各种信息，包括心率、血压、呼吸频率、皮肤温度、活动度和四肢运动[19, 59]。使用此类技术进行数据收集有许多优点。与先前讨论的技术类似，可穿戴技术允许远程收集数据，而无面对面复查的不便。例如，可穿戴技术可实现全膝置换术后膝关节关节活动度的远程测量，这通常是在随访中完成的[19]。另外，可穿戴技术允许连续和纵向收集数据。这与其他方法（如问卷调查或面对面随访）所提供的数据收集是形成对比的[59]。就人工关节置换而言，可穿戴技术在收集数据、关节活动度和物理疗法依从性方面特别有效[19]。一项系统评价研究了可穿戴技术在关节置换康复中

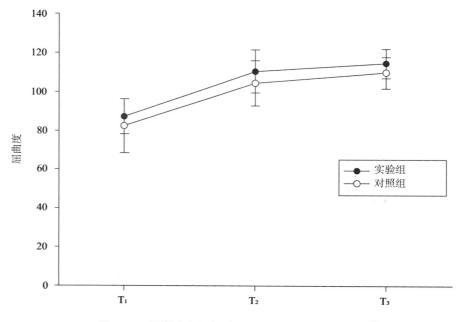

▲ 图 19-2　远程康复组与对照组的膝关节屈曲度对比 [57]

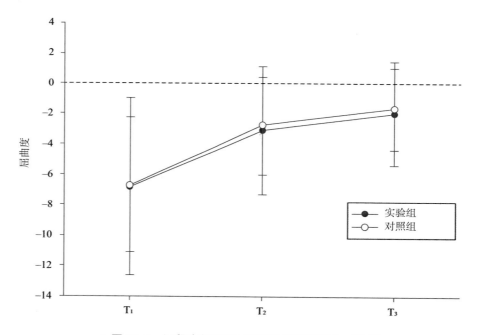

▲ 图 19-3　远程康复组与对照组的膝盖延展度对比 [57]

的使用和效果 [19]。这些研究评价了可穿戴技术用于测量关节活动度，以及评估身体活动和活动能力的研究。作者得出结论，在关节置换术康复中使用可穿戴技术既可行又安全。但是，研究还指出，几乎没有证据支持在关节置换术康复中使用可穿戴技术可以显著改善患者预后的观点，该结果可能部分归因于相关高质量研究的匮乏。系统评价中的研究由小样本非随机对照试验组成，且这些研究主要试图检验在关节置换术康复中实施可穿戴技术的可行性而非有效性[19]。尽管随机对照试验显示可穿戴技术的使用可以改善关节置换康复患者的预后，肯定会支持增加此类技术的使用，但此类研究并不是证明可穿戴技术的价值所必需的。由于出行带来的困难，特别是大型手术术后患者，因此在患者家中进行术后康复训练以及消除患者外出的作用非常明显。Meta 分析显示了全膝置换术后使用可穿戴技术促进了远程康复的安全性和有效性[60, 61]。目前，可穿戴技术虽然可远程测量患者数据，但仍需要对其在关节置换术护理中的应用进一步研究，尤其是涉及护理成本的研究。系统综述中没有一项研究调查关节置换术使用可穿戴技术的经济学成本[19]。

当前，医疗保健提供者可以通过许多不同的方式与患者进行沟通。远程医疗技术已被用来补充（在某些情况下替代）传统意义上的面对面交流。将远程医疗纳入医疗保健系统，尤其是关节置换护理中，不仅有可能使医务工作者提供和患者接受医疗保健更加方便，而且还可以提高护理的质量。尽管某些形式的远程医疗（如电话）已在医疗保健领域使用了很多年，但其他远程医疗模式（如可穿戴技术）才刚刚被引入。展望未来，此类干预措施在改善提供和接受医疗保健的方式方面具有巨大潜力，但继续确认新型远程医疗干预措施的安全性、有效性和经济性仍然至关重要。

参 考 文 献

[1] Ong LM, de Haes JC, Hoos AM, Lammes FB. Doctor–patient communication: a review of the literature. Soc Sci Med 1982. 1995;40(7):903–18.

[2] Harmon G, Lefante J, Krousel–Wood M. Overcoming barriers: the role of providers in improving patient adherence to antihypertensive medications. Curr Opin Cardiol. 2006;21(4):310–5.

[3] Alazri MH, Neal RD. The association between satisfaction with services provided in primary care and outcomes in Type 2 diabetes mellitus. Diabet Med J Br Diabet Assoc. 2003;20(6):486–90.

[4] Hall JA, Roter DL, Rand CS. Communication of affect between patient and physician. J Health Soc Behav. 1981;22(1):18–30.

[5] Little P, et al. Observational study of effect of patient centredness and positive approach on outcomes of general practice consultations. BMJ. 2001;323(7318):908–11.

[6] Schoenthaler A, Kalet A, Nicholson J, Lipkin M. Does improving patient–practitioner communication improve clinical outcomes in patients with cardiovascular diseases? A systematic review of the evidence. Patient Educ Couns. 2014;96(1):3–12.

[7] Mechanic RE. Mandatory medicare bundled payment–is it ready for prime time? N Engl J Med. 2015;373(14): 1291–3.

[8] Centers for Medicare and Medicaid Services. Medicare program; Comprehensive care for joint replacement payment model for acute care hospitals furnishing lower extremity joint replacement services. 2015.

[9] Luzzi AJ, Crizer MP, Fleischman AN, Foltz C, Parvizi J. The role of perioperative surveillance in 90–day total joint arthroplasty care. J Arthroplast. 2018;33(10): 3125–9.

[10] Day MA, et al. Increasing perioperative communication with automated mobile phone messaging in total joint arthroplasty. J Arthroplast. 2018;33(1):19–24.

[11] Sharareh B, Schwarzkopf R. Effectiveness of telemedical applications in postoperative follow–up after total joint arthroplasty. J. Arthroplast. 2014;29(5):918–922.e1.

[12] Wilson LS, Maeder AJ. Recent directions in telemedicine: review of trends in research and practice.

Healthc Inform Res. Oct. 2015;21(4): 213–22.

[13] Institute of Medicine (US) Committee on Evaluating Clinical Applications of Telemedicine. Telemedicine: a guide to assessing telecommunications in health care. Washington, DC: National Academies Press (US); 1996.

[14] Whitten P, Holtz B, LaPlante C. Telemedicine. Appl Clin Inform. 2010;1(2):132–41.

[15] Wittson CL, Affleck DC, Johnson V. Two–way television in group therapy. Ment Hosp. 1961;12: 22–3.

[16] Adler–Milstein J, Kvedar J, Bates DW. Telehealth among US hospitals: several factors, including state reimbursement and licensure policies, influence adoption. Health Aff Proj Hope. 2014;33(2):207–15.

[17] Telemedicine market. Growth, trends, and forecast (2019–2024). [Online]. Available: https://www. mordorintelligence.com/industry–reports/global– telemedicine–market–industry. Accessed 25 Apr 2019.

[18] Chen M, Li P, Lin F. Influence of structured telephone follow–up on patient compliance with rehabilitation after total knee arthroplasty. Patient Prefer Adherence. 2016;10:257–64.

[19] Bahadori S, Immins T, Wainwright TW. A review of wearable motion tracking systems used in rehabilitation following hip and knee replacement. J Rehabil Assist Technol Eng. 2018;5:205566831877181.

[20] Sathiyakumar V, Apfeld JC, Obremskey WT, Thakore RV, Sethi MK. Prospective randomized controlled trial using telemedicine for follow–ups in an orthopedic trauma population: a pilot study. J Orthop Trauma. 2015;29(3):e139–45.

[21] Reider–Demer M, Raja P, Martin N, Schwinger M, Babayan D. Prospective and retrospective study of videoconference telemedicine follow–up after elective neurosurgery: results of a pilot program. Neurosurg Rev. 2018;41(2):497–501.

[22] Premkumar A, et al. A novel mobile phone text messaging platform improves collection of patient– reported post–operative pain and opioid use following orthopedic surgery. HSS J. 2019;15(1):37–41.

[23] Bell K, et al. Patient adoption and utilization of a web–based and mobile–based portal for collecting outcomes after elective orthopedic surgery. Am J Med Qual. 2018;33(6):649–56.

[24] Müller KI, Alstadhaug KB, Bekkelund SI. Acceptability, feasibility, and cost of telemedicine for nonacute headaches: a randomized study comparing video and traditional consultations. J Med Internet Res. 2016;18(5):e140.

[25] Azulay R, Valinsky L, Hershkowitz F, Magnezi R. Repeated automated mobile text messaging reminders for follow–up of positive fecal occult blood tests: randomized controlled trial. JMIR MHealth UHealth. 2019;7(2):e11114.

[26] Wald DS, Bestwick JP, Raiman L, Brendell R, Wald NJ. Randomised trial of text messaging on adherence to cardiovascular preventive treatment (INTERACT Trial). PLoS ONE. 2014;9(12)

[27] Martínez–Ramos C, Cerdán MT, López RS. Mobile phone–based telemedicine system for the home follow–up of patients undergoing ambulatory surgery. Telemed J E–Health. 2009;15(6):531–7.

[28] O'Connor M, et al. Using telehealth to reduce all– cause 30–day hospital readmissions among heart failure patients receiving skilled home health services. Appl Clin Inform. 2016;7(2):238–47.

[29] Gillespie SM, et al. Reducing emergency department utilization through engagement in telemedicine by senior living communities. Telemed E–Health. 2016;22(6):489–96.

[30] Lu K, et al. Use of short message service and smartphone applications in the management of surgical patients: a systematic review. Telemed E–Health. 2017;24(6):406–14.

[31] Smith MJ, Reiter MJ, Crist BD, Schultz LG, Choma TJ. Improving patient satisfaction through computer– based questionnaires. Orthopedics. 2016;39(1):e31–5.

[32] Palmer C, et al. Are electronic and paper questionnaires equivalent to assess patients with overactive bladder? J Urol. 2018;200(2):369–74.

[33] Demographics of mobile device ownership and adoption in the United States. Pew Research Center. [Online]. Available: https://www.pewinternet.org/ fact–sheet/mobile/. Accessed: 26 Apr 2019.

[34] Campbell KJ, et al. A novel, automated text– messaging system is effective in patients undergoing total joint arthroplasty. J Bone Joint Surg Am. 2019; 101(2):145–51.

[35] Chen Z, Fang L, Chen L, Dai H. Comparison of an SMS text messaging and phone reminder to improve attendance at a health promotion center: a randomized controlled trial. J Zhejiang Univ Sci B. 2008;9(1): 34–8.

[36] Wong CKH, et al. Cost–effectiveness of a short message service intervention to prevent type 2 diabetes from impaired glucose tolerance. J Diabetes Res. 2016, 2016:1219581.

[37] Pandey A, Krumme AA, Patel T, Choudhry NK. The impact of text messaging on medication adherence and exercise among postmyocardial infarction patients: randomized controlled pilot trial. JMIR MHealth UHealth. 2017;5(8):e110.

[38] Hawkins SD, Koch SB, Williford PM, Feldman SR, Pearce DJ. Web app– and text message–based patient education in Mohs micrographic surgery–a

randomized controlled trial. Dermatol Surg. 2018;44(7):924–32.

[39] Plate JF, Ryan SP, Bergen MA, Hong CS, Attarian DE, Seyler TM. Utilization of an electronic patient portal following total joint arthroplasty does not decrease readmissions. J Arthroplast. 2019;34(2):211–4.

[40] U.S. households with PC/computer at home 2016. Statistic. Statista. [Online]. Available: https://www.statista.com/statistics/214641/household–adoption–rate–of–computer–in–the–ussince– 1997/. Accessed 26 Apr 2019.

[41] Zuidgeest M, Hendriks M, Koopman L, Spreeuwenberg P, Rademakers J. A comparison of a postal survey and mixed–mode survey using a questionnaire on patients' experiences with breast care. J Med Internet Res. 2011;13(3):e68.

[42] Heiervang E, Goodman R. Advantages and limitations of web–based surveys: evidence from a child mental health survey. Soc Psychiatry Psychiatr Epidemiol. 2011;46(1):69–76.

[43] Edwards P. Questionnaires in clinical trials: guidelines for optimal design and administration. Trials. 2010; 11:2.

[44] A randomised trial and economic evaluation of the effect of response mode on response rate, response bias, and item non–response in a survey of doctors. BMC Medical Research Methodology. Full Text. [Online]. Available: https://bmcmedresmethodol.biomedcentral.com/ articles/10.1186/1471–2288–11–126. Accessed: 26 Apr 2019.

[45] McMaster HS, LeardMann CA, Speigle S, Dillman DA. An experimental comparison of web–push vs. paper–only survey procedures for conducting an in–depth health survey of military spouses. BMC Med Res Methodol. 2017;17:73.

[46] Comparing response rates from web and mail surveys: a meta–analysis – Tse–Hua Shih, Xitao Fan. 2008. [Online]. Available: https://journals.sagepub.com/doi/10.1177/1525822X08317085. Accessed 26 Apr 2019.

[47] Manfreda KL, Bosnjak M, Berzelak J, Haas I, Vehovar V. Web surveys versus other survey modes: a meta–analysis comparing response rates. Int J Mark Res. 2008;50(1):79–104.

[48] Schamber EM, Takemoto SK, Chenok KE, Bozic KJ. Barriers to completion of patient reported outcome measures. J Arthroplast. 2013;28(9):1449–53.

[49] Zhou YY, Garrido T, Chin HL, Wiesenthal AM, Liang LL. Patient access to an electronic health record with secure messaging: impact on primary care utilization. Am J Manag Care. 2007;13(7):418–24.

[50] North F, et al. Impact of patient portal secure messages and electronic visits on adult primary care office visits. Telemed J E Health. 2014;20(3):192–8.

[51] Palen TE, Ross C, Powers JD, Xu S. Association of online patient access to clinicians and medical records with use of clinical services. JAMA. 2012; 308(19):2012–9.

[52] Piqueras M, et al. Effectiveness of an interactive virtual telerehabilitation system in patients after total knee arthoplasty: a randomized controlled trial. J Rehabil Med. 2013;45(4):392–6.

[53] Park KH, Song MR. The effects of postdischarge telephone counseling and short message service on the knee function, activities of daily living, and life satisfaction of patients undergoing total knee replacement. Orthop Nurs. 2017;36(3):229–36.

[54] Hällfors E, Saku SA, Mäkinen TJ, Madanat R. A consultation phone service for patients with total joint arthroplasty may reduce unnecessary emergency department visits. J Arthroplast. 2018;33(3):650–4.

[55] Kelly MP, Prentice HA, Wang W, Fasig BH, Sheth DS, Paxton EW. Reasons for ninety–day emergency visits and readmissions after elective total joint arthroplasty: results from a US integrated healthcare system. J Arthroplast. 2018;33(7):2075–81.

[56] Russell TG, Buttrum P, Wootton R, Jull GA. Internet–based outpatient telerehabilitation for patients following total knee arthroplasty: a randomized controlled trial. J Bone Joint Surg Am. 2011;93(2): 113–20.

[57] Tousignant M, Moffet H, Boissy P, Corriveau H, Cabana F, Marquis F. A randomized controlled trial of home telerehabilitation for post–knee arthroplasty. J Telemed Telecare. 2011;17(4):195–8.

[58] Luzzi AJ, Fleischman AN, Matthews CN, Crizer MP, Wilsman J, Parvizi J. The 'bundle busters': incidence and costs of postacute complications following total joint arthroplasty. J Arthroplast. 2018;33(9):2734–9.

[59] Izmailova ES, Wagner JA, Perakslis ED. Wearable devices in clinical trials: hype and hypothesis. Clin Pharmacol Ther. 2018;104(1):42–52.

[60] Jiang S, Xiang J, Gao X, Guo K, Liu B. The comparison of telerehabilitation and face–to–face rehabilitation after total knee arthroplasty: a systematic review and meta–analysis. J Telemed Telecare. 2018;24(4): 257–62.

[61] Shukla H, Nair SR, Thakker D. Role of telerehabilitation in patients following total knee arthroplasty: evidence from a systematic literature review and meta–analysis. J Telemed Telecare. 2017;23(2):339–46.

第 20 章　患者结果报告测量（PROM）的患者满意度

Achieving Satisfaction with Patient–Reported Outcomes: PROM

Elizabeth P. Davis　Adam M. Freedhand　David Rodriguez–Quintana　Philip C. Noble　著

一、概述

患者结果报告测量（patient–reported outcome measure，PROM）是用于评估患者对治疗效果及生活质量、疼痛、功能、整体健康和随后局限性的满意度有效问卷或调查。从中可以获取患者疼痛缓解、功能改善等方面的针对性数据，以评估某种干预（如关节置换术）的有效性。这些量表还可以帮助我们发现不理想的植入物性能，特别是在关节登记机构收集大量患者样本时。

关节置换术（TJA）可以有效地改善患者的疼痛、功能、行动能力和生活质量[1]。通过使用PROM，这些主观特征可以在术前和术后测量，从而帮助人工关节外科医生和医疗保健人员客观了解 TJA 术后患者满意度。每一条手术前后的 PROM 评分变化都可以显示手术和非手术治疗的效果，其中多个因素决定患者满意度。研究表明，患者通常在术后第 1 年就能显著改善总体健康状况，主要是疼痛的缓解和关节功能的全面改善[2-7]。然而，目前尚不清楚总体健康状况是否能直接转化为患者满意度。最近，PROM 使用增加，旨在独立于医疗保健人员的评估，通过每个患者对自身结果的评估直接量化和优化患者满意度。

二、患者满意度因素

疼痛和功能恢复情况是影响 TJA 术前术后患者满意度的重要因素。衡量生活质量改善与否通常是从患者报告的疼痛和功能中推断出来，其实这是错误的。尽管患者的满意度和生活质量是多因素的，但不完全是症状的总和。患者和术者相关因素（如植入物的设计、力线、骨水泥技术和生物材料）已经被证明会影响 TJA 术后植入物的成功，但患者的满意度应该是关节炎手术治疗的核心目标。

在大多数大型登记研究中，TJA 术后患者疼痛和功能改善研究始终 > 90%[7, 8]。值得注意的是，全膝置换术（TKA）术后改善不如全髋关节置换术（THA）。据报道，TKA 的改善比≤ 85%[9]。优化患者满意度是 TJA 的主要目标，然而，目前还没有一种经过验证的完全客观的结果量表来可靠地评估患者满意度。尽管视觉模拟疼痛量表（VAS）、活动范围（ROM）、可下床走动的恢复时间（TUG）和其他客观测量方面有所改善，但患者满意率并不总是与这些指标相关[3, 10]。

尽管在客观指标上取得了巨大的进步，瑞典的登记数据显示，17% 的患者对 TKA 术后的结果不满意[11]。英国的登记数据显示，71% 的患者症状有所改善，但只有 22% 的患者将他们的关节评为极好[7]。残留疼痛和功能受限（也就是僵硬）是 TJA 术后最常见的患者不满意原因[12]。疼痛缓解和功能恢复之间并没有简单的联系，因为两者都受到许多独立因素的影响，包括患者个体的活动水平和疼痛耐受程度。既往研究表明，术后疼痛更多地受到术前疼痛和心理健康的影响，功能恢复更多地受到年龄、性别和术前活动水平的影响[13]。

另一项研究表明，术前症状如僵硬肿胀、疼痛和生活质量是引起患者 TJA 术后不满意的 3 个预测因素[14]。有很大比例的患者由于丧失跪地和爬楼梯的能力而对其生活质量不满意。Parvizi 等研究表明，89% 的 TKA 患者术后对其日常生活活动能力感到满意，91% 的患者对疼痛缓解感到满意。只有 66% 的患者报告他们的膝盖感觉正常，33% 的患者仍有持续疼痛，41% 的患者有僵硬，33% 的患者有咔嗒声、肿胀或紧绷。此外，38% 的患者上下车有困难，31% 的患者坐起椅子有困难，54% 的患者上下楼梯有困难[15]。

由于疼痛的控制和缓解被广泛认为有助于提高患者满意度，现已提出了多种策略用于管理术前和术后疼痛[16]。多模式疼痛管理已用于短期住院和门诊 TJA 患者，并似乎已改善了患者满意度。区域阻滞麻醉、局部浸润麻醉和通过使用作用于不同受体的多种口服药物的结合进行疼痛控制，提高了 TJA 术后的患者满意度[17, 18]。术前与患者讨论疼痛管理，因其可使患者做好心理准备而变得有帮助。通过构建术后和完全康复后的预期结果，经共享决策和术前教育来明确患者的目标和期望也可以降低患者术后不满意度。

虽然术前症状、疼痛、生活质量都会影响 TJA 患者术后满意度，但不满意患者最常见的抱怨是置换后的关节在消除疼痛、僵硬、肿胀和恢复正常功能方面未能达到他们的期望[11, 19, 20]。未实现的期望是 TJA 术后患者不满意的一个强预测因子[3, 21]。多项研究发现需要解决和满足术前预期以提高患者满意度[3, 9, 11, 19, 20, 22]。尽管客观可测量的结果显示在生活质量和功能方面有总的改善，但许多患者因期望没实现而仍然不满意[19, 20]。对于手术过程、术后恢复和康复的期望因人而异。病情的严重程度、功能、生活质量、心理健康、社会经济地位、个性和活动水平都会影响患者的期望。

总的来说，患者对他们的新关节在行走和疼痛缓解方面有很高的期望。有些患者对活动水平和重返全部活动的时间期望过高，对预期结果过于乐观[23]。外科医生需要认识到患者不满意的驱动因素，帮助患者建立现实的、个体的、特有的期望，即关节置换术能在多大程度上恢复原有关节的感知和功能的期望。术前预期和术后结果之间的关系是复杂而多变的，这与患者的性格（乐观／悲观）和置换的关节有关[24, 25]。由此我们强调在进行 TJA 手术前对患者进行适当术前预期教育是非常必要的。

患者的内在因素明显会影响患者的满意度。多项研究表明，55 岁以上的患者满意度并不随年龄而变化[26]。相反，年龄＜ 55 岁的患者可能由于较高的活动水平和直到术后才发现和术前期望不一致，导致不满意的现象增加[26]。同样，患者的性别对患者满意度的影响也不显著[3, 12, 23]。然而，不良的心理障碍一直与 TJA 术后，尤其是 TKA 术后患者不满有关[27]。心理障碍程度较高的患者 TKA 术后 1 年不满意的概率较高[4, 13, 27]。研究者已经调查了背痛、抑郁或慢性疼痛是否会影响患者满意度，结果在很大程度上是不确定的。类风湿关节炎患者术后满意度高于退行性骨关节炎、创伤后关节炎或血管坏死患者[28, 29]。THA 和 TKA 都可以帮助患者重返工作岗位，但似乎不能帮助已经失业的患者重返工作岗位[23, 27]。社会经济因素对患者满意度有重要影响，社会经济地位较低的患者 30 天再入院率较高，平均住院时间（LOS）较长[14, 27]。

外科医生可以控制影响术后患者满意度的外部因素，如上述的疼痛控制。其他研究还考察了手术技术、手术入路和使用机器人导航带来的影响[3, 11, 13, 18]。针对使用了现代手术技术的患者，虽然技术、组件类型、方法和导航并没有显示对术后患者满意度有影响，但与间隙不平衡 TKA 患者相比，间隙平衡 TKA 患者的膝关节协会评分（KSS）、满意度和关节手术遗忘评分（FJS）明显更佳[30, 31]。通过成功恢复解剖偏心距和下肢长度，同时联合适当的髋臼外展和髋臼股骨联合前倾，可使 THA 患者满意度更高[10]。

随着短期住院和门诊关节置换患者越来越多，强调出院目的地不影响患者满意度是很重要的。与住院康复相比，家庭锻炼和治疗不影响患者满意度[16]。患者满意度也受外科医生、护理人员、麻醉和围术期过程的交互影响。在一项关于下肢置换术住院患者满意度影响因素的研究中，研究者发现疼痛缓解、医患沟通和住院期间的后勤流程是重要因素，以患者为中心的护理可提升患者体验[32]。最后，有并发症的患者即使 TJA 术后效果与无并发症的患者相似，他们术后满意度仍较低[3]。很明显患者满意度是多因素的、个性化的，高度依赖于患者个体，我们很难全面描述如何从整体上提高患者的满意度。外科医生应根据已建立的医患关系、术前 PROM 与可能出现的术后结果相比、每位患者对期望的重视度，最大限度地提高每位患者的满意度。

三、现行的患者结果报告措施

PROM 是评估总体健康、疼痛、功能、患者活动、满意度、预期、生活质量和心理健康的有效调查。它们可以分为总 PROM 和基于功能或表现的 PROM，也可以分为通用的和针对特定疾病的 PROM；可以为大型群体患者（比如登记过的患者）的比较提供一个良好基线，也可以为患者提供对治疗的反馈。评分系统是对某个过程后的结果进行量化的有效手段（比如本章节的主题 TJA）。评分系统可以是基于完全客观的指标，如疼痛、力量或功能，也可以基于主观测量，如生活质量、期望管理和患者满意度，或基于主观客观两者的结合。

一个良好的评分系统应该广泛适用于每个患者，同时要足够敏感以发现治疗后有临床意义的变化。评估指标的选择及其相对的权重应将"楼层和天花板效应"最小化，以适应高要求患者的需求，使其能够执行自己选择的高需求活动，同时还应能够评估较低水平患者（多因存在并发症）的恢复效果。PROM 为我们深入了解患者对治疗结果的反馈提供数据，但我们应该谨慎理解这些数据，因为每个患者的经历是多方面的，疼痛和功能的改善也可能与生活质量的提高或患者满意度的提高不相称。各种验证后的评分系统可用于提供 PROM，多个 PROM 经常用于反馈患者功能、满意度、症状变化，以及疼痛和生活质量的全面状况。

PROM 设计的其中一种方法是评估 TJA 治疗前后的一个患者或患者群体的总体健康状况．它假定了关注点（如关节功能、疼痛、满意度等）与患者的总体健康状况相关。使用这种方法来评估关节炎的治疗，这种方法是基于一种假设，即总体健康状况的变化对关节症状和功能所反映的肌肉骨骼健康状况既有反应且敏感[2, 5, 33]。通常情况下，总体健康测量评估身体健康、生理功能、情绪健康和社会功能。SF-36 量表是临床研究中最常用的总体健康状况测量表，它旨在衡量医疗干预对患者总体健康和生活质量的影响[8, 34]。SF-12 量表是 SF-36 的简短版本，引入该量表是为了增加 SF-36 的效用，同时提供一个可比较的结果评分[8, 34]。虽然这些评分系统通过显示 TJA 术后生活质量的提高而显示出外部有效性，但它们也受到并发症的影响，并且对涉及的各种关节病变和恢复缺乏敏感性[29]。

另一个指标是患者报告结局指标信息系统（PROMIS），它的创建是为了解决这些限制，并对疾病、残疾和治疗方式的结果进行标准化评估[1, 35]。它也提高了发现临床重要变化的反应性。PROMIS-10 量表是一个总体健康调查，包含 10 项调查问卷，从身体功能、疲劳、疼痛、情绪困扰和社会健康 5 个领域评估与总体健康相关的生活质量。有研究将调查对象的回复结果与美国一般人群的正常值进行比较，PROMIS-10 量表显示出极好的反应能力，能够将一些患者人群的天花板效应降到最低，包括接受关节置换术患者在内的一些患者[8, 35]。由于 PROMIS-10 量表是一项总体健康调查，因此经常联合特定疾病和（或）特定关节的调查。PROMIS 有一个正在开发的特定疾病评分系统，该系统目前正在研究中，目的是利用 PROM 提高患者的预后和满意度。

EQ-5D 量表评分系统是一种评估总体健康状况的新方法，该系统在整个欧洲普遍使用，也是英国采用的总体健康评估方法。EQ-5D 量表通过选择题和视觉模拟疼痛量表（VAS）评估行走能力、自我护理能力、日常活动能力、疼痛和焦虑 / 抑郁程度。它为总体健康提供了一个简单而又具描述性的指标值，可用于临床评价。在英国使用这一方法的基本原因是该评分系统足够敏感，能够检测 TJA 术后的显著临床变化，并提供计算健康经济效用评分的能力。在一个实行全民医保的国家，能够利用评分系统来计算质量校正寿命，对经济效益是非常有利的。与 PROMIS-10 量表相比，它具有相似的性能[1, 36]。PROMIS-10 量表表现出更强的反应性，这可能是由于术后的身体健康参数可能会改变而 EQ-5D 量表无法捕获导致[35]。

特定疾病评分系统通常在术前和术后随访时使用，以补充患者总体健康状况的数据，它起源于总体健康结果指标。一般来说，针对特定疾病的评分系统是基于患者对个别关节功能和症状的评估，而不是对整个人的评估。这使得临床医生可以在了解患者总体健康并且知道并发症存在的背景下，评估关节或特定疾病治疗的结果。对于每个关节，特别是髋关节、膝关节和脊柱，已经制定了不同的结果评分。例如，在膝关节方面，TKA 疗效最常用的测量方法是西安大略省和曼彻斯特大学共同的骨关节炎指数（WOMAC）、牛津膝关节评分（OKS）、膝关节协会评分（KSS）和膝关节损伤和骨关节炎结果评分（KOOS）。

WOMAC 评分是一份针对关节炎的调查问卷，该问卷由 24 项组成，分为 3 个分量表，包括疼痛、僵硬和躯体功能，因为它们直接关系关节的状态和使用。WOMAC 评分的临床测试表明，疼痛分量表得出的评分与躯体功能相关评分相比不太一致[37, 38]。有几项研究已经分析了 WOMAC 分数和患者满意度的相关性。这在很大程度上是有出入的，因为 WOMAC 评分较差的患者也有并发症，这不利于反映术后明显的积极变化[1]。在使用 WOMAC 评分预测 TKA 术后患者满意度时，最近的一项研究将患者分组为早期不满意组、晚期不满意组和持续不满意组。他们表示，WOMAC 僵硬评分高的患者在术后 5 年持续不满意的风险增加[14]。此外，术后 1 年

WOMAC 疼痛评分高是患者术后 5 年不满意的预测因素[3, 23]。

牛津膝关节评分（OKS）用于评估患者对 TKA 术后结果的看法，来源于对 12 项量表的反应，包括疼痛、躯体功能和与膝关节相关的限制程度。评分方式为李克特式的 5 级评分。牛津 –12 评分会产生一个分数，这种单一分数非常方便用于比较，是一种有效和可靠的指标。牛津 –12 评分通过评估疼痛水平和特定关节的功能水平，专门评估患者对 TKA 术后结果的看法。

KOOS 评分是一种经过验证的 PROM，使用广泛并且很可靠，主要用于评估患者的躯体功能。它由 5 个分量表组成，包括疼痛、症状、日常活动、运动和娱乐、生活质量。KOOS 评分最初专门针对膝关节，它作为对 WOMAC 评分的一种补充，通过关注患者对其膝关节的主观评价和与膝关节功能相关问题。该评分独特之处在于，它能够记录骨关节炎和其他膝关节疾病（如韧带损伤或软骨损伤）的短期和长期结果。与 WOMAC 评分相比，KOOS 评分适用范围更广，能够准确评估更年轻、更活跃的患者预后情况[1, 5]。KOOS 包括两种不同的躯体功能亚量表，包括日常生活、运动和娱乐，因此能够评估由于年龄或身体活动基线水平而具有较高结果预期的患者满意度和其总体结果的变化[1]。目前还有一个缩略版的 KOOS 评分（KOOS JR），旨在给完整的 KOOS 评分一个可比较的分数，且只需患者和外科医生参与小部分问题和花费少量时间。

最全面、最综合，结合总体健康和特定疾病数据的评分当属膝关节协会评分（KSS）。该评分起源于 1989 年，并成为最流行的评估患者 TKA 术后预后的 PROM。该量表的新版本开发于 2012 年，新版本提高了可靠性、反应性和有效性，尤其适用于更年轻、更活跃的患者[33, 39]。医生和患者都参与了这项评分，并且该评分有术前和术后的版本。新版 KSS 评分衍生于两个独立的结果调查：①客观 PROM 分数，基于外科医生（膝关节定位评估、韧带平衡度和活动度评估）和患者（VAS 疼痛量表，在平地、楼梯、斜坡行走的能力评估）两个方面的评价项目得分。②主观 PROM 评分，评估患者在进行一系列日常生活、体育和娱乐活动时的满意度和膝关节功能得分。新版 KSS 评分适应了现代医疗需求，更好地描述和理解了患者不同的期望和 TKA 术后满意度。这一评分可以作为基于价值的医学激励来提高患者的满意度。它也有简版，简版评估得到的分数与原始版本非常接近[39]。

针对髋关节尤其是全髋关节置换，业内已经创建了许多针对特定髋关节疾病的结果量表，并且其中一些已投入常规临床应用。最常用的是髋关节损伤和骨关节炎结果评分（HOOS）、WOMAC、Harris 髋关节评分（HHS）和牛津髋关节评分（OHS）。虽然许多文献对全膝置换术后的疗效进行了评价，但对全髋关节置换术后的疗效进行评价的文献却很少。这可能是因为行全髋关节置换术的患者比行全髋关节置换术的患者术后更容易感到满意[4, 10]。尽管如此，英国的登记数据显示，在全髋关节置换术后 1 年患者的不满意率为 7%。研究还表明，10%～12% 的人报告行走受到严重限制[10]。尽管术后脱位、骨折、神经麻痹、感染等并发症发生率＜1%，患者对手术结果不满意的发生率仍较高。这就强调了在接受全髋关节置换术的患者中使用 PROM 量表的必要性，以便更好地了解影响每个患者期望和满意度的因素。

如前所述，WOMAC 评分对 THA 与 TKA 的效用和适用性相同。THA 的 WOMAC 评分同样用于测量疼痛、僵硬和躯体功能。患者术后、术后 3 个月、术后 1 年 WOMAC 评分均有显著改善，这使 WOMAC 评分与 THA 术后患者满意度的独立指标也存在相关性。与接受 TKA 的患者相比，THA 患者表现出更大的改善[38]。THA 的 WOMAC 评分也存在类似的限制，即疼痛和僵硬方面具有较高的天花板效应，而且与其他量表相比不够灵敏。

HOOS 评分与 KOOS 评分相似，都是 WOMAC 评分的延伸，可进一步评估髋关节障碍患者。它广泛适用于有髋关节病变的患者，无论患者是否存在骨关节炎，它特别询问患者对其所遇到的与髋关节相关问题的评估，记录了髋部病变的短期和长期结果，并通过增加躯体功能的运动和娱乐分量表，与早期的结局量表相比有较弱的天花板效应。HOOS 评分有局限性，它完全基于患者自我报告的功能状态和表现来打分。虽然这可以使医生更好地了解患者对其功能状态的满意度，但它不能为患者提供表明客观改善的体格检查结果。简版 HOOS（HOOS JR）与原来的未删减版本相比可以更快地产生有效和可靠的分数。研究表明，HOOS 评分（也被称为 HOOS JR 评分）需要更少时间。在 THA 术后的 PROM 中比 WOMAC 评分更有用和有效[1, 38, 40]。

牛津髋关节评分（OHS）是一种针对髋关节的 PROM，包括评估全髋关节置换术患者因疼痛和功能丧失引起的障碍程度。它经常与总体健康结果量表结合使用，更全面的评估全髋关节置换术后患者满意度和效果。OHS 也可用于评估髋关节疾病的非手术治疗效果，能可靠地与具有良好有效性的外科干预进行比较。经证明，其比 SF-36、EQ-5D 和 WOMAC 评分更敏感[38]。与 OKS 评分相似，OHS 评分的设计目的是根据患者的主观体验评估功能和疼痛。它也被证明与患者满意度相关[38, 41]。虽然 OHS 评分是评估全髋关节置换术后患者障碍的有效简明工具，但在比较术前和术后结果时，它不能充分描述患者对其障碍的真实感受[38]。研究发现，这是由于问题的静态性质，从而无法将髋关节病变与诸如背部疼痛等并发症分隔开[37, 38]。

Harris 髋关节评分（HHS）最初用于评估髋关节手术结果，它的评估源于患者和外科医生，与 KSS 评分有相似之处。HHS 评分有 10 个条目，涉及 4 个领域，包括疼痛、功能、有无畸形和活动度。疼痛方面测量活动的严重程度和影响，以及对止疼药的需求。功能方面评估日常活动和步态。临床医生测量畸形和活动度，并记录髋关节屈曲、内收、内旋和下肢长度差异。它已经通过 WOMAC 和 SF-36 评分系统验证。HHS 评分的限制因素是，它具有很高的天花板效应，不能准确地提供患者的长期结果。

最后，还需着重提及关节手术遗忘评分（FJS）。它将患者感知结果转化为患者的满意度。如果患者在进行日常活动时甚至想不起他们做过一次人工关节手术，可以认为患者会更满意并且认为他们的治疗方案是最佳的 [6, 23]。FJS 评分用于记录术后症状，并定义了非常好的和优秀的 TJA 之间的细微差别。FJS 评分不是单独使用的，而是作为一个附加量表来减轻许多 PROMs 的天花板效应。FJS 评分系统是一份关于患者在日常活动中忘记人工关节能力的问卷，共 12 个条目。意识不到自己进行过关节手术可能是评估患者满意度的一个有意义的指标，因为症状缓解是关节置换术的首要目标。早期研究发现，FJS 评分与 WOMAC 评分和 KOOS 评分之间存在良好的相关性 [42, 44]。在评估 TKA 和 THA 术后患者时，THA 术后患者比 TKA 术后患者的 FJS 评分更高，这意味着患者认为他们的人工髋关节比人工膝关节更自然 [6, 32]。虽然 FJS 评分对无症状 TJA 功能不满意的敏感性尚未建立，可能会限制其效用 [45]，但感觉自己的人工关节更自然的患者倾向于对手术有更高的满意度。

四、评价患者满意度

关节置换术（TJA）是一种有效的外科干预，能够缓解晚期关节炎患者的疼痛并恢复其功能。尽管多方评价认为手术结果是成功的，但同一手术患者不满意的也不少见。此外，外科医生和患者对关节置换手术成功与否的评估是不同的 [22]。因此，为评估患者满意度而设计的 PROM 已被用于评估医疗干预，优于医生视角的评分系统。在许多研究中，患者满意度通常是使用单一问题，直接询问患者对他们的膝关节、假体或手术治疗的满意程度，并使用李克特 5 分量表法（如非常满意、较满意、一般不满意、非常不满意）对回答进行分类。研究表明，医师对满意度的重视程度显著影响 TKA 术后患者满意度，并且影响满意度的预测因素 [37]。

仅仅靠一个关于对膝关节有多满意的问题不太可能提供关于 TJA 术后患者满意度的准确信息。因此，将量表问题与询问患者是否会再次接受手术或向朋友或家人推荐手术的问题相结合，可以更好地评估患者满意度。新膝关节协会评分（KSS）经常作为一种有效的方法来报道在以下领域的满意度，包括坐着时的疼痛、躺着时的疼痛、起床时的功能、做轻家务时的功能，以及做轻居家活动时的功能。术前焦虑和（或）抑郁是患者不满意的常见术前预测因素，而持续疼痛是常见术后预测因素。考虑到满意度存在多个方面，患者满意度并不能通过问单一直接的问题来确定。影响满意度的因素是多方面的，会因患者的需求、个人期望、并发症和对新关节的感知而变化[46]。在评价患者满意度时，应综合考虑患者的内在和外在因素，因为内在因素（如年龄、并发症、期望）和外在因素（如医院、植入物、手术技术）都会在一定程度上影响患者的满意度。

五、预测患者满意度

最近许多论文开始注重患者满意，将满意度作为一项重要的结果来衡量关节置换术的成功，因为患者满意度驱动了以患者为中心的结果和基于价值的主动性，许多研究试图预测患者不满意或推断不满意与当前 PROM 的因果关系和相关性。新膝关节协会评分（KSS）是一种经过全面验证的患者和外科医生报告的结局量表，它包括跨类别的患者满意度评估，以避免单个不加筛选的问题对关节置换术（TJA）术后满意度评估不够全面。未来的登记数据和手术中心数据应该采用统一的满意度评估，以便在不同患者组之间进行比较。总的来说，使用经过验证的评估患者满意度方法的文献很少。一个外科中心的 PROM 应该用来标准化患者满意度。此外，在门诊手术中心（ASC）中使用 PROM 可以优化机构登记和随访时的患者满意度。这些指标可以被用来预测满意度，以及促进影响患者满意度的技术和操作的提升。

六、患者结果报告测量的益处

在临床实践中使用 PROM 对外科医生和患者都有好处。有证据表明，PROM 可以帮助医护人员了解 TJA 术后的疼痛缓解和功能增益情况，同时也可以识别出预后不佳的患者[47, 48]。目前在 TJA 中广泛使用的 PROM 能够以一种有效的方式评估疼痛、功能和生活质量，为以患者为中心的照护和基于证据的决策提供数据支持。PROM 可以为外科医生和临床实践模型提供重要信息，帮助识别那些总体健康状况有所改善但患者对 TJA 结果不满意的个体因素[8, 24, 25]。关节登记中心和决策机构越来越多地利用 PROM 来修正支付数额。PROM 也被用于构建基于价值的医学模型和支持翻修手术的理由[47, 48]。在 TJA 中使用 PROM 还将帮助外科医生和医疗保健系统更好地理解患者的期望在驱动患者评估其结果和满意度中的作用。最后，PROM 可以用于关节中心和大型医院的质量改进项目。评分系统虽然是针对 TJA 术后患者的，但其适用性比较广泛，可用于医疗领域很多干预后的质量改善。了解哪些 PROM 是最敏感的和哪些是最好反映以患者为中心的，有助于改善整体临床管理。

七、整合手术中心的患者结果报告测量

理想的 PROM 能在患者对可选方案进行评估时在症状、功能、总体健康和满意度方面提供可靠和敏感的信息[8]。对于外科医生来说这便于管理，对于患者来说这易于完成，因此完成率很高。现在存在针对 TJA 的 PROM 简短验证版本，但它们的使用并不普遍。国家医学会（national academy of medicine），希望增加技术的使用，以便更好地支持以患者为中心的循证决策。医学会同时还强调了 PROM 在临床实践中的应用。二者的无缝结合应该是从前台到医生助理、医务人员，最重要的是到患者的质量改进。在临床实践中收集 PROM 需要所有相关人员的参与和合作。在繁忙的办公室里，重要的是由谁负责帮助患者完成 PROM。患者自主完成的比例通常是 70%～80%，必须有人能够继续跟进那些不完整的问题。

PROM 应该足够简洁和完整，以至于能在术后 1 年的访视中完成其中的 85%，因为大多数患者在术后 1 年后不愿意再频繁到医院。考虑到患者就诊之间的时间间隔，应该有方便的在线表格让患者可以远程填写。PROM 的完成应该被视为患者病情检查的一个关键组成部分。这对于患者来说应该是一个必要的表格，以便最后外科医生和工作人员能够看到和评估。需要注意的是，当患者报告数据时，医生不应在场，以避免结果有偏差，而且 PROM 的使用不应影响临床流动性。传统上医院使用纸质复印件，但纸质版维护起来很麻烦，由于双面打印，经常会丢失或不完整。符合健康保险流通与责任法案（HIPPA）的电子平台缓解了这一问题。许多 PROM 问题可以让患者在电子平台上进行填写，然后平台会把患者的结果记录在他们的医疗记录中。客观数据也可以记录在这种电子平台，便于存储和数据分析用于研究和改进质量。

电脑化技术（CAT）实时评分可以立即生成分数，然后被用于患者教育和共享医疗决策。此外，这些数据可以合并到大型登记中心，以确定最佳治疗方法并改善患者护理。这种集中收集的数据为外科医生、患者和政策制定者提供了足够的信息，方便他们确定最佳的治疗方法，并及早发现可以消除的问题，如与植入物相关的失败，从而最大限度地减少对患者的伤害。患者喜欢参与自己的医疗保健，他们喜欢自己是知情同意的，并喜欢自己的疑惑问题都能被回答。这是患者在术前和术后期望得到满足的总体满意度的一个方面[9, 20]。PROM 为每位患者的临床就诊带来了价值感，因为他们参与其中，并提供了数据，患者感觉治疗是根据 TJA 术前术后自

已的需求定制的[28, 34]。实施中的可能存在障碍如缺乏患者参与、成本，以及缺乏办公设施或技术等。

八、解读患者结果报告测量

PROM 为外科医生带来了大量的数据去记录、解读，然后可以在实践中利用。这是研究转化推动现代医疗保健的一个完美例子。此外，随着对基于价值的医学的注重，对患者及其满意度的关注，我们能够从这些结果量表中推断出积极的治疗结果或预测困难的情况。PROM 现在可以用来预测患者何时应该进行手术，预测并发症何时可能阻碍他们的恢复。此外，PROM 和存在的数据可以帮助在手术开始前向外科医生和患者提供关于植入物、功能和期望方面的反馈。设定适当的期望，理解外科医生与患者之间的差异，是 TJA 术后成功的关键。至于 PROM 能否成功地管理和阐明患者的期望，存在着相互矛盾的数据。Bozic 等研究表明，THA 术前功能较差的患者有着更高期望，这种期望与疼痛有关，也和功能改善带来的满意度增加有关[24, 25]。然而，Ayers 等证明术前对患者进行理疗和 PROM 咨询并不能提高患者术后满意度[47, 48]。无论如何，越来越多的数据表明，医护人员应根据 PROM 告知患者预期的疼痛和功能改善程度，登记数据的机构应该改善临床随访和治疗体验。

PROM 也有助于记录临床随访之间的主观和客观改进。虽然在临床研究中有静态值的报道和比较，但 TJA 术后患者的总体趋势和动态评估具有重要的临床应用价值。例如，许多 TKA 患者在术后最初的 6～8 周表现出较差的结果评分，但在随后术后 1 年随访期间评分稳步增加[3, 35, 37]。这一趋势可以帮助指导那些在术后初期效果不佳特别挣扎的患者，也可以识别那些在恢复期远低于或高于平均水平的患者。

随着 PROM 数据的推广，越来越多的患者参与这项调查，它在临床决策方面也将取得进展。PROM 为共享决策提供了巨大的潜力，因为它为患者提供了一种更具体表达自己期望的通用语言，这种语言能够被医生理解，并且通过 PROM 可以和以前的患者进行比较。在 KSS 收集的人口统计学数据可以帮助医生进行患者筛选，部分人群分布情况及其总体满意度。结果量表可以预测特定人群患者的满意因素。某些人群要求他们的关节能够进行非常具体的任务，能否实现这些要求对他们非常重要，也影响他们对干预手术的最终满意度。例如，许多穆斯林信徒希望可以一天中跪地多次祈祷[20]。了解这些数据可以帮助确定手术时机和术后治疗技术。通过帮助提供给患者一个像自身的稳定的、功能健康的关节，它也帮助提升了患者满意度。PROM

可以分层评估各种植入物和围术期疼痛控制的方式，还可以用来区分采用不同手术技术的患者。通过分析这些结果量表，可以给每个患者最优的治疗，帮助选择植入物和使用的技术。PROM 还可用于疾病趋势和变化监测，动态地提高患者满意度和主要临床结果。

因为患者个体的复杂性以及基于有限的数据做出正确推论的难度，PROM 在指导临床管理方面的广泛应用面临挑战。一个特别相关的干扰因素就是并发症的存在，并发症将极大地影响许多预后评分，进而影响治疗的选择。腰痛一直以来都是负面影响全髋关节置换术和全膝置换术后患者总体满意度的一种并发症 [3, 45]。抑郁和不良的心理健康也会影响全膝置换术患者的满意度 [11, 27]，也会影响使用 PROM 解释患者满意度的能力。每个 PROM 都会被翻译成许多主要语言的版本，但文化差异、方言差异和语言障碍仍然存在，这也将极大地影响解释的准确性和意义。

解读 PROM 的其他障碍是天花板效应，以及客观评分和患者满意度之间缺乏持续相关性。本章的目标是帮助引导使用 PROM 来测量和增加患者的满意度。管理期望是最重要的，有时一个或几个不同的 PROM 不能完全覆盖到。FJS 评分可以很好地评估患者对关节置换术的认知，但真正的满意度测量需要一个包含患者自我感知结果的 PROM，这个 PROM 需要包括症状和功能 [44]，但目前还没有能够预示成功的分数阈值。

医院越来越多地使用 Press Ganey（PG）评分作为一种结果量表，希望根据提供的保健服务方式来衡量机构提供的照护质量。研究表明，PG 评分和治疗结果之间没有相关性。PG 评分是一项患者满意度调查，评估患者在与医疗机构或与术者互动时对体验的满意程度，有利于取得好分数的指标是建立良好的医患关系。而且，认为自己对病情信息掌握充分的患者给的分数更高。有学者研究了全髋关节置换术术后 PG 评分与患者预后之间的相关性，发现预后与 PG 评分之间没有相关性 [23, 49, 50]。此外，全髋关节置换术后患者对其医疗体验的满意度与他们对自身身体功能和总体健康的满意度之间几乎没有相关性 [49, 50]。

使用 PROM 提升患者满意度仍有一些潜在的不利影响。第一，它需要有一个平衡点，就像基于价值的医学一样，如果回报与术后成功率和满意度密切相关，那些被预测治疗不佳的患者可能被拒绝治疗或者发现很难被提供治疗，尽管他们的病情还在发展。第二，它还可能鼓励外科医生只做患者满意度更高的手术，这会导致不必要的手术操作。此外，让试图达到 100% 满意度的患者完全控制治疗，会使医患关系发生改变，会使医生对治疗决定时受到患者很大影响。由基于证据支持的患者和外科医生的共同决策下使用 PROM 很重要。他们可以指导决策，提供最好的治疗方案，但他们不应该取代外科医生的经验和对外科的敏感性。

九、患者结果报告测量和患者满意度

临床评估中纳入患者满意度数据的现象已经发生了戏剧性的变化。患者与外科医生对满意度的差异是很大的。这需要制定更客观的患者满意度的度量指标和收集患者满意度数据的方式。现在 PROM 已被使用并直接与酬劳挂钩，医疗保健领导已经意识到通过患者评估来实现患者满意度的重要性。它在管理患者功能和疼痛方面有显著的改善，但部分接受 TJA 的患者仍有不满。外科医生和麻醉团队，可以改善部分外部因素，这方面的研究也在不断深入。但患者的期望是不容易一下子改善的，它是最重要的内在因素之一，未满足的期望导致不满意，这种情况在全髋关节置换术后出现的比例高达 10%，在全膝置换术后出现的比例高达 15%～20% [3, 11]。因此，对于外科医生来说，为了最大限度地减少患者的不满，与患者在 TJA 术前、术中和术后就照护的各个方面进行广泛讨论是至关重要的。鉴于患者和外科医生对满意结果的看法也仍存在较大差异 [19, 22]，这一情况在反映外科医生对手术结果的评价和患者主观评价的评分中得到印证。通过使用 PROM 也许可以找到互相理解的那块拼图，帮助外科手术者获得更高的患者满意度。

参 考 文 献

[1] Hung M, Saltzman CL, Greene T, Voss MW, Bounsanga J, Gu Y, Anderson MB, Peters CL, Gililland J, Pelt CE. Evaluating instrument responsiveness in joint function: the HOOS JR, the KOOS JR, and the PROMIS PF CAT. J Orthop Res. 2018;36:1178–84.

[2] Franklin PD, Lewallen D, Bozic K, Hallstrom B, Jiranek W, Ayers DC. Implementation of patient–reported outcome measures in U.S. total joint replacement registries: rationale, status, and plans. JBJS. 2014;96(Suppl 1(E)):104–9.

[3] Bourne RB, Chesworth BM, Davis AM, Mahomed NN, Charron KDJ. Patient satisfaction after total knee arthroplasty: who is satisfied and who is not? Clin Orthop Relat Res. 2010;468:57–63.

[4] Williams O, Fitzpatrick R, Hajat S, Reeves BC, Stimpson A, Morris RW, Murray DW, Rigge M, Gregg PJ. Mortality, morbidity and 1–year outcomes of primary elective total hip arthroplasty. J Arthroplast. 2002;17(2):165–71.

[5] Wylde V, Blom AW, Whitehouse SL, Taylor AH, Pattison GT, Bannister GC. Patient–reported outcomes after total hip and knee arthroplasty: comparison of midterm results. J Arthroplast. 2009;24(2):210–6.

[6] Varacallo M, Chakravarty R, Denehy K, Star A. Joint perception and patient perceived satisfaction after total hip and knee arthroplasty in the American population. J Orthop. 2018;15(2):495–9.

[7] Baker PN, van der Meulen JH, Lewsey J, Gregg PJ. The role of pain and function in determining patient satisfaction after total knee replacement. Data from the National Joint Registry for England and Wales. J Bone Joint Surg Br. 2007;89(7):893–900.

[8] Ramkumar PN, Harris JD, Noble PC. Patient reported outcome measures after total knee arthroplasty: a systematic review. Bone Jt Res. 2015;4(17):120–7.

[9] Scott CE, Bugler KE, Clement ND, MacDonald D, Howie CR, Biant LC. Patient expectations of arthroplasty of the hip and knee. J Bone Joint Surg Br. 2012;94:974–81.

[10] Anakwe RE, Jenkins PJ, Moran M. Predicting dissatisfaction after total hip arthroplasty: a study of 850 patients. J Arthroplast. 2011;26(2):209–13.

[11] Dunbar MJ, Richardson G, Robertsson O. I can't get no satisfaction after my total knee replacement: rhymes and reasons. Bone Jt J. 2013;95–B(11 Suppl A):148–52.

[12] Clement ND, Bardgett M, Weir D, Holland J, Gerrand C, Deehan DJ. Three groups of dissatisfied patients

exist after total knee arthroplasty: early, persistent, and late. Bone Jt J. 2018;100–B(2):161–9.

[13] Judge A, Arden NK, Cooper C, Kassim Javaid M, Carr AJ, Field RE, Dieppe PA. Predictors of outcomes of total knee replacement surgery. Rheumatology. 2012;51:1804–13.

[14] Van Onsem S, Van Der Straeten C, Arnout N, Deprez P, Van Damme G, Victor J. A mew prediction model for patient satisfaction after total knee arthroplasty. J Arthroplast. 2016;31(12):2660–7.

[15] Parvizi J, Nunley RM, Berend KR, Lombardi AV, Ruh EL, Clohisy JC, Hamilton WG, Della Valle CJ, Barrack RL. High level of residual symptoms in young patients after total knee arthroplasty. Clin Orthop Relat Res. 2014;472:133–7.

[16] Berend KR, Lombardi AV Jr, Mallory TH. Rapid recovery protocol for peri–operative care of total hip and total knee arthroplasty patients. Surg Techol Int. 2004;13:239–47.

[17] Horlocker TT, Kopp SL, Pagano MW, Hebl JR. Analgesia for total hip and knee arthroplasty: a multimodal pathway featuring peripheral nerve block. J Am Acad Orthop Surg. 2006;14:126–35.

[18] Mears DC, Mears SC, Chelly JE, Dai F, Vulakovich KL. THA with a minimally invasive technique, multi–modal anesthesia, and home rehabilitation: factors associated with early discharge? Clin Orthop Relat Res. 2009;467(6):1412–7.

[19] Ghomrawi HM, Franco Ferrando N, Mandl LA, Do H, Noor N, Gonzalez Della Valle A. How often are patient and surgeon recovery expectations for total joint arthroplasty aligned? Results of a pilot study. HSS J. 2011;7:229–34.

[20] Noble PC, Conditt MA, Cook KF, Mathis KB. The John Insall Award: patient expectations affect satisfaction with total knee arthroplasty. Clin Orthop Relat Res. 2006;452:35–43.

[21] Noble PC, Fuller–Lafreniere S, Meftah M, Dwyer MK. Challenges in outcome measurement: discrepancies between patient and provider definitions of success. Clin Orthop Relat Res. 2013;471:3437–45.

[22] Harris IA, Harris AM, Naylor JM, Mittal R, Dao AT. Discordance between patient and surgeon satisfaction after total joint arthroplasty. J Arthroplast. 2013;28:722–7.

[23] Kahlenberg C, Nwachukwu BU, McLawhorn AS, Cross MB, Cornell CN, Padgett DE. Patient satisfaction after total knee replacement: a systematic review. HSS J. 2018;14(2):192–201.

[24] Jain D, Nguyen L–C, Bendich I, Nguyen LL, Lewis CG, Huddleston JI, Duwelius PJ, Feeley BT, Bozic KJ. Higher patient expectations predict higher patient–reported outcomes, but not satisfaction, in total knee arthroplasty patients: a prospective multicenter study. J Arthroplast. 2017;32:S166–70.

[25] Jain D, Bendich I, Nguyen L–C, Nguyen LL, Lewis CG, Huddleston JI, Duwelius PJ, Feeley BT, Bozic KJ. Do patient expectations influence patient–reported outcomes and satisfaction in total hip arthroplasty? A prospective, multicenter study. J Arthoplasty. 2017;32:3322–7.

[26] Scott CEH, Oliver WM, MacDonald D, Wade FA, Moran M, Breusch SJ. Predicting dissatisfaction following total knee arthroplasty in patients under 55 years of age. Bone Jt J. 2016;98–B(12):1625–34.

[27] Yoo JH, Chang CB, Kang YG, Kim SJ, Seong SC, Kim TK. Patient expectations of total knee replacement and their association with sociodemographic factors and functional status. J Bone Joint Surg Br. 2011;93(3):337–44.

[28] Mahomed N, Gandhi R, Daltroy L, Katz JN. The self–administered patient satisfaction scale for primary hip and knee arthroplasty. Arthritis. 2011;2011:591253.

[29] Gandhi R, Davey JR, Mahomed NN. Predicting patient dissatisfaction following joint replacement surgery. J Rheumatol. 2008;35(12):2415–8.

[30] Golladay GJ, Bradbury TL, Gordon AC, Fernandez–Madrid IJ, Krebs VE, Patel PD, Suarez JC, Higuera Rueda CA, Barsoum WK. Are patients more satisfied with a balanced total knee arthroplasty? J Arthroplast. 2019;34(7):S195–200.

[31] Matsuda S, Kawhara S, Okazaki K, Tashiro Y, Iwamoto Y. Postoperative alignment and ROM affect patient satisfaction after TKA. Clin Orthop Relat Res. 2013;471:127–33.

[32] Lane JV, Hamilton DF, MacDonald DJ, Ellis C, Howie CR. Factors that shape the patient's hospital experience and satisfaction with lower limb arthroplasty: an exploratory thematic analysis. BMJ Open. 2016;6(5):e010871.

[33] Noble PC, Scuderi GR, Brekke AC, Sikorskii A, Benjamin JB, Lonner JH, Chadha P, Daylamani DA, Scott WN, Bourne RB. Development of a new knee society scoring system. Clin Orthop Relat Res. 2012;470:20–32.

[34] Dobson F, Hinman RS, Hall M, Terwee CB, Roos EM, Bennell KL. Measurement properties of performance based measures to assess physical function in hip and knee osteoarthritis: a systematic review. Osteoarthr Cartil. 2012;20(12):1548–62.

[35] Shim J, Hamilton DF. Comparative responsiveness of the PROMIS–10 global health and EQ–5D questionnaires in patients undergoing total knee arthroplasty. Bone Jt J. 2019;101–B:832–7.

[36] Ko Y, Lo NN, Yeo SJ, et al. Comparison of the responsiveness of the SF–36, Oxford knee score, and

the knee society clinical rating system in patients undergoing total knee replacement. Qual Life Res. 2013;22(9):2455–9.

[37] Clement ND, Weir D, Holland JP, Gerrand CH, Deehan DJ. An overview and predictors of achieving the postoperative ceiling effect of the WOMAC score following total knee arthroplasty. J Arthoplasty. 2019;34(2):273–80.

[38] Garbuz DS, Xu M, Sayre EC. Patients' outcome after total hip arthroplasty: a comparison between the Western Ontario and McMaster Universities index and the Oxford 12–item hip score. J Arthroplast. 2006;21(7):998–1004.

[39] Scuderi GR, Bourne RB, Noble PC, Benjamin JB, Lonner JH, Scott WN. The new knee society knee scoring system. Clin Orthop Relat Res. 2012;470: 3–19.

[40] Nilsdotter AK, Lohmander LS, Klässbo M, Roos EM. Hip disability and osteoarthritis outcome score (HOOS) – validity and responsiveness in total hip replacement. BMC Musculoskelet Disord. 2003;4:10.

[41] Wylde V, Learmonth ID, Cavendish VJ. The oxford hip score: the patient's perspective. Health Qual Life Outcomes. 2005;3:66.

[42] Behrend H, Giesinger K, Giesinger JM, Kuster MS. The 'forgotten joint' as the ultimate goal in joint arthroplasty: validation of a new patient reported outcome measure. J Arthroplast. 2012;27(3):430–6.

[43] Thienpont E, Opsomer G, Koninckx A, Houssiau F. Joint awareness in different types of knee arthroplasty evaluated with the Forgotten Joint Score. J Arthroplast. 2014;29(1):49–51.

[44] Thompson SM, Salmon LJ, Webb JM, Pinczewski LA, Roe JP. Construct validity and test retest reliability of the forgotten joint score. J Arthroplasty. 2015;30(11):1902–5.

[45] Bryan S, Goldsmith LJ, Davis JC, Hejazi S, MacDonald V, McAllister P, Randall E, Suryaprakash N, Wu AD, Sawatzky R. Revisiting patient satisfaction following total knee arthroplasty: a longitudinal observational study. BMC Musculoskelet Disord. 2018;19(1):423.

[46] Halawi MF, Jongbloed W, Baron S, Savoy L, Cote MP, Liberman JR. Patient–reported outcome measures are not a valid proxy for patient satisfaction in total joint arthroplasty. J Arthroplast. 2019;23:S0883–5403.

[47] Ayers DC, Zheng H, Franklin PD. Integrating patient reported outcomes into orthopaedic clinical practice: proof of concept from FORCE-TJR. Clin Orthop Relat Res. 2013;471(11):3419–25.

[48] Ayers DC, Bozic KJ. The importance of outcome measurement in orthopedics. Clin Orthop Relat Res. 2013;471(11):3409–11.

[49] Kohring JM, Pelt CE, Anderson MB, Peters CL, Gililland JM. Press ganey outpatient medical practice survey scores do not correlate with patient–reported outcomes after primary joint arthroplasty. J Arthroplast. 2018;33(8):2417–22.

[50] Chughtai M, Gwam CU, Khlopas A, Sodhi N, Delanois RE, Spindler KP, Mont MA. No correlation between press ganey survey responses and outcomes in post–total hip arthroplasty patients. J Arthtroplasty. 2018;33(3):783–5.

第 21 章　加速康复质量指标
Choosing Institutional Metrics

Jenna Bernstein　Joshua Rozell　Joseph Bosco　著

一、评估加速康复方案的指标

住院时间

文献中住院时间是评估加速康复方案结果最常用的指标。多项研究发现加速康复方案可以缩短关节置换术后住院时间[1-10]，每种研究都描述了不同的评估和分析方法。大多数研究将住院天数作为评估结果的一种方法，但许多研究对成功有不同的解释。Sibia 将住院时间＜1 天视为加速康复方案的成功[11]，而 Berger 将手术当天出院回家视为成功[12]。另一项研究发现，在实施加速康复方案后，住院时间减少了 70%[10]。随着住院时间的持续减少，我们可能需要用小时而不是天数来衡量它。作者发现加速康复方案未能成功，住院时间未能缩短的原因主要是患者头晕、疼痛和全身无力导致其无法快速出院。其他导致无法快速出院的原因还包括患者无法进行自我护理、无法达到预定的步行距离以及等待输血等[1, 6]。还有一些后勤方面的不足如等待物理治疗和等待术后影像学检查，也导致了患者出院时间的延长[6]。确定住院时间延长的原因很重要，这样可以进一步提高目标，更准确地确定和改进质量指标。

二、出院后目的地

一些研究使用术后出院目的地是否是出院回家来评估加速康复方案的成功[4, 5, 13-15]。捆绑支付模式越来越被广泛采用，患者出院到护理机构或康复机构会对这种捆绑造成重大损害。术后出院目的地这一指标提供了另一种方式来评估加速康复方案的成本效益。London 等发现，加速康复方案的实施使患者出院率增加了45%。同样，Hust等发现，加速康复方案将患者出院回家的可能性从24%提高到64%，但确保患者能出院回家会增加住院时间[5]。在某些情况下，出院后处置比住院治疗更加经济。Slover等发现，将住院时间（LOS）增加到3天以避免患者出院后到住院机构，可以节省捆绑支付关节置换术患者的费用[16]。

三、死亡率

为确保患者出院回家后早期没有不当的伤害，在实施新方案时研究出院造成的死亡率很重要。对此，Malviva等发现在关节置换术后实施加速康复方案能降低死亡率。他们发现30天和90天的死亡率均有所下降（分别为0.5%～0.1%和0.8%～0.2%）。对加速康复的患者进行死亡率评估是困难的。政府提供有参加改善照护绑定支付（BPCI）或者关节置换术照护方案（CJR）的医保患者准确的90天死亡率。对没有捆绑支付安排的医保患者，包括那些有医疗保险的，可以访问医疗保险数据库来追踪他们的死亡率。但是这个数据库应用起来可能很麻烦，而且数据也不容易提取，除非有数据库管理经验。由于没有现成的数据库来跟踪商业保险患者的死亡率，因此，这些患者的死亡率依赖于术者提供，往往会得到较低的死亡率。

四、其他并发症发生率

多项研究还通过追踪其他并发症作为一种评估患者安全性的方法。研究发现，加速康复方案的实施并不会增加患者并发症的发生率[1, 2, 7, 8, 12, 15, 17-19]。一些项目特别注意到方案实施降低了脱位率、跌倒、骨折、股四头肌和伤口裂开等的发生[1]，而其他项目发现在患者安全性方面没有显著差异[2]。从医疗管理的角度来看，该方案降低了患者输血需求（23%～9.8%），并使心肌梗死和卒中30天发病率有下降趋势[8]。Husted等发现在全膝置换术后加速康复患者的控制率没有增加[7]。此外，多项研究表明，在实施加速康复方案后，再入院率没有增加[7, 17, 19, 20]。Hoeffel等专门研究了在同一手术中心进行的同一天出院的关节置换手术，并没有发现感染率、再入院率或需要专业处理的不良反应等并发症发生率的增加[17]。在实施加速康复方案后，总体并发症发生率同以前相同或降低。

五、患者结果报告指标

各种患者报告的结果测量评分也被用作关节置换术后加速康复成功的晴雨表。这些都是重要的指标，以保证患者不会感到自己是被匆匆赶出医院的，同时保证关节置换术后他们的康复程度相当好或更好。有用的指标包括 Harris 髋关节评分（HHS）、视觉模拟疼痛评分（VAS）[21]、美国膝关节协会评分（AKSS）、西安大略省和曼彻斯特大学骨关节炎指数（WOMAC）[2]、牛津髋关节和膝关节评分，以及患者满意度[17]。Den Hertog 等将 AKSS 作为主要变量来检测加速康复方案实施后患者预后的变化。他们发现实施和不实施加速康复方案组间分数在术后 5～7 天有统计学差异，但在术后第一天没有显著差异。那些行加速康复方案的患者在随后随访中有得到更高评分的趋势[2]。

六、特定功能结果

结合患者报告结果指标，功能结果评分也作为在实施加速康复方案后的一个客观方式来监测患者的恢复进展。Callaghan 等使用了不同的结果评分，包括何时不再使用助行器或使用拐杖 / 手杖行走，何时停止使用口服麻醉药，何时重返开车、工作、运动和日常生活活动（ADL）。他们还使用了特定的功能测试，包括定时站起行走测试、25m 步行、6min 步行和 30s 坐立测试[1]。在另一项研究中，患者的下肢伸展力、膝关节运动和力量也用于结果评估[22]。在实施加速康复方案后，行走能力、辅助设备的使用和跛行也用作衡量指标[21]。Saleh 等专门讨论了如何使用一种验证后的下肢活动量表来精确测量日常身体活动，以跟踪加速康复方案的影响[23]。

七、明确的出院功能标准

为患者制定特定的出院标准应该是所有加速康复方案的一部分。对患者的独立功能、行走能力和上下楼梯情况进行评估，可以使医生放心地让患者回家，也可以使患者有信心获得更快康复。实际上，应用出院标准评估患者使患者可以安全出院回家，同时也纳入了客观数据评估加速康复方案是否影响出院回家率。Callaghan 等把上下床、从座位上站起、步行 > 70 米和视觉模拟量表（VAS）＜ 5 分作为出院标准[1]。其他相似的标准主要是看功能标准，如独立穿戴的能力、起床、在椅子或马桶上坐起、可进行独立的自我护理，可以借助助行器或者拐杖行走，走＞ 70 米[2, 6, 10, 24]。其他出院标准包括患者感觉舒适、没有伤口渗漏、有出院的意愿、知道如何减少用药，以及有能力进行居家锻炼[2, 24]。在进行加速康复方案时，明确的功能出院标准对于术前术后的比较很有意义，同时也能够作为一个有教育性的工具帮助出院回家后的患者理解他们的限制并合理管理期望值。

八、镇痛药物用量

虽然在许多研究中没有提及，但疼痛控制和麻醉药的使用普遍被认为是评估加速康复方案结果的重要指标。在美国阿片类药物流行的情况下，州和联邦政府正在审查处方以限制人们对其依赖和滥用。Den Hertog 等专门针对麻醉药品使用数量做了定量分析和时间分析。他们发现加速康复方案组在术后的前两天用药量较高，此后使用量变少，累计至 91 天时，该组使用的药物总量更低。他们还发现，加速康复方案组在术后不久即停止麻醉品的使用[2]。多模式疼痛控制方案的出现增加了关节置换术后麻醉药物的使用。对治疗方案的进一步研究和患者的麻醉使用咨询可能会给患者人群带来更好的效果。

九、花费的有效性

关注低成本高质量照护是医疗保健格局的转变，这也带来了一系列旨在缩短住院时间和降低再入院率的重大研究和规划举措。越来越多的医院和业务中心采用捆绑支付模式进行报销，这是一个确保加速康复方案既具有成本效益，又对患者有益的重要衡量指标。大多数研究表明，加速康复方案对财政有益。Tayrose 等发现，住院时间越短，医院资源的使用也就越少，医院节省的费用也就越多。Sibia 等特别发现，通过将住院时间从 2 天缩短到 1 天，可以为每个患者节省 2900 美元的费用。同样，多个研究也表明住院时间的缩短还直接降低了患者费用和医院的经济负担[8, 11, 24]。Dowsey 等发现加速康复方案可以减少术后服务的需要，减少在医院的直接支出[3]。另一方面，Bozic 等指出加速康复方案实际上实施起来可能更昂贵，因为增加了人员成本并导致了很多间接成本[25]。因为我们对医院、患者、保险公司之间的复杂关系只有初步了解，针对于关节置换术加速康复方案在再入院率、护理费用和经济因素方面的风险和益处还需要进一步的研究。

十、HCAHPS 评分与患者满意度

患者满意度，如使用 HCAHPS（住院者对医护人员和医院系统的评估评价）（患者住院经历调查）分数，可以用来评估加速康复方案的有效性，并确保患者不觉得他们是被赶出了医院。我们没有发现直接使用患者满意度作为评估加速康复方案指标的研究，但发现有用患者满意度和 HCAHPS 评分用来评估关节置换的许多方面。作者觉得这可能是一个跟踪加速康复方案的有用工具。Kim 等发现，采用多模式疼痛控制下更全面的疼痛方案会带来更高的 HCAHPS 疼痛评分 [26]。已经证明，HCAHPS 分数与骨科手术中使用的患者报告结果指标无关，但这些指标分数仍然作为一些再入院率患者的补充指标 [27]，目前也需要重点关注。

十一、结果与标准基线比较

另一种评估加速康复方案实施效果的方法是将结果与标准出院基线进行比较。很少有研究这样做，但与全国标准进行比较也不失为一种方法。进一步研究的一个途径是将安全性参数与数据库（NSQIP）中的数据或与大型机构的传统术后方案基准进行比较 [1]。这可能是确保加速康复方案和快速出院安全性的另一种方法。

十二、作者的建议

实现加速康复方案之前，必须考虑医院的基础设施和人员是否可以支持。从患者预约手术到出院，确保开放的沟通、目标设定和多学科照护方法落地，这一点至关重要。协调患者、外科医生、麻醉团队、护士、中层决策人员、物理治疗师和社会工作者的治疗目标是成功的关键。应建立易于测量、客观的出院标准，这可以是功能标准和需要进行教育的结合，这样就可以收集到有关方案有效性的有意义数据。同时，方案的安全性需要用适当的质量改进指标得到充分

证明。我们建议对死亡率、早期再入院率和再手术率进行初步评估，并将这些数据点与自己的机构基线（如果是在大型学术中心）或与大型数据库进行比较。一旦已经确认方案是安全的，就可以进一步对比结果指标。住院时间是跟踪的常用指标，但方案的成本效益同样重要，包含了方案的直接和间接成本。这使得实践者可以评估该方案对他们的机构是否有用。最后，术后通过各种渠道（如电子病历门户网站或电话应用程序）与患者沟通，在医生和患者之间建立一种联系。通过这种方式，可以减少患者感到焦虑、被遗弃、急诊就诊、偏离术后建议，从而确保患者满意度。

参 考 文 献

[1] Callaghan JJ, Pugely A, Liu S, Noiseux N, Willenborg M, Peck D. Measuring Rapid Recovery Program outcomes: are all patients candidates for rapid recovery. J Arthroplast. 2015;30(4):531–2.

[2] den Hertog A, Gliesche K, Timm J, Muhlbauer B, Zebrowski S. Pathway-controlled fast-track rehabilitation after total knee arthroplasty: a randomized prospective clinical study evaluating the recovery pattern, drug consumption, and length of stay. Arch Orthop Trauma Surg. 2012;132(8):1153–63.

[3] Dowsey MM, Kilgour ML, Santamaria NM, Choong PF. Clinical pathways in hip and knee arthroplasty: a prospective randomised controlled study; National Library of Medicine. Med J Aust. 1999;170(2):59–62.

[4] Galbraith AS, McGloughlin E, Cashman C. Enhanced Recovery Protocols in total joint arthroplasty: a review of the literature and their implementation. Ir J Med Sci. 2018;187(1):97–109.

[5] Husted H, Holm G, Jacobsen S. Predictors of length of stay and patient satisfaction after hip and knee replacement surgery: fast-track experience in 712 patients. Acta Orthop. 2008;79:168–73.

[6] Husted H, Lunn TH, Troelsen A, et al. Why still in hospital after fast track hip and knee arthroplasty? Acta Orthop. 2011;82(6):679.

[7] Husted H, Otte KS, Kristensen BB, Ørsnes T, Kehlet H. Readmissions after fast-track hip and knee arthroplasty. Arch Orthop Trauma Surg. 2010;130:1185–91.

[8] Malviya A, Martin K, Harper I, Muller SD, Emmerson KP, Partington PF, et al. Enhanced recovery program for hip and knee replacement reduces death rate. Acta Orthop. 2011;82(5):577–81.

[9] Okamoto T, Ridley RJ, Edmondston SJ, Visser M, Headford J, Yates PJ. Day-of-surgery mobilization reduces the length of stay after elective hip arthroplasty. J Arthroplast. 2016;31(10):2227–30.

[10] Tayrose G, Newman D, Slover J, et al. Rapid mobilization decreases length-of-stay in joint replacement patients. Bull Hosp Joint Dis. 2013; 71(3):222.

[11] Sibia US, MacDonald JH, King PJ. Predictors of hospital length of stay in an enhanced recovery after surgery program for primary total hip arthroplasty. J Arthroplast. 2016;31(10):2119–23.

[12] Berger RA, Sanders SA, Thill ES, Sporer SM, Della VC. Newer anesthesia and rehabilitation protocols enable outpatient hip replacement in selected patients. Clin Orthop. 2009;467:1424–30.

[13] Keswani A, Tasi MC, Fields A, Lovy AJ, Moucha CS, Bozic KJ. Discharge destination after total joint arthroplasty: an analysis of postdischarge outcomes, placement risk factors, and recent trends. J Arthroplast. 2016;31(6):1155–62.

[14] London DA, Vilensky S, O'Rourke C, Schill M, Woicehovich L, Froimson MI. Discharge disposition after joint replacement and the potential for cost savings: effect of hospital policies and surgeons. J Arthroplast. 2016;31(4):743–8.

[15] Oldmeadow LB, McBurney H, Robertson VJ, Kimmel L, Elliott B. Targeted postoperative care improves discharge outcome after hip or knee arthroplasty. Arch Phys Med Rehabil. 2004;85(9):1424–7.

[16] Slover JD, Mullaly KA, Payne A, Iorio R, Bosco J. What is the best strategy to minimize after-care costs for total joint arthroplasty in a bundled payment environment. J Arthroplast. 2016;31(12):2710–3.

[17] Hoeffel DP, Daly PJ, Kelly BJ, Giveans MR. Outcomes of the first 1,000 Total hip and Total knee Arthroplasties at a same-day surgery center using a rapid-recovery protocol. J Am Acad Orthop Surg

Glob Res Rev. 2019;3(3):e022.

[18] Nelson SJ, Webb ML, Lukasiewicz AM, Varthi AG, Samuel AM, Grauer HM. Is outpatient total hip arthroplasty safe? J Arthroplast. 2017;32:1439–42.

[19] Pilot P, Bogie R, Draijer WF, et al. Experience in the first four years of rapid recovery; is it safe? Injury. 2006;37(Suppl 5):S37.

[20] Berend KR, Lombardi AV, Mallory TH. Rapid recovery protocol for peri–operative care of total hip and total knee arthroplasty patients. National Library of Medicine. Surg Technol Int. 2004;13:239–47.

[21] Mirza AJ, Lombardi AV Jr, Morris MJ, Berend KR. A mini– anterior approach to the hip for total joint replacement: optimising results: improving hip joint replacement outcomes. Bone Jt J. 2014;96–B(11 Supple A):32–5.

[22] Munk S, Dalsgaard J, Bjerggaard K, et al. Early recovery after fast–track Oxford unicompartmental knee arthroplasty. 35 patients with minimal invasive surgery. Acta Orthop. 2012;83(1):41.

[23] Saleh KJ, Mulhall KJ, Bershadsky B, et al. Development and validation of a lower– extremity activity scale. Use for patients treated with revision total knee arthroplasty. J Bone Joint Surg Am. 2005;87(9):1985–94.

[24] Larsen K, Hansen TB, Thomsen PB, Christiansen T, Soballe K. Cost–effectiveness of accelerated perioperative care and rehabilitation after total hip and knee arthroplasty. J Bone Joint Surg Am. 2009;91(4):761–72.

[25] Bozic KJ, Ward L, Vail TP, Maze M. Bundled payments in total joint arthroplasty: targeting opportunities for quality improvement and cost reduction. Clin Orthop Relat Res. 2014;472(1): 188–93.

[26] Kim K, Elbuluk A, Yu S, Iorio R. Cost–effective peri–operative pain management: assuring a happy patient after total knee arthroplasty. Bone Jt J. 2018;100–B(1 Supple A):55–61.

[27] Anil U, Elbuluk AM, Ziegler J, Schwarzkopf R, Long WJ. Hospital consumer assessment of healthcare providers and systems scores do not predict outcomes after total hip arthroplasty. J Arthroplast. 2018;33(2):337–9.

第 22 章 应用循证，改进措施
The Use of Evidence for Process Improvement

Nathanael D. Heckmann   Charles P. Hannon   Craig J. Della Valle   著

一、概述

全膝和全髋关节置换术一直是美国最常见的手术，这很大程度上是由于手术结果的可复制性，并发症的低发生率和患者体验的改善。先进的疼痛控制策略和改良的手术技术显著降低了与关节置换手术相关的并发症发病率，使得患者更快恢复。既往全髋关节和全膝关节置换术与住院时间长、术后恢复时间长、明显的患者并发症发生率相关。在过去的 30 年里，在不影响患者安全和临床结果的情况下，关节置换术已经从住院手术渐进转变为在门诊进行的手术。这些变化包括关节置换患者的人口统计学变化、麻醉和疼痛控制的改变，以及手术技术的改变。

患者的选择和术前优化是发展关节置换术加速康复策略的首要因素。虽然关节置换曾为老年人、低需求患者所用，但全膝关节和全髋关节置换术如今正用于更年轻、健康、高需求患者[1]。患者人口统计的这种变化使得关节置换外科医生能够制定出显著缩短住院时间的术后治疗方案。最初这些加速康复方案是为更年轻健康患者开发的，但现在已经开发的各种现代风险分层算法，使老年患者也能够安全地体验到住院时间缩短带来的好处[2, 3]。这些风险分层策略使用患者并发症、患者因素和手术因素等指标作为患者在短时间内出院可能性的评估方法。风险分层算法的不断改进是目前几个正在进行的研究的主题。

选择合适的患者是加速康复的一个重要组成部分。如果没有现代疼痛控制和麻醉的发展，如果没有保证患者有更少的麻醉相关并发症、更好的镇痛效果、更少手术疼痛，或如果没控制下肢无力带来的更快行动能力，那么现代加速康复是不可能的。现代疼痛控制策略通常被称为多模式，是因为它们利用许多不同的疼痛控制药物，包括加巴班丁类药物、皮质类固醇、非甾体抗炎药、阿片类药物和对乙酰氨基酚，通过各种不同的协同机制，对不同时间点的疼痛有针对性的处理。麻醉的改进包括使用短效的硬膜外麻醉、周围神经阻滞，以及避免使用引起尿潴留和术后恶心的药物。

最后，手术技术和围术期策略的一些改进使得患者在关节置换手术后能够更快地恢复。更少创伤、更有效的手术带来更低的患者发病率，使得患者能够更快恢复。为了减少手术时软组织的损伤，使患者更快速康复，几种微创技术已被应用[4]。围术期使用氨甲环酸和避免闭式引流可减少失血并显著降低输血率，这些曾是影响早期出院的常见限制因素。

上述关节置换术的改变是由各种研究推动的，这些研究使临床医生能够不断提升关节置换术后的康复效果。本章将通过扩展上述主题，讨论哪些方面已经使关节置换术后过程得到改善。

二、预防感染

关节假体周围感染（PJI）是 TJA 术后失败的主要原因之一，会显著增加发病率和死亡率[5]。它是一种不太为人所知、临床上颇具挑战性的并发症，但有证据表明显著的流程改进可以帮助我们预防 PJI。预防是阻止 PJI 最有效的策略之一。PJI 的预防在 3 个主要阶段，包括术前、术中和术后。

术前防止 PJI 最有效的策略之一就是处理甚至消除那些可改变的危险因素，包括高血糖、营养不良、肥胖、吸烟、饮酒、静脉药物滥用、术前使用阿片类药物、抑郁、耐甲氧西林金黄色葡萄球菌定植、免疫抑制药物[6]。有大量的证据表明，避免这些危险因素可以降低 TJA 术后发生 PJI 的风险。

术前皮肤清洁也是一种降低手术部位感染（SSI）率和细菌负荷的有效方法[7]。过去一般使用肥皂和水，但最近的证据表明，杀菌药氯己定可能在降低 PJI 方面更有效。Kapadia 等在一项前瞻性随机对照试验中发现，术前一天晚上及手术当天早上用氯己定清洗可使 PJI 降低 2.5%[8]。Kapadia 等的另一项 3717 名患者的研究发现，氯己定清洗可使 TKA 术后 PJI 降低 6.3 倍[9]。基于这一证据以及 CDC 的推荐，我们建议所有 TJA 患者在手术前一晚和手术当天用氯己定湿巾清洗术野。我们还使用酒精为基础的氯己定溶液进行手术部位准备，因为有证据表明，酒精可以延长备皮的药效时间和强度，并有助于减少细菌负荷[10]。

降低 TJA 术后 PJI 最有效的方法是术前使用抗生素。在我们机构，我们使用第一代或第二代头孢菌素。首选头孢唑林，是因为它杀菌、广谱、成本效益高，可以很好地分布在各种组织中[11-13]。虽然许多患者声称对青霉素过敏，可能与头孢唑林产生交叉反应，但这一情况真正发生是非常罕见的。Wyles 等最近的一项研究发现，在 2576 名声称对青霉素过敏的患者中，97% 的患者经过正规的过敏皮试后被允许使用头孢菌素[14]。更重要的是，使用头孢唑林的患者 PJI 率比接受其他抗生素的患者低 32%。因此，除了那些报告有过敏反应的患者，我们在门诊关节置换术中常规使用头孢唑林，也会建议这些患者进行正规过敏皮试。我们在术前 1h 预防性使用抗生素。最近的证据也表明，术前单剂量头孢唑林就足够了，不需要任何术后抗生素。Tan 等对 20 682 名初次行 TJA 患者进行回顾性研究，发现术前接受单剂量抗生素治疗的患者 PJI 的总发生率为 0.60%，而接受多剂量治疗的患者 PJI 总发生率为 0.88%[15]。因此，在我们的门诊 TJA 中，我们不会在术后常规使用抗生素，因为术前单剂量抗生素同样有效，毒性更小，成本效益高，而且有助于防止抗生素耐药性。对于体重 < 120kg 的患者，我们术前给予 2g 头孢唑林，而对于体重 > 120kg 的患者，我们给予 3g 头孢唑林。

术中，许多外科医生在切口闭合前使用某种溶液清洗伤口，试图减少伤口中的细菌负荷。我们首选在关闭前进行 3min 稀释的碘伏灌洗（0.35%），以帮助预防术后急性 PJI。我们机构 Brown 等进行的一项 > 2500 名患者的研究发现，接受碘伏灌洗的患者发生 PJI 的风险降低了 6 倍[16]。Kerbel 等发现，稀释碘伏灌洗在减少 PJI 方面非常经济和有效，只需花费 2.54 美元[17]。本机构最近的一项研究也发现，在无菌性 TKA 和 THA 翻修术中，稀释的碘伏灌洗术降低急性术后 PJI 的风险比盐水降低了 8 倍以上[18]。我们通常在手术结束后，切口关闭之前进行灌洗。在整个过程中使用生理盐水但不联合多黏菌素杆菌肽冲洗，因为体外研究表明在冲洗液中添加抗生素对细菌清除效果有限[19]。

关于各种切口闭合技术及其对切口并发症发生率、SSI 和 PJI 的影响已经有广泛的研究。到目前为止，对于哪种技术更优还没有达成共识。然而，与传统缝合线相比，带刺尼龙线已被证明有数个优点。在两项随机对照试验中，带刺尼龙线被证明可以减少手术时间和费用。其中一项研究发现切口并发症没有差异，而另一项研究发现与传统缝合线相比，带刺尼龙线的切口并发症可以降低 80%[20, 21]。钉皮针也被证明会增多表面切口感染和切口裂开。Wyles 等进行的一项前瞻性随机对照试验发现，进行皮下缝合对皮肤灌注的破坏最小，可能有助于减少初次 TJA 术后的切口并发症[22]。因此，在我们的门诊 TJA 中，我们使用带刺缝线来缝合所有层的切口。

在过去的 20 年里，外科敷料也受到了相当大的关注。既往我们机构使用干纱布敷料，然而最近的研究表明，闭合水胶体敷料可降低 PJI 的发生率[23]。与干纱布敷料相比，浸银敷料可将 PJI 的发生率降低 4 倍[24, 25]。在我们的日间 TJA 中，我们使用浸银水胶体敷料（爱康肤），术后即允许淋浴。

从住院手术向门诊手术的转变也对 PJI 的降低率产生了影响。多项研究发现，初次 TJA 术后住院时间与 PJI 和 SSI 风险增加相关[26, 27]。此外，我们利用阿司匹林预防绝大多数患者下肢血栓形成，不使用其他化学预防药物包括低分子肝素钠，直接口服抗凝血药、维生素 K 拮抗药、直接凝血酶抑制药。阿司匹林是首选，因为有证据表明，它与降低切口并发症、SSI 和 PJI 的风险有关，并且在预防血栓栓塞并发症方面与其他化学预防药物一样有效[28, 29]。

三、减少失血

关节置换术的发展降低了输血率，包括手术技术的改进和引流管使用率的降低。然而，最大的变革是由于氨甲环酸的广泛使用。氨甲环酸是一种赖氨酸的合成衍生物，竞争性地抑制纤溶酶原转化为纤溶酶，从而发挥抗纤溶药或凝血稳定药的作用。

在许多标准关节置换术方案中采用氨甲环酸显著地减少了失血，从而降低了输血率。在美国，氨甲环酸经常用于大多数初次全髋关节置换术和全膝置换术患者[30]。然而，最佳剂量和给药途径仍不清楚。最近，美国髋膝关节医师协会联合美国区域麻醉和疼痛医学协会、美国骨科医师学会、髋关节学会、膝关节学会，建议关节置换术常规使用氨甲环酸，因为它与安慰剂相比具有减少失血和输血率下降的优势[31]。这些指南引用了两项比较氨甲环酸和安慰剂的高质量 Meta 分析研究，发现氨甲环酸的利用可以降低出血量和输血风险[32, 33]。然而，指南并没有建议具体的给药途径，在数据不足的情况下也没有建议具体的剂量。

在常规关节置换术中，闭式引流在很大程度上已被废弃。一项对 19 项随机对照的 Meta 分析研究发现，引流管的使用增加了异体输血的风险，但在关节假体周围感染或功能结果上没有差异[34]。这些数据导致了初次全髋关节和全膝置换术后引流管利用率急剧下降，从而减少了失血量和输血率。因此，我们不将引流管作为门诊关节置换术的一部分，以减少失血和输血的风险。随着氨甲环酸的广泛应用、引流管的限制使用和细致的手术技术，失血量已经减少，关节置换术后异体输血率也大大降低。这些进展使得绝大多数患者快速出院。

四、多模式麻醉和镇痛

TJA 的目标是减轻疼痛，恢复关节炎患者的功能。控制术后疼痛在 TJA 目标中是非常重要的，特别是对门诊 TJA 患者。既往使用阿片类药物是关节置换术后疼痛控制的标志性选择，通常在患者开始感到疼痛后及时给予。随着最近阿片类药物的流行，以及与阿片类药物使用相关的显著不良反应，包括镇静、呼吸抑制、恶心、呕吐和便秘，大家已经开始研究其他镇痛方式。

今天，多模式镇痛是 TJA 的标准护理，包括我们的门诊 TJA 患者（表 22-1）[35]。多模式镇痛通过多种不同途径和不同时间的镇痛药物协同叠加使用，针对疼痛通路的不同方面进行镇痛[36]。多模式镇痛与术后更好的疼痛控制、快速恢复和更短的住院时间有关[37, 38]。多模式镇痛在术前开始采用预防性镇痛。预防性镇痛是指在手术刺激前给药。目的是钝化手术中组织损伤引起的外周和中枢神经系统敏化[39]。我们机构预先给予多种药物，包括对乙酰氨基酚、塞来昔布和普瑞巴林。对于麻醉，我们通常对 TJA 患者使用椎管麻醉，特别是在门诊 TJA 使用短效椎管麻醉，因为它能快速恢复运动和感觉功能。TKA 患者也接受内收肌管阻滞，这已被证明与单纯硬膜外麻醉相比，可改善行走能力和疼痛控制[40]。虽然在我们的住院手术中，我们通常使用椎管内麻醉（脊椎硬膜外麻醉），但在很多情况下，我们已经成功地在门诊膝关节手术中使用了全麻，这可以避免任何下肢无力，也可以减少尿潴留的风险。

表 22-1　门诊 TJA 术后多模式镇痛

术前	1. 对乙酰氨基酚（泰诺）1000mg，口服
	2. 塞来昔布（西乐葆）400mg，口服
	3. 普瑞巴林（利里卡）100mg，口服
术中	1. 由罗哌卡因 300mg，肾上腺素 0.2mg，酮咯酸 30mg，可乐定 100mcg 组成的关节周围注射剂（PAI）
	2. 对乙酰氨基酚（Ofirmev）1g，静脉注射
	3. 酮咯酸（Toradol）15mg，静脉注射
	4. 地塞米松（Decadron）10mg，静脉注射
术后	1. 对乙酰氨基酚（泰诺）1g，口服，每 8 小时 1 次
	2. 塞来昔布（西乐葆）200mg，口服，每 12 小时 1 次
	3. 加巴喷丁（Neurontin）200mg，口服，每 8 小时 1 次
	4. 曲马多（Ultram）100mg，口服，每 6 小时 1 次
	5. 羟考酮（Oxycodone, OxyIR）5mg，口服，如有需要每 4 小时 1 次

术中我们给予由罗哌卡因、肾上腺素、酮咯酸和可乐定组成的关节周围注射剂，这种注射剂在 TJA 术后可以更好地缓解疼痛和减少阿片类药物的使用[41]。我们也在术中静脉注射对乙酰氨基酚、酮咯酸和地塞米松。对乙酰氨基酚已被证明可以改善疼痛控制。然而静脉注射是否优

于口服仍存在争议[42]。最近由 Westrich 等对 154 名 THA 患者进行的前瞻性双盲随机对照试验发现，静脉注射和口服对乙酰氨基酚在缓解疼痛、减少阿片类药物的使用和并发症方面是等效的。地塞米松作为一种镇痛药物受到了关注。Tammachote 等发现，与接受生理盐水安慰剂的患者相比，接受 0.15mg/kg 地塞米松静脉注射的患者在 TKA 术后 12～21h 的疼痛缓解效果更好，恶心和呕吐的发生率也更低[43]。

术后我们使用多模式镇痛方案，以尽量减少阿片类药物的使用。所有患者每 8h 服用 1g 对乙酰氨基酚，每 12h 服用 200mg 塞来昔布，以及每 8h 服用 200mg 加巴喷丁。曲马多也作为患者术后早期常用药物之一，后来又作为第一个突破性的止痛药。羟考酮因立即释放的止痛效果而被保留为最后的突破性止痛药。既往在我们机构，我们曾在出院后开 90～120 片阿片类药物。考虑到减少处方用药过量的重要性，我们进行了一项前瞻性随机对照试验，发现出院接受 30 片羟考酮片而不是 90 片羟考酮片的患者，其剩余药片的数量显著减少（15 vs.73），并且这与服用较少的羟考酮片有关[44]。因此在我们机构，患者在出院后只接受 30 片羟考酮速释药片。

五、功能性结局

加速康复和门诊关节置换术之所以可行，是因为目前方案促进了患者早期活动。现代对关节置换术后早期活动的重视最初源于对血栓栓塞并发症的担忧。虽然这些担忧是促进活动的主要驱动因素，但关于早期活动和降低静脉血栓栓塞事件发生率之间关系的数据有限[45]。然而，早期活动有助于住院时间缩短、当天出院，以及更高的出院回家率。

最近的数据对常规初次髋关节和膝关节置换术后家庭物理治疗和正式门诊物理治疗的效用提出了质疑[46, 49]。Austin 等进行了一项前瞻性随机试验，将初次全髋关节置换术后的自主家庭锻炼计划与标准物理治疗进行比较，发现术后 6～12 个月的功能结果评分没有差异[46]。本研究的作者排除了所有从专业护理机构或即刻康复机构出院的患者，限制了他们结果的普遍性。然而这项研究的结果表明，正式的物理治疗可能对一个行全髋关节置换术的健康患者没有好处。一项评估初次全膝置换术后物理治疗效果的 Meta 分析发现，门诊和家庭物理治疗在疼痛或躯体功能方面没有差异[49]。作者指出，有几个被评估的研究无论是单独的还是总体上都能力不足。目前文献表明物理治疗可能对部分全髋关节置换术患者没有好处，而对于全膝置换术患者物理治疗的最佳模式和数量尚未确定，需要进一步的研究来确定哪些患者可能从正式的物理治疗中获益最多，并确定这种干预最有效的实施方式。

六、结论

证据对我们门诊 TJA 的发展至关重要。多模式镇痛、改善血液管理、更好的感染预防策略和增强康复方案等的研究进展带来了加速康复方案的发展。这些重大的进步使我们能够为患者提供更好的护理，并帮助 TJA 成为患者的一种安全有效的门诊方法。

参 考 文 献

[1] Kurtz S, Mowat F, Ong K, Chan N, Lau E, Halpern M. Prevalence of primary and revision total hip and knee arthroplasty in the United States from 1990 through 2002. J Bone Joint Surg Am. 2005;87(7):1487–97.

[2] Ziemba–Davis M, Caccavallo P, Meneghini RM. Outpatient joint arthroplasty–patient selection: update on the outpatient arthroplasty risk assessment score. J Arthroplast. 2019;34(7S):S40–3.

[3] Meneghini RM, Ziemba–Davis M, Ishmael MK, Kuzma AL, Caccavallo P. Safe selection of outpatient joint arthroplasty patients with medical risk stratification: the "outpatient arthroplasty risk assessment score.". J Arthroplast. 2017;32(8):2325–31.

[4] Dorr LD, Maheshwari AV, Long WT, Wan Z, Sirianni LE. Early pain relief and function after posterior minimally invasive and conventional total hip arthroplasty. A prospective, randomized, blinded study. J Bone Joint Surg Am. 2007;89(6):1153–60.

[5] Shohat N, Parvizi J. Prevention of Periprosthetic joint infection: examining the recent guidelines. J Arthroplast. 2017;32(7):2040–6.

[6] Jiranek W, Kigera JWM, Klatt BA, et al. General assembly, prevention, host risk mitigation – general factors: proceedings of international consensus on orthopedic infections. J Arthroplast. 2019;34(2S): S43–8.

[7] Webster J, Osborne S. Preoperative bathing or showering with skin antiseptics to prevent surgical site infection. Cochrane Database Syst Rev. 2015;2:CD004985.

[8] Kapadia BH, Elmallah RK, Mont MA. A randomized, clinical trial of preadmission chlorhexidine skin preparation for lower extremity total joint arthroplasty. J Arthroplast. 2016;31(12):2856–61.

[9] Kapadia BH, Zhou PL, Jauregui JJ, Mont MA. Does preadmission cutaneous chlorhexidine preparation reduce surgical site infections after total knee arthroplasty? Clin Orthop Relat Res. 2016;474(7):1592–8.

[10] Maiwald M, Chan ESY. The forgotten role of alcohol: a systematic review and meta–analysis of the clinical efficacy and perceived role of chlorhexidine in skin antisepsis. PLoS One. 2012;7(9):e44277.

[11] Peel TN, Cheng AC, Buising KL, Choong PFM. Microbiological aetiology, epidemiology, and clinical profile of prosthetic joint infections: are current antibiotic prophylaxis guidelines effective? Antimicrob Agents Chemother. 2012;56(5):2386–91.

[12] Bratzler DW, Houck PM. Surgical Infection Prevention Guideline Writers Workgroup. Antimicrobial prophylaxis for surgery: an advisory statement from the National Surgical Infection Prevention Project. Am J Surg. 2005;189(4):395–404.

[13] Hansen E, Belden K, Silibovsky R, et al. Perioperative antibiotics. J Arthroplast. 2014;29(2 Suppl):29–48.

[14] Wyles CC, Hevesi M, Osmon DR, et al. John Charnley Award: increased risk of prosthetic joint infection following primary total knee and hip arthroplasty with the use of alternative antibiotics to cefazolin. Bone Jt J. 2019;101–B(6_Supple_B):9–15.

[15] Tan TL, Shohat N, Rondon AJ, et al. Perioperative antibiotic prophylaxis in total joint arthroplasty: a single dose is as effective as multiple doses. J Bone Joint Surg Am. 2019;101(5):429–37.

[16] Brown NM, Cipriano CA, Moric M, Sporer SM, Della Valle CJ. Dilute betadine lavage before closure for the prevention of acute postoperative deep periprosthetic joint infection. J Arthroplast. 2012;27(1):27–30.

[17] Kerbel YE, Kirchner GJ, Sunkerneni AR, Lieber AM, Moretti VM. The cost effectiveness of dilute betadine lavage for infection prophylaxis in total joint arthroplasty. J Arthroplast. 2019;34(7S):S307–11.

[18] Calkins TE, Culvern C, Nam D, et al. Dilute betadine lavage reduces the risk of acute postoperative periprosthetic joint infection in aseptic revision total knee and hip arthroplasty: a randomized controlled

trial. J Arthroplast. 2019; https://doi.org/10.1016/j.arth.2019.09.011.

[19] Goswami K, Cho J, Foltz C, et al. Polymyxin and bacitracin in the irrigation solution provide no benefit for bacterial killing in vitro. J Bone Joint Surg Am. 2019;101(18):1689–97.

[20] Chan VWK, Chan P–K, Chiu K–Y, Yan C–H, Ng F–Y. Does barbed suture lower cost and improve outcome in total knee arthroplasty? A randomized controlled trial. J Arthroplast. 2017;32(5):1474–7.

[21] Sah AP. Is there an advantage to knotless barbed suture in TKA wound closure? A randomized trial in simultaneous bilateral TKAs. Clin Orthop Relat Res. 2015;473(6):2019–27.

[22] Wyles CC, Jacobson SR, Houdek MT, et al. The Chitranjan Ranawat Award: running subcuticular closure enables the most robust perfusion after TKA: a randomized clinical trial. Clin Orthop Relat Res. 2016;474(1):47–56.

[23] Hopper GP, Deakin AH, Crane EO, Clarke JV. Enhancing patient recovery following lower limb arthroplasty with a modern wound dressing: a prospective, comparative audit. J Wound Care. 2012;21(4):200–3.

[24] Cai J, Karam JA, Parvizi J, Smith EB, Sharkey PF. Aquacel surgical dressing reduces the rate of acute PJI following total joint arthroplasty: a case–control study. J Arthroplast. 2014;29(6):1098–100.

[25] Grosso MJ, Berg A, LaRussa S, Murtaugh T, Trofa DP, Geller JA. Silver–impregnated occlusive dressing reduces rates of acute periprosthetic joint infection after total joint arthroplasty. J Arthroplast. 2017;32(3):929–32.

[26] Ong KL, Kurtz SM, Lau E, Bozic KJ, Berry DJ, Parvizi J. Prosthetic joint infection risk after total hip arthroplasty in the medicare population. J Arthroplast. 2009;24(6 Suppl):105–9.

[27] Pulido L, Ghanem E, Joshi A, Purtill JJ, Parvizi J. Periprosthetic joint infection: the incidence, timing, and predisposing factors. Clin Orthop Relat Res. 2008;466(7):1710–5.

[28] Arnold WV, Bari AK, Buttaro M, et al. General assembly, prevention, postoperative factors: proceedings of international consensus on orthopedic infections. J Arthroplast. 2019;34(2S):S169–74.

[29] Kulshrestha V, Kumar S. DVT prophylaxis after TKA: routine anticoagulation vs risk screening approach–a randomized study. J Arthroplast. 2013;28(10):1868–73.

[30] Abdel MP, Berry DJ. Current practice trends in primary hip and knee arthroplasties among members of the American Association of Hip and Knee Surgeons: a long–term update. J Arthroplasty. 2019;

https://doi.org/10.1016/j.arth.2019.02.006.

[31] Fillingham YA, Ramkumar DB, Jevsevar DS, et al. Tranexamic acid use in total joint arthroplasty: the clinical practice guidelines endorsed by the American Association of Hip and Knee Surgeons, American Society of Regional Anesthesia and Pain Medicine, American Academy of Orthopaedic Surgeons, Hip Society, and Knee Society. J Arthroplast. 2018;33(10):3065–9.

[32] Fillingham YA, Ramkumar DB, Jevsevar DS, et al. The efficacy of tranexamic acid in total knee arthroplasty: a network meta–analysis. J Arthroplast. 2018;33(10):3090–3098.e1.

[33] Fillingham YA, Ramkumar DB, Jevsevar DS, et al. The efficacy of tranexamic acid in total hip arthroyplasty: a network meta–analysis. J Arthroplast. 2018;33(10):3083–3089.e4.

[34] Zhang Q, Liu L, Sun W, et al. Are closed suction drains necessary for primary total knee arthroplasty? A systematic review and meta–analysis. Medicine. 2018;97(30):e11290.

[35] Hannon CP, Keating TC, Lange JK, Ricciardi BF, Waddell BS, Della Valle CJ. Anesthesia and analgesia practices in total joint arthroplasty: a survey of the American Association of Hip and Knee Surgeons Membership. J Arthroplasty. 2019; https://doi.org/10.1016/j.arth.2019.06.055.

[36] Kehlet H, Dahl JB. The value of "multimodal" or "balanced analgesia" in postoperative pain treatment. Anesth Analg. 1993;77(5):1048–56.

[37] Golladay GJ, Balch KR, Dalury DF, Satpathy J, Jiranek WA. Oral multimodal analgesia for total joint arthroplasty. J Arthroplast. 2017;32(9S):S69–73.

[38] American Society of Anesthesiologists Task Force on Acute Pain Management. Practice guidelines for acute pain management in the perioperative setting: an updated report by the American Society of Anesthesiologists Task Force on Acute Pain Management. Anesthesiology. 2004;100(6):1573–81.

[39] Kissin I. Preemptive analgesia. Anesthesiology. 2000;93(4):1138–43.

[40] Kayupov E, Okroj K, Young AC, et al. Continuous adductor canal blocks provide superior ambulation and pain control compared to epidural analgesia for primary knee arthroplasty: a randomized, controlled trial. J Arthroplast. 2018;33(4):1040–1044.e1.

[41] Ma H–H, Chou T–FA, Tsai S–W, Chen C–F, Wu P–K, Chen W–M. The efficacy of intraoperative periarticular injection in total hip arthroplasty: a systematic review and meta–analysis. BMC Musculoskelet Disord. 2019;20(1):269.

[42] Murata–Ooiwa M, Tsukada S, Wakui M. Intravenous acetaminophen in multimodal pain management

for Patients undergoing total knee arthroplasty: a randomized, double-blind, placebo-controlled trial. J Arthroplast. 2017;32(10):3024-8.

[43] Tammachote N, Kanitnate S. Intravenous dexamethasone injection reduces pain from 12 to 21 hours after total knee arthroplasty: a double-blind, randomized, placebo-controlled trial. J Arthroplast. 2019; https://doi.org/10.1016/j.arth.2019.09.002.

[44] Hannon CP, Calkins TE, Li J, et al. The James A. Rand Young Investigator's Award: large opioid prescriptions are unnecessary after total joint arthroplasty: a randomized controlled trial. J Arthroplast. 2019;34(7S):S4-S10.

[45] Howie C, Hughes H, Watts AC. Venous thromboembolism associated with hip and knee replacement over a ten-year period: a population-based study. J Bone Joint Surg Br. 2005;87(12):1675-80.

[46] Austin MS, Urbani BT, Fleischman AN, et al. Formal physical therapy after total hip arthroplasty is not required: a randomized controlled trial. J Bone Joint Surg Am. 2017;99(8):648-55.

[47] Coulter C, Perriman DM, Neeman TM, Smith PN, Scarvell JM. Supervised or unsupervised rehabilitation after total hip replacement provides similar improvements for patients: a randomized controlled trial. Arch Phys Med Rehabil. 2017;98(11):2253-64.

[48] Minns Lowe CJ, Barker KL, Dewey M, Sackley CM. Effectiveness of physiotherapy exercise after knee arthroplasty for osteoarthritis: systematic review and meta-analysis of randomised controlled trials. BMJ. 2007;335(7624):812.

[49] Artz N, Elvers KT, Lowe CM, Sackley C, Jepson P, Beswick AD. Effectiveness of physiotherapy exercise following total knee replacement: systematic review and meta-analysis. BMC Musculoskelet Disord. 2015;16:15.

附录　术语中英对照
Abbreviations

数字

12-item Short Form，SF-12	SF-12 简表
23-hour observation	23 小时观察（不隔夜观察）

A

accelerometer-based device	基于加速度计的设备
Accountable Care Organization，ACO	责任制护理组织
Accreditation Association for Ambulatory Health Care，AAAHC	（美国）日间医疗保健认证协会
Acetaminophen	对乙酰氨基酚
advanced alternative payment method，APMS	高级替代支付方式
advancement	进展
Affordable Care Act，ACA	平价医疗法案
age	年龄
Agency for Healthcare Research and Quality，AHRQ	（美国）医疗保健研究与质量局
alternative payment model，APM	替代支付方式
ambulatory surgery center，ASC	日间手术中心
American Academy of Orthopaedic Surgeon，AAOS	美国骨科医师学会
American Association of Anesthesiologists Physical Status Classification System score，ASA-PS score	美国麻醉师协会身体状况分类系统评分
American Association of Anesthesiologists Physical Status Classification System，ASA-PS	美国麻醉师协会身体状况分类系统
American Association of Hip and Knee Surgeon，AAHKS	美国髋膝关节医师协会
American Society of Anesthesiologist，ASA	美国麻醉医师学会
amino acid supplementation	氨基酸营养补剂
amyotrophic lateral sclerosi，ALS	肌萎缩侧索硬化症
analgesia	镇痛药
analgesic drug consumption	镇痛药物消耗
anemia	贫血
anesthesia	麻醉
anesthesia consideration	麻醉注意事项
anesthesia plan	麻醉计划
anesthesiology	麻醉学
antiemetic care	止吐护理
antiemetic therapy	止吐治疗
antimicrobial prophylaxis	抗菌药物预防
anti-rheumatic medication	抗风湿药物

arthrogenic muscle inhibition，AMI   关节源性肌肉抑制
Aspirin   阿司匹林
autoimmune disease   自身免疫性疾病
automated text messaging   自动发送短信

B

body mass index，BMI   体重指数
bacterial load   细菌负荷
benefit   好处
blood and fluid management   血液和液体管理
blood conservation   血液保存
building   建筑
bundled payment model   绑定支付模式
bundled payments for care improvement initiative，BPCI   为改进照护的绑定支付提案
    initiative
bundled payments for care improvement，BPCI   为改进照护的绑定支付

C

cardiovascular disease   心血管疾病
care for joint replacement program，CJR program   关节置换护理项目
care for joint replacement，CJR   关节置换综合照护
care provider   医护工作者
cash-pay practice   现金支付实践
Cefazolin   头孢唑林
Center for Medicare and Medicaid Services Innovation，CMMI   （美国）医保和医补服务创新中心
Centers for Disease Control and Prevention，CDC   疾病预防控制中心
Centers for Medicare and（＆）Medicaid Service，CMS   （美国）医保医补服务中心
Charlson comorbidity index，CCI   Charlson 并发症指数
checklist   核对表
chronic anticoagulation   慢性抗凝
chronic disease   慢性疾病
chronic kidney disease，CKD   慢性肾病
chronic obstructive pulmonary disease，COPD   慢性阻塞性肺疾病
chronic pain issue   慢性疼痛问题
clinical evaluation   临床评价
clinical practice benefit   临床实践获益
closed-suction drain，CSD   闭式引流管
closure   关闭
comorbidity   合并症
complication   并发症
complication rate   并发症发生率
comprehensive care for joint replacement，CJR   关节置换综合护理
computer-assisted surgical   计算机辅助外科手术
congestive heart failure，CHF   充血性心力衰竭
continuing medical education course，CME course   继续医学教育课程
cost   成本
cost containment   成本控制

cost of care 照护费用

cost–effectiveness 成本效益

Cox–1 pathway Cox–1 通路

culture change 文化变迁

D

bundled payment program 捆绑支付方案

closure technique 切口闭合技术

day of surgery/first 24 hours 手术当天

days 0~3 术后 0~3 天

dedicated surgical team 专门的外科手术团队

deep venous thrombosis，DVT 深静脉血栓形成

dental disease 牙科疾病

dentition 齿列

Department of Health and Human Service （美国）卫生和公共服务部

Dexamethasone 地塞米松

diabetes；diabetes mellitus 糖尿病

diagnosis–related group，DRG 诊断相关分组

digital healthcare technology 数字医疗技术

digital healthcare technology 数字卫生保健技术

direct oral anticoagulant，DOAC 直接口服抗凝血药

discharge destination 出院后目的地

discharge destination and effect 出院目的地和效果

discharge disposition 出院处置

discharge planning 出院计划

discharge setting 出院安置处

doctor–patient communication 医患交流

drain 引流管

drainage influence 引流影响

E

early mobilization 早期活动

education and information 教育和信息

effectiveness of 效力

efficiency 效率

electronic cigarette；e–cigarette 电子烟

electronic health record technology，EHR technology 电子健康记录技术

employer–provider contract 雇主 – 员工合同

Employers Center of Excellence Network，ECEN （美国）卓越网络雇主中心

enhanced recovery after surgery，ERAS 术后加速康复

episode of care，EOC 照护节段

episode partner 合作伙伴

EuroQol scoring system，EQ–5D scoring system 欧洲生活质量评分系统

evaluation 评价

evidence 证据

evidence–based selection 基于证据的选择

exercise intensity 锻炼强度

expected hospital course and discharge time	预计住院和出院时间

F

factor	因素
failure to launch，FTL	启动失败
false positive rate，FPR	假阳性率
family factor	家庭因素
fast track general anesthesia technique	快速通道全身麻醉技术
fee-for-service basis，FFS basis	按服务收费费基础
fee-for-service，FFS	按诊疗服务付费
femoral and sciatic block	股神经和坐骨神经阻滞麻醉
flight emergency	航班紧急情况
follow-up	随访
forgotten joint score，FJS	关节遗忘评分
frailty	虚弱
functional outcome	功能效果

G

Gabapentinoids	加巴喷丁
gainsharing	利益分享
general anesthesia	全身麻醉
general inhaled anesthesia	全身吸入麻醉
Glucocorticoid	糖皮质激素
goal of	目标

H

Harris hip score，HHS	Harris 髋关节评分
health agent factor	健康因素
Health Maintenance Organization，HMO	卫生保健组织
healthcare and society	卫生保健和社会
hemodynamic variability	血流动力学变异性
highly active antiretroviral therap，HAART	高效抗逆转录病毒疗法
hip injury and osteoarthritis outcome score，HOOS	髋关节损伤和骨关节炎结局评分
hip surgery	髋关节手术
homecare monitoring	家庭照护监测
hospital	医院
hospital acquired condition reduction program，HACRP	减少医院获得性疾病项目
hospital consumer assessment of healthcare provider and system，HCAHPS	医护和医疗系统住院服务评定
hospital consumer assessment of healthcare providers and systems score，HCAHPS score	医疗保健系统和医院的消费者评估评分
hospital efficiency	医院效率
Human Immunodeficiency Virus/Acquired Immune Deficiency Syndrome and viral hepatitis，HIV/AIDS and viral hepatitis	艾滋病和病毒性肝炎

I

immediate post-operative rehabilitation	术后即刻康复

implantation	植入
implementation of	实施
implementation proce	实施过程
incidence of	发病率
infection prevention	预防感染
in-hospital postoperative period	术后住院期间
innovative technology	创新技术
inpatient and outpatient setting	门诊处和住院处
inpatient physical therapy	住院理疗
inpatient prospective payment system，IPPS	住院患者预支付系统
inpatient rehabilitation facility，IRF	住院康复设施
institutional inertia	制度惯性
instrumentation	仪器设备
Integrated Healthcare Association，IHA	（美国）综合保健协会
integration	集成
interactive and real-time communication	互动实时交流
interactive messaging platform	短信交互平台
interactive patient-provider software，IPSP	患者医护人员交互软件
interpretation	说明
interspace between the popliteal artery and the capsule of the knee block，IPACK block	腘动脉与膝关节后囊间隙阻滞麻醉
interventions and process improvement	干预和流程改进
intra operative	术中
intraoperative analgesia adjunct	术中辅助镇痛
intraoperative care	术中护理
intraoperative period	术中期间
intraoperative preparation continuous peripheral nerve catheter	连续性周围神经导管术中准备
intrinsic factor	内在因素
iength of stay	住院时长

K

key stakeholder group	主要利益相关小组
kinesiotherapy	运动疗法
knee injury and osteoarthritis outcome score，KOOS	膝关节损伤和骨关节炎结果评分
knee society score，KSS	膝关节协会评分

L

late rehabilitation	后期康复
liver cirrhosis	肝硬化
local infiltration analgesia	局部浸润镇痛
long-term care hospital，LTAC	长期照护病院

M

MACRA	医疗保健准入和再授权法案
malnutrition	营养不良
manipulation under anesthesia，MUA	麻醉下手法操作
manufacturer	制造商

mean arterial blood pressure，MAP	平均动脉血压
medial parapatellar arthrotomy，MPPA	内侧髌旁关节切开术
medical evaluation and management	医疗评估和管理
Medicare Access and CHIP Reauthorization Act，MACRA	医疗服务获取及儿童健康保险项目再授权法案
medicare acute care episode demonstration，ACE demonstration	医保急症护理时段示范
medicare payment	医保支付
medication reconciliation	药物调节
merit-based incentive payment system，MIPS	基于绩效的奖励支付系统
metropolitan statistical area，MSA	大都会统计区
minimizing blood loss	减少失血
mobile applications and web-based platform	基于移动和网络的平台
mobility, physical therapy, and teamwork	行动能力、物理治疗和团队合作
mobilization	活动
modifiable risk factor	可纠正的危险因素
modification	修改
mortality rate	死亡率
multidisciplinary team expertise	多学科团队专长
multimodal analgesia	多模式镇痛
multimodal anesthesia	多模式麻醉
multimodal pain management	多模式疼痛管理
muscle atrophy, recovery, and setback	肌肉萎缩、恢复和阻碍
muscle inflammation susceptibility，MuIS	肌肉炎症易感性

N

narcotic	麻醉剂
negative predictive value，NPV	负预测值
neuraxial anesthesia	椎管内麻醉
neurocognitive, psychological, and behavioral problem	神经认知、心理和行为问题
neuromuscular electrical stimulation，NMES	神经肌肉电刺激
New York University Langone Medical Center，NYULMC	纽约大学朗格尼医学中心
next-day discharge，NDD	次日出院
Nicotine	尼古丁
Nicotine replacement therapy，NRT	尼古丁替代疗法
nil per os guideline，NPO guideline	禁食禁饮指南
nonmedical factor	非医疗因素
non-modifiable risk factor	不可纠正的危险因素
non-patient stakeholder	患者利益非相关者
non-selective inhibitor	非选择性抑制剂
non-specific surrogates	非特异性替代
nonsteroidal anti-inflammatory drug，NSAID	非甾体抗炎药

O

obese patient	肥胖患者
obesity	肥胖
operative management	手术治疗
operative time	手术时间

opioid-induced hyperalgesia，OIH   阿片类药物诱导的痛觉过敏
osteoarthritis，OA   骨性关节炎
outcome and cost   效果和花费
outcome, complication and readmission   结果、并发症和再入院
outpatient arthroplasty   门诊关节成形术
outpatient arthroplasty risk assessment score，OARA score   门诊关节置换术风险评估指数
outpatient department，OPD   门诊部
outpatient joint replacement，OJR   门诊关节置换术
outpatient total joint arthroplasty，OTJA   门诊关节成形术
Oxford hip score，OHS   牛津髋关节评分
Oxford knee score，OKS   牛津膝关节评分

P

Pacific Business Group on Health，PBGH   太平洋健康商业集团
pain control   疼痛控制
pain control strategy   镇痛策略
pain management   疼痛管理
pain medication   止痛药物
patient education and management   患者教育和管理
patient engagement   患者参与
patient flow   患者流
patient malnourishment   患者营养不良
patient optimization   患者优化
patient reported outcome measure pre- and postoperative score，   患者报告结局测量术前和术后评分
　PROM pre- and postoperative score
patient reported outcome measure，PROM   患者报告的结果测量
patient reported outcomes measurement information system，   患者报告结局测量信息系统
　PROMIS
patient satisfaction   患者满意度
patient screening   患者筛查
patient selection   患者选择
patient specific instrumentation   患者特定仪器
patient surveillance advantage   患者监护优势
patient value   患者价值
patient-provider communication   患者 – 医护人员联络沟通
patient-reported outcome   患者报告结果
payor   支付者
perception of faster recovery   加速康复认知能力
perioperative care   围术期护理
perioperative consideration   围术期注意事项
Perioperative Orthopaedic Surgical Home，POSH   围术期骨科之家
perioperative pain control   围术期疼痛控制
Perioperative Surgical Home，PHS   围术期外科之家
peripheral nerve block，peripheral nerve blockade   周围神经阻滞
periprosthetic joint infection，PJI   假体周围感染
physical therapy   物理治疗
physical therapy consideration   物理治疗注意事项
physician champion   医生领军人物

platelet-rich plasma，PRP　　　　富血小板血浆
positive predictive value，PPV　　阳性预测值
post operative　　　　　　　　　术后
post-acute care rehabilitation　　急症后康复
post-discharge rehabilitation　　出院后康复
posterior analgesia　　　　　　后镇痛
post-operative analgesia　　　　术后镇痛
postoperative care　　　　　　术后照护
postoperative complication　　术后并发症
postoperative efficiency　　　术后效率
postoperative management　　术后管理
postoperative management anesthesia pain　术后麻醉及疼痛管理
postoperative nausea and vomiting，PONV　术后恶心呕吐
postoperative period after discharge　出院后的术后阶段
postoperative rehabilitation　术后康复
postoperative urinary retention　术后尿潴留
prediction　　　　　　　　预测
preemptive analgesia　　　超前镇痛
preoperative analgesia　　术前镇痛
pre-operative clinical pathway　术前临床路径
pre-operative education　术前教育
preoperative evaluation　术前评估
preoperative optimization　术前优化
preoperative patient selection　术前病人选择
preoperative period　术前阶段
preoperative preparation albumin　术前白蛋白准备
preoperative rehabilitation　术前康复
preoperative templating　术前模板
private insurance　私人保险
prosthesis type　假体类型
protocol　协议
psychological preparation　心理准备
psychosocial issue and geographic barrier　心理社会问题和地域障碍

Q
quadriceps-sparing technique　避免股四头肌损伤技术
quality of care　照护质量
quality payment program，QPP　质量支付项目

R
radiostereometric analysis，RSA　放射立体分析
randomized controlled trial　随机对照试验
rapid recovery flow chart　快速恢复流程图
rapid recovery protocol　加速恢复协议
readmission rate　再住院率
readmission risk assessment tool，RRAT　再次住院风险评估工具
recovery pathway　术后恢复路径

regenerative medicine	再生医学
regional and local block	区域和局部阻滞麻醉
regional anesthesia	局部麻药
rehabilitation	康复
replacement program	替代项目
result	结果
Revised Cardiac Risk Index，RCRI	心脏风险指数修订版
rheumatoid arthritis	类风湿关节炎
risk assessment multidisciplinary approach	多学科风险评估方法
risk factor	风险因素
risk stratification	风险分层
robotic-assisted primary total hip arthroplasty，RATHA	机器人辅助下的全髋关节置换术
room for improvement	改进空间

S

same-day discharge，SDD	当日出院
same-day outpatient joint replacement	当日门诊关节置换
sarcopenia	肌少症
screening and correction	筛查和纠正
selective Cox-2 inhibitor	选择性 COX-2 受体阻滞剂
sequential surgery	惯序手术
setting	安置处
SF-36 scoring system	SF-36 评分系统
shared decision-making，SDM	共同决策
single-use instrumentation	一次性使用仪器
skilled nursing facility，SNF	技能熟练的护理机构
smoking	吸烟
spinal and neuraxial anesthesia technique	椎管内麻醉技术
standardization	标准化
standardization need	标准化需求
standardized baseline	标准化基线
staphylococcal colonization	葡萄球菌定植
sterile Processing Department，SPD	灭菌处理部
strength-focused rehabilitation	聚力型康复
study 36-item short form，SF-36	SF-36 量表研究
subacute rehabilitation facility，SAR	亚急性康复机构
supply chain management	供应链管理
supportive care and resource	支持性照护与资源
surgical dressing	外科切口敷料
surgical indication	手术指征
surgical site infection and bacterial load，SSI and bacterial load	手术切口感染和细菌接种量
surgical site infection，SSI	手术切口感染
surgical specialty	外科专业
surgical stress response	手术应激反应
surgical team	手术团队
surgical technique	手术技术
sustainable growth rate formula	可持续增长率公式

T

technique，technology	技术
telemedicine	远程医疗
telephone communication	电话交流
template-directed instrumentation，TDI	模板导向仪器
total hip arthroplasty，THA	全髋关节置换术
total Intravenous Anesthesia，TIVA	静脉麻醉
total joint arthroplasty，TJA	关节置换术
total knee arthroplasty，TKA	全膝关节成形术
tourniquet	止血带
Tramadol	曲马多
Tranexamic acid，TXA	氨甲环酸
transcutaneous electrical nerve stimulation，TENS	经皮神经电刺激
transfer agreement	转诊同意书
treatment goal	治疗目标

U

urinary catheter	导尿管

V

value-based program	基于价值的项目
venous thromboembolism，VTE	静脉血栓栓塞症
videoconferencing	视频会议
vision and strategy	愿景和战略

W

"wait and see" approach	"一等二看"观望疗法
wearable technology	可穿戴技术
week 1-6	第1~6周
weeks 7+	第7周多
well-defined functional discharge criteria	明确界定的功能性出院标准
Western Ontario and McMaster Universities arthritis index，WOMAC	西安大略省和曼彻斯特大学骨关节炎指数
workforce management	劳动力管理
wound closure technique	切口闭合技术
wound healing adjunct	伤口愈合辅助